J. Vater (Hrsg.)

80 Fälle

Anästhesie, Intensivmedizin, Notfallmedizin, Schmerzmedizin

Dr. med. Jens Vater (Hrsg.)

80 Fälle Anästhesie, Intensivmedizin, Notfallmedizin, Schmerzmedizin

Aus Klinik & Praxis

3. Auflage

Als Co-Autoren haben mitgewirkt: Dr. Ute Fetzner, Itzehohe; Dr. Philipp von Freyberg, Neu-Ulm; Nicole Herrmann, Weikersheim; Ulrike Kaiser, Hüttlingen; Patrick Keppeler, Hüttlingen; PD Dr. med. Ann-Kristin Reinhold, Würzburg; Dr. med. Lars Töpfer, Berlin

ELSEVIER

Elsevier GmbH, Bernhard-Wicki-Str. 5, 80636 München, Deutschland
Wir freuen uns über Ihr Feedback und Ihre Anregungen an kundendienst@elsevier.com

ISBN 978-3-437-41241-7
eISBN 978-3-437-05679-6

Aus Gründen der Barrierefreiheit sind die Bilder in elektronischen Ausgaben dieses Buches mit Alt-Text-Beschreibungen (Alternativ-Text) versehen, die von Elsevier bereitgestellt werden. Mehr Informationen erhalten Sie unter https://www.elsevier.com/about/accessibility.

Bücher und Zeitschriften, die von Elsevier veröffentlicht werden, entsprechen den geltenden Produktsicherheitsanforderungen. Für etwaige Bedenken oder Fragen zur Produktsicherheit wenden Sie sich bitte an unseren autorisierten Vertreter, Elsevier B.V., productsafety@elsevier.com.

Elsevier nimmt eine neutrale Position in Bezug auf territoriale Meinungsverschiedenheiten oder Zuständigkeitsansprüche in seinen veröffentlichten Inhalten ein, einschließlich Landkarten und institutionellen Zugehörigkeiten.

3. Auflage 2025

Wichtiger Hinweis: Die medizinischen Wissenschaften unterliegen einem sehr schnellen Wissenszuwachs. Der stetige Wandel von Methoden, Wirkstoffen und Erkenntnissen ist allen an diesem Werk Beteiligten bewusst. Sowohl der Verlag als auch die Autorinnen und Autoren und alle, die an der Entstehung dieses Werkes beteiligt waren, haben große Sorgfalt darauf verwandt, dass die Angaben zu Methoden, Anweisungen, Produkten, Anwendungen oder Konzepten dem aktuellen Wissensstand zum Zeitpunkt der Fertigstellung des Werkes entsprechen.
Der Verlag kann jedoch keine Gewähr für Angaben zu Dosierung und Applikationsformen übernehmen. Es sollte stets eine unabhängige und sorgfältige Überprüfung von Diagnosen und Arzneimitteldosierungen sowie möglicher Kontraindikationen erfolgen. Jede Dosierung oder Applikation liegt in der Verantwortung der Anwenderin oder des Anwenders. Die Elsevier GmbH, die Autorinnen und Autoren und alle, die an der Entstehung des Werkes mitgewirkt haben, können keinerlei Haftung in Bezug auf jegliche Verletzung und/oder Schäden an Personen oder Eigentum, im Rahmen von Produkthaftung, Fahrlässigkeit oder anderweitig übernehmen.

Für die Vollständigkeit und Auswahl der aufgeführten Medikamente übernimmt der Verlag keine Gewähr.
Geschützte Warennamen (Warenzeichen) werden in der Regel besonders kenntlich gemacht (®). Aus dem Fehlen eines solchen Hinweises kann jedoch nicht automatisch geschlossen werden, dass es sich um einen freien Warennamen handelt.

Bibliografische Information der Deutschen Nationalbibliothek
Die Deutsche Nationalbibliothek verzeichnet diese Publikation in der Deutschen Nationalbibliografie; detaillierte bibliografische Daten sind im Internet über https://www.dnb.de abrufbar.

25 26 27 28 29 5 4 3 2 1

In ihren Veröffentlichungen verfolgt die Elsevier GmbH das Ziel, genderneutrale Formulierungen für Personengruppen zu verwenden. Um jedoch den Textfluss nicht zu stören sowie die gestalterische Freiheit nicht einzuschränken, wurden bisweilen Kompromisse eingegangen. Selbstverständlich sind **immer alle Geschlechter** gemeint.

Planung: Inga Schickerling; Projektmanagement: Cornelia von Saint Paul
Redaktion: Willi Haas, München
Rechteklärung: Lisa Neulinger, München
Herstellung: hvs Dietmar Radünz, Leipzig
Satz: Thomson Digital, Noida/Indien
Druck und Bindung: Drukarnia Dimograf Sp. z o. o., Bielsko-Biała/Polen
Umschlaggestaltung: SpieszDesign, Neu-Ulm
Titelgestaltung: Hildendesign, Titelfotografie: Colourbox

Aktuelle Informationen finden Sie im Internet unter **www.elsevier.de**

Vorwort

Liebe Kolleginnen und Kollegen,
nach über 6 Jahren war es Zeit, das Fallbuch AINS wieder neu aufzulegen. Die Welt ist nicht stehengeblieben. Die Medizin hat sich in den letzten Jahren, nicht zuletzt wegen einer weltumspannenden Pandemie mit einem bis dato nicht bekannten Virus, stetig weiterentwickelt. Auch die 3. Auflage dieses Buchs soll als Ergänzung zu Lehrbüchern, Vorlesungen, Studentenunterricht und der aktiven Arbeit während des praktischen Jahrs ein Hilfsmittel zur Vorbereitung auf Klausuren, mündliche Prüfungen und das Staatsexamen sein.
Nach dem Motto „wir bringen die Band wieder zusammen" haben an dieser Ausgabe fast alle Autor*innen der ersten und zweiten Auflage mitgewirkt. Das Team wurde zusätzlich noch verstärkt durch eine neue Kollegin. Durch diese vergleichsweise große Mannschaft konnte die Arbeit für jeden einzelnen etwas reduziert werden, und die Fälle konnten auch zu einem großen Teil nach den „persönlichen Steckenpferden" verteilt werden. Wir hoffen, damit ein Buch in die Läden zu bringen, dass nicht nur Spaß beim Lesen und Lernen macht, sondern auch aktuell, fundiert und trotzdem knapp einen Einblick in das breiteste und spannendste klinische Fach gibt.
Die beschriebenen Fälle sind großteils aus unserem eigenem Arbeitsalltag übernommen und für dieses Buch aufgearbeitet worden. Ziel war es, an Hand von möglichst realitätsnahen Fallbeschreibungen Standardsituationen aus dem Bereich der Anästhesie, Intensiv-, Notfallmedizin, Schmerztherapie und Palliativmedizin aufzuarbeiten, die jedem Mediziner bei der täglichen Arbeit begegnen können und beherrscht werden müssen. Dabei wurde vor allem Wert darauf gelegt, dass wichtige Inhalte und auch Prüfungsstoff mitverarbeitet und aktuelle Leitlinien und Studienergebnisse berücksichtigt werden. Dieses Buch soll und kann die Beschäftigung mit einem vollständigen Lehrbuch und aktueller Literatur nicht ersetzen, sondern will lediglich ein Navigationssystem durch die Weiten der Anästhesie und ihrer Teilgebiete ein. Wir hoffen, damit sowohl für die Arbeit in Lerngruppen als auch für „Einzellerner" eine gute Hilfestellung zu geben.
Wir bedanken uns bei den Mitarbeiter*innen des Elsevier-Verlags, vor allem bei Frau Schickerling und Frau Saint Paul, sowie bei Frau Haas für die gute Zusammenarbeit, ihre Geduld während der Skripterstellung und die Berücksichtigung unserer ganz speziellen Wünsche. Für die Unterstützung und Bereitstellung von Bildmaterial, fachliche Beratung in Spezialfragen und viele gute Tipps bedanken wir uns bei unseren Kolleg*innen der verschiedenen Kliniken quer durch ganz Deutschland. Ein ganz besonderes Dankeschön gilt aber unseren Familien, die während des Schreibens häufig auf uns verzichten mussten und uns dennoch immer unterstützt haben.
Über kritische Zuschriften würden wir uns sehr freuen, um dieses Buch in der Zukunft noch besser auf eure Bedürfnisse anpassen zu können.

Für die Autor*innen,
Jens Vater
Schwäbisch Gmünd, Frühjahr 2025

Abkürzungen

µg	Mikrogramm

A

A.	Arteria
ABSI	Abbreviated Burn Severity Index
ACB	arteriokoronarer Bypass
ACE (I)	Angiontensin-Converting-Enzym (-Inhibitor)
ACLS	Advanced Cardiac Life Support
ACS	akutes Koronarsyndrom
ADQI	Acute Dialysis Quality Initiative
AED	automatischer externer Defibrillator
AF	Atemfrequenz
aHT	arterielle Hypertonie
AICD	automatischer implantierter Defibrillator
AIHA	autoimmunhämolytische Anämie
AKD	akute Nierenerkrankung
AKI	akute Nierenschädigung
AKIN	Acute Kidney Injury Network
ALS	Advanced Life Support
AMV	Atemminutenvolumen
ANV	akutes Nierenversagen
AP	Angina pectoris
ARB	Angiotensin-II-Rezeptorblocker
ARDS	Acute Respiratory Distress Syndrome
ARNI	Angiotensin-Rezeptor-Neprilysin-Inhibitor
ASA	American Society of Anesthesiologists
ASS	Acetylsalicylsäure
ATLS	Advanced Trauma Life Support
AZ	Allgemeinzustand

B

BD	Blutdruck (nach Riva-Rocci)
bds.	beidseits
bek.	bekannte
BGA	Blutgasanalyse
BGH	Bundesgerichtshof
BLS	Basic Life Support
BMI	Body-Mass-Index
BMS	Bare-Metal-Stent/s
BURP	Druck auf Schildknorpel nach dorsal, kranial und rechts (Backward Upward RightwardPressure)
BWS	Brustwirbelsäule
BZ	Blutzucker
bzw.	beziehungsweise

C

C	Halswirbel
ca.	circa
CCS	Canadian Cardiologists Society
CCT	kraniale Computertomografie
chron.	chronisch
CIED	Cardiovascular Implantable Electronic Device
Ck	Kreatinkinase
CKD	chronische Nierenerkrankung
CL	Cormack-Lehane-Klassifikation
cm	Zentimeter
cmH_2O	Zentimeter Wassersäule
CMV	Zytomegalievirus
CO_2	Kohlenstoffdioxid
COMT	Catechol-O-Methyltransferase
COPD	chronisch obstruktive Lungenerkrankung (Chronic Obstructive Pulmonary Disease)
CPP	zerebraler Perfusionsdruck
CPR	kardiopulmonale Reanimation
CPU	Chest Pain Unit
CRPS	komplexes regionales Schmerzsyndrom
CSE	Combined Spinal and Epidural Anaesthesia
CT	Computertomografie
CTG	Kardiotokografie/-gramm
CV	kardiovaskulär
CVVHD	kontinuierliche venovenöse Hämodialyse
CVVHDF	kontinuierliche venovenöse Hämodiafiltration

D

d	Tag/e
DBS	Double Burst Stimulation
DD	Differenzialdiagnose
DDP-4	Dipeptidylpeptidase-4
DES	Drug-eluting Stent/s
DGAI	Deutsche Gesellschaft für Anästhesie und Intensivmedizin
DGEM	Deutsche Gesellschaft für Ernährungsmedizin
DHB	Dehydrobenzperidol
DIC	disseminierte intravasale Gerinnung
dl	Deziliter
DL	direkte Laryngoskopie
DL_{CO}	Diffusionskapazität
DM	Diabetes mellitus
dTAH	duale Thrombozytenaggregationshemmung

E

ECMO extrakorporale Membranoxygenierung
EK Erythrozytenkonzentrat
EKG Elektrokardiogramm
ERCP endoskopisch retrograde Cholangiopankreatikografie
ESA Europäische Gesellschaft für Anästhesiologie
ESC European Society of Cardiology
ET Endotrachealtubus
etc. et cetera
EZ Ernährungszustand

F

FEV_1 forcierte exspiratorische Einsekundenkapazität
FFP Fresh Frozen Plasma
F_iO_2 inspiratorische Sauerstoffkonzentration
FUO Fieber unklarer Ursache (Fever of Unknown Origin)

G

g Gramm
G Gauge
GCS Glasgow Coma Scale/Score
GERD gastroösophageale Refluxkrankheit
GFR glomeruläre Filtrationsrate
ggf. gegebenenfalls
GLOA ganglionäre lokale Opioidanalgesie
GOLD Global Initiative for Chronic Obstructive Lung Disease
GLP-1 Glucagon-Like Peptide 1
Gy Gray

H

h Stunde/n
Hb Hämoglobin
HBV Hepatitis-B-Virus
HCV Hepatitis-C-Virus
HDM Herzdruckmassage
HF Herzfrequenz
HIT heparininduzierte Thrombozytopenie
HIV Human Immunodeficiency Virus
Hkt Hämatokrit
HMG-CoA β-Hydroxy-β-Methylglutaryl-Coenzym A
HMV Herzminutenvolumen
HoLEP Holmium-Laser-Enukleation der Prostata
HPV hypoxisch pulmonale Vasokonstriktion
HWI Harnwegsinfekt
HWS Halswirbelsäule
HZV Herzzeitvolumen

I

i. a. intraarteriell
IBP invasive Blutdruckmessung (invasive blood pressure)
ICB intrazerebrale Blutung
ICP intrakranieller Perfusionsdruck
ICR Interkostalraum
ICU Intensive Care Unit (Intensivstation)
ID Innendurchmesser
i. d. R. in der Regel
IE internationale Einheiten
iHD intermittierende Hämodialyse
ILCOR International Liaison Committee On Resuscitation
ILMA Intubationslarynxmaske
IMC Intermediate Care Station (Zwischenpflegestation)
INR International Normalized Ratio
insp. inspiratorisch
intraop. intraoperativ
ITH Intensivtransporthubschrauber
i. v. intravenös

J

J Joule
J. Jahr/e

K

KAAK Kälteautoantikörper
KCl Kaliumchlorid
kg Kilogramm
KG Körpergewicht
KHK koronare Herzerkrankung
KI Kontraindikation
KM Kontrastmittel
KOF Körperoberfläche
KS Klopfschall

L

l Liter
L Lendenwirbel
lap. laparoskopisch
Lj. Lebensjahr/e
LK Lymphknoten
LMA Larynxmaske
LOR Loss of Resistance
LSB Linksschenkelblock
LVEF linksventrikuläre Ejektionsfraktion
LWK Lendenwirbelkörper

M

M.	Musculus
MAC	minimale alveoläre Konzentration
MAD	Mucosal Atomization Device
MAO	Monoaminooxidase
MAP	mittlerer arterieller Blutdruck
max.	maximal
MCP	Metoclopramid
MET	metabolische Einheit
mg	Milligramm
min	Minute/n
mind.	mindestens
ml	Milliliter
mm	Millimeter
mmHg	Millimeter Quecksilbersäule
mmol	Millimol
Mon.	Monat/e
MRE	multiresistente Erreger
MRSA	Methicillin-resistenter Staphylococcus aureus
MRT	Magnetresonanztomografie
ms	Millisekunden

N

N.	Nervus
Na^+	Natriumion/en
Nat	Natriumion/en
NaCl	Natriumchlorid
NEF	Notarzteinsatzfahrzeug
neurolog.	neurologisch
NHL	Non-Hodgkin-Lymphom
NIDDM	nicht insulinabhängiger Diabetes mellitus (Non-insulin Dependent Diabetes mellitus)
NIV	nichtinvasive Beatmung
NMDH	N-Methyl-D-Aspartat
NMH	niedermolekulares Heparin
NNH	Nasennebenhöhlen
NNT	Number Needed to Treat
NOAK	nicht Vitamin-K-abhängiges orales Antikoagulans
NRS	numerische Rating-Skala
NSAID	nichtsteroidale Antiphlogistika (nonsteroidal antiinflammatory drugs)
NSAR	nichtsteroidale Antirheumatika
NSE	neuronenspezifische Enolase
NSTEMI	Nicht-ST-Streckenhebungsinfarkt (Non-ST-Elevation Myocardial Infarction)
NW	Nebenwirkung

O

ÖGD	Ösophagogastroduodenoskopie
OP	Operation
OSAS	obstruktives Schlafapnoe-Syndrom

P

paO_2	Sauerstoffpartialdruck
pAVK	periphere arterielle Verschlusskrankheit
PCA (oder: PCIA)	patientenkontrollierte intravenöse Analgesie
PCEA	Patient Controlled Epidural Analgesia (Periduralkatheter)
PCI	perkutane koronare Intervention
PCT	Procalcitonin
PCV	druckkontrollierte Beatmung (Pressure Controlled Ventilation)
PDA	Periduralanästhesie
PDK	Periduralkatheter
PEA	pulslose elektrische Aktivität (Asystolie)
PEEP	Positive End-expiratory Pressure
PET	Positronenemissionstomografie
PFO	perrsistierendes Foramen ovale
p. i.	per inhalationem
p. o.	per os
POD	postoperativer Tag
PONV	postoperative Übelkeit und Erbrechen (Postoperative Nausea and Vomiting)
pos.	positiv
postop.	postoperativ
PPI	Protonenpumpenhemmer
PPS	postpunktionelles Liquorunterdruck-Syndrom
präop.	präoperativ
PRT	periradikuläre Therapie
PTCA	perkutane transluminale Koronarangioplastie
py	Pack Year/s

Q

qSOFA	quick Sepsis Related Organ Failure Assessment

R

RA	rheumatoide Arthritis
RASS	Richmond Agitation Sedation Scale
RCRI	Revised Cardiac Risk Index
RG	Rasselgeräusche
RIVA	Ramus inventricularis anterior
RKI	Robert Koch-Institut
ROSC	Return of Spontaneous Circulation
RR	Blutdruck (Riva-Rocci)
RSI/RSII	Rapid Sequence Induction/Rapid Sequence Induction and Intubation
RTH	Rettungstransporthubschrauber

S

s Sekunde/n
SaO_2 Sauerstoffsättigung
SAPV spezialisierte ambulante Palliativversorgung
s. c. subcutan
SCS rückenmarknahe Elektrostimulation
SFSR San Francisco Syncope Rule
SGLT-2 Sodium Dependent Glucose-linked Transporter 2
SHT Schädel-Hirn-Trauma
s. l. sublingual
SNRI Serotonin-Noradrenalin-Wiederaufnahme-Hemmer
SOFA Sequential Organ Failure Assessment
SOP Standard Operating Procedure
SSRI selektive Serotonin-Wiederaufnahme-Hemmer
SSW Schwangerschaftswoche
STEMI ST-Streckenhebungsinfarkt (ST-Elevation Myocardial Infarction)
STIKO Ständige Impfkommission am Robert Koch-Institut
SUS Sulcus ulnaris Syndrom
SV Schlagvolumen
SVR systemvaskulärer Widerstand

T

t_0 Zeitpunkt null
TARA Tachyarrhythmia absoluta
t. d. transdermal
TEE transösophageale Echokardiografie
TEP Totalendoprothese
tgl. täglich
TH Brustwirbel
TIA transitorisch ischämische Attacke
TIC traumainduzierte Koagulopathie
TIVA totale intravenöse Anästhesie
TN Trigeminusneuralgie
TNI terminale Niereninsuffizienz
TOF Train-of-Four
TRALI transfusionsassoziierte Lungenerkrankung
TTE transthorakale Echokardiografie
TTP thrombotisch-thrombozytopenische Purpura
TUR (-P, -B) transurethrale Resektion (der Prostata, der Blase)
TVT tiefe Venenthrombose
TXA Tranexamsäure

U

UFH unfraktioniertes Heparin

V

V. Vena
v. a. vor allem
V. a. Verdacht auf
VAS Visuelle Analogskala
VCV volumenkontrollierte Beatmung (Volume Controlled Ventilation)
VHF Vorhofflimmern
VIB (oder VIP) vertikal-infraklavikuläre Plexus-brachialis-Blockade/vertikale infraklavikuläre Plexusanästhesie
VL Videolaryngoskopie
vs. versus
VT ventrikuläre Tachykardie

W

WAAK Wärmeautoantikörper
Wo. Woche/n

Z

ZAS zentrales anticholinerges Syndrom
z. B. zum Beispiel
ZNS zentrales Nervensystem
Z. n. Zustand nach
ZVD zentralvenöser Druck
ZVK zentraler Venenkatheter

Fehler gefunden?

An unsere Inhalte haben wir sehr hohe Ansprüche. Trotz aller Sorgfalt kann es jedoch passieren, dass sich ein Fehler einschleicht oder fachlich-inhaltliche Aktualisierungen notwendig geworden sind.
Sobald ein relevanter Fehler entdeckt wird, stellen wir eine Korrektur zur Verfügung. Mit diesem QR-Code gelingt der schnelle Zugriff.

https://else4.de/9783437412417

Wir sind dankbar für jeden Hinweis, der uns hilft, dieses Werk zu verbessern. Bitte richten Sie Ihre Anregungen, Lob und Kritik an folgende E-Mail-Adresse: kundendienst@elsevier.com

Abbildungsnachweis

Der Verweis auf die jeweilige Abbildungsquelle befindet sich bei allen Abbildungen im Werk am Ende des Legendentextes in eckigen Klammern. Alle nicht besonders gekennzeichneten Grafiken und Abbildungen © Elsevier GmbH, München.

A400	Reihe Pflege konkret. Elsevier/Urban & Fischer.
E437	Salvo S. Mosby's Pathology for massage therapists. Elsevier Mosby, 2. Aufl. 2009.
E1419	Hartjes TM. AACN Core Curriculum for Progressive and Critical Care Nursing, 8.A. Elsevier, 2023
F201-013	Weis S et al. Sepsis 2017. In: Deutsches Ärzteblatt. Deutscher Ärzteverlag 2017, Heft 114(29-30), Seite A-1424.
F201-015	Huber W, Schmid RM. Akute Pankreatitis: Evidenzbasierte Diagnostik und Therapie. In: Deutsches Ärzteblatt. Deutscher Ärzteverlag 2007, Heft 104(25), Seiten A 1832–42.
F653-002	Lehmann-Horn F, Klingler W, Jurkat-Rott K. Nonanesthetic malignant hyperthermia. Anesthesiology. 2011;115(5):915-917. doi:10.1097/ALN.0b013e318232008f
F781-035	Soar J, Böttiger BW, Carli, P. et al. Erweiterte lebensrettende Maßnahmen für Erwachsene. Leitlinien des European Resuscitation Council 2021 Notfall Rettungsmed (2021) www.springermedizin.de/link/10.1007/s10049-021-00893-x
F781-040	Madar J, Roehr CC, Ainsworth S et al. Versorgung und Reanimation des Neugeborenen nach der Geburt. Leitlinien des European Resuscitation Council 2021 Notfall Rettungsmed (2021) www.springermedizin.de/link/10.1007/s10049-021-00894-w
G277-002	Ferri F Fred. Ferri's Fast Facts in Dermatology: A Practical Guide to Skin Diseases and Disorders, 2.A. Elsevier, 2019
G881	Swartz MH. Textbook of Physical Diagnosis: History and Examination. Elsevier, 8. Auflage 2021.
G933	Elmunzer BJ. et al. Clinical Gastrointestinal Endoscopy. Elsevier, 3. Aufl. 2019
G1403	Levine GN. Cardiology Secrets, 6.A. Elsevier, 2023
L106	Henriette Rintelen, Velbert
L108	Rüdiger Himmelhan, Heidelberg
L126	Dr. Katja Dalkowski, Erlangen
L127	Jörg Mair, Herrsching
L138	Martha Kosthorst, Borken
L141	Stefan Elsberger, Planegg
L157	Susanne Adler, Lübeck
L190	Gerda Raichle, Ulm
L231	Stefan Dangl, München
L253	Dr. Wolfgang Zettlmeier, Barbing
M186	Prof. (em.) Dr. Harald Goebell, Essen.
M302	Andreas Lobmüller, Würzburg
M332	Prof. Dr. med. Andreas Ficklscherer, München
M500	Prof. Dr. med. Günter W. Kauffmann, Wittnau
M582	Prof. Dr. med. Reinhard Larsen, Homburg
M769	Prof. Dr. Hans-Ulrich Steinau, Bochum
M836	Prof. Dr. med. Horst Schroten, Langenfeld
M942	PD Dr. med. Daniel Drücke, Kiel
O646	Dr. med. Jens Vater, Schwäbisch Gmünd
O647	Dr. med. Lars Töpfer, Berlin
O649	Patrick Keppeler, Hüttlingen
P572	Dr. med. Ute Fetzner, Itzehoe
R405	Fleischmann T. Klinische Notfallmedizin 1. A. Elsevier, 2011
T197	Dr. med. Burkhardt Danz, Ulm.
T415	Prof. Dr. Richard du Mesnil de Rochement, Frankfurt am Main
T732	VUMC Center for Health Services, Vanderbilt University Medical Center, Nashville, USA
T733	Professor E. Wesley Ely Jr, Vanderbilt University School of Medicine
V592	Intersurgical, Stankt Augustin
V672	ZOLL Medical Deutschland GmbH, Köln

Inhaltsverzeichnis

Inhaltsverzeichnis nach Krankheitsbildern/Schlagworten

Inhaltsverzeichnis nach Sachgebieten

Palliativmedizin

Schmerztherapie

1

Thoraxtrauma nach Kuhtritt

Nicole Herrmann

Anamnese

Es ist 8.01 Uhr und Sie sind als Notarzt unterwegs zu einer Patientin mit akuter Dyspnoe. Am Einsatzort finden Sie eine 74-jährige Patientin auf einem Stuhl sitzend vor. Sie gibt an, seit dem Aufstehen schlecht Luft zu bekommen. Auch habe sie seit drei Tagen Schmerzen beim Atmen am linken Brustkorb. Das komme gewiss von dem Tritt, den ihr eine Kuh beim Melken versetzt habe. Das Reden fällt der kurzatmigen Patientin sichtlich schwer. Das nächste Krankenhaus ist in etwa 20 Minuten Fahrzeit mit dem Rettungswagen zu erreichen.

Untersuchungsbefund

Blasse, unruhige Patientin mit deutlichen Atemanstrengungen, V. jugularis externa beidseits gut sichtbar. Herz: Herztöne auskultatorisch rein, arrhythmisch, HF: 114/min, RR 85/45 mmHg. Lunge: rechts vesikuläres Atemgeräusch, links deutlich abgeschwächtes Atemgeräusch, SpO_2 76 % unter Raumluft, Lippenzyanose, tympanischer Klopfschall links. Abdomen: leicht adipös, unauffällig.

1. **Welche Differenzialdiagnosen kommen infrage und wie lautet Ihre Verdachtsdiagnose?**
2. **Welche Untersuchungsbefunde können Ihre Verdachtsdiagnose stützen?**
3. **Welche allgemeinen Therapiemaßnahmen erfordert Ihre Verdachtsdiagnose?**
4. **Mit welcher speziellen Maßnahme können Sie bei der vermuteten Diagnose Abhilfe schaffen? Wie gehen Sie vor?**
5. **Erklären Sie die Funktionsweise der in Frage 4 durchgeführten Therapiemaßnahme.**

1. Differenzialdiagnosen

Als **traumatische** Differenzialdiagnosen kommen infrage:

- **Pneumothorax** oder **Spannungspneumothorax:** pathophysiologisch kommt hierfür z. B. eine Rippen(serien)fraktur infrage. Die Schmerzen sind typischerweise atemabhängig und stechend.
- **Hämatothorax:** Durch das Trauma kann es in den Thorax einbluten und sich das Hämatom infizieren **(Pyothorax).** Auch hier sind die Beschwerden atemabhängig.
- **Lungenkontusionen:** kommen ebenfalls als Ursache für die Dyspnoe infrage.
- **Herzkontusion:** Durch das thorakale Trauma kann es auch hier zu Dyspnoe, Herzrhythmusstörung und einer Herzinsuffizienz kommen.

Daneben können die Thoraxbeschwerden auch **unabhängig vom Unfallgeschehen** aufgetreten sein. In diesem Fall kommen infrage:

- **Akutes Koronarsyndrom:** muss bei jedem Thoraxschmerz mit Dyspnoe unbedingt ausgeschlossen werden, auch wenn die Anamnese unauffällig ist und der Unfallmechanismus für eine andere Ursache spricht. Gerade bei Frauen kann sich das akute Koronarsyndrom atypisch mit Dyspnoe, starkem Schwitzen, Übelkeit, Erbrechen und Schlafstörungen äußern.
- **Lungenödem:** durch die Dekompensation einer **Herzinsuffizienz** oder ein akutes Koronarsyndrom.
- **Lungenarterienembolie:** Dies ist begünstigt von der schmerzbedingten Immobilisation und der Arrhythmie. Hier ist auf die Rechtsherzbelastung zu achten.
- **Pneumonie (atypisch):** Durch die Schonatmung wegen der thorakalen Schmerzen besteht die Möglichkeit einer Pneumonie. Die Schmerzen können auch von einer Pleuritis stammen.
- **Aortendissektion:** als lebensbedrohliche Differenzialdiagnose des akuten Thoraxschmerzes mit schlagartig auftretenden Vernichtungsschmerzen von stechend reißendem Charakter. Der Schmerz kann auch wandern oder pulsieren.
- **Refluxösophagitis** und **Gastritis** sind hier eher unwahrscheinlich, da die Anamnese diesbezüglich leer ist. Außerdem ist die Dyspnoe kein typisches Symptom dieser Erkrankungen.

Am wahrscheinlichsten ist bei Ihrer Patientin aufgrund des Unfallhergangs ein **(Hämato-)Pneumothorax.**

2. Untersuchung

Bei der körperlichen Untersuchung achten Sie auf ein **Hautemphysem** (tastbares Knistern der Haut), dass die Verdachtsdiagnose eines (Spannungs-)Pneumothorax bestätigen würde. Dies kann, muss aber nicht zwingend bei jedem Pneumothorax vorhanden sein. Außerdem achten Sie bei der Palpitation auf Frakturhinweise, wie **Krepitationen** oder eine **Thoraxdeformität** und **-instabilität.** Bei einer Rippenserienfraktur kann es durch die Thoraxinstabilität zu einer **paradoxen Atmung** (einseitig inspiratorische Einziehung des Thorax) kommen. Ein einseitiger **hypersonorer Klopfschall** ist ein Hinweis auf einen Pneumothorax, beidseits kommt er beim Lungenemphysem vor. Der **hyposonore Klopfschall** weist auf einen Hämato- oder Pyothorax oder einen Pleuraerguss hin. **Gestaute Halsvenen** sind ein Zeichen für eine obere Einflussstauung und kommen beim (Spannungs-)Pneumothorax aber auch bei der Rechtsherzinsuffizienz mit Rückwärtsversagen und dem Perikarderguss vor. Auskultatorisch achten sie auf die **seitengleiche Belüftung der Lunge** und ob **Nebengeräusche** wie Rasseln, Giemen, Pfeifen o. Ä. auftreten.

Ein **EKG** darf bei keinem Patienten mit Thoraxschmerz und Dyspnoe fehlen und rundet den Untersuchungsbefund ab. Ein akutes Koronarsyndrom in Form des ST-Hebungsinfarkts kann im EKG erkannt werden. Außerdem ist auf Zeichen der Rechtsherzbelastung zu achten, die z. B. auf eine Lungenembolie hinweisen.

Die **Sonografie** wird zunehmend Einzug in die außerklinische Notfallmedizin halten. Mit diesem Tool kann die Verdachtsdiagnose sicher überprüft werden. Dabei darf die lebensrettende Therapie nicht verzögert werden.

Das einseitig abgeschwächte Atemgeräusch, der hypersonore Klopfschall und die Stauung der Jugularvenen bestätigen Ihren Verdacht auf einen **Pneumothorax oder Spannungspneumothorax.**

3. Therapie

Da Sie relativ lange in das nächste Krankenhaus benötigen, die Patientin unter zunehmender Dyspnoe leidet und der Kreislauf instabil ist, müssen Sie vor Ort eine Therapie einleiten.

Basismaßnahmen wie die **Gabe von Sauerstoff** und das **Legen eines venösen Zugangs** sollten in jeder Notfallsituation mit Dyspnoe und Thoraxschmerz durchgeführt werden. Die Patientin wird mit dem **Oberkörper hochgelagert** und beruhigt. Zur **Analgesie** bietet sich Morphin an, da es auch eine leicht euphorisierende Wirkung besitzt und man der Patientin den Stress nehmen kann. Die Dosierung sollte vorsichtig nach Wirkung erfolgen, initial z. B. 2 mg i. v. Alternativ kann man auch Fentanyl in Fraktionen von 0,05 mg (= 1 ml) geben.

4. Anlage Pleuradrainage

Parallel zu den Basismaßnahmen legen Sie eine **Pleuradrainage,** um den Pneumothorax zu entlasten und der Patientin die Atemnot zu nehmen.

- Punktionsort für die Bülau-Drainage ist der vierte Interkostalraum in der vorderen bis mittleren Axillarlinie. In keinem Fall unterhalb der Mamillarlinie, um Verletzungen der Bauchorgane zu minimieren.
- Nach großflächiger Desinfektion und sterilem Abdecken der Haut wird die Lokalanästhesie großzügig am Oberrand der Rippe bis zur Pleura parietalis injiziert.
- Nach Hautinzision mit einem Skalpell wird der Drainagekanal stumpf mit dem Finger, der Klemme oder der Schere präpariert, bis die Pleura parietalis durchstoßen wird.
- Stumpfes Einführen der Drainage mit dem Finger oder der Klemme als Schiene in den Thorax.
- Fixierung der Drainage mit Naht oder Pflaster und Anlegen eines sterilen Verbands.
- An das Ende der Drainage wird ein Sekretbeutel oder ein Heimlich-Ventil angeschlossen.

Als Notfallmaßnahme zu Entlastung eines Spannungspneumothorax kommt neben der Anlage einer Pleuradrainage auch die sofortige **Punktion mit einer dicken (G14) Venenverweilkanüle** in Betracht. Diese Notfallpunktion wird in Monaldi-Position, also auf Höhe des zweiten Interkostalraums in der Medioklavikularlinie durchgeführt. Dabei muss man auf ausreichenden Abstand zum Sternum achten, um die A. mammaria nicht zu verletzen. Für diese lebensrettende Notfallmaßnahme ist keine Lokalanästhesie notwendig. Danach ist auf jedem Fall noch die Anlage einer Pleuradrainage indiziert.

MERKE

- Die Gefäße und Nerven verlaufen am Unterrand der Rippen, daher immer am Oberrand entlangtasten.
- Da es bei Verwendung des innen liegenden Trokars zu lebensgefährlichen Verletzungen der Thoraxorgane kommen kann, ist die traumatische Punktion obsolet.

5. Funktionsweise Pleuradrainage

Die heutzutage in der Klinik verwendeten Pleuradrainagen funktionieren nach dem Drei- oder Vierkammersystem (> Abb. 1.1): einer Sekretsammelkammer, einem Unterwasserschloss und einer Sogkontrollkammer sowie evtl. einem Patientenkontrollmanometer.

- Die **Sekretflasche** ist über einen Schlauch mit dem Patienten verbunden und dient als Sammelgefäß für den Erguss.
- Das **Wasserschloss** ist der wichtigste Teil der Pleuradrainage, es wirkt als **Einwegventil.** Normalerweise herrscht im Pleuraspalt ein Unterdruck, durch den die Pleura visceralis und parietalis zusammengehalten werden. Die Lunge haftet verschieblich am Thorax. Dringt Luft oder Flüssigkeit in den Pleuraspalt ein, wird dieser Unterdruck aufgehoben und die Lunge kollabiert. Durch die eingelegte Drainage kann die Luft oder Flüssigkeit den Pleuraspalt verlassen. Das Wasserschloss verhindert, dass bei Unterdruck im Thorax die Flüssigkeit oder Luft über die Drainage wieder zurückströmt.
- Die **Sogkontrollkammer** ist eine Sicherheitsvorrichtung, um den Saugdruck in der Pleura zu

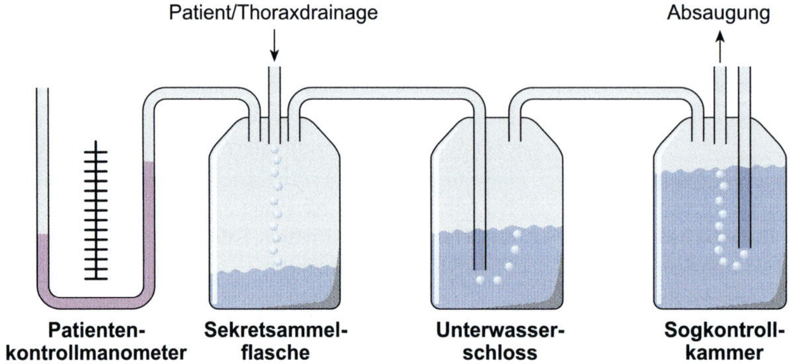

Abb. 1.1 Funktionsweise einer Pleuradrainage [L141]

regulieren, unabhängig vom Sog der Wandsaugung bzw. der mobilen Saugquelle.

- Der nicht regelmäßig vorhandene **Patientenkontrollmanometer** zeigt die Höhe des im Pleuraspalt wirklich erzeugten Sogs an.

ZUSAMMENFASSUNG

Bei jedem Patienten mit akutem Thoraxschmerz und Dyspnoe muss **differenzialdiagnostisch** an ein akutes Koronarsyndrom gedacht werden. Anamnese, klinische Untersuchung und EKG helfen bei der Eingrenzung der Verdachtsdiagnose. Typische **Symptome** eines (Spannungs-)Pneumothorax sind das abgeschwächte Atemgeräusch, der hypersonore Klopfschall, die Kreislaufdepression, eventuell Herzrhythmusstörungen und die obere Einflussstauung. Auch ohne Hautemphysem ist ein Pneumothorax möglich. **Therapie** der Wahl bei einem Pneumothorax oder einem Pleuraerguss ist die Anlage einer Thoraxdrainage, bevorzugt in Bülau-Position (4. ICR zwischen der vorderen und mittleren Axillarlinie). Das in der Klinik verwendete **Drainagesystem** ist ein Drei- oder Vierkammersystem mit Sekretsammelgefäß, Wasserschloss, Sogkontrollkammer und ggf. Patientenkontrollmanometer.

2

Sectio caesarea

Ann-Kristin Reinhold, Ute Fetzner

Anamnese

Es ist 7.45 Uhr und Ihre erste geplante Operation an diesem Tag ist eine primäre Sectio caesarea bei einer 32-jährigen, adipösen Patientin. Es ist ihre erste Schwangerschaft und deren Verlauf war bis auf die bestehende Adipositas (BMI 37) unkompliziert.

Die Patientin wurde im Vorfeld über eine Spinalanästhesie sowie Vollnarkose im Notfall nach Standard aufgeklärt. Einwilligungen für den chirurgischen Eingriff sowie für die Narkose liegen vor.

Untersuchungsbefund

Die Patientin in der 41. SSW ist kreislaufstabil (RR 135/75 mmHg, HF 92/min, periphere O_2-Sättigung 98 %). Sie hat zwei venöse Zugänge und 500 ml einer kristalloiden Lösung werden bereits zügig infundiert. Die Patientin begrüßt Sie freundlich und ist jetzt unmittelbar vor dem „Kaiserschnitt" ganz aufgeregt.

1. Erklären Sie den Unterschied zwischen primärer und sekundärer Sectio caesarea.

2. Was beinhaltet Ihre unmittelbare Narkosevorbereitung?

3. Welche Kontraindikationen sprechen gegen ein regionalanästhetisches Verfahren?

4. Welche Komplikationen oder Nebenwirkungen können bei der Spinalanästhesie auftreten?

5. Welche physiologischen Veränderungen treten in der Schwangerschaft auf und was bedeutet das für Ihre Narkose?

6. Welche Medikamente verwenden Sie für die Spinalanästhesie und welche Dosierungsmöglichkeiten sind gebräuchlich?

1. Definition Sectio caesarea

Man spricht von einer **primären** Sectio caesarea, wenn die Schnittentbindung **vor** dem **Beginn der Eröffnungswehen** durchgeführt wird. Erfolgt sie **danach,** handelt es sich um eine **sekundäre** Sectio caesarea.

2. Narkosevorbereitung

In der Luftfahrt ist es vor jedem Start unabdingbar, alle Systeme auf ihre Vollständigkeit und Funktionsfähigkeit zu prüfen. In der Anästhesiologie ist es nicht anders – und bei einer Sectio betreut man in der Regel zwei Patienten! Zu Beginn sollten Sie sich daher folgende Fragen stellen:

- Haben Sie die richtige Patientin vor sich?
- Ist die Patientin nüchtern? Hat sie eine Aspirationsprophylaxe erhalten?
- Sind anästhesiologische und gynäkologische Aufklärung erfolgt und unterschrieben?
- Sind Schwangerschafts- und Blutungsanamnese unauffällig?
  - Wenn ja, dann ist ein Labor empfehlenswert, aber nicht zwingend notwendig.
  - Wenn nein, dann sind weitere Gerinnungsuntersuchungen im Vorfeld wichtig.
- Wurden gerinnungshemmende Medikamente in Dosierungen eingenommen, die einen Verfahrenswechsel notwendig machen?
- Ist die Punktionsstelle unauffällig?
- Liegen die venösen Zugänge richtig?
- Ist die Kreislaufüberwachung vollständig (EKG, automatische Blutdruckmessung in kleinem Intervall/alle 2–3 min, periphere Sauerstoffsättigung)?
- Sind die Materialien komplett?
- Liegen die Notfallmedikamente, Tubus und Spatel für eine Vollnarkose bereit?
- Ist das Narkosegerät gecheckt und betriebsbereit?
- Sind die Operateure vor Ort?

In vielen Krankenhäusern werden mittlerweile Checklisten im OP oder bei ähnlichen klinischen Abläufen verwendet, da sie ein einfaches und sinnvolles Instrument zur Verbesserung der Patientensicherheit darstellen.

3. Kontraindikationen für regionalanästhetische Verfahren bei einer Sectio caesarea

Die Spinal- und Periduralanästhesie sind die am häufigsten angewandten Standardverfahren in der Geburtsheilkunde, die jedoch bei bestimmten Kontraindikationen nicht angewandt werden dürfen (➤ Tab. 2.1).

4. Komplikationen und Nebenwirkungen

Die Spinalanästhesie hat den Vorteil, dass die Mutter wach bleibt und somit ein Geburtserlebnis hat. Sie atmet selbstständig, ihre Schutzreflexe sind erhalten, und das Kind wird durch dieses Verfahren nicht mit Narkosemedikamenten belastet.

Tab. 2.1 Kontraindikationen für die Spinalanästhesie bei einer Sectio caesarea

Absolute Kontraindikationen	Relative Kontraindikationen
▪ Ablehnung des Verfahrens ▪ Generalisierte systemische Infektion (Sepsis) ▪ Infektion im Punktionsbereich ▪ Hämodynamische Instabilität ▪ Schwere Blutung ▪ Manifeste Koagulopathien ▪ Antikoagulation ohne Einhaltung der Mindestzeitintervalle zwischen Antikoagulanziengabe und Punktion (➤ Tab. 77.1)! ▪ Erhöhter Hirndruck ▪ Allergie/Unverträglichkeit der zu applizierenden Lokalanästhetika	▪ Anatomische Besonderheiten, die eine Punktion erschweren ▪ Sprachliche Verständigungsschwierigkeiten ▪ Mangelnde Compliance ▪ Neurologische Vorerkrankungen (z. B. multiple Sklerose) ▪ Aortenklappenstenose

Es kann jedoch zu Komplikationen und Nebenwirkungen kommen. Eine der häufigsten Komplikationen ist die ausgeprägte **Hypotension, bedingt durch eine Sympatholyse** mit nachfolgender Vasodilatation und venösem Pooling. Durch die Reduktion des arteriellen Drucks werden der uteroplazentare Blutfluss und die fetale Zirkulation beeinträchtigt. Als Folge des erniedrigten Gefäßwiderstands und des reduzierten Herzzeitvolumens kann es zu einer fetalen Azidose oder Asphyxie kommen. Deutlich seltener kommt es zu einem **postspinalen Kopfschmerz,** der durch Liquorverlust über die Duraperforation hervorgerufen wird. Die Spinalanästhesie kann zu vorübergehenden **Blasenentleerungsstörungen** führen. Gelegentlich kann durch eine zu hoch gewählte Dosierung die Wirkung die Atemhilfsmuskulatur beeinträchtigen: Gegebenenfalls ist dann eine sekundäre Intubation notwendig. In seltenen Fällen kann es zu bleibenden **Schädigungen** von **Rückenmark** oder **Hirnhäuten, Infektionen** und **Hämatomen** in diesem Bereich kommen, was schlimmstenfalls zu einer bleibenden **Querschnittslähmung** führen kann.

5. Physiologische Veränderungen in der Schwangerschaft

Während der Schwangerschaft kommt es im gesamten Körper zu umfangreichen physiologischen und hormonellen Veränderungen (➤ Abb. 2.1).

- **Flüssigkeitshaushalt:** Bereits im ersten Trimenon der **Schwangerschaft steigt** das **intravasale Volumen** um etwa 40 %. Dies führt zu einem **niedrigeren Hämoglobinwert** und **kolloidosmotischem Druck** (Schwangerschaftsanämie). Dadurch kann jedoch die Durchblutung an den mütterlich-kindlichen Austauschflächen in der Plazenta verbessert werden.
- **Herz-Kreislauf-System:** Bereits in der Frühschwangerschaft kommt es zu einem Anstieg des **Herzzeitvolumens (HZV)** um bis zu 40 %, gleichzeitig ist der **periphere Widerstand** erniedrigt. Während der Wehen kann das HZV durch eine erhöhte **Kontraktilität, Herzfrequenzsteigerung** und systemische **Vasodilatation** um weitere 20 % gesteigert werden.
- **Respiratorisches System:** Die **Durchblutung der Schleimhäute** nimmt zu, sodass es bei Manipulation schnell zur Schwellung der Schleimhäute und zu Blutungen kommt, was zu einer erschwerten Intubation bei Vollnarkose führen kann.
  Das **Atemminutenvolumen** steigt um etwa 50 %, gleichzeitig sinkt die **funktionelle Residualkapazität** um rund 20 %. Dadurch haben schwangere Frauen eine deutlich **reduzierte Hypoxietoleranz.** Die **Inhalationsanästhetika** fluten schneller an und ab.
- **Gerinnung:** In der Schwangerschaft kommt es zu einer **Hyperkoagulabilität** und einem erhöhten thrombembolischen Risiko aufgrund der Abnahme mehrerer **Gerinnungsfaktoren (VII, VIII, IX, X, XII und Fibrinogen).**
- **Plasmaproteine:** Der **Gesamtproteinanteil** steigt, sodass es zur **Ödembildung** kommt.
- **Gastrointestinaltrakt:** Aufgrund des Uteruswachstums verlagert sich die **Magenachse,** der **intragastrale Druck** steigt. Der **Magentonus** und die **Motilität** nehmen jedoch ab, was zu einer gesteigerten **Magensäureproduktion** und einem **niedrigerem pH** im Magen führt. Alle Faktoren zusammen erhöhen die Regurgitationsgefahr deutlich – daher gelten Schwangere ab der 16. SSW immer als nicht nüchtern!
- **Nieren:** Natrium- und Wasserretention sind erhöht. Gleichzeitig steigt die GFR. Durch das Gewicht des Uterus wird der Harndrang häufiger.

MERKE

Schwangere haben ein etwa 10-fach höheres Risiko für einen schwierigen Atemweg!

6. Medikamente

Wie bei allen Narkoseformen gibt es auch bei der Spinalanästhesie in der Geburtsheilkunde kein Universalrezept. Durch die Spinalanästhesie kommt es in der Regel zu einer Sympathikolyse. Um Folgen für Mutter und Kind zu vermeiden, wird häufig eine „Low dose, high volume“-Spinalanästhesie angewendet. Hierzu wird ein niedrig konzentriertes Lokalanästhetikum mit einem Opioid kombiniert, was eine LA-Reduktion er-

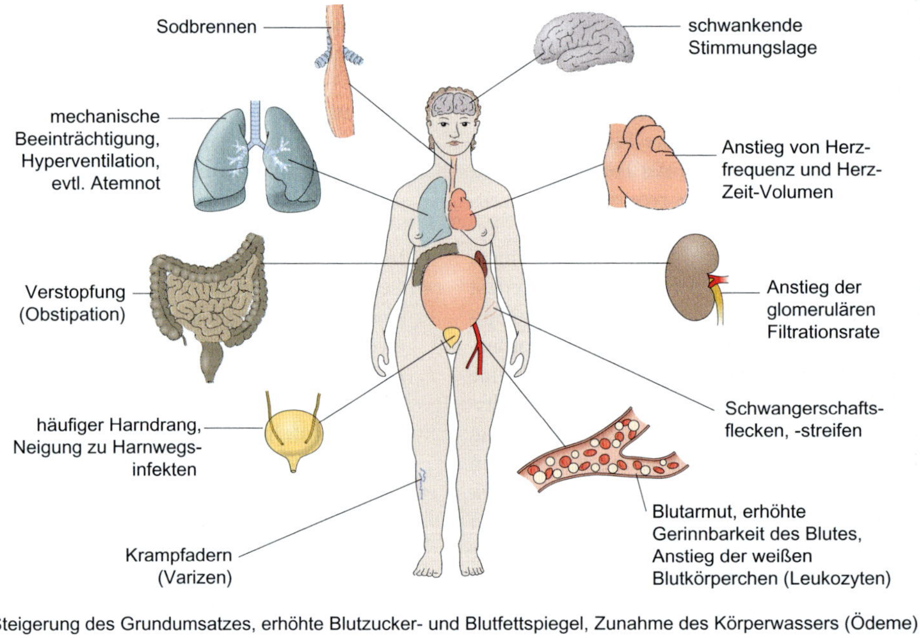

Abb. 2.1 Schwangerschaftsbedingte Veränderungen des mütterlichen Organismus L190

möglicht. Durch zusätzliches Volumen mittels NaCl kann mit geringer Dosierung eine gute Verteilung erreicht werden. Eine mögliche Kombination ist z. B. 4 ml Bupivacain 0,25 % isobar (= 10 mg Bupivacain) + 1 ml (= 5 µg) Sufentanil + 5 ml NaCl 0,9 %. So erhält man 10 ml einer isobaren 0,1 % Bupivacainlösung mit Opioid, die größenadaptiert appliziert werden.

ZUSAMMENFASSUNG

Um den problemlosen Ablauf einer Spinalanästhesie für eine Kaiserschnittoperation zu gewährleisten, ist eine umfassende **Vorbereitung** notwendig. Hierfür werden in vielen Krankenhäusern **Checklisten** verwendet, wodurch die **Patientensicherheit** verbessert wird. Während der Schwangerschaft treten **hormonelle** und **physiologische Veränderungen** auf, die die Narkose beeinflussen. Ein Universalrezept für die **Spinalanästhesie** bei Sectio caesarea gibt es nicht. Aufgrund der besseren hämodynamischen Stabilität wird derzeit eine **Kombination** aus einem niedrig dosierten **Lokalanästhetikum** und einem **Opioid** empfohlen.

WAS WÄRE, WENN ...

- ... die Herztöne des Babys vor Anlage der Spinalanästhesie plötzlich abfallen und in einem pathologischen Bereich bleiben?
  - Dann muss man, in Absprache mit dem Operateur, das Narkoseverfahren sofort wechseln und einen „Notkaiserschnitt" in Vollnarkose (Rapid Sequence Induction) durchführen.
- ... eine sekundäre Sectio bei einer Patientin mit gut wirkendem Periduralkatheter (PDK) durchgeführt werden soll?
  - Dann ist es möglich, den PDK aufzuspritzen und die Sectio in Periduralanästhesie durchzuführen (vgl. ➤ Fall 77).

3

Intraoperatives Fieber

Ann-Kristin Reinhold, Jens Vater

Anamnese

Während Ihres Nachtdienstes kommt ein 21-jähriger Mann mit Verdacht auf perforierte Appendizitis in den OP. Ihr Kollege vom Außendienst hatte wenig Zeit für das Aufklärungsgespräch. Im Narkoseprotokoll finden sich lediglich die Körpermaße und der Vermerk: keine Voroperationen, keine relevanten internistischen Vorerkrankungen, 3 Zigaretten täglich. Auf Ihre Frage nach Problemen im Zusammenhang mit Narkosen oder Operationen in der engen Verwandtschaft kann der Patient keine Auskunft geben.

Da der Patient nicht nüchtern ist, führen Sie eine Rapid Sequence Induction mit Fentanyl, Propofol und Succinylcholin durch. Bei der Intubation fällt Ihnen eine vermehrte Spannung der Kiefermuskulatur auf, die Intubation gelingt jedoch atraumatisch.

Zur Narkoseführung verwenden Sie Sevofluran sowie Fentanyl.

Plötzlich bimmeln alle Monitore: Im EKG zeigt sich neu eine Tachykardie mit multiformen Extrasystolen. Der Blutdruck ist von 120/80 mmHg auf 81/45 mmHg gefallen. Die SpO_2 sinkt, die Kapnometrie zeigt massiv ansteigende Werte von über 60 mmHg. Die Haut des Patienten ist gerötet und schweißig.

1. Welche Diagnose stellen Sie? Welche Differenzialdiagnosen gibt es? Besteht Lebensgefahr?

2. Welche Symptome hat diese Störung noch?

3. Was sind mögliche Trigger und Risikofaktoren?

4. Welcher pathophysiologische Mechanismus steckt hinter dieser Erkrankung?

5. Welche Sofortmaßnahmen ergreifen Sie?

6. Wie sieht die spezifische Therapie aus? Was ist für zukünftige Narkosen zu beachten?

1. Diagnose und vitale Bedrohung

Die Verdachtsdiagnose lautet **maligne Hyperthermie.** Differenzialdiagnostisch kommen auch eine **Stressreaktion bei zu flacher Narkose,** eine anaphylaktische Reaktion, ein Phäochromozytom oder eine thyreotoxische Krise in Betracht. Das Fieber des Patienten könnte auch im Rahmen der Appendizitis bereits bestanden haben.

Bei der hier beschriebenen Situation muss von einer absolut lebensbedrohlichen Störung aufgrund einer hypermetabolen Krise der Skelettmuskulatur ausgegangen werden.

MERKE
Auch vorausgegangene unauffällige Narkosen schließen eine maligne Hyperthermie nicht aus.

2. Symptomatik

➤ Tab. 3.1.

MERKE
Die Prognose ist besser, wenn die maligne Hyperthermie vor Auftreten der Hyperthermie erkannt wird.

3. Auslöser und Risikofaktoren

- **Medikamentöse Trigger** sind alle **volatilen Anästhetika** (Isofluran, Enfluran, Desfluran, Sevofluran) außer Lachgas sowie das depolarisierende Muskelrelaxans **Succinylcholin.**
- **Wenige, seltene Erkrankungen (z. B. Central-Core-Disease) sind mit MH assoziiert. Auch Patienten mit Myopathien können „MH-ähnlich" reagieren und sollten im Zweifelsfall ebenfalls eine triggerfreie Narkose erhalten.**

4. Pathomechanismus

Ursache der malignen Hyperthermie ist eine Mutation im Gen für den Ryanodin-Dihydropyridin-Rezeptorkomplex, der für die Übermittlung des Depolarisationssignals auf das sarkoplasmatische Retikulum verantwortlich ist. Die myoplasmatische Kalziumkonzentration nimmt zu, bleibt über dem Schwellenwert und führt so zu einer persistierenden Muskelkontraktion. Als Folge kommt es zur exzessiven Aktivierung von Atmungskette und Glykolyse mit entsprechenden Symptomen (➤ Abb. 3.1)

Tab. 3.1 Früh- und Spätsymptome der malignen Hyperthermie

Frühsymptome	Spätsymptome
Steiler Anstieg der exspiratorischen CO_2-Konzentration beim Beatmeten, Tachypnoe und Hyperventilation beim Spontanatmenden	Sich langsam entwickelnde Hyperthermie (Temperaturanstieg zu Beginn 1 °C/5–15 min, bis > 43 °C)
Tachykardie (Verbesserung der zellulären Sauerstoffversorgung), Arrhythmien, Extrasystolen bis zur Asystolie	
Übermäßige Erwärmung des CO_2-Absorbers und rasche Verfärbung des Atemkalks	
Anstieg der Sauerstoffausschöpfung ($F_iO_2 - F_{et}O_2$ nimmt zu)	Abfall der Sauerstoffsättigung durch den erhöhten Sauerstoffverbrauch (kann bei fulminanten Verläufen auch als Frühsymptom auftreten)
Masseterspasmus nach Gabe von Succinylcholin	
Zyanose und Schweißbildung nach initialer Hautrötung	
Generalisierter Muskelrigor	
Am Ende kommt es zu Hypoxie, Schock, generalisierten Ödemen, disseminierter intravasaler Gerinnung, Nieren-, Herz- und Kreislaufversagen (Multiorganversagen).	

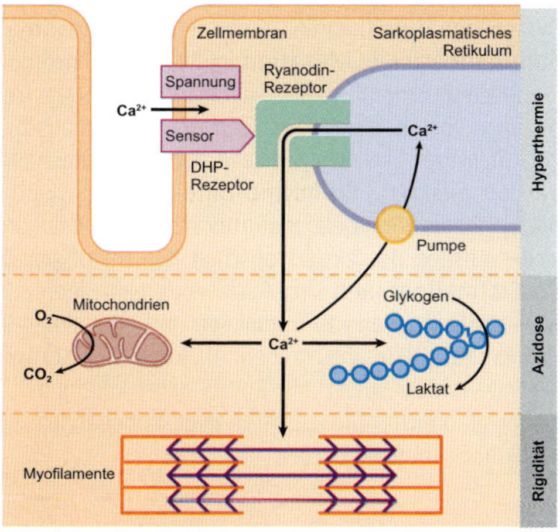

Abb. 3.1 Pathophysiologie der malignen Hyperthermie: Folgen der Kalziumfreisetzung und die resultierenden Symptome [F653-002]

5. Sofortmaßnahmen

- **Unterbrechung der Triggerzufuhr** durch Auswaschen der volatilen Anästhetika und Weiterführen der Narkose mit intravenösen Narkotika.
- **Steigerung des Atemminutenvolumens** um das 3- bis 5-Fache, um möglichst physiologische $etCO_2$-Werte zu erreichen.
- **100 % Sauerstoffbeatmung,** um eine optimale Oxygenierung zu ermöglichen.

MERKE
Das Herbeirufen von zusätzlichem Assistenzpersonal zur Unterstützung bei der weiteren Therapie ist unabdingbar.

6. Therapie

Zur Unterbrechung der Kalziumfreisetzung aus dem sarkoplasmatischen Retikulum muss **Dantrolen** gegeben werden. Dantrolen ist ein sogenanntes **myotopes Muskelrelaxans** und beeinflusst die Muskelkontraktion auf Ebene der **elektromechanischen Kopplung,**

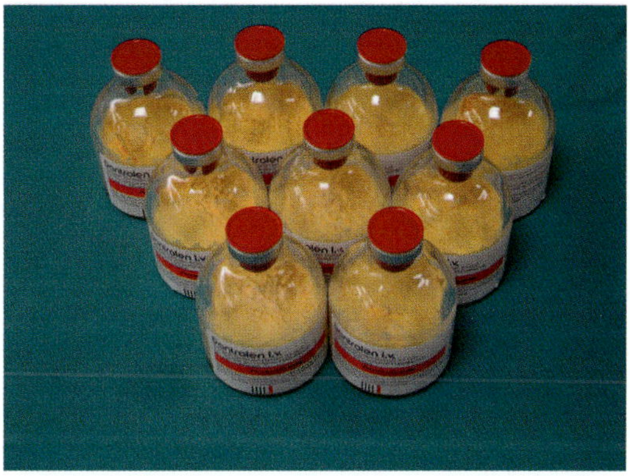

Abb. 3.2 Die dargestellte Dantrolen-Menge reicht als Erstbolus für einen 70 kg schweren Erwachsenen. [O647]

indem es die Freisetzung von Kalzium aus dem sarkoplasmatischen Retikulum hemmt. Als erster Bolus werden 2,5 mg/kg KG gegeben, was zu wiederholen ist, bis die Symptome sistieren. Im Anschluss wird der Patient für mindestens 24 h überwacht (➤ Abb. 3.2).
Weitere Maßnahmen zur Vermeidung von konsekutivem Organversagen sind die intensivmedizinische Betreuung mit erweitertem Monitoring, die Kühlung des Patienten, der Ausgleich des Säure-Basen-Haushalts, Kaliumkorrektur und die forcierte Diurese zur Vermeidung einer Crush-Niere durch Rhabdomyolyse.

MERKE
Eine maligne Hyperthermie kann auch mit Verzögerung noch im Aufwachraum auftreten.

Folgenarkosen: Der Patient muss nach dem Eingriff ausführlich über die (Verdachts-)Diagnose aufgeklärt werden und erhält einen Notfallausweis (➤ Abb. 64.3). Zur weiteren Abklärung und Beratung wird er an ein MH-Zentrum verwiesen. Eine Diagnostik ist auch bei Blutsverwandten angezeigt. Das Standardverfahren ist der In-vitro-Kontrakturtest (IVCT) an einer Muskelbiopsie. Weniger invasiv ist eine genetische Testung, allerdings ist nur bei ca. 50 % der Patienten mit positivem IVCT eine Genmutation nachweisbar.
Für folgende Eingriffe sind Regional- oder Lokalanästhesie vorzuziehen, soweit möglich. Allgemeinanäs-

thesien müssen triggerfrei durchgeführt werden. Zur Vorbereitung werden die Vapore vom Narkosegerät entfernt, sämtliche Schläuche, Absorber und Kreisteil gewechselt und danach das gesamte System je nach Gerät für mind. 10 min mit maximalem Frischgasfluss ausgespült. Ist die dafür nötige Zeit nicht vorhanden, können spezielle Aktivkohlefilter an In- und Exspirationsschenkel angebracht werden. Die Spülzeit reduziert sich dann auf 90 Sekunden, der Frischgasfluss sollte während der Narkose mindestens 3 l/min betragen.

Eine prophylaktische Gabe von Dantrolen ist nicht notwendig, es soll jedoch eine ausreichende Dosis bereitgehalten werden. Die Überwachung der Körpertemperatur ist obligat.

ZUSAMMENFASSUNG

Die maligne Hyperthermie ist eine seltene, **autosomal-dominant** vererbte **Mutation** im Ryanodin-Dihydropyridin-Rezeptorkomplex-Gen. Durch unkontrollierte Freisetzung von Kalzium aus dem sarkoplasmatischen Retikulum der Skelettmuskelzelle wird eine Dauerkontraktion induziert. **Frühsymptome** sind Tachykardie, Herzrhythmusstörungen, Blutdruckanstieg, rascher und steiler Anstieg des exspiratorischen Kohlenstoffdioxids. Als **Erstmaßnahmen** sind Auslöser zu eliminieren, die Sauerstoffversorgung zu optimieren und physiologische Kapnometriewerte anzustreben. Als **kausale Therapie** wird Dantrolen zuerst als Bolus, dann kontinuierlich weiterverabreicht. Die Letalität liegt unbehandelt bei 70 %, nach Therapie < 10 %.

4

Erbrechen im Aufwachraum

Ulrike Kaiser, Lars Töpfer

Anamnese

Sie werden im Aufwachraum zu einer jungen Patientin mit Übelkeit und Erbrechen gerufen. Diese wurde vor Kurzem nach einer diagnostischen Laparoskopie aus dem OP dorthin verlegt. Aus dem Prämedikationsprotokoll geht hervor, dass die Patientin ASA 1 ist, nicht raucht und leicht reisekrank wird. Während der Intubationsnarkose unter Isofluran und Fentanyl seien keine Schwierigkeiten aufgetreten. Postoperativ hatte die Patientin bereits mehrfach eine Schmerzmedikation mit Opioiden erhalten und laut Narkoseprotokoll auch bereits intraoperativ einen hohen Opioidbedarf.

Untersuchungsbefund

Die Patientin ist blass, zittert leicht und würgt immer wieder. Blutdruck 95/60 mmHg, Herzfrequenz 95/min, SaO_2 96 %.

1. Welche Diagnose stellen Sie? Und welche Differenzialdiagnosen müssen Sie berücksichtigen?

2. Wie behandeln Sie das Erbrechen akut?

3. Was ist der Apfel-Score?

4. Kann man im Vorfeld etwas gegen die Übelkeit tun?

5. Welches Anästhesieverfahren wählt man bei bekannter PONV-Anamnese?

1. Diagnose

Die Patientin leidet an **postoperativer Übelkeit und Erbrechen** (PÜ&E), engl. **PONV** (Postoperative Nausea and Vomiting). Als **Differenzialdiagnosen** bzw. Ursache für das Erbrechen sind primär eine akute Hypotonie durch Hypovolämie aufgrund Flüssigkeitsmangel oder Blutung sowie allergische Reaktion oder Herzrhythmusstörungen auszuschließen.

- Bei **Volumenmangel** wäre die Reflextachykardie ausgeprägter und es wäre keine Übelkeit vorhanden.
- Um eine **Blutung** auszuschließen, müsste man eventuell einliegende Drainagen inspizieren und den Hb-Wert bestimmen.
- **Herzrhythmusstörungen** sind mit einem Blick auf den EKG-Monitor und ggf. durch Schreiben eines 12-Kanal-EKGs auszuschließen.

2. Akuttherapie

- **5-HT_3-Antagonisten (Serotoninantagonisten), z. B. Ondansetron, Granisetron:** Mittel der 1. Wahl. Die einmalige Gabe z. B. von 4 mg Ondansetron i. v. bei Erwachsenen bzw. 0,1 mg/kg KG Ondansetron bei Kindern hilft in den meisten Fällen sehr schnell und zuverlässig.
- **Dimenhydrat:** H_1-Blocker, der seit vielen Jahren erfolgreich gegen Übelkeit eingesetzt wird (auch bei Kindern). Die antiemetische Dosierung liegt bei 62 mg bei Erwachsenen bzw. 0,5 mg/kg KG beim Kind. Als wichtigste Nebenwirkung ist ein deutlich sedierender Effekt zu berücksichtigen.
- **Droperidol:** Neuroleptikum, das für die PONV-Therapie zugelassen ist. Die Gabe von 0,625–1,25 mg ist in einigen Studien 4 mg Ondansetron nahezu gleichwertig. Alternativ wurde in den vergangenen Jahren auch **Haloperidol** in der Dosierung von 0,5–2 mg erfolgreich eingesetzt. Bei Kindern ist wegen motorischer Störungen Vorsicht geboten.
- **Dexamethason:** Falls nicht schon zur PONV-Prophylaxe eingesetzt, können bei Erwachsenen 4–8 mg i. v. verabreicht werden. Kinder erhalten eine Dosis von 0,15 mg/kg KG. Dieses Kortikoid hat sehr gute antiemetische Effekte, wirkt aber erst nach etwa 2 h und ist somit zur mittelfristigen Therapie geeignet.
- **Metoclopramid:** ist in einigen Studien als mittelmäßig potentes Antiemetikum wirksam; kann allerdings extrapyramidalmotorische Nebenwirkungen, Spätdyskinesien und kardiovaskuläre Nebenwirkungen auslösen. Aufgrund besser verträglicher Alternativen wird der Einsatz von Metoclopramid in den letzten Jahren zunehmend kritisch gesehen.
- **Propofol:** subhypnotische Dosis (ca. 20 mg), falls die Patientin nicht zu stark sediert ist. Cave: Zusätzliche Blutdrucksenkung durch Propofol kann ebenfalls Übelkeit bewirken.
- **NK_1-Antagonisten** (Neurokininrezeptorantagonisten), z. B. Aprepitant, Fosaprepitant: äußerst wirksam, jedoch bislang nicht zur Therapie von PONV zugelassen, somit allenfalls off-label als Rescue-Medikation. **Aprepitant** steht außerdem gegenwärtig nur in Tablettenform zur Verfügung und ist daher eher für die Prophylaxe bei Hochrisikopatienten geeignet.

Wurde eine Substanz bereits innerhalb von 6 h verabreicht, sollte auf eine andere Wirkstoffklasse zurückgegriffen werden, da sonst bei geringerer Wirkung das Nebenwirkungsrisiko ansteigt.

3. Apfel-Score

Der Apfel-Score wurde 1999 von C. Apfel als einfacher Algorithmus zur relativen Risikoerfassung für PONV eingeführt. Obwohl die Vorhersagekraft nur mäßig ist, fasst der Score doch die wichtigsten Einzelrisiken für postoperative Übelkeit zusammen. Dabei werden vier in mehreren Studien als signifikant befundene Faktoren erfasst. Als **Hauptrisiken** gelten weibliches Geschlecht, Nichtraucherstatus, Reisekrankheit bzw. vorbestehende PONV und ein zu erwartender hoher intra- und postoperativer Opioidbedarf. Diese „Apfel-Punkte" werden addiert. Die Summe ergibt das PONV-Risiko des Patienten. Entsprechend dieses Risikos wird dann vom Anästhesisten entschieden, ob der Patient

Tab. 4.1 Apfel-Score

Risikofaktor	Punkte
Weibliches Geschlecht	1
Nichtraucherstatus	1
PONV-Anamnese/Reisekinetose	1
Erwarteter postoperativer Opioidbedarf	1

eine PONV-Prophylaxe benötigt oder das Narkoseverfahren geändert wird (➤ Tab. 4.1).
Männliches Geschlecht, Raucherstatus, kurze OP-Dauer, Vermeidung postoperativer Opioidgaben und Lachgasvermeidung sind als **protektive Faktoren** gesichert. In früheren Zeiten als Risikofaktor für postoperatives Erbrechen angeschuldigt, jedoch nach neuer Studienlage ohne Relevanz sind Adipositas, Persönlichkeitsstruktur und Angst.

4. PONV-Prophylaxe

Heutzutage ist die PONV-Prophylaxe für Risikopatienten in den meisten Anästhesieabteilungen standardisiert (➤ Tab. 4.2). Jede Maßnahme zur Prophylaxe senkt das relative Risiko um 30 %. Unter Aufwendung aller Prophylaxemaßnahmen kann das PONV-Risiko z. B. von 60 % auf minimal 14 % gesenkt werden. Auch bei Patienten ohne vorangegangene Narkosen, aber mit Risikoprofil wird eine Prophylaxe empfohlen.
Die **medikamentöse Prophylaxe** erfolgt meist mit Dexamethason 4 mg i. v. unmittelbar nach Narkoseeinleitung. Auch die anderen Medikamente, die zur Therapie eingesetzt werden, können im Bedarfsfall prophylaktisch appliziert werden. Bis auf Dexamethason werden die Medikamente zur Prophylaxe i. d. R. kurz vor der Narkoseausleitung gegeben.
In einigen Studien war eine Stimulation des Akupunkturpunkts Pericard 6 als nichtmedikamentöse Maßnahme zur Prophylaxe von PONV ähnlich erfolgreich wie die Gabe eines Antiemetikums.
Um postoperativ eine möglichst geringe Dosis von Opioiden einsetzen zu müssen, sollten die Patienten diese sowie Nichtopioidanalgetika frühzeitig vor der Ausleitung erhalten.

MERKE

- Bei reiner Remifentanil-Propofol-Narkose ist vor OP-Ende die Gabe eines länger wirksamen Opioids (z. B. Piritramid) zwingend erforderlich.
- Zur Vermeidung einer intraoperativen Awareness sollte die Narkosetiefe bei TIVA mittels EEG (z. B. BIS®-Monitoring) überwacht werden.

5. Alternative Narkoseformen

Prinzipiell sollte bei einem hohen PONV-Risiko (3–4 Apfel-Punkte) nach Möglichkeit ein **Regionalanästhesieverfahren** gewählt werden, sofern nicht höher zu wertende Faktoren gegen eine Regionalanästhesie sprechen. Patienten, die schon einmal an PONV litten, sind diesen Verfahren sehr schnell zugänglich. Bei den

Tab. 4.2 Einschätzung des PONV-Risikos und Strategie

Apfel-Punkte	Relatives PONV-Risiko	Strategie
0–1	Niedriges Risiko	Keine Maßnahmen
2	Mittleres Risiko	▪ Regionalanästhesie ▪ Allgemeinanästhesie mit 2 Maßnahmen zur PONV-Prophylaxe – Totale i. v. Anästhesie + 1 Antiemetikum – Inhalative Anästhesie + 2 Antiemetika
3–4	Hohes Risiko	▪ Regionalanästhesie ▪ Allgemeinanästhesie mit 3 Maßnahmen zur PONV-Prophylaxe: – Totale i. v. Anästhesie + 2 Antiemetika – Inhalative Anästhesie + 3 Antiemetika

anderen Hochrisikopatienten sollte der Anästhesist vorsichtig Überzeugungsarbeit leisten. Bei ängstlichen Patienten kann man noch eine zusätzliche Sedierung ergänzen (z. B. Midazolam i. v. oder Propofol-Perfusor in niedriger Dosierung).

Wenn eine **Vollnarkose** unumgänglich ist, sollte sie als **totale intravenöse Anästhesie** (TIVA) durchgeführt werden. Als Hypnotikum wird Propofol über eine Spritzenpumpe verabreicht (Erwachsene 4–8 mg/kg KG/h, Kinder 6–15 mg/kg KG/h), zusätzlich werden ein Opioid und ggf. ein Muskelrelaxans gegeben. Auf inhalative Anästhetika und insbesondere Lachgas wird unbedingt verzichtet. Eine TIVA ist in der Wirkung vergleichbar mit der Gabe eines Antiemetikums. Da die Gefahr einer intraoperativen Wachheit bei einer TIVA höher ist als bei einer inhalativen Anästhesie, sollte bei diesem Verfahren die Narkosetiefe mittels Hirnstrommessung (z. B. Narcotrend®, BIS®-Monitoring) überwacht werden.

ZUSAMMENFASSUNG

Postoperative Übelkeit und Erbrechen (PONV) ist eine der häufigsten perioperativen Komplikationen. Risikopatienten werden mittels **Apfel-Score** identifiziert. Die wirkungsvollste Maßnahme ist der Verzicht auf eine Allgemeinanästhesie. Ist eine **Regionalanästhesie** jedoch nicht möglich, sollte die Vollnarkose als **TIVA** durchgeführt werden. Je nach Risiko erhalten die Patienten zusätzlich eine **medikamentöse Prophylaxe.** PONV muss zügig medikamentös behandelt werden, da sie nicht nur für den Patienten unangenehm ist, sondern auch schwerwiegende Komplikationen wie Nachblutungen oder ein Boerhaave-Syndrom hervorrufen kann.

5

Luftnot nach Gastroskopie

Patrick Keppeler, Lars Töpfer

Anamnese

Als Sie am Dienstag nach einem verlängerten Wochenende Ihren Dienst auf der Intensivstation antreten, finden Sie dort eine Patientin, die bereits am Freitagnachmittag notfallmäßig aufgenommen wurde. Laut Akten wurde sie wegen eines blutenden Ulcus ventriculi gastroskopiert und hatte unter großzügiger Analgosedierung fulminant aspiriert. Bei Eintreffen des Notfallteams war die Patientin tief zyanotisch, die periphere Sauerstoffsättigung lag bei 73 %, die Herzfrequenz bei 124/min, der Blutdruck betrug 85/50 mmHg. Über der Lunge hörte der diensthabende Kollege laute, brodelnde Rasselgeräusche. Sie erfahren, dass die Patientin seit Freitag intubiert ist und sich der Gasaustausch seitdem kontinuierlich verschlechtert habe.

Untersuchungsbefund

50-jährige, massiv adipöse Patientin. **BGA:** paO_2 62 mmHg, pCO_2 65 mmHg, FiO_2 70 %. Die angefertigte **Röntgenaufnahme** zeigt fleckige, bilaterale, schmetterlingsförmige Verschattungen.

1. **Welche Akutmaßnahmen hatte der Kollege am Freitag ergriffen?**
2. **Wie lautet Ihre Verdachtsdiagnose bezüglich der aktuellen Situation? Wie begründen Sie sie?**
3. **Welche Ursachen kann das vermutete Krankheitsbild noch haben?**
4. **Welche Pathogenese hat das vermutete Krankheitsbild?**
5. **Wie behandeln Sie dieses Krankheitsbild?**
6. **Wie gehen Sie vor, um diese Patientin vom Beatmungsgerät zu entwöhnen?**

1. Akuttherapie

Die Patientin hatte unter abgeschwächter Vigilanz und herabgesetzten Schutzreflexen (Analgosedierung) eine **massive Aspiration** von Blut und saurem Mageninhalt erlitten. Wegen der akuten respiratorischen Insuffizienz musste sie **sofort endotracheal intubiert** und **maschinell beatmet** werden. Außerdem musste sie für eine adäquate Oxygenierung unverzüglich nach Intubation endotracheal abgesaugt werden. Dabei sollte zwingend unter sterilen Bedingungen eine Trachealsekretprobe für die mikrobiologische Untersuchung asserviert werden, um eine gezielte antibiotische Therapie der häufig folgenden **Aspirationspneumonie** zu ermöglichen. Andererseits sollte in der Akutsituation dadurch nicht unnötig Zeit verloren gehen, zumal Magensaft i. d. R. bei einem sauren pH-Wert steril ist.

Da außerdem die gastrale Blutung noch nicht gestoppt war, musste anschließend die zuvor unterbrochene Gastroskopie fortgeführt werden, um einen lebensbedrohlichen Blutverlust zu verhindern. Parallel dazu erfolgten **kreislaufstabilisierende Maßnahmen** mit Volumensubstitution, bei einem Hb < 7 g/dl, bestehender akuter Blutung und Hypotonie wurden Erythrozytenkonzentrate gegeben. Außerdem wurde eine Katecholamintherapie begonnen, um den mittleren arteriellen Blutdruck > 65 mmHg anzuheben. Bei Anzeichen einer Verbrauchskoagulopathie wurden Gerinnungsfaktoren und ggf. Thrombozytenkonzentrate verabreicht. Aufgrund der Schwere des Krankheitsbilds wurden ein **ZVK** und eine **invasive Blutdruckmessung** angelegt.

2. ARDS

Die Patientin leidet unter einem akuten Lungenversagen (engl. **ARDS).**

Die Diagnose des ARDS ist an die „Berlin-Kriterien“ gebunden:

- Akuter Beginn: **innerhalb 1 Wo.** nach einem auslösendem Krankheitsereignis.
- Bildgebung: **bilaterale Verschattungen** in der Röntgenaufnahme oder CT des Thorax.
- Ursache des Ödems: Die respiratorische Insuffizienz lässt sich **nicht durch kardiale Ursachen oder Hypervolämie** erklären.
- Hochgradig **eingeschränkte Oxygenierung:** Der Quotient aus arteriellem pO_2 und der Konzentration des eingeatmeten Sauerstoffs (F_iO_2) beträgt (Horovitz-Index):
  - Leichtes ARDS: 201–300 mmHg bei CPAP oder PEEP ≥ 5 cmH_2O
  - Mittelgradiges ARDS: 101–200 mmHg bei PEEP ≥ 5 cmH_2O
  - Schweres ARDS: ≤ 100 mmHg bei PEEP ≥ 5 cmH_2O
  - **In diesem Fall:** pO_2 = 62 mmHg, F_iO_2 = 0,7 (= 70 %), Quotient = 88,6 (schwere Oxygenierungsstörung)

MERKE

Ein ARDS ist durch eine Hypoxie aus nichtkardialer Ursache bzw. Hypervolämie, einen akuten Beginn sowie den Nachweis von bilateralen Verschattungen in der Bildgebung gekennzeichnet. Das Ausmaß der Oxygenierungsstörung determiniert den Schweregrad.

3. Ursachen des ARDS

- **Direkte Lungenschädigung:** durch Pneumonie, Aspiration von Magensaft, Süß- oder Salzwasser, Lungenkontusion, Inhalationsverletzung (z. B. Rauchgasvergiftung)
- **Schädigung durch extrapulmonale Prozesse:** Schock, Sepsis, Pankreatitis, Drogenintoxikation, Massivtransfusion oder TRALI.

4. Pathogenese des ARDS

Durch Trauma (Einblutung ins Parenchym), Schock (Minderperfusion der Alveolen) oder toxische Substanzen (Lipase, Rauchgase, Süßwasser) kommt es zur **Störung der Alveolarschranke** und **erhöhter Permeabilität der Lungenkapillaren.** Im darauf folgenden

interstitiellen Lungenödem strömen neutrophile Granulozyten ins Alveolarbett. Während der unspezifischen Entzündungsreaktion wird durch weitere Entzündungsmediatoren das kapilläre Leck vergrößert, es kommt zum **alveolären Lungenödem.** Durch Proteasen, Sauerstoffradikale etc. wird Surfactant, das die Alveolen durch Herabsetzen der Oberflächenspannung offen hält, zerstört. Durch die Menge an kollabierten Alveolen kommt es zu großen **Atelektasen** (nicht belüftete Lungenareale) und dadurch zur Hypoxie.
Durch den **Euler-Liljestrand-Mechanismus** (hypoxisch-pulmonale Vasokonstriktion) werden nicht belüftete Lungenbezirke auch von der Perfusion ausgenommen. Das Blut wird zugunsten der noch belüfteten Areale umverteilt und es entsteht durch diesen Shunt eine Zunahme der Hypoxämie. Zusätzlich steigt der pulmonalarterielle Druck an, was zu einer **Rechtsherzbelastung** führt (➤ Abb. 5.1).

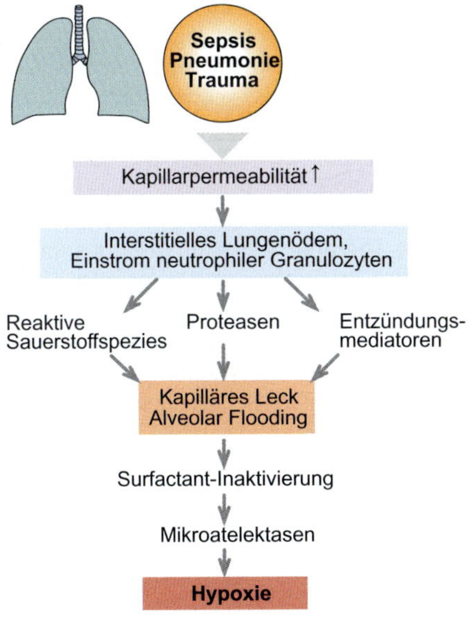

Abb. 5.1 Pathogenese des ARDS [L157]

5. Therapie des ARDS

- **Kausale Therapie:** Die auslösende Ursache muss konsequent behandelt werden (z. B. Antibiotikatherapie bei einer Pneumonie). Bei einer Aspiration ist bis auf das Absaugen des Sekrets in der Frühphase keine weitere kausale Therapie möglich.
- **Lungenprotektive Beatmung:** Frühzeitige Beatmung mit
  - ausreichend hohem **PEEP** (Positive End Expiratory Pressure), um ein Atelekttrauma zu verhindern (Die Alveolen kollabieren und werden wieder aufgedehnt; zum Wiedereröffnen sind hohe Drücke nötig).
  - **niedrigem Tidalvolumen** von 6–8 ml/kg KG (Idealgewicht). Bei höheren Volumina kann es zu einem Volutrauma kommen (Die auftretenden Scherkräfte zwischen den Alveolen führen zur Einblutung in die Alveolarmembran).
  - einem **Spitzendruck < 30 cmH_2O,** um die Lunge vor einem Barotrauma zu schützen.
  - Anpassung der F_iO_2 auf den Zielwert **paO_2 ≥ 60 mmHg** bzw. SaO_2 90–95 %.
  - **Permissive Hyperkapnie:** Durch diese Einstellungen kann es zu pCO_2-Erhöhungen kommen. Wenn keine Kontraindikationen wie erhöhter Hirndruck vorliegen, wird dies toleriert solange der pH-Wert > 7,2 bleibt. Sobald möglich, sollte auch die **Spontanatmung** des Patienten einbezogen werden.
- **Unterstützende Therapie:**
  - **Lagerungstherapie:** Bauchlagerung bzw. 135°-Lagerung für mindestens 16 h mit dem Ziel, die Belüftung aller Bezirke zu garantieren.
  - **Restriktives Flüssigkeitsregime** zur Vermeidung weiterer pulmonaler Flüssigkeitsansammlung.
  - **Inhalative Vasodilatatoren (NO, Prostaglandinsynthesehemmer):** führen zu einer pulmonalen Vasodilatation und verringern somit den Shunt und erniedrigen die Rechtsherzbelastung.

– In schwersten Fällen kann die **extrakorporale Membranoxygenierung** (ECMO) erwogen werden. Dabei wird das Blut nach venovenöser Kanülierung außerhalb des Körpers oxygeniert und das CO_2 eliminiert.

MERKE

Neben der kausalen Therapie ist die **lungenprotektive Beatmung** der Grundpfeiler der ARDS-Therapie! Die Beatmung mit einem niedrigen Tidalvolumen von 6–8 ml/kg KG ist eine der wenigen Maßnahmen, für die bei einem ARDS tatsächlich eine Reduktion der Sterblichkeit nachgewiesen werden konnte.

6. Entwöhnung (Weaning)

Die Beatmung sollte täglich mit einem **Weaning-Protokoll** evaluiert werden, um frühzeitig den Zeitpunkt für eine mögliche Extubation herauszufinden. Es hat sich in zurückliegenden Studien als vorteilhaft erwiesen, Patienten mit ARDS oder anderen schwerwiegenden pulmonalen Störungen frühzeitig zu tracheotomieren. Nach der **Tracheotomie** kann die Entwöhnung vom Beatmungsgerät beginnen.

Nachteil des Endotrachealtubus:

- Vom wachen Patienten nicht toleriert (Hustenreiz und Würgereiz wegen Larynx- und Glottisreizung) → hoher Bedarf an Sedativa (unerwünschte Arzneimittelwirkungen möglich).
- Bei langer Liegedauer des Tubus Ulzerationen und Infektionen im Mund-Rachen-Raum.
- Nasale Tubuslage ist mit einer hohen Inzidenz an Sinusitiden vergesellschaftet → weitere Sepsisquelle.

Vorteile der Tracheotomie:

- Heutzutage mit geringem Aufwand als perkutane Punktions- oder Dilatationstracheotomie auf der Intensivstation durchführbar.
- Kann die Beatmungsdauer und somit den Aufenthalt auf der Intensivstation verkürzen.
- Auch wenn die pulmonale Störung noch besteht, kann der tracheotomierte Patient im wachen Zustand eine apparative Beatmung tolerieren.
- Nahrungsaufnahme möglich.
- Schrittweise Reduktion der Invasivität über druckunterstützte Beatmung, High-Flow-Aufsatz bis hin zur Spontanatmung (feuchte Nase) mit ggf. Sprechaufsatz.

Am Ende der Respiratortherapie kann ein sog. **„T-Stück“** (künstl. Nase, „feuchte“ Nase) auf die Trachealkanüle aufgesteckt werden, über das der Patient spontan atmend O_2 erhält. Toleriert der Patient das für mehr als 24 h, kann er dekanüliert werden.

ZUSAMMENFASSUNG

Ein ARDS ist eine lebensbedrohliche respiratorische Erkrankung, die durch eingedrungene Noxen und die nachfolgende Entzündungsreaktion an der alveolokapillären Membran zu Flüssigkeitseinstrom und Gasaustauschstörung führt. Die **Diagnose** der akut auftretenden Erkrankung stützt sich auf den radiologischen Nachweis von Infiltraten, einen pathologischen Oxygenierungsindex sowie die typische Klinik des Lungenödems. Die **Therapie** erfolgt frühzeitig v. a. mit einer konsequenten Bekämpfung der auslösenden Ursachen und einer lungenprotektiven Beatmungsstrategie. Dies umfasst vor allem niedrige Tidalvolumina und ein adäquates PEEP-Niveau. Das **Weaning** ist ein langsamer Prozess, der eine tägliche Reevaluation des Patienten erfordert.

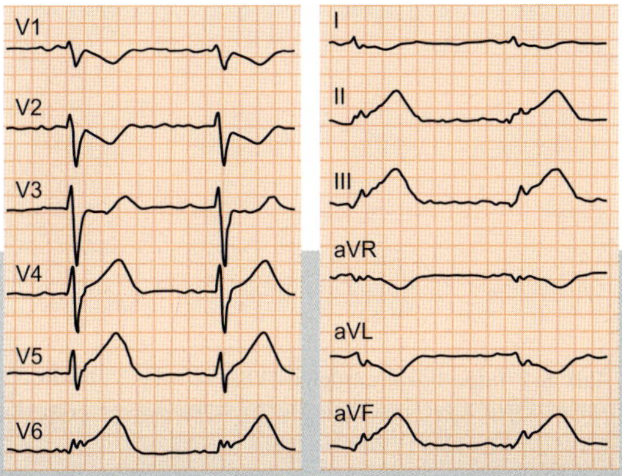

6

Plötzliche Luftnot und Thoraxschmerzen

Patrick Keppeler, Ute Fetzner

Anamnese

Sie werden morgens um 6.30 Uhr als Notarzt zu einem 49-jährigen Patienten mit akuter Dyspnoe gerufen. Er gibt an, dass er kaum einatmen könne und zudem seit etwa 45 min stärkste Brustschmerzen habe, die in den Unterkiefer ausstrahlen würden. Die Schmerzen seien aus dem Schlaf heraus aufgetreten und jetzt habe er Todesangst. Die Ehefrau berichtet, dass er seit einigen Wochen bei körperlicher Belastung schnell erschöpft sei und sich dann an die Brust fassen würde. An Vorerkrankungen habe er nur einen Hypertonus, gegen den er Ramipril einnehme. Außerdem rauche er etwa 40 Zigaretten täglich und habe in seinem Beruf als Filialleiter viel Stress.

Untersuchungsbefund

49-jähriger Patient, blass, kaltschweißig und kaum ansprechbar. RR 110/60 mmHg, Herzfrequenz 123/min, SaO_2 89 % (➤ Bild [L141]).

1. **Befunden Sie das EKG und stellen Sie eine präzise Diagnose.**

2. **Interpretieren Sie die klinischen Symptome unter Berücksichtigung der aktuellen Nomenklatur.**

3. **Welche Akutmaßnahmen ergreifen Sie? Erläutern Sie deren Wirkung.**

4. **Welche Differenzialdiagnosen gibt es noch und wie gehen Sie diagnostisch weiter vor?**

5. **Die Beschwerden des Patienten lassen nur wenig nach. Wie ist Ihr weiteres Vorgehen?**

6. **Was spricht für, was gegen eine prähospitale kausale Therapie und wie würde sie erfolgen?**

1. EKG-Befund

Im EKG sieht man in den Extremitätenableitungen II und III (nach Einthoven) und in den Brustwandableitungen V_4–V_6 (nach Wilson) deutliche ST-Streckenhebungen (➤ Abb. 6.1). Daher lautet die Diagnose **akuter Myokardinfarkt,** genauer gesagt, ein akuter **ST-Streckenhebungsinfarkt** (**STEMI,** engl. **ST**-**E**levation **M**yocardial **I**nfarction). Fehlende ST-Hebungen schließen einen Infarkt nicht aus. Bei typischer Symptomatik lautet die Diagnose bei positiven Laborparametern für einen Herzinfarkt (Troponin, Kreatininkinase) Nicht-ST-Streckenhebungsinfarkt **(NSTEMI,** engl. **N**on **ST**-**E**levation **M**yocardial **I**nfarction). Diese Diagnose wird erst in der Klinik gestellt.

Aus den EKG-Veränderungen lassen sich Rückschlüsse auf das verschlossene Gefäß und das geschädigte Areal ziehen (➤ Tab. 6.1).

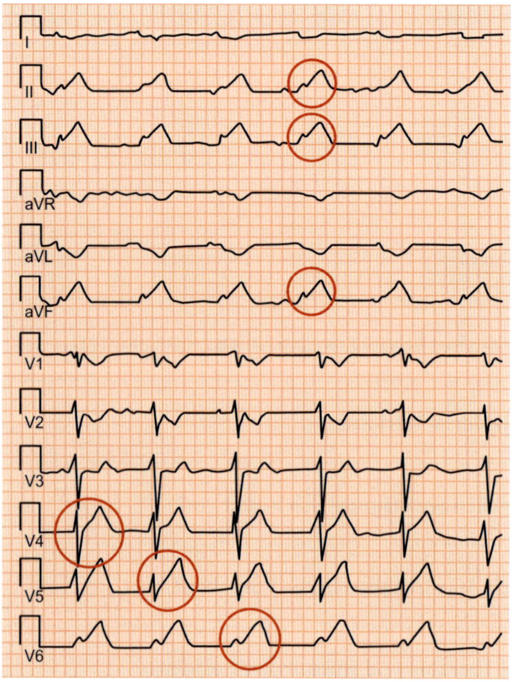

Abb. 6.1 Typisches Infarkt-EKG [L141]

Tab. 6.1 Infarktlokalisation im EKG

Lokalisation	Ableitung mit ST-Hebung oder Q	Infarktgefäß
Anterolateral	V_5–V_6 (I, aVL)	LAD (Ramus diagonalis)
Anteroapikal	V_3–V_4 (I)	LAD (distal)
Anteroseptal	V_1–V_3	LAD (septale Äste)
Anterior (groß)	I, aVL, V_1–V_5	LAD (proximal)
Lateral	aVL, V_6–V_8	RCX (Ramus marginalis)
Inferolateral	II, III, aVF, V_5–V_6	RCX (Ramus marginalis)
Strikt posterior	ST-Senkungen in V_2–V_3, R/S > 1 in V_1	RCX (distal, Ramus posterolateralis)
Inferior	II, III, aVF	Meist RCA, seltener RCX oder LAD (distal)
Rechtsventrikulär	V_1–V_2, V_{3R}–V_{5R}	RCA (proximal)

MERKE

Bei jedem V.a. ein akutes Koronarsyndrom ist noch am Notfallort das Schreiben eines 12-Kanal-EKGs obligat.

2. Symptome

Die angegebenen Symptome sind typisch für ein **akutes Koronarsyndrom (ACS).** Dieser Begriff bezeichnet alle typischen Angina-pectoris-Beschwerden, die länger als 20 min bestehen. Sie werden durch einen akuten Sauerstoffmangel im Myokard aufgrund einer Minderperfusion infolge einer Stenose oder eines Verschlusses eines oder mehrerer Koronargefäße verursacht.

Als **Angina pectoris** („Brustenge") bezeichnet man einen thorakalen Schmerz, der meist anfallsartig auftritt und typischerweise in den linken Arm ausstrahlt. Dazu kommen Kaltschweißigkeit, Atemnot, Engegefühl und daraus resultierend starke Angst. Häufig strahlen die Schmerzen auch oder nur in den Unterkiefer, den Oberbauch oder den Rücken aus, sodass sie als „akutes Koronarsyndrom" nicht sofort zu erkennen sind.

Ein **Myokardinfarkt** ist ein absolut lebensbedrohliches Krankheitsbild, bei dem der Herzmuskel durch Verschluss eines Koronargefäßes von der Sauerstoffversorgung abgeschnitten ist. Aufgrund des Sauerstoffmangels stirbt das Myokard nach einer bestimmten Zeit ab.

MERKE
Jeder akute Schmerz in der Thoraxgegend muss auch an eine kardiale Ursache denken lassen.

3. Akuttherapie

Ziel der Infarkttherapie ist es, den Myokardschaden so klein wie möglich zu halten (time is muscle), um eine schwere Herzinsuffizienz oder gar einen kardiogenen Schock zu verhindern. Um weiteren schädigenden Stress und Zeitverlust zu vermeiden, sollten folgende Therapieschritte vor bzw. während des Transports zügig und ruhig durchgeführt werden:

- **Zugang i. v.:** wird zügig gelegt und im Idealfall direkt Blut abgenommen, damit man in der Klinik anhand der Blutwerte die Zeit des Infarkts und den bereits eingetretenen Myokardschaden abschätzen kann.
- **Azetylsalizylsäure** (150–300 mg i. v.): wird in hoher Dosierung zur Thrombozytenaggregation benutzt, um ein weiteres Fortschreiten des Koronarverschlusses zu verhindern.
- **Heparin** (5000 IE i. v.): soll eine weitere Organisation des thrombotischen Materials verhindern.
- **Morphin** (z. B. 2–5 mg i. v.): wird als Schmerzmittel der Wahl zur Schmerztherapie eingesetzt. Es bekämpft die thorakalen Schmerzen schnell und reduziert so den Stress des Patienten. Zusätzlich kann es sedierend wirken, was den myokardialen Sauerstoffverbrauch ebenfalls weiter vermindert.
- **Sedierung (z. B. Benzodiazepine i. v.):** zur Beruhigung, Stressreduktion bei extrem ängstlichen Patienten.
- **Sauerstoff** (über Maske oder Nasensonde)**:** wenn die periphere O_2-Sättigung ≤ 90 % ist. Dient dann dazu, dem geschädigten Myokard Sauerstoff anzubieten und reduziert die subjektive Atemnot, eine routinemäßige O_2-Gabe ist nicht empfohlen.
- **Nitroglyzerin** (1–2 Hübe sublingual): erweitert die Koronarien und senkt die Vorlast des Herzens, da es auch auf andere Gefäße direkt dilatierend wirkt. Bei systolischen Blutdruckwerten < 100 mmHg ist die Nitrogabe kontraindiziert. Bei gleichzeitiger Betablockertherapie muss der Blutdruck engmaschig überwacht werden. **Cave:** Medikamenteninteraktion mit Viagara® u. a.
- **Antiemetikum** (z. B. Ondansetron 4 mg i. v.): reduziert die Übelkeit, die durch die Schmerzen und durch die Opioidgabe ausgelöst werden können.

Hat der Patient hypertone Blutdruckwerte und eine Tachykardie, gibt man einen **Betablocker** (z. B. Metoprolol) langsam i. v.

MERKE
Time is muscle.

4. Differenzialdiagnosen und Diagnostik

Akute Thoraxschmerzen können durch viele Ursachen ausgelöst werden. Hier ein paar typische Differenzialdiagnosen, gegliedert nach Ort der Schmerzausstrahlung:

- Thorax/retrosternal: Spannungspneumothorax, Lungenembolie, Pneumonie.
- Linker Arm: Schulter-Arm-Syndrom, Bandscheibenvorfall (HWS)
- Oberbauch: Aortendissektion (thorakal bis abdominal), Boerhaave-Syndrom, Gastritis, Ulcus ventriculi/duodeni, akute Pankreatitis, Cholezystitis
- Rücken: rupturiertes thorakales Aortenaneurysma, Bandscheibenvorfall (BWS), Nierenkolik, Herpes zoster

5. Weiteres Vorgehen

Da der Patient einen STEMI hat, ist ein unverzüglicher Kliniktransport indiziert. Gemäß derzeit gültigen Richtlinien soll ein Patient mit STEMI innerhalb von

120 min nach Diagnosestellung mittels 12-Kanal-EKG einer **Reperfusionstherapie** zugeführt werden. Der Zeitpunkt der Diagnosestellung ist als **Zeitpunkt null (t0)** definiert. Der Notarzt, der die Diagnose Herzinfarkt stellt, muss also schnellstmöglich mit der Rettungsleitstelle das nächstgelegene Krankenhaus mit dienstbereitem Herzkatheterlabor identifizieren und dieses nach Voranmeldung anfahren.

Bei der **perkutanen koronaren Intervention** (PCI), dem Goldstandard der Reperfusionstherapie, erfolgt eine Herzkatheteruntersuchung, während der das verengte oder verschlossene Gefäß mit einem dünnen Draht sondiert und dann mit einem Ballon aufdilatiert wird. Um einen erneuten Verschluss zu verhindern, wird ein **Stent** implantiert und eine Thrombozytenaggregationshemmertherapie fortgesetzt.

6. Prähospitale Lysetherapie

Ist innerhalb von etwa 120 min nach Diagnose eines STEMI kein Krankenhaus mit freiem Herzkatheterlaborplatz erreichbar, besteht bei diesen Patienten (nicht mit NSTEMI, das ist eine Klinikdiagnose) die **Indikation zur prähospitalen Lysetherapie.** Dabei wird ein Plasminogenaktivator (rTPA), z. B. Alteplase (Actilyse®) i. v. verabreicht, um den Thrombus aufzulösen, der das Koronargefäß verschließt. Da dieses Medikament alle frischen Thromben im Körper auflöst, darf der Einsatz nur nach strenger Risiko-Nutzen-Abwägung erfolgen, da gravierende Nebenwirkungen in Form von unstillbaren und potenziell tödlichen Blutungen auftreten können.

Kontraindikationen für eine Lysetherapie:

- Hirnblutung oder Schlaganfall unklarer Ursache in der Anamnese
- Ischämischer Schlaganfall in den letzten 6 Mon.
- Hirntumor
- Chirurgische Eingriffe oder Traumata in den letzten 3 Wo.
- Gastrointestinale Blutung im letzten Monat
- Bekannte Blutgerinnungsstörung
- Aortendissektion

ZUSAMMENFASSUNG

Länger als 20 min anhaltende thorakale Schmerzen werden als **akutes Koronarsyndrom** (ACS) bezeichnet. Die **Diagnose STEMI** wird mittels eines 12-Kanal-EKGs gestellt. Dieser Zeitpunkt wird als **Zeitpunkt null (t_0)** bezeichnet. Ab diesem Zeitpunkt sollte der Patient innerhalb von **120 min** in einer Klinik mit **Herzkatheterlaborbereitschaft** eingeliefert werden. Ist das nächste geeignete Krankenhaus weiter als 120 min entfernt, muss eine **prähospitale Lysetherapie** in Betracht gezogen werden.

7

Verbrennungen und Atembeschwerden

Ann-Kristin Reinhold, Jens Vater

Anamnese

Der Notarzt bringt eine 18-jährige, ansprechbare Patientin in den Schockraum. Bei einer Grillparty wurde Wodka auf die glühenden Kohlen gegossen und durch einen Windstoß kam es zu einer Stichflamme. Die Patientin, die sich nur einen halben Meter vom Grill entfernt aufhielt, zog sich Verbrennungen an den Armen, im Gesicht sowie an Hals und Dekolleté zu. Die Patientin gibt auf Nachfrage an, sie habe heiße Luft eingeatmet und nun leichte Probleme beim Durchatmen sowie mittelstarke bis starke Schmerzen an den verbrannten Hautarealen, im Rachen sowie beim Einatmen.

Untersuchungsbefund

Vesikuläres Atemgeräusch, keine Nebengeräusche. Periphere Pulse mäßig tastbar. Herzfrequenz 116/min, RR 90/60 mmHg. Pulsoxymetrie: 91 % Sauerstoffsättigung. Im Gesicht, an Hals, Armen und Thorax Brandwunden mit deutlicher Rötung und Schwellung. Es finden sich weiß-nekrotische Hautverfärbungen, aufgeplatzte Blasen, Stellen mit Antragungen von Ruß und Kohlenpartikeln. In Naseneingang, Mundhöhle und Rachen sehen Sie ebenfalls Rußantragungen, ansonsten sind die Schleimhäute tiefrot, teils mit eröffneten Blasen.

1. **Beschreiben Sie das Ausmaß der Verbrennungen nach Schweregraden und Fläche in Prozent Körperoberfläche.**

2. **Welche Maßnahmen sind bei Brandverletzten bereits am Notfallort einzuleiten?**

3. **Wie lässt sich der Volumenbedarf bei Verbrennungen abschätzen?**

4. **Welche besonderen Maßnahmen sind bei Inhalationstrauma zu ergreifen?**

5. **Unter welchen Voraussetzungen ist die Verlegung in ein Verbrennungszentrum angezeigt?**

6. **Was sind prognostisch relevante Faktoren bei Brandverletzungen?**

1. Ausmaß des Traumas nach Schweregrad und Fläche

Die Verbrennungsschwere wird durch zwei Kriterien charakterisiert:

- Den **Grad der Verbrennung** gemessen an der Schädigungstiefe (➤ Abb. 7.1) des Gewebes.
- Die **Flächenausdehnung** nach der sog. Neuner-Regel (➤ Abb. 7.2).

Zusätzlich ist auf mögliche innere und sonstige Begleitverletzungen, wie Frakturen, zu achten.

Im vorliegenden Fall handelt es sich um **Verbrennungen 2. Grades (Blasenbildung)** und **3. Grades (weiße Nekrose)** auf einer geschätzten **Körperoberfläche (KOF)** von etwa **23,5 %** (4,5 % Gesicht, 14 % Arm, 5 % Thorax) mit **Inhalationstrauma** (heiße Luft eingeatmet, Schleimhautschwellung, Ruß in den oberen Atemwegen).

2. Erstmaßnahmen am Notfallort

Als erste Maßnahmen bei Verbrennungen sind zu ergreifen:

- **Ablöschen** brennender Kleidung
- Entfernen loser Kleidung
- **Steriles Abdecken** der Brandwunden mit Metalline-Tüchern
- **Wärmeerhalt:** Eine aktive Kühlung sollte nicht durchgeführt werden!
- Anlage von **mind. einem großlumigen i. v. Zugang** (möglichst auf nicht verbranntem Areal), alternativ i. o. Zugang
- **Volumentherapie mit Kristalloiden.** Präklinisch ca. 1000 ml bei Erwachsenen, ggf. vorgewärmt. In den ersten 8 h sollten keine Kolloide verabreicht werden, da diese bei Verbrennungen auch nach

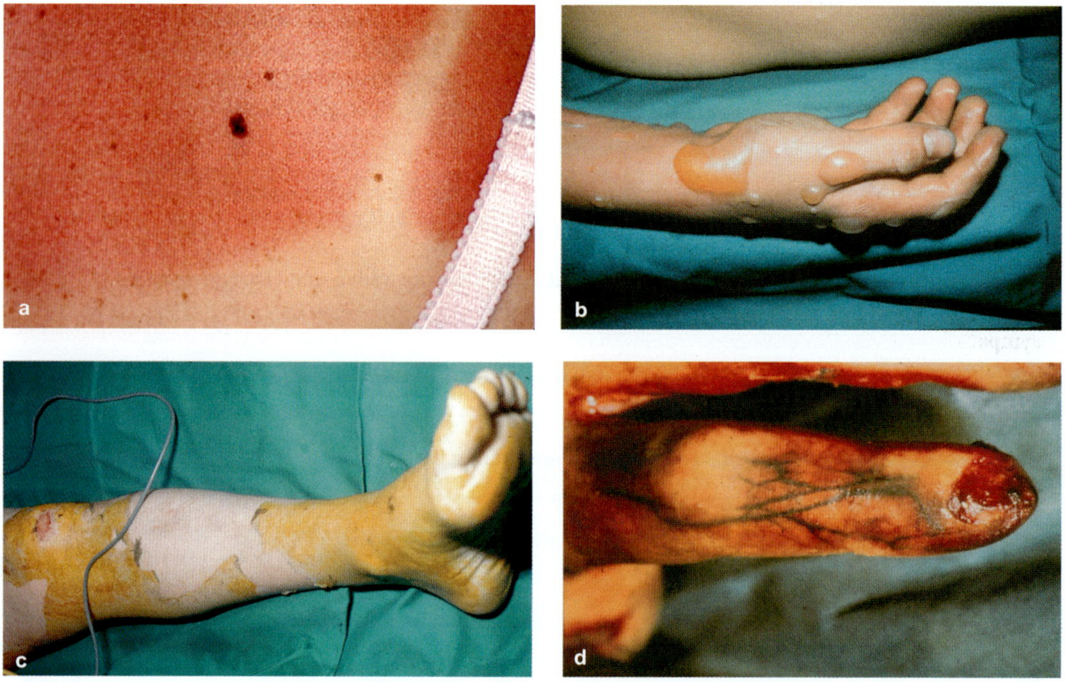

Abb. 7.1 Tiefenausdehnung von Verbrennungen. **a** Ausgedehnte Verbrennung I. Grades nach UV-Überexposition. **b** Verbrennung II. Grades (IIa) mit Blasenbildung nach Heißwasserverbrühung. **c** Verbrennung Grad IIb (Flammenverbrennung), tangentiale Nekrektomie hier noch möglich. **d** Drittgradige Verbrennung mit typischen Thrombosen der subkutanen Gefäße. [M942/G277-002]

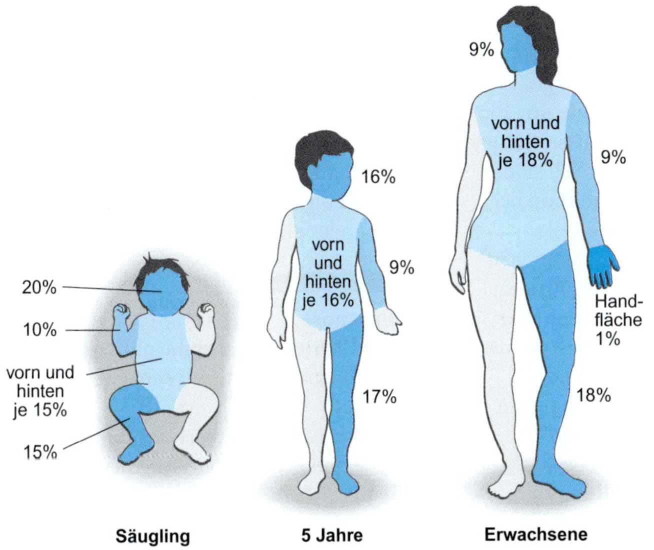

Abb. 7.2 Neuner-Regel für verschiedene Altersklassen (die Innenfläche der Hand entspricht etwa 1 % der Gesamtkörperoberfläche. [L190]

extravasal diffundieren können und dort die Ödembildung verstärken.

- **Analgosedierung,** vorzugsweise mit einem kreislaufneutralen Analgetikum. Mittel der Wahl bei Verbrennungen > 15 % KOF ist **Ketamin** in Kombination mit einem Benzodiazepin wie **Midazolam** zur Dämpfung von unangenehmen Träumen oder Sinneswahrnehmungen. Die **sympathikomimetische Wirkung** von Ketamin wirkt einer schockbedingten Hypotonie entgegen.

MERKE

Bei Verbrennungen als Erstmaßnahmen keine Eisanwendung und keine Dauerkühlung.

Tab. 7.1 Parkland-Formel und Ludwigshafener Formel

Parkland-Formel für Verbrennungen > 15 % KOF		
Volumengabe: insgesamt 4 ml/kg KG/% KOF in 24 h		
1. Periode (1.–8. h)	50 %	Prozentualer Anteil am Gesamtbedarf
2. Periode (9.–24. h)	50 %	
Ludwigshafener Formel		
Volumengabe: 1 ml/kg KG/% KOF je Periode (total 1 ml/kg KG/%KOF)		
1. Periode (1.–4. h)	25 %	Prozentualer Anteil am Gesamtbedarf
2. Periode (5.–8. h)	25 %	
3. Periode (9.–16. h)	25 %	
4. Periode (17.–24. h)	25 %	

3. Volumenbedarf

Zur Abschätzung des Volumenbedarfs existieren mehrere Modelle. Verbreitet sind die nach Boxer modifizierte **Parkland-Formel** und die **Ludwigshafener Formel** (➤ Tab. 7.1).

Diese Formeln sollten erst in der klinischen Versorgung Anwendung finden. Bei zusätzlichem **Inhalationstrauma** muss mit einem etwa **25 % höheren Flüssigkeitsbedarf** gerechnet werden.

4. Maßnahmen bei Inhalationstrauma

Der klinische Verdacht auf ein Inhalationstrauma kann letztlich nur durch eine Bronchoskopie gesichert werden, da Auskultation, Röntgenaufnahme des Thorax in zwei Ebenen und auch die COHb-Bestimmung aus arteriellem Blut anfänglich wenig hilfreich sind.

- **Intubation:** Die **prophylaktische Intubation** bei isoliertem Inhalationstrauma ist mittlerweile **kontraindiziert.** Vielmehr gelten die „klassischen" Intubationskriterien (respiratorische Insuffizienz, fehlende Schutzreflexe), zudem ist bei Gefahr der Atemwegsverlegung (schweres Inhalationstrauma und thermische Schädigung der Mund- und Rachenschleimhaut), zirkulären Verbrennung an Rumpf sowie im Halsbereich die Indikation großzügig zu stellen. Hierbei ist mit einem **erschwerten Atemweg durch Schwellung** zu rechnen und entsprechendes Equipment, inkl. kleinerem Tubus, bereitzustellen.
- **Lungenprotektive PEEP-Beatmung und bei V. a. CO-Intoxikation FiO_2 = 1,0.**
- **Lagerungs- und Atemtherapie,** da intermittierende Bauchlage und frühe physiotherapeutische Atemtherapie der Sekretmobilisation und Atelektasenprophylaxe dient.
- Eine rasche Wiederkehr der **Spontanatmung** ist prinzipiell anzustreben.
- Kolloide können ein interstitielles Ödem verstärken, der erhöhte **Volumenbedarf** bei Inhalationstrauma ist bevorzugt **mit Kristalloiden zu decken.**

5. Indikation für Verbrennungszentrum

Die Versorgung eines Patienten in einem Verbrennungszentrum ist indiziert bei

- Verbrennungen an Händen, Gesicht oder Genitalien,
- > 10 % zweitgradig verbrannter KOF,
- drittgradigen Verbrennungen,
- chemischen Verätzungen,
- elektrischen Verletzungen,
- Inhalationstrauma,
- präexistenten Erkrankungen oder Verletzungen, die die Behandlung erschweren und
- Notwendigkeit von psychologischer, psychiatrischer oder physischer Betreuung.

6. Prognose

Um die Überlebenswahrscheinlichkeit eines Brandverletzten einzuschätzen, werden zwei Scoring-Systeme verwendet:

- Der **Baux-Index** addiert verbrannte Körperoberfläche und Lebensalter. Bei einer Summe > 100 liegt die Überlebenswahrscheinlichkeit < 10 %.
- Der **Abbreviated Burn Severity Index (ABSI)** ermöglicht eine feinere Einschätzung und schließt zusätzlich Faktoren wie Geschlecht, das Vorhandensein von drittgradigen Verbrennungen, eines Inhalationstraumas oder schweren allgemeinen Erkrankungen mit ein.

ZUSAMMENFASSUNG

Die **Einteilung der Verbrennungen** erfolgt nach der Verbrennungstiefe und ihrer Flächenausdehnung. Die präklinische **Kühlung** mit fließendem Wasser (15–20 °C) wirkt analgetisch, wird aber nicht uneingeschränkt empfohlen. Bei Verbrennungen > 30 % Körperoberfläche steht der **Wärmeerhalt** im Vordergrund. Der **Volumenbedarf** wird vorzugsweise mit Kristalloiden gedeckt. Zur Abschätzung kann die Parkland- oder Ludwigshafener Formel verwendet werden. Bei entsprechenden Hinweisen ist an ein **Inhalationstrauma** zu denken. Für die Zuweisung in ein **Verbrennungszentrum** gibt es klare Indikationen.

8

Analgosedierung auf der Intensivstation

Ute Fetzner

Anamnese

Als diensthabende Ärztin auf der operativen Intensivstation übernehmen Sie aus dem Unfall-OP einen polytraumatisierten Motorradfahrer. Der 21-jährige Patient war bei überhöhter Geschwindigkeit von der Fahrbahn abgekommen und in einen Straßengraben gestürzt. Die notfallmäßig durchgeführte Computertomografie zeigte eine Symphysensprengung und eine offene Femurfraktur zweiten Grades rechts sowie ausgeprägte Lungenkontusionen beidseits. Die Frakturen wurden intraoperativ reponiert und mit Fixateur externe versorgt. Schädel-CT und Abdomen-CT sind unauffällig.

Untersuchungsbefund

21-jähriger Patient, analgosediert, intubiert und druckkontrolliert beatmet (F_iO_2 0,3, PEEP 10 cmH_2O, PiP 20 cmH_2O, Atemfrequenz 18/min, SpO_2 97 %). Pupillen: eng, isokor, Lichtreaktion positiv. Lungen: seitengleich belüftet, keine Nebengeräusche. Herz: Herztöne auskultatorisch unauffällig, Sinusrhythmus, Frequenz 73/min. Abdomen: weich, kein Druckschmerz, keine Resistenzen, keine Darmgeräusche auskultierbar. Extremitäten: warm, rosig, Fußpulse beidseits tastbar. Nieren: Urin (500 ml) klar, Nierenlager nicht klopfschmerzhaft (soweit bei Analgosedierung beurteilbar).

1. Welche Medikamente werden zur Analgosedierung von Intensivpatienten verwendet?

2. Welche Eigenschaften hat ein ideales Analgosedativum?

3. Was versteht man unter der kontextsensitiven Halbwertszeit?

4. Welche Ziele werden mit der Analgosedierung verfolgt?

5. Welche Komplikationen können bei zu tiefer bzw. zu flacher Analgosedierung auftreten?

6. Wie messen Sie den Sedierungsgrad?

1. Medikamente

Zur Analgosedierung kombiniert man normalerweise Opioide mit Sedativa und Adjuvanzien. Außerdem spielen Basismaßnahmen wie die Verwendung von patientengetriggerten Beatmungsgeräten sowie die Einhaltung des Tag-Nacht-Rhythmus eine wichtige Rolle.

- **Opioide** bilden als stark wirksame Analgetika die Basis der Analgosedierung. Der Patient sollte während des Intensivaufenthalts keine bis kaum Schmerzen erleiden. Die Dosierung hängt von der Schwere der Erkrankung ab. In Deutschland werden i. d. R. Fentanyl, Sufentanil, Oxycodon und Remifentanil verwendet.
- **Sedativa** sind neben den Benzodiazepinen auch Propofol, Dexmedetomidin und ggf. Barbiturate:
  - **Benzodiazepine** wie Midazolam oder Lorazepam können bolusweise bei Bedarf oder auch kontinuierlich über Perfusor gegeben werden.
  - **Propofol** ist in Deutschland ab dem 16. Lebensjahr für max. 7 d zur Sedierung auf der Intensivstation zugelassen. Eine Dosierung über 4 mg/kg KG/h sollte vermieden werden. Hintergrund ist das gefürchtete Propofolinfusionssyndrom (Symptome sind Herzrhythmusstörungen, Rhabdomyolyse, Laktatazidose, Elektrolytstörungen, akutes Nierenversagen). Deshalb sollten regelmäßig Laktat und pH-Wert kontrolliert werden.
  - **Dexmedetomidin** (Dexdor) ist ein seit 2011 in Deutschland zugelassenes Medikament zur Sedierung erwachsener, intensivmedizinisch behandelter Patienten. Bezüglich Sedierungstiefe und Sedierungsdauer ist es besser steuerbar als Benzodiazepine und für Langzeitanwendungen, im Gegensatz zu Propofol, geeignet. Des Weiteren zeigen sich ein deutlich geringerer Gewöhnungs- oder Abhängigkeitseffekt wie bei Opioiden oder Benzodiazepinen. Die Anwendung kann jedoch zu Bradykardie und Hypotension führen und ist bei Hypotonie, AV-Block II°–III° und akuten zerebrovaskulären Ereignissen kontraindiziert.
  - **Barbiturate** werden aufgrund zahlreicher Nebenwirkungen (Leberfunktionsstörungen, Immunsuppression, myokardiale Depression, arterielle Hypotonie) meist nur noch als Ultima Ratio bei der Therapie des erhöhten Hirndrucks eingesetzt.
- Die Sedierung mit **Narkosegasen** (z. B. Isofluran, Sevofluran) war aufgrund des hohen technischen Aufwands lange den Beatmungsgeräten im OP vorbehalten. Seit einigen Jahren steht ein Miniaturverdampfer zur Verfügung, über den das volatile Anästhetikum dem Atemgas beigemischt wird. Aus der Exspirationsluft wird das Gas über spezielle Narkosegasabsorber eliminiert, da Intensivstationen i. d. R. nicht über Narkosegasabsaugungen verfügen. Laut aktueller Leitlinie stellt dies jedoch immer noch einen Off-Lable-Use dar und liegt in der ärztlichen Eigenverantwortung.
- **Adjuvanzien:** Hierzu gehören die **Nichtopiodanalgetika,** die in Kombination mit Opioiden das Analgesieniveau verbessern. Durch die frühzeitige Gabe von **Clonidin** lässt sich der Analgetika- und Sedativaverbrauch deutlich reduzieren, außerdem wird es zur Prophylaxe und Therapie von Entzugssymptomen eingesetzt.
- Eine neuromuskuläre Blockade **(Relaxierung)** sollte **nur in Ausnahmefällen** erfolgen, wenn konventionelle Analgesie- und Sedierungsmaßnahmen nicht zum gewünschten Erfolg führen.

2. Ideales Analgosedativum

Idealerweise haben Medikamente, die zur Analgosedierung verwendet werden, einen **schnellen Wirkungseintritt** und eine **kurze Wirkdauer.** Die Anwendung sollte einfach und eine **Titration nach Bedarf** möglich sein. Organinsuffizienzen sollten die Metabolisierung nicht beeinträchtigen und es sollten **keine aktiven Metaboliten** entstehen. Ungünstig ist auch eine **Akkumulation** bei längerer oder wiederholter Anwendung. Die Auswirkungen auf das kardiopulmonale System sollten zudem nicht schwerwiegend sein und keine Tendenz zur **Toleranz- und Suchtentwicklung** bestehen.

Keines der derzeit im Handel befindlichen Medikamente erfüllt alle diese Anforderungen. Deshalb werden in aller Regel **Kombinationen verschiedener Medikamente** in der geringstmöglichen Dosierung verwendet, um das vorgegebene Sedierungsziel zu erreichen. Die Auswahl der Substanzen richtet sich außerdem nach der voraussichtlichen Dauer der Sedierung:

- Bei kurzen postoperativen Nachbeatmungen kommen vorzugsweise kurz wirksame, gut steuerbare Medikamente wie Propofol und Piritramid-/Oxycodonbolusgaben zur Anwendung.
- Bei Patienten im septischen Schock oder mit Polytrauma kann man auch Pharmaka verwenden, deren Wirkdauer weniger gut steuerbar ist (Midazolam, Fentanyl). Zum Weaning wird dann das Sedierungsregime auf besser steuerbare Medikamente umgesetzt.

3. Kontextsensitive Halbwertszeit

Unter dem Begriff kontextsensitive Halbwertszeit versteht man die Zeit, bis die Plasmakonzentration einer Substanz um 50 % abgefallen ist, nachdem man die kontinuierliche Zufuhr beendet. Medikamente verteilen sich bei kontinuierlicher Gabe nicht nur im Blutkreislauf und kommen so an den Wirkort, sondern es kommt auch zu Umverteilungsvorgängen in andere Gewebe, z. B. Muskulatur und Fett. Man kann diese Gewebe also als „Speicher“ bezeichnen, aus denen das Medikament nach Beendigung der Zufuhr wieder in den Blutkreislauf freigesetzt wird. Die Wirkdauer (➤ Abb. 8.1) hängt in diesem Fall nicht nur von der Aufnahme und Elimination ab, sondern auch von Umverteilungsvorgängen.

4. Ziele der Analgosedierung

Die wichtigsten Ziele der Analgosedierung sind eine ausreichende **Analgesie** bei Schmerzen, die **Anxiolyse** sowie die **vegetative Abschirmung.** Der Patient sollte wach und kooperativ sein, die intensivmedizinisch notwendigen Maßnahmen tolerieren und im Rahmen seiner Möglichkeiten aktiv unterstützen.

Durch eine adäquate Analgosedierung verbessert sich die pulmonale Funktion, treten weniger kardiale Kom-

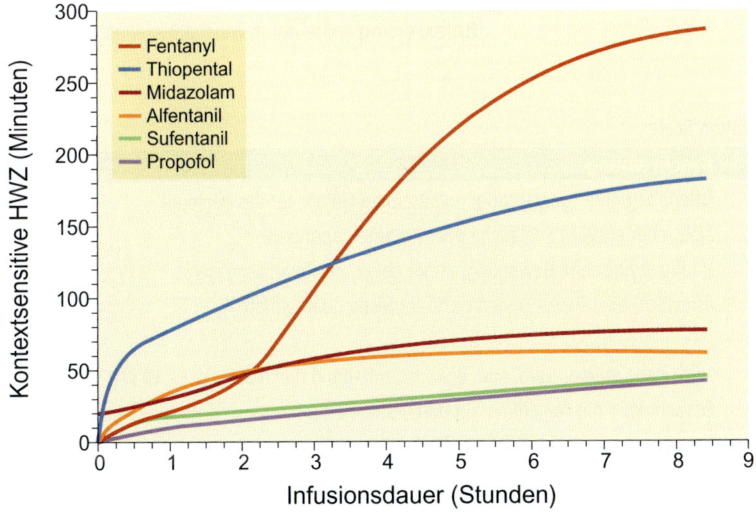

Abb. 8.1 Kontextsensitive Halbwertszeit verschiedener Analgosedativa [L141]

plikationen auf, gibt es weniger Selbstextubationen und lassen sich delirante Phasen reduzieren. Auch werden eine Verbesserung der Wundheilung und eine Reduktion der Mortalität diskutiert.

5. Komplikationen inadäquater Sedierung

Es ist wichtig, den Grad der Sedierung an das Krankheitsbild des Patienten anzupassen. Sowohl eine unzureichend flache als auch eine zu tiefe Sedierung können gravierende Nebenwirkungen haben:

- Bei **nicht ausreichend analgosedierten** Patienten führen Angst und Stress zu Kreislaufbelastungen. Die Folge sind Hypertonie, Tachykardie und eine erhöhte Atemarbeit. Außerdem kommt es vermehrt zu Selbstextubationen und Katheterdislokationen.
- Bei **zu tiefer Analgosedierung** kommt es häufig zu Hypotonie, Bradykardie und venöser Stase. Die Patienten sind komatös und der Atemantrieb ist mangelhaft, was das Weaning verzögern kann. Auch treten vermehrt Sinusitiden und nosokomiale Pneumonien auf. Opioide bewirken außerdem eine Darmparalyse, welche die enterale Ernährung erschwert bis unmöglich macht.

6. Überwachung der Sedierungstiefe

Um die Komplikationen einer inadäquaten Sedierung zu reduzieren ist es wichtig, **klare Ziele zur Sedierungstiefe zu formulieren.** Am einfachsten und besten reproduzierbar geschieht dies anhand von Sedierungsscores. Inzwischen sind über 40 verschiedene Sedierungsscores publiziert, die uneinheitlich verwendet werden. In Deutschland wird meistens der Ramsay-Score oder die **Richmond Agitation Sedation Scale** (RASS, ➤ Tab. 8.1) verwendet. Letzterer ermöglicht neben der Beurteilung des Sedierungsgrades auch eine Aussage über Unruhezustände. Der RASS-Score korreliert zudem mit den verwendeten Analgetika- und Sedativadosen.

ZUSAMMENFASSUNG

Das **Ziel der Analgosedierung** ist ein schmerzfreier, wacher, ansprechbarer Patient, der auch unter Beatmung aktiv in die Therapie (z. B. Physiotherapie) eingebunden werden sollte. Um Komplikationen zu vermeiden, sollte die **Sedierungstiefe** festgelegt (z. B. RASS) und regelmäßig kontrolliert werden. Generell wird zunächst die Analgesie optimiert und erst dann die Sedierung angepasst. Clonidin und andere **Zusatzmedikamente** sowie **Regionalverfahren** kommen frühzeitig zum Einsatz, um Analgetika und Sedativa einzusparen. Eine **Relaxierung** sollte nur in Ausnahmefällen erfolgen.

Tab. 8.1 Richmond Agitation Sedation Scale

Score	Ausdruck	Beschreibung
+4	Streitlustig	Offene Streitlust, gewalttätig, unmittelbare Gefahr für das Personal
+3	Sehr agitiert	Zieht oder entfernt Schläuche oder Katheter; aggressiv
+2	Agitiert	Häufige ungezielte Bewegung, atmet gegen das Beatmungsgerät
+1	Unruhig	Ängstlich, aber Bewegungen nicht aggressiv oder lebhaft
0	Aufmerksam und ruhig	
–1	Schläfrig	Nicht ganz aufmerksam, aber erwacht anhaltend durch Stimme (> 10 s)
–2	Leichte Sedierung	Erwacht kurz mit Augenkontakt durch Stimme (< 10 s)
–3	Mäßige Sedierung	Bewegung oder Augenöffnung durch Stimme (jedoch ohne Augenkontakt)
–4	Tiefe Sedierung	Keine Reaktion auf Stimme, aber Bewegung oder Augenöffnung durch körperlichen Reiz
–5	Nicht erweckbar	Keine Reaktion auf Stimme oder körperlichen Reiz

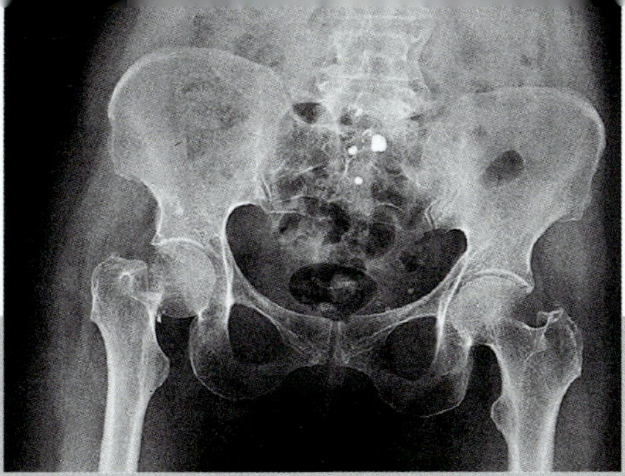

9 Sturz im Seniorenheim

Lars Töpfer

Anamnese

Es ist Samstagmittag und Sie haben Dienst. Ein Kollege aus der Unfallchirurgie plant, eine Patientin mit einer Schenkelhalsfraktur mit einer Duokopfprothese zu versorgen. Die Patientin ist im Seniorenheim auf dem Weg zur Toilette gestolpert. Bewusstlos war sie nicht. Laut Pflegeübergabeprotokoll hat sie folgende Vorerkrankungen: arterieller Hypertonus, Herzinsuffizienz NYHA III, insulinpflichtiger Diabetes mellitus, Demenz. Vormedikation: Metoprolol 47,5 mg 1–0–0, Torasemid 10 mg 1–1–0, Mischinsulinschema nach Blutzucker, Melperonsaft 10 ml (= 50 mg) 0–0–1, ASS 100 mg 1–0–0.

Untersuchungsbefund

84-jährige Patientin in reduziertem Allgemein- und Ernährungszustand, örtlich und zeitlich desorientiert. Die Patientin ist wohl am Rollator mobil. Herz: $^3/_6$ Systolikum, p. m. 2. ICR rechts, Rauschen über den Karotiden. Lunge: Vesikuläratmen beidseits, keine Nebengeräusche. Abdomen: weich, unauffällig. Extremitäten: warm, rosig, keine Ödeme, rechtes Bein verkürzt und außenrotiert. **Laborbefunde:** Leuko 7,3/nl, Ery 3,8/pl, Hb 11,2 g/dl, Hkt 32 %, Thrombo 336/nl, Na^+ 136 mmol/l, K^+ 3,4 mmol/l, Kreatinin 1,6 mg/dl, Glukose 187 mg/dl, Quick 77 %, PTT 32 s. **Röntgenbefund** (➤ Bild [M332]): Schenkelhalsfraktur rechts.

1. **Welche physiologischen Veränderungen des Alters sind für die Anästhesie von Bedeutung?**
2. **Mit welchen pharmakologischen Besonderheiten rechnen Sie und warum treten bei betagten Menschen intraoperativ gehäuft Hypotonien auf?**
3. **In den letzten Jahren wird zunehmend der Begriff Frailty-Syndrom verwendet. Was verstehen Sie darunter und welche Bedeutung hat das Syndrom für die Anästhesie?**
4. **Welche Konsequenzen hat der Auskultationsbefund des Herzens für Ihre Narkose?**
5. **Würden Sie bei der Patientin sofort eine Narkose durchführen oder den Eingriff verschieben?**
6. **Eine häufige postoperative Komplikation bei älteren Patienten ist die postoperative kognitive Dysfunktion. Was versteht man darunter?**

1. Altersphysiologische Veränderungen

- **Atrophie und Funktionseinbußen der meisten Organe:** Dies betrifft sowohl die basale als auch die maximale Organfunktion. Für den alltäglichen Bedarf reicht die Funktion oft aus, doch bei Stress, z. B. durch eine Operation, ist der Körper nicht mehr in der Lage, dem gesteigerten Bedarf gerecht zu werden. Es kommt zur Dekompensation.
- **Herz-Kreislauf-System:** Das sympathoadrenerge System ist desensibilisiert, die Antwort auf Katecholamine reduziert. Die Gefäße verlieren an Elastizität und die Windkesselfunktion der Aorta nimmt ab. Die wichtigste Möglichkeit zur Steigerung des Herzzeitvolumens ist die Ausnutzung des Frank-Starling-Mechanismus (Erhöhung des Schlagvolumens), da Herzfrequenzsteigerung und Inotropiezunahme durch Katecholamine begrenzt möglich sind.
- **Lunge:** Die Dehnbarkeit der Lungen nimmt ab, ebenso der arterielle Sauerstoffpartialdruck. Ein Überhang von Opioiden oder Narkotika wirkt sich bei älteren Menschen stärker aus, da der Atemantrieb durch Hyperkapnie oder Hypoxie vermindert ist. Die verminderte mukoziliäre Clearance und der abgeschwächte Hustenreflex führen häufiger zu Sekretretention und perioperativen Pneumonien. Auch die laryngealen Schutzreflexe sind nicht mehr so stark ausgeprägt.
- **Nervensystem:** Die Produktion von Neurotransmittern und die Gehirnmasse nehmen ab. Die Schwellenwerte für Reizwahrnehmungen steigen und autonome Reflexantworten wie der Barorezeptorenreflex sind abgeschwächt.
- **Niere:** Die Nierendurchblutung und die glomeruläre Filtrationsrate nehmen ab, sodass die renale Clearance von Medikamenten vermindert ist. Die Kreatininkonzentration im Serum steigt wegen der reduzierten Muskelmasse nicht an.
- **Leber:** Mit zunehmendem Alter kommt es zum Verlust von Leberparenchym und zur Abnahme der hepatischen Metabolisierung.
- **Thermoregulation:** Die metabolische Basalrate ist vermindert mit geringerer Wärmeproduktion. Die reflektorische Vasokonstriktion erfolgt erst bei tieferen Körpertemperaturen, weshalb ältere Menschen leichter und länger anhaltend auskühlen.

2. Pharmakologische Besonderheiten

Mit zunehmendem Alter steigt der Fettanteil, während der Wassergehalt abnimmt. Für **lipophile Medikamente** bedeutet dies ein **größeres Verteilungsvolumen** mit verlängerter Halbwertszeit. Nach i. v. Bolusgabe werden initial höhere Plasmaspiegel erreicht, da das Blutvolumen vermindert und der freie Anteil aufgrund niedrigerer Plasmaalbuminspiegel erhöht ist. Wegen der **verminderten renalen und hepatischen Clearance** sowie reduziertem First-Pass-Effekt ist die **Wirkdauer** vieler Medikamente **verlängert**, was Dosisanpassungen erforderlich macht.

Zur Narkoseeinleitung sind i. d. R. niedrigere Dosierungen notwendig. Aufgrund des niedrigeren Herzzeitvolumens ist die Anschlagzeit trotz erhöhter Plasmaspiegel oft verlängert. Wird aus Ungeduld zu früh ein weiterer Bolus des Induktionshypnotikums verabreicht, treten gerade bei Propofol teils sehr starke Blutdruckabfälle auf. Die **Blutdruckinstabilität** entsteht durch das Alter, aber auch durch narkosebedingte Faktoren (Nüchternheit, negativ inotrope Wirkung der Anästhetika, Abfall des peripheren Widerstands). Ältere Menschen können dies wegen des oft vorbestehenden Volumenmangels (verminderte Trinkmenge, Diuretikaeinnahme), der verminderten Katecholaminantwort und abgeschwächtem Baroreflex nur eingeschränkt kompensieren. Der verminderte Anästhetikabedarf kann zu Überdosierungen führen.

3. Frailty-Syndrom

Der Begriff Frailty-Syndrom wurde in der Geriatrie entwickelt und kann am ehesten mit **Gebrechlichkeit** übersetzt werden. Auch wenn das Syndrom gegenwärtig **nicht einheitlich definiert** ist, finden sich folgende **Symptome** in vielen Beschreibungen:

- Niedriges Aktivitätsniveau, Immobilität
- Muskelabbau, verminderte Leistungsfähigkeit
- Inappetenz, Gewichtsverlust, Ernährungsstörung
- Depressive Stimmung

Die genannten **Symptome bedingen einander** und führen so zu einer Spirale der Verschlechterung. Um das Ausmaß von Frailty anzugeben, gibt es verschiedene Skalensysteme. Eine häufig verwendete ist die Clinical Frailty Scale (CFS, ➤ Abb. 9.1). Sie teilt den Frailty-Grad in 9 Stufen auf, die von sehr fit bis sehr gebrechlich reichen. Damit akute Ereignisse die Einstufung nicht verzerren, bezieht sich die CFS auf den Zustand vor dem Ereignis.

Für die Anästhesie ist das Vorliegen und das Ausmaß von Frailty ein wichtiger **Risikofaktor** für die perioperative Morbidität. Dabei ist Frailty dem Alter oder Risikoeinstufungen wie der ASA-Klassifikation in puncto Aussagekraft überlegen.

4. Auskultationsbefund Herz

Bei der Auskultation hören Sie ein lautes Systolikum mit Punctum maximum im 2. ICR rechts parasternal und Rauschen über den Karotiden (beides typisch für eine **Aortenklappenstenose**). Das Geräusch ist i. d. R. spindelförmig, der zweite Herzton ist atemvariabel gespalten. Der Befund ist anästhesierelevant, da eine hochgradige Aortenklappenstenose eine **Kontraindikation für eine Spinalanästhesie** darstellt, weil es durch die Spinalanästhesie zur Sympathikolyse mit rascher Abnahme des peripheren Widerstands kommt.

Auch für eine Allgemeinanästhesie ist der Befund bedeutsam: Die stenosierte Aortenklappe stellt den größten Widerstand für den linken Ventrikel dar. Die dauerhafte Druckbelastung führt zur konzentrischen Hypertrophie des linken Ventrikels mit steigendem O2-Bedarf bei vermindertem Angebot. Bei narkosebedingtem Abfall des peripheren Gefäßwiderstands bleibt die Nachlast (Stenose) unverändert, während die Koronarperfusion abnimmt. **Tachykardien** verschlechtern durch die Verkürzung der Diastole die Koronarperfusion und sollten z. B. mit kurz wirksamen Betablockern (z. B. Esmolol) therapiert werden. Da die Vorhofkontraktion bei Patienten mit Aortenklappenstenose bis zu 40 % zur Kammerfüllung beiträgt, sollte neu aufgetretenes **Vorhofflimmern** zügig therapiert werden. Empfohlen werden eine invasive Blutdruckmessung und i. v. Flüssigkeitssubstitution vor Narkoseinduktion. Vor elektiven Eingriffen sollte eine Echokardiografie durchgeführt werden, um den Stenosegrad zu verifizieren.

5. Narkose

Die Operation ist dringlich **(innerhalb von 24 h)**, aber kein akuter Notfall. Da der Femurkopf bei der Operation nicht erhalten wird, ist die Durchblutung des Kopfes nicht zeitkritisch. Anders sähe es bei Osteosynthese mit Erhaltung des proximalen Knochenfragments aus. Wichtig ist eine **suffiziente Analgesie**, idealerweise über eine **periphere Regionalanästhesie** (N.-femoralis- oder Fascia-iliaca-Block), um Nebenwirkungen von Analgetika zu vermeiden. Bei dieser Hochrisikopatientin mit Herzinsuffizienz und dringendem Verdacht auf

Grad	1	2	3	4	5	6	7
Piktogramm*							
Verfassung	sehr fit	gut	gut mit behandelten Komorbiditäten	scheinbar vulnerabel	leicht gebrechlich (frail)	mittelgradig gebrechlich	sehr gebrechlich

Abb. 9.1 Clinical Frailty Scale (CFS) [L231]

Aortenstenose sollte **vor dem Eingriff eine Echokardiografie** und ggf. ein **kardiologisches Konsil** durchgeführt werden. Muss die OP notfallmäßig erfolgen, ist eine Allgemeinanästhesie unter erweitertem Monitoring (arterielle Blutdruckmessung) indiziert.

6. Komplikation

Postoperative Komplikationen treten bei geriatrischen Patienten häufiger auf. Die häufige **postoperative kognitive Dysfunktion (POCD)** beschreibt eine vorübergehende oder bleibende Verschlechterung von Konzentration, Gedächtnis und Reaktionsgeschwindigkeit. Als Ursachen werden Neurotransmitter-Ungleichgewicht sowie Neuroinflammation durch perioperative Stressreaktion diskutiert. Die Ausprägung reicht von leicht und vorübergehend bis zum schweren dauerhaften Defizit.

Risikofaktoren sind:

- Vorbestehendes kognitives Defizit oder Demenz
- Schlechte körperliche Verfassung
- Hohes Alter
- Infektionen
- Hochrisikoeingriffe
- Inadäquat behandelte Schmerzen

Ein Unterschied zwischen Patienten mit Vollnarkose und Regionalanästhesie konnte bisher nicht nachgewiesen werden.

ZUSAMMENFASSUNG

Die **Altersatrophie der Organe** betrifft mehr noch als die Basalfunktion die Maximalfunktion. Die physiologischen Reserven sind deshalb deutlich geringer. Die **Steigerung des Herzzeitvolumens** erfolgt überwiegend über den Frank-Starling-Mechanismus. Der Körper spricht vermindert auf Katecholamine an. Die renale und hepatische Clearance sind vermindert und die Halbwertszeit verlängert. Der Bedarf an **Narkosemedikamenten** ist reduziert, die Anschlagzeit trotz initial höherer Plasmaspiegel verlängert. **Komplikationen** treten bei geriatrischen Patienten generell häufiger auf, die postoperative kognitive Funktion ist häufig betroffen. Patienten mit einer **Aortenklappenstenose** sind Hochrisikopatienten und müssen invasiv überwacht werden. Die größte Gefahr droht durch den Abfall des peripheren Widerstands mit Abnahme der Koronardurchblutung. Auch Rhythmusstörungen sollten unmittelbar behandelt werden.

Das Ausmaß von **Frailty** stellt einen unabhängigen **Risikofaktor** für die perioperative Morbidität dar.

WAS WÄRE, WENN …

- … es sich um einen geplanten operativen Eingriff handeln würde?
  - Dann würde man durch **Prähabilitation** (Kombination verschiedener Maßnahmen wie Physio-/Bewegungstherapie, Ernährungsoptimierung und psychologische Unterstützung) mehrere Wochen präoperativ den bestmöglich erreichbaren Gesundheitszustand anstreben, um die Erholung zu beschleunigen und die Komplikationsrate zu senken.

10

Unruhige Patientin nach Schädeltrauma

Lars Töpfer

Anamnese

Auf Ihrer Intensivstation versorgen Sie im Spätdienst eine 22-jährige Patientin, die vor 10 Tagen einen Verkehrsunfall mit folgendem Verletzungsmuster erlitten hat: Schädel-Hirn-Trauma (initialer GCS 7 Punkte), Lungenkontusion bds., Pneumothorax re., Unterschenkelfraktur re.

Bei der Patientin sind keine Vorerkrankungen bekannt.

Wegen anfänglich deutlich erhöhter Hirndruckwerte wurde bei der Patientin frühzeitig eine Kraniektomie und Duraerweiterungsplastik durchgeführt. Die Thoraxdrainage konnte bereits vor ein paar Tagen entfernt werden. Seit der osteosynthetischen Versorgung gestern ist die operative Therapie vorerst abgeschlossen. Die Patientin wurde daher von ihren Kollegen im Frühdienst extubiert. Ihnen wurde übergeben, dass sie seither sehr unruhig sei.

Beim Betreten des Zimmers können Sie gerade noch verhindern, dass sich die Patientin die Venenverweilkanüle entfernt.

Untersuchungsbefund

Patientin mit geöffneten Augen, Pupillen weit, isokor, schwitzt, liegt unruhig im Bett, Kontaktaufnahme möglich, Patientin kann aber dem Gespräch nicht folgen und schweift immer wieder ab.

1. **Sie stellen die Diagnose eines Delirs. Wie wird ein Delir definiert und welche Diagnoseinstrumente haben Sie verwendet?**

2. **Früher wurde ein Delir oft als Durchgangssyndrom bezeichnet. Warum wird diese Bezeichnung nicht mehr empfohlen?**

3. **Welche Maßnahmen kennen Sie, um ein Delir zu vermeiden?**

4. **Früher wurden Benzodiazepine als Mittel der Wahl zur Behandlung des Delirs angesehen. Warum ist das heute nicht mehr so? Und bei welchen Formen des Delirs haben Benzodiazepine weiterhin einen Stellenwert?**

5. **Welche medikamentösen Therapien werden zur Behandlung des Delirs eingesetzt?**

6. **Welche Langzeitfolgen eines Delirs kennen Sie?**

1. Definition und Diagnostik

Das Delir ist durch folgende Charakteristika gekennzeichnet (s. a. ➤ Kap. 50):

- **Akuter Beginn und fluktuierende Symptomatik:** Die Symptome treten plötzlich auf und können im Verlauf des Tages schwanken.
- **Aufmerksamkeitsstörung:** Schwierigkeiten, sich zu fokussieren, die Aufmerksamkeit gezielt auf etwas zu lenken und zu halten.
- **Bewusstseinsstörung:** sowohl quantitativ (Vigilanzstörungen) als auch qualitativ (Orientierung zu Ort, Zeit, Person und Situation).
- **Desorganisiertes Denken:** unzusammenhängende oder verworrene Gedanken.
- **Störungen der Psychomotorik:** z. B. motorische Unruhe, Hyperkinesien.
- **Evtl. Halluzinationen:** Wahrnehmungen, die ohne äußere Reize auftreten.

Für die Intensivstation ist der **CAM-ICU** (Confusion Assessment Method for the ICU, ➤ Abb. 10.1) validiert und leicht durchführbar. Zusammen mit einem Sedierungs- und Agitationsscore wie der **RASS** (Richmond Agitation Sedation Scale, ➤ Abb. 10.1) sollte er mind. **alle 8 h** bei jedem Intensivpatienten als Screening-Maßnahme durchgeführt werden.

Die Patientin im vorliegenden Fall hat eine Aufmerksamkeitsstörung. Da die RASS nicht 0 ist, kann die Diagnose eines Delirs gestellt werden.

2. Synonyme

Der Begriff Durchgangssyndrom impliziert, dass die Störung nur kurz und passager ist, also ohne weitere Diagnostik oder Therapie nur „durchgangen" werden muss. Dabei stellt ein Delir nicht nur ein Nebensymptom dar, sondern ist als **Organdysfunktion des Gehirns** zu werten. Das Vorliegen von **reversiblen Ursachen** (➤ Kap. 50) muss daher überprüft und ggf. behandelt werden. Gleichzeitig trägt der Begriff nicht der Tatsache Rechnung, dass viele Patienten auch **langfristige kognitive Einschränkungen** durch ein Delir davontragen.

3. Prävention

Patienten mit einem Delir leiden unter einem gestörten Schlaf-wach-Rhythmus und unter Orientierungsverlust. Eine Vielzahl nichtmedikamentöser Maßnahmen dient der Prävention und im Übrigen auch der Therapie eines Delirs.

- **Frühmobilisation und Aktivierung:** Patienten sollten, wenn möglich, mehrmals täglich mobilisiert werden. Dies umfasst nicht nur die Physio- und Ergotherapie, sondern auch die Mobilisation in die Sitzposition. Außerdem sollten körperliche Aktivitäten gefördert werden. So können die Patienten bei der Körperpflege im Rahmen der Möglichkeiten einbezogen werden oder sie selbst durchführen.
- **Reorientierung:** Patienten sollten die sensorischen Hilfsmittel wie Brillen und Hörgeräte tragen, die sie auch im Alltag verwenden. Außerdem sollten sie regelmäßig über Zeit, Ort und Situation informiert werden. Dies kann durch Gespräche, Kalender, Uhren und persönliche Gegenstände wie Fotos unterstützt werden. Besuche von Angehörigen können beruhigend wirken und die Orientierung fördern.
- **Schlafhygiene:** Auch wenn es auf der Intensivstation mitunter schwierig ist, sollte ein geregelter Tag-Nacht-Rhythmus gefördert werden. Maßnahmen zur Verbesserung des Schlafs umfassen die Abdunkelung des Raums in der Nacht, die Reduktion von Lärm und die Verwendung von Ohrstöpseln oder Schlafmasken.
- **Schmerzmanagement:** Die regelmäßige Beurteilung, ob ein Patient Schmerzen hat, und eine adäquate Schmerztherapie sind wichtig, da Schmerzen ein Delir auslösen oder verschlimmern können.
- **Hydratation und Ernährung:** Dehydration und Mangelernährung können das Risiko eines Delirs erhöhen. Eine ausreichende Flüssigkeitszufuhr und ausgewogene Ernährung sind daher essenziell.
- **Umgebungsanpassungen:** Eine angenehme Raumgestaltung kann dazu beitragen, Stress zu reduzieren.

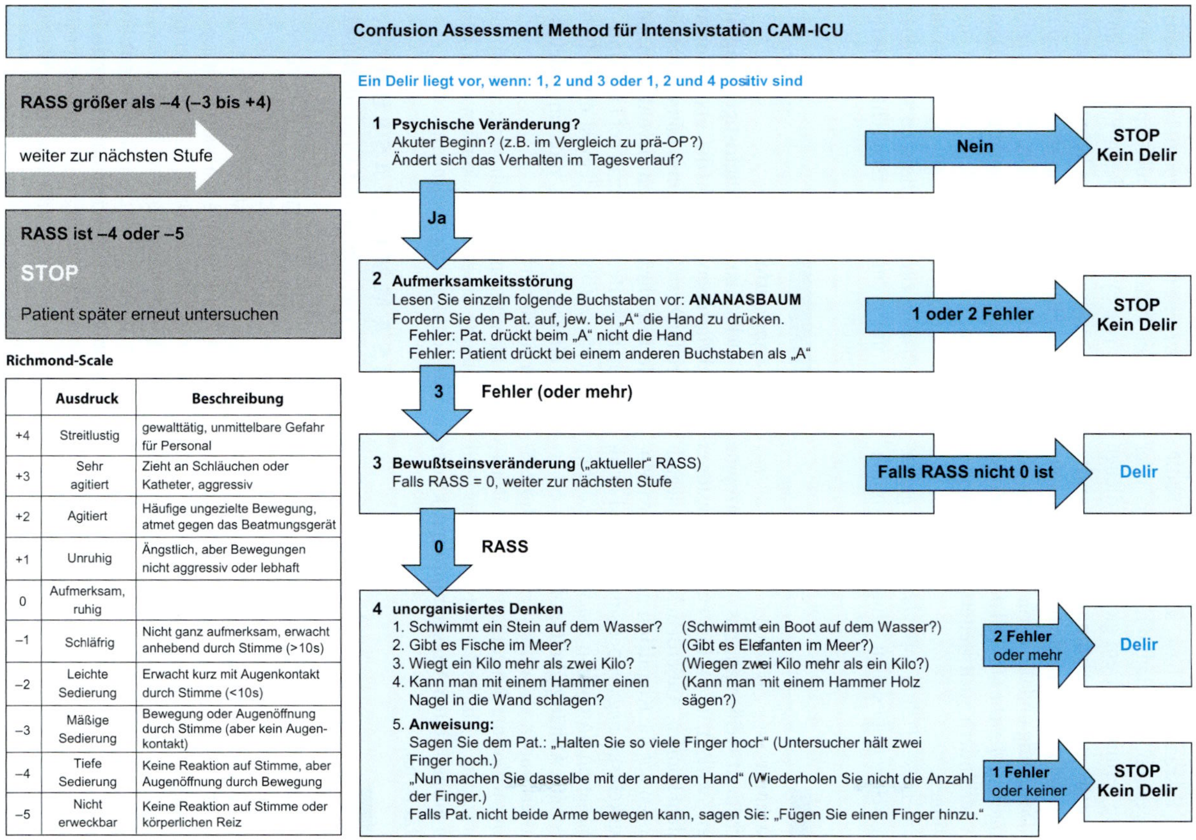

	Ausdruck	Beschreibung
+4	Streitlustig	gewalttätig, unmittelbare Gefahr für Personal
+3	Sehr agitiert	Zieht an Schläuchen oder Katheter, aggressiv
+2	Agitiert	Häufige ungezielte Bewegung, atmet gegen das Beatmungsgerät
+1	Unruhig	Ängstlich, aber Bewegungen nicht aggressiv oder lebhaft
0	Aufmerksam, ruhig	
–1	Schläfrig	Nicht ganz aufmerksam, erwacht anhebend durch Stimme (>10s)
–2	Leichte Sedierung	Erwacht kurz mit Augenkontakt durch Stimme (<10s)
–3	Mäßige Sedierung	Bewegung oder Augenöffnung durch Stimme (aber kein Augenkontakt)
–4	Tiefe Sedierung	Keine Reaktion auf Stimme, aber Augenöffnung durch Bewegung
–5	Nicht erweckbar	Keine Reaktion auf Stimme oder körperlichen Reiz

Abb. 10.1 Ablaufschema CAM-ICU und RASS [T732, T733]

Bei Patienten, die eine Analgosedierung benötigen, wird eine der Erkrankungsphase **angepasste Sedierungstiefe** angestrebt und dadurch eine Über- oder Unterdosierung vermieden. Dem gleichen Ziel dienen tägliche **Aufwach- und Spontanatmungsversuche.** Die korrekte Auswahl der verordneten Medikamente, die passende Dosierung und die Berücksichtigung von Nebenwirkungen sind nicht nur Teil der Delir-Prävention, sondern verhindern auch weitere schwerwiegende Komplikationen.
Eine medikamentöse Delir-Prophylaxe wird gegenwärtig nur in wenigen speziellen Situationen empfohlen.

4. Benzodiazepine

In der Zwischenzeit weiß man, dass Benzodiazepine **„prodelirogen"** wirken, also selbst ein Delir auslösen oder unterhalten können. Außerdem haben sie negative Auswirkungen auf die **Kognition** und können **Motorik und Muskelkraft** negativ beeinflussen und somit die Frühmobilisation unmöglich machen. Sie können überdies selbst eine **Abhängigkeit** auslösen.
Einen Stellenwert haben sie weiter beim **Alkoholentzugsdelir** (lang wirksame Benzodiazepine wie Diazepam oder Lorazepam). Eingesetzt werden sie im Delir auch bei einer **ausgeprägten Angstsymptomatik oder Hyperaktivität** (s. u.).

5. Medikamente

Folgende medikamentöse Therapien werden abhängig von der klinischen Symptomatik empfohlen:

- **Unruhe und vegetative Symptomatik:** α_2-Agonisten wie Clonidin oder das stärker selektiv wirksame Dexmedetomidin, β-Blocker
- **Ausgeprägte Angst:** kurzwirksame Benzodiazepine (bolusweise in niedriger Dosierung), als Rescue-Medikation: Propofol
- **Psychotische Symptomatik, Halluzinationen:** Antipsychotika wie Haloperidol, Risperidon, Olanzapin oder Quetiapin in niedriger Dosierung
- **Schlafstörung:** Melatonin
- **Alkoholentzugssyndrom:** langwirksame Benzodiazepine (z. B. Diazepam, Lorazepam)

Bei der Patientin im Fallbeispiel stehen Unruhe und vegetative Symptomatik im Vordergrund. Ein möglicher Auslöser des Delirs könnte neben dem schweren Schädel-Hirn-Trauma ein abruptes Absetzen der Analgosedierung gewesen sein. Primär sollte daher ein Therapieversuch mit Clonidin oder Dexmedetomidin erfolgen. Gerade bei Patienten mit neurologischen oder neurochirurgischen Krankheitsbildern sollte gleichzeitig eine gute klinische Beurteilbarkeit gegeben sein, um eventuelle Verschlechterungen frühzeitig zu erkennen.

6. Langzeitfolgen

Ein Delir kann zu langfristigen **kognitiven Beeinträchtigungen** führen, die über Monate und sogar Jahre fortbestehen. Ebenso können Patienten **funktionelle Einschränkungen** davontragen, sodass sie nur noch mit Unterstützung in der Lage sind, Alltagsaktivitäten auszuführen. Zudem ist ein Delir, insbesondere bei älteren Patienten, mit einer deutlich **erhöhten Mortalität** verbunden.
Die Prävention, das frühzeitige Erkennen und die Behandlung eines Delirs können dazu beitragen, diese Langzeitfolgen zu minimieren.

ZUSAMMENFASSUNG

Ein Delir ist eine **akute Organdysfunktion** des Gehirns. Daher sollten „verniedlichende" Begriffe vermieden werden und Diagnostik und Therapie ebenso große Aufmerksamkeit geschenkt werden wie bei Störungen der übrigen Organsysteme. Patienten auf Intensivstationen sollten mind. alle 8 h auf das Vorliegen eines Delirs untersucht werden. Dafür kommt oft der **CAM-ICU** zum Einsatz. Der Prävention und Therapie eines Delirs erfolgt durch **mobilisierende und reorientierende Maßnahmen** am Tag und **schlaffördernde Maßnahmen** in der Nacht. Abhängig von der klinischen Symptomatik kann auch eine **medikamentöse Therapie** indiziert sein. Benzodiazepine haben zahlreiche Nebenwirkungen und kommen nur noch in spezifischen Situationen zum Einsatz.

11

Dicker Fuß und verwirrt

Patrick Keppeler, Jens Vater

Anamnese

Sie werden vom Rettungsdienst als Notarzt zu einem schwer kranken Patienten nachgefordert, der die Mitnahme verweigert.

Bei Eintreffen finden Sie einen 76-jährigen Mann vor, der unzusammenhängend vor sich hin redet. Am rechten Vorfuß sehen Sie einen augenscheinlich mehrere Tage alten, losen Verband hängen. Von den Kollegen erfahren Sie, dass Herr W. Diabetiker und Gefäßpatient sei und sonst von der Sozialstation versorgt würde, den Sozialdienst jedoch schon am Vortag nicht mehr in die Wohnung gelassen habe.

Tab. 11.1 Laborparameter des Patienten bei Aufnahme in die Klinik

Parameter	Wert	Referenz
HB	12,3 mg/dl	
LEUK	3000/µl	
THROMB	89.000/µl	
CRP	348 µg/l	
PCT	56 ng/ml	
KREA	1,8 mg/dl	

Untersuchungsbefund

Altersentsprechender, leicht reduzierter und beginnend verwahrloster AZ und schlanker EZ.

Herzfrequenz palpatorisch um 120/min, Radialispuls mäßig tastbar, RR 80/48 mmHg, Lungen seitengleich belüftet mit basalem Entfaltungsknistern, Atemfrequenz 26/min. Haut leicht feucht und warm, Gesicht gerötet, Turgor deutlich reduziert. Am rechten Vorfuß finden Sie eine feuchte gangränöse Wunde, eine deutliche Schwellung und Rötung sowie Spannungsblasen. Bei Druck auf das Gewebe entleert sich reichlich gelb-grauer Eiter. Die Körpertemperatur liegt bei 38,8 °C, die Blutglukose wird mit 208 mg/dl gemessen.

Nach längerer Diskussion können Sie den Patienten überreden, sich mit Ihnen in die Klinik zu begeben. Sie legen 2 venöse Zugänge, entnehmen Blut für die ersten Laboruntersuchungen und infundieren auf dem Weg in die Klinik 1000 ml eines balancierten Vollelektrolyts.

Labor bei Aufnahme in die Klinik

➤ Tab. 11.1

1. **Mit welcher Verdachtsdiagnose melden Sie den Patienten an? Welchen Score erheben Sie hierfür präklinisch?**

2. **Was wissen Sie über die Pathophysiologie Ihrer Verdachtsdiagnose?**

3. **Wie wird dieses Krankheitsbild definiert?**

4. **Worin besteht die grundlegende Therapie?**

5. **Welche weiteren Maßnahmen sind noch indiziert?**

1. Diagnose und qSOFA

Der Patient hat Fieber, ist hypoton und tachykard – er befindet sich somit im Schock. Als Ursache ist wohl der eitrige Vorfuß zu identifizieren, aus dem vermutlich Bakterien oder deren Toxine in die Blutbahn gestreut haben und auch diesen auffälligen zerebralen Zustand verursacht haben (septische Enzephalopathie). Nach Definition der deutschen Sepsis-Gesellschaft, der DIVI und anderer Fachgesellschaften liegt hier ein **septischer Schock** mit drohendem Versagen mehrerer Organe vor. Als Instrument zur Diagnose einer Sepsis in der Präklinik, Notaufnahme und auf der Normalstation wurde der qSOFA (= quick SOFA-Score: **q**uick **S**epsis-related **O**rgan **F**ailure **A**ssessment, ➤ Abb. 11.1) eingeführt (hier: Atemfrequenz > 22/min, RR_{sys} < 100 mmHg, Bewusstseinsänderung). Es konnte gezeigt werden, dass 24 % der Patienten mit 2 oder 3 qSOFA-Punkten für 70 % der Todesfälle im Rahmen eines septischen Geschehens verantwortlich waren. Der qSOFA sollte nicht allein zur Diagnose herangezogen werden, innerklinisch muss der SOFA-Score errechnet werden.

2. Pathophysiologie

Pathophysiologisch liegt der Sepsis eine Überschwemmung des Organismus mit Erregern und die unzureichende Immunantwort auf eingedrungene Erreger oder deren Toxine vor. Es kommt zur Aktivierung von Makrophagen und Monozyten, die wiederum die Freisetzung von **Zytokinen** (Tumor-Nekrose-Faktor, Interleukinen und Interferonen) und **Lipidmediatoren** (Thromboxan, Prostaglandine, Leukotriene und plättchenagglutinierender Faktor) auslösen. Diese vermitteln die typischen Sepsiswirkungen:

- **Hypotonie** durch Gefäßweitstellung, Übertritt von Flüssigkeit ins Gewebe, NO-Freisetzung und Resistenz von Kortikoidrezeptoren (Abfall des MAP auf < 65 mmHg)
- Minderperfusion der Organe
- Anstieg des Serumlaktats (> 2 mmol/l) als Zeichen der Gewebehypoxie
- Konsekutive Organdysfunktionen
- Blutungsneigung durch Verbrauchskoagulopathie durch disseminierte intravasale Gerinnung

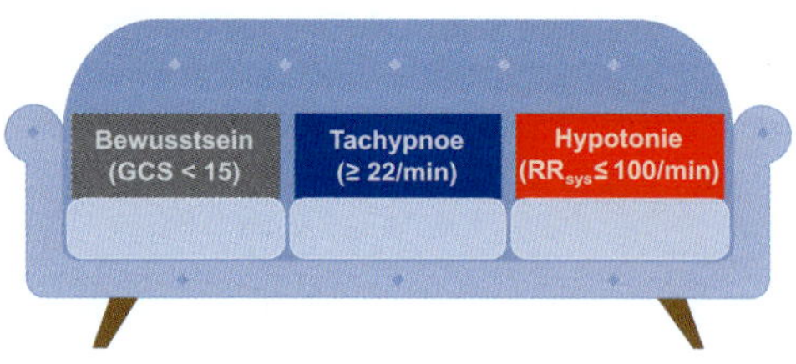

Abb. 11.1 qSOFA (nach: Singer M, Deutschman CS, Seymour CW, et al. The Third International Consensus Definitions for Sepsis and Septic Shock [Sepsis-3]. JAMA. 2016;315(8):801–810. doi:10.1001/jama.2016.0287) [O646/L231]

MERKE

Die Sepsis ist eine lebensbedrohliche Erkrankung aufgrund einer inadäquaten Wirtsantwort auf eine Infektion mit folgender Organdysfunktion.

3. Definition Sepsis

Die seit 2017 gültige S3-Leitlinie „Sepsis – Prävention, Diagnose, Therapie und Nachsorge“ definiert dieses Krankheitsbild (➤ Abb. 11.2).

Wichtige **Kernaussagen der S3-Leitlinie** sind z. B.:

- Eine Sepsis ist eine akut lebensbedrohliche Organdysfunktion, hervorgerufen durch eine inadäquate Wirtsantwort auf eine Infektion.
- Die Organdysfunktion kann durch eine akute Änderung um mind. 2 Punkte im SOFA-Score (➤ Tab. 11.2) im Rahmen einer Infektion identifiziert werden (Bei Patienten ohne vorbestehende Organdysfunktion wird ein SOFA 0 angenommen.).
- Ein SOFA-Score ≥ 2 entspricht einem Mortalitätsrisiko von > 10 % bei stationären Patienten außerhalb der ITS mit einer Infektion.
- Septischer Schock = Sepsis + persistierende Hypotension mit der Notwendigkeit einer Vasopressorgabe (für MAP ≥ 65 mmHg) + Laktat > 2 mmol/l trotz adäquater Volumensubstitution.

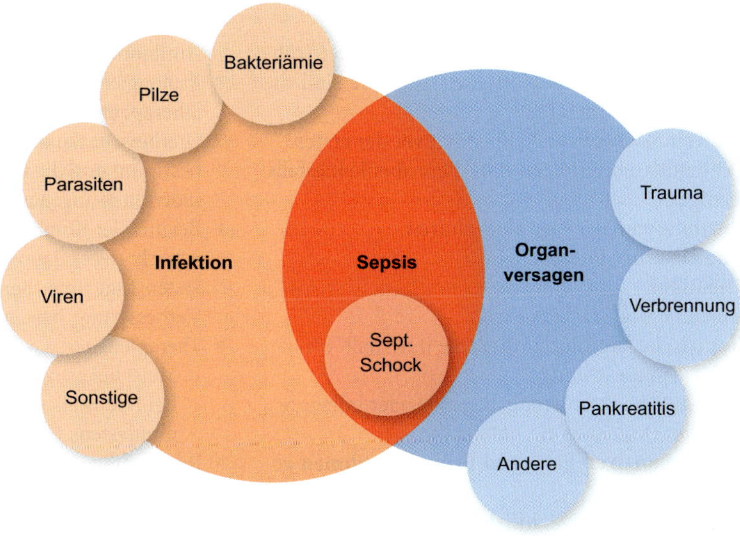

Abb. 11.2 Sepsis-3-Definition und Ursachen der Sepsis [O646/L231/F201–013]

Tab. 11.2 Sequential [Sepsis related] Organ Failure Assessment Score (SOFA) [H017-001]

System	Score				
	0	1	2	3	4
Atmung					
paO_2/FiO_2 [mmHg]	≥ 400	< 400	< 300	< 200	< 100
Kreislauf					
MAP [mmHg]	> 70	< 70	Katecholamine Niedrige Dosis[1]	Katecholamine Mittlere Dosis[1]	Katecholamine Hohe Dosis[1]
Gerinnung					
Thrombozytenzahl [$10^3/\mu l$]	> 150	< 150	< 100	< 50	< 20
Leber					
Bilirubin [mg/dl]	< 1,2	1,2–1,9	2,0–5,9	6,9–11,9	> 12,0
Niere					
Kreatinin [mg/dl]	< 1,2	1,2–1,9	2,0–3,4	3,5–4,9	> 5,0
Diurese [ml/d]				< 500	< 200
ZNS					
GCS	15	13–14	10–12	6–9	< 6

1 Katecholamintherapie für mindestens 1 Stunde
Adaptiert nach: Singer M et al. JAMA. 2016;315(8):801–810 und Vincent JL et al. Intensive Care Med. 1996;22(7):707–710

4. Fokussanierung und Erstmaßnahmen

Die rasche **Sanierung des Sepsisherds** und der frühzeitige Beginn einer antibiotischen Therapie sind die ersten Säulen der Therapie:

- Der **Keimnachweis** soll unbedingt vor der ersten Antibiotikagabe erfolgen, darf diese aber keinesfalls verzögern.
- Abnahme von 2–3 Paar Blutkulturen.
- Wundabstrich, Punktat.
- Urinkultur.
- Abnahme von Trachealsekret.
- **Empirische Antibiotikatherapie** innerhalb 1 h nach Diagnosestellung.
- Operative Infektsanierung, liegende oder infizierte Katheter, Drainagen etc. entfernen.

Zu den **supportiven Erst- und Frühmaßnahmen** gehören:

- **Hämodynamische Stabilisierung:**
  - **Gabe von 30 ml/kg KG kristalloide Infusionen in den ersten 3 h.**
  - Katecholamintherapie, wenn die Volumengabe allein nicht zur Kreislaufstabilisierung führt.
  - Norepinephrin als Vasopressor der ersten Wahl, zusätzlich ggf. weitere Vasopressoren (Vasopressin, Argipressin), wenn Ziel-MAP nicht erreicht.
- **Erweitertes hämodynamisches Monitoring** zur Therapiesteuerung.
- **Beatmung:** großzügige Indikation zur Intubation und Beatmung. „Lungenprotektive Beatmung" (Tidalvolumen max. 6 ml/kg KG, adäquater PEEP), Ziel: pulsoxymetrische O_2-Sättigung > 90 %.

Grundregeln der Antibiotikatherapie bei Sepsis

- Kalkulierte initiale antiinfektive Therapie: ein/mehrere Präparate mit Wirksamkeit gegen das erwartete Erregerspektrum bei identifiziertem Fokus.
- Anpassung der Therapie nach Erregeridentifikation/Antibiogramm und klinischer Verbesserung. Beachte:
  - Anatomischer Ort, typische Erreger, Gewebegängigkeit der Antibiotika.
  - Lokale Erregerprävalenz (Land, Krankenhaus, Krankenstation etc.) und lokale Resistenzen.
- Keine antimikrobielle Prophylaxe bei nichtinfektiösen Patienten.
- Dosierungsstrategien auf der Basis von Pharmakokinetik und -dynamik und von spezifischen Antibiotikaeigenschaften.
- Prolongierte Infusion bzw. Dauerinfusion unter „therapeutischem Drug-Monitoring" (TDM). Hierbei werden die tatsächlichen Plasmaspiegel bestimmt und die Dosis des Antibiotikums wird individuell angepasst.
- Bei initialer Kombinationstherapie im septischen Schock: Deeskalation/Unterbrechung innerhalb der ersten Tage unter Berücksichtigung der klinischen Verbesserung, bzw. nach Erhalt des Antibiogramms.
- Therapiedauer:
  - Meist bei schweren Infektionen 7–10 d.
  - Bei Nachweis von *Staphylococcus aureus* mindestens 14 Tage.
- Regelmäßige Reevaluation, Hinzuziehen eines „antibiotic steward".
- Messung des Procalcitoninspiegels zur Verkürzung der Antibiotikatherapie (Beendigung der Antiinfektiva bei Pct-Abfall um mehr als 80 %).

5. Weitere Therapie

- **Kortikoidsubstitution:** nur bei einem flüssigkeits- und therapierefraktärem Schock Einsatz von i. v. Hydrokortison (200 mg/d).
- **Enterale Ernährung:** so früh wie möglich.
- **Insulintherapie nach Protokoll:** Zielwerte für die Blutglukose 110–180 mg/dl, eine iatrogene Hypoglykämie ist prognostisch ungünstig und soll auf jeden Fall vermieden werden.
- **Thromboseprophylaxe** mit UFH oder NMH, wenn hierfür keine Kontraindikationen vorliegen.
- **Erythrozytenkonzentrate** sollten bei einem Hämoglobin < 7 mg/dl gegeben werden.

ZUSAMMENFASSUNG

Die **Sepsis** ist ein zunehmend auftretendes Krankheitsbild mit hoher Sterblichkeit. Wichtig sind die frühzeitige Diagnostik und die unverzüglich eingeleitete Therapie mit Antibiotika. Neben der **Herdsanierung** ist die **aggressive hämodynamische Stabilisierung** von größter Wichtigkeit. Die Indikation zur **Intubation und Beatmung** kann großzügig gestellt werden.

12

Krampfanfall bei Anfallsleiden

Ulrike Kaiser, Jens Vater

Anamnese

Sie werden als Notarzt in eine Betreuungseinrichtung für Menschen mit Behinderungen gerufen. Das Meldebild lautet: Krampfanfall seit mehreren Minuten. Beim Eintreffen finden Sie einen Mann vor, etwa Mitte 20, der generalisiert krampfend auf dem Boden liegt. Eine Betreuerin teilt Ihnen mit, dass bei diesem Patienten ein Krampfleiden bekannt sei. Er würde regelmäßig unter Aufsicht seine Medikamente einnehmen. Seit 3 Tagen habe er allerdings, wie einige andere Mitglieder der Betreuungsgruppe, einen Magen-Darm-Infekt.

Untersuchungsbefund

26-jähriger Patient mit dem Habitus eines Trisomie-21-Syndroms. Die Hautfarbe ist rosig. Er hat eingenässt. Eine genaue körperliche Untersuchung, insbesondere der Pupillen und auf Zungenbiss, ist aktuell nicht möglich. In der Pflegeakte finden sich keine Hinweise auf internistische Vorerkrankungen oder Allergien. Keine Voroperationen.

1. **Was sind Ihre ersten Maßnahmen?**
2. **Welche weiteren Informationen möchten Sie noch einholen? Welche Diagnose stellen Sie?**
3. **Worauf achten Sie bei der klinischen Untersuchung?**
4. **Welcher Wirkmechanismus liegt den gebräuchlichen Antiepileptika zugrunde?**
5. **Welche therapeutischen Möglichkeiten haben Sie in der Akutsituation?**
6. **Muss der Patient zur stationären Abklärung in eine Klinik eingewiesen werden?**

1. Erstmaßnahmen

Sollte es nicht schon geschehen sein, muss der Patient **vor Sekundärverletzungen geschützt** werden, z. B. durch Entfernen von umherliegenden, -stehenden Gegenständen. Das Einlegen eines Beißkeils oder Guedel-Tubus wäre zwar häufig sinnvoll, lässt sich aber bei einem generalisiert Krampfenden kaum bewerkstelligen und führt nur zu unnötiger Gefährdung von Patient und Helfer.

Wichtig ist eine ausreichende **Sauerstoffversorgung.** Das Einlegen eines Wendl-Tubus gestaltet sich beim Krampfenden unter Umständen leichter und ist atraumatischer. Sauerstoff kann über eine Maske (idealerweise mit Reservoirbeutel) zugeführt werden.

Länger andauernde Krämpfe **(Status epilepticus)** müssen **möglichst rasch unterbrochen** werden. Entweder durch intravenöse, rektale (v. a. bei Kleinkindern mit Fieberkrampf) oder auch orale/nasale (die Injektionslösungen werden gut von der Schleimhaut aufgenommen) Verabreichung eines Antiepileptikums (s. u.).

MERKE

Meistens ist der Krampfanfall beim Eintreffen des Notarztes abgeklungen und der Patient befindet sich im postiktalen Nachschlaf. Zur Prophylaxe eines neuen Krampfanfalls sollten ggf. trotzdem Antiepileptika verabreicht und ein i. v. Zugang gesichert werden.

2. Erweitere Anamnese

Zur Einschätzung der Gesamtsituation sollten nach Möglichkeit einige Fragen geklärt werden:

- Welche Medikamente nimmt der Patient in welcher Dosis und wann?
- Wie lange hat der Anfall gedauert?
- Gab es Anfallspausen und ist der Patient wach geworden (Anfallsserie oder Status?)
- Ist das Krampfereignis anders abgelaufen als sonst?
- Wie häufig sind die Anfälle insgesamt? Bei Einzelanfällen wird die Bedrohlichkeit meist überschätzt. Hier stehen die Begleittraumata im Vordergrund.
- Wie lange ist der letzte Anfall her?

MERKE

- **Anfallserie:** rasch hintereinander auftretende Anfälle, dazwischen sind die Patienten bei Bewusstsein; Übergang in Status epilepticus möglich (bedrohlich)
- **Status epilepticus:** Anfallsdauer > 5 min oder kein Wiedererlangen des Bewusstseins zwischen den einzelnen Anfällen; lebensbedrohlich (Letalität 10 % je nach Grunderkrankung)

3. Klinische Untersuchung

Nach dem üblichen **Basischeck** (Abklärung vitale Bedrohung, Schock, Trauma mit massiver Blutung) wird neben der apparativen Diagnostik (SpO_2, EKG wegen möglicher Herzrhythmusstörungen während des Krampfs, Blutzuckertestung) auch eine orientierende klinische Untersuchung durchgeführt:

- Pupillenfunktion
- Zungenbiss
- Einblutungen in die Skleren
- Atemluft: Alkohol, Aceton, Urämie
- Einnässen oder Einkoten
- Sekundärverletzungen: Prellungen, offene Wunden, Bewegungseinschränkung an Extremitäten, Schädel, Wirbelsäule (Meningismus)

4. Wirkmechanismus von Antiepileptika

Antiepileptika wirken hemmend auf die Erregungsfähigkeit von Nervenzellen sowie auf die Erregungsausbreitung über Nervenzellen. Es ist nicht möglich zu unterscheiden, ob sich diese hemmenden Einflüsse nur auf den Epilepsieherd beschränken oder auch die Ausbreitung eindämmen. Antiepileptika wirken entweder direkt auf Ionenkanäle oder auf mit diesen gekoppelte Neurotransmitterrezeptoren (➤ Abb. 12.1). $GABA_A$-Rezeptoren verfügen über eine spezielle Bindungsstelle für **Benzodiazepine.** Agonisten an diesem Teil des Rezeptors erhöhen die Öffnungsfrequenz des Chloridionenkanals, führen zu einer Hyperpolarisation und hemmen dadurch die Erregbarkeit der Membran. **Barbiturate** benutzen eine andere Bindungsstelle am $GABA_A$-Rezeptor und verlängern die Öffnungszeit des Ionenkanals.

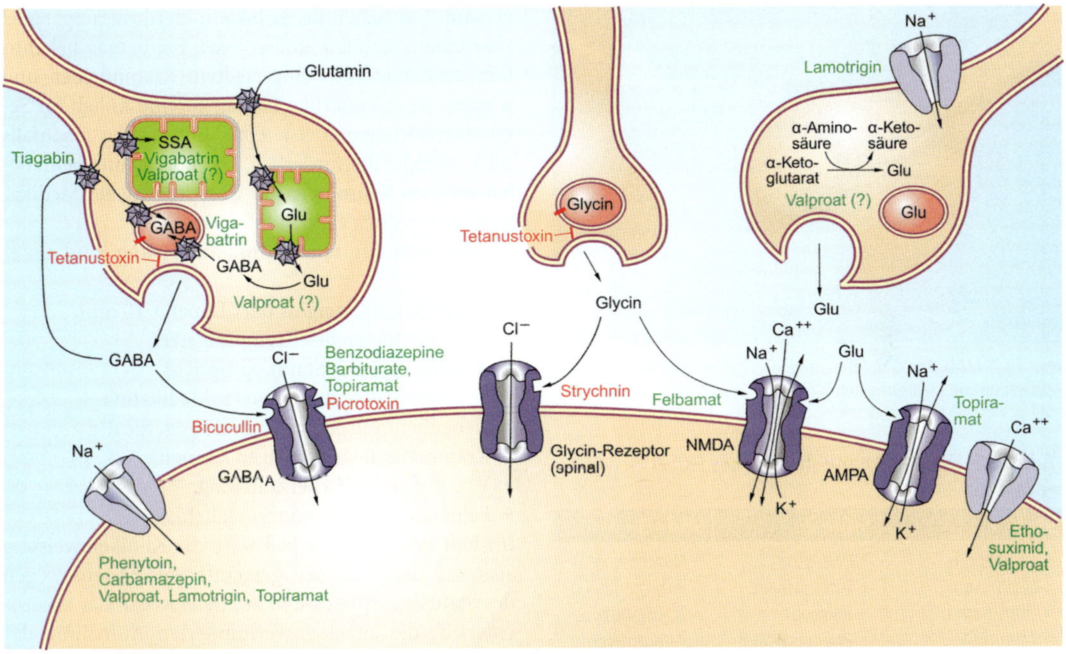

Abb. 12.1 Wirkmechanismen der verschiedenen Antiepileptika. **Wirkung von Antikonvulsiva (grün) und Konvulsiva (rot). Pfeile** bedeuten Stoffbewegungen oder Stoffumwandlungen. **Links eine GABA-erge Axonendigung,** in der aus Glutamat (Glu) unter Katalyse der Glutamat-Decarboxylase GABA entsteht und zugleich GABA unter Katalyse der $GABA_A$-Transaminase zu Succinatsemialdehyd (SSA) abgebaut wird. GABA wirkt postsynaptisch auf einen $GABA_A$-Rezeptor. **In der Mitte eine glycinerge Axonendigung.** Glycin wirkt postsynaptisch einerseits auf den strychninempfindlichen Glycin-Rezeptor, der vor allem im Rückenmark vorkommt; dadurch wird die postsynaptische Zelle gehemmt. Andererseits wirkt es im Rückenmark wie im Gehirn auf eine Bindungsstelle am NMDA-Rezeptor und fördert dessen Kanalöffnung; dadurch wird die postsynaptische Zelle erregt; die Glycin-Bindungsstelle am NMDA-Rezeptor wird durch Strychnin nicht blockiert. **Rechts eine glutamaterge Axonendigung.** Glutamat wirkt postsynaptisch auf einen NMDA- und einen AMPA-Rezeptor. [L253]

MERKE

- Benzodiazepine sind wegen einer ausgeprägten Toleranzentwicklung nicht zur Dauertherapie geeignet.
- Bei Barbituraten ist eine Toleranzentwicklung nur im Zusammenhang mit den schlafinduzierenden und euphorisierenden Effekten bekannt und gilt nicht für die antikonvulsive Komponente.

5. Akuttherapie

Im Notarztwagen stehen häufig keine klassischen Antiepileptika zur Verfügung. Daher macht man sich für die **akute Durchbrechung** eines Krampfanfalls die antikonvulsive Wirkung von Benzodiazepinen (z. B. Midazolam und Diazepam) und Barbituraten (z. B. Thiopental, Phenobarbital) zunutze. Die Verabreichung kann i. v., i. m. nasal über ein MAD (Mucosal Atomization Device) oder auch bukkal erfolgen (➤ Abb. 12.2).

Gemäß den aktuellen Empfehlungen der neurologischen Fachgesellschaft erfolgt die medikamentöse Therapie nach einem dreistufigen Eskalationsschema (➤ Tab. 12.1).

- **Basismaßnahmen** dürfen nicht vernachlässigt werden: Kreislaufüberwachung, ggf. Sauerstoffgabe und Wärmeerhalt sind auch in diesem Fall durchzuführen.

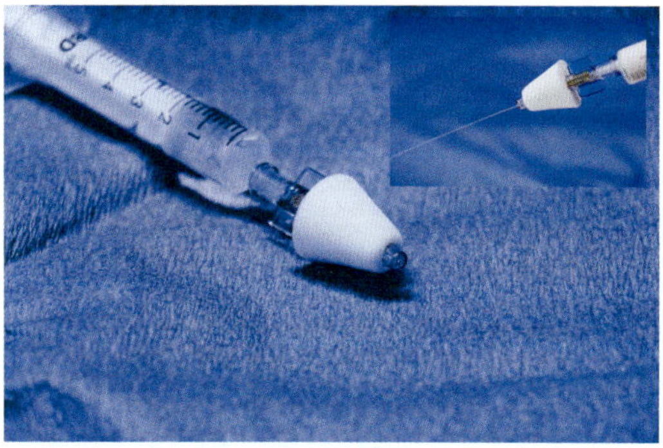

Abb. 12.2 MAD (Mucosal Atomization Device) zur nasalen Applikation von Medikamenten [O646]

Tab. 12.1 Medikamentöse Therapie des Status epilepticus

Stufe 1	Stufe 2	Stufe 3
▪ Lorazepam, Midazolam, Diazepam i. v. ▪ Alternativ: Diazepam rektal; Midazolam nasal/bukkal[1]	▪ Phenytoin i. v. ▪ Alternativen: Valproat, Phenobarbital, Levetirazetam	▪ Narkoseeinleitung mit Thiopental[2] ▪ Alternativen: Midazolam oder Propofol

1 Midazolam (Buccolam®) zur bukkalen Anwendung nur bis zum 18. LJ zugelassen
2 Seit August 2018 besteht aufgrund von Verstößen gegen die GMP beim Wirkstoffhersteller eine Vertriebsbeschränkung in Europa.

- **Messung des Blutzuckerspiegels** gilt als obligat. Auch eine Hypoglykämie kann Ursache des Krampfanfalls sein und adäquat mit Glukoselösung therapiert werden.

6. Klinikeinweisung

Nicht jeder Patient muss nach gesicherter Diagnose in die Klinik. Bestes Beispiel ist der Diabetiker mit Hypoglykämie, versehentlicher Insulinüberdosierung, sonst aber einem stabilen Stoffwechsel. Bei bereits bekanntem, medikamentös eingestelltem Krampfleiden und wieder voll orientiertem Patienten ohne Anhalt für Sekundärverletzungen ist eine Einweisung ebenfalls nicht zwingend erforderlich. Die Vorstellung beim behandelnden Neurologen zur Überprüfung der Medikation sollte jedoch zeitnah erfolgen.

Indikatoren für eine Klinikeinweisung sind unter anderem:

- Neues Krampfereignis oder Dauer > 10 min.
- Veränderungen des Krampfmusters.
- Anfallsserie oder Status epilepticus.
- Krampfanfall trotz adäquater Medikation.
- Nebenbefunde oder Erkrankungen, die die Krampfanfälle begünstigen können.
- V. a. auf akute Hirnerkrankung.
- Fehlende Überwachungsmöglichkeit.

Im hier geschilderten Fall wäre die Klinikeinweisung also aus zwei Gründen gerechtfertigt: Erstens wegen des Status epilepticus und zweitens wegen der Gastroenteritis, die zu einer verminderten Aufnahme der Antiepileptika geführt hat.

ZUSAMMENFASSUNG

Neben Epilepsien können auch andere **Ursachen** für Krampfanfälle verantwortlich sein (z. B. Hypoglykämie, Alkohol). Eine gute **Fremdanamnese** ist für die Diagnosestellung und für Therapieentscheidungen wichtig. **Anfallsserien** können in einen **Status epilepticus** übergehen, der eine vitale Bedrohung darstellt. Da im Notarztdienst meist keine speziellen i. v. Antiepileptika wie Carbamazepin oder Phenytoin zur Verfügung stehen, werden zur **Anfallsdurchbrechung** andere Antikonvulsiva wie Benzodiazepine oder Barbiturate eingesetzt. Lässt sich ein Status oder eine Serie nicht durchbrechen, kann die **Einleitung einer Narkose** mit dem Barbiturat Thiopental oder auch mit Propofol notwendig werden. Eine **Klinikeinweisung** ist nicht in jedem Fall erforderlich.

13

Neugeborenen-Erstversorgung

Philipp von Freyberg

Anamnese

Sie arbeiten als Anästhesist in einem Haus der Grund- und Regelversorgung mit Geburtshilfe. Ihr anästhesiologischer Kollege ruft Sie aus dem Kreißsaal an und teilt Ihnen mit, dass die Geburtshelfer bei einer Patientin einen dringlichen Kaiserschnitt indiziert haben und Sie, wie in diesem Krankenhaus üblich, die Neugeborenen-Erstversorgung durchführen sollen. Es handelt sich um das 4. Kind einer 35-jährigen Patientin, die bereits zwei Kaiserschnittgeburten hatte. Für nächste Woche war eine primäre Sectio geplant, jetzt kam die Patientin allerdings mit vorzeitigen Wehen, sodass der Kaiserschnitt bereits heute durchgeführt werden soll. Die Patientin ist gesund und die Schwangerschaft verlief bisher problemlos.

1. **Welche vorbereitenden Maßnahmen sind noch vor der Entbindung durchzuführen?**
2. **Anhand welcher Parameter erfolgt die initiale Beurteilung des Neugeborenen? Erläutern Sie den APGAR-Score!**
3. **Welche unterstützenden Maßnahmen sollten initial bei einem beeinträchtigten Neugeborenen durchgeführt werden?**
4. **Beschreiben Sie das Vorgehen bei einer Neugeborenen-Reanimation!**
5. **Welche Zugangsmöglichkeiten zur Medikamentenapplikation beim Neugeborenen gibt es?**

1. Vorbereitungsmaßnahmen

Eine gute **Kommunikation** im geburtshilflichen Team ist essenziell für die Versorgung von Mutter und Kind, insbesondere beim Auftreten von Komplikationen. So kann die Reanimationspflichtigkeit eines Neugeborenen häufig bereits pränatal vorhergesehen werden. Durch Rücksprache mit dem Geburtshelfer und der Hebamme kann sich das Team der Neugeborenen-Erstversorgung bereits auf die entsprechende Situation einstellen und ggf. entsprechendes Material und weiteres Personal vorbereiten.

Die Neugeborenen-Erstversorgungseinheit sollte im Vorfeld aufgeheizt werden, um ein Auskühlen zu verhindern. Des Weiteren sollten auf der Versorgungsfläche warme und trockene Tücher und Laken bereitliegen. Das erforderliche Equipment, insbesondere die Hilfsmittel zur Beatmung, sollten auf Vollständigkeit und Funktionsfähigkeit überprüft werden. Für die Vorbereitungsmaßnahmen haben sich entsprechende Checklisten bewährt.

2. Beurteilung des Neugeborenen

Zu Beginn der Neugeborenen-Erstversorgung wird grundsätzlich eine Stoppuhr zur Objektivierung der verstrichenen Versorgungszeit gestartet. Innerhalb der ersten Lebensminuten sind die Beurteilung von **Atmung, Herzfrequenz und Muskeltonus** essenziell, da sie über die Einleitung von Unterstützungs- und Reanimationsmaßnahmen entscheiden. Das Fehlen einer suffizienten regelmäßigen Spontanatmung bzw. eine Herzfrequenz < 100 Schläge/min indizieren weitere Maßnahmen. Allgemein gilt die Herzfrequenz als bester klinischer Parameter für die Zustandsbeurteilung eines Neugeborenen und spiegelt auch am besten den Erfolg eingeleiteter Maßnahmen wider. Sie kann durch Auskultation, Palpation an der Nabelschnurbasis, EKG oder Pulsoxymeter (präduktal, also an der rechten Hand zu messen; initial ist eine Sättigung von 60 % normal, die erst innerhalb von 10 min auf > 90 % ansteigt) bestimmt werden.

Der APGAR-Score zur Beurteilung des Neonaten wird in Fall 79 näher erläutert.

MERKE

Der wichtigste Parameter zur Beurteilung des Zustands eines Neugeborenen und des Erfolgs der eingeleiteten Maßnahmen ist die **Herzfrequenz.**

3. Initiale unterstützende Maßnahmen

Die beiden wichtigsten initialen Maßnahmen sind **Abtrocknen mit Wärmeerhalt** und die **taktile Stimulation.** Das Neugeborene wird abgetrocknet und in warme trockene Tücher eingewickelt. Ein unauffälliges Neugeborenes kann auch direkt auf der Brust der Mutter weiter beobachtet werden. Sind weitere unterstützende Maßnahmen erforderlich, wird das Neugeborene unter einen vorgewärmten Heizstrahler gelegt. Das Abtrocknen stellt bereits die Erstmaßnahme im Rahmen der taktilen Stimulation dar. Ist dies nicht ausreichend, kann zusätzlich am Rücken und an den Füßen stimuliert werden. Durch die taktile Stimulation können 66 % der primär nicht atmenden reifen Neugeborenen zu einer Spontanatmung angeregt werden.

4. Neugeborenen-Reanimation

Die Neugeborenen-Reanimation ist erforderlich, falls trotz taktiler Stimulation nach 30 s keine normale Atmung oder eine Herzfrequenz < 100 Schläge/min vorliegt. In diesen Fällen wird das Neugeborene auf dem Rücken gelagert und die Atemwege durch Positionierung des Kopfes in Neutralposition geöffnet. Dies kann durch das Unterlegen der Schultern mit einer ca. 2 cm dicken Einlage erleichtert werden, ggf. ist auch ein Esmarch-Handgriff oder ein oropharyngealer Tubus erforderlich. Anschließend werden **5 Initialbeatmungen** mit einer Inspirationszeit von jeweils 2–3 s durchgeführt, um die Lungenentfaltung zu unterstützen. Die Beatmung erfolgt primär mit Raumluft (FiO_2 21 %) und mit einem Inspirationsdruck von 30 cmH_2O, z. B. mittels Beatmungssystem mit T-Stück und Druckbegrenzung. Bei den allermeisten Neugeborenen führt dies innerhalb von 30 s zu einem Anstieg der Herzfrequenz. Bleibt die Spontanatmung dennoch eingeschränkt, wird mit einer Beatmungsfrequenz von 30/min und einer Inspirationszeit von weniger als 1 s weiter unterstützt. Kommt es

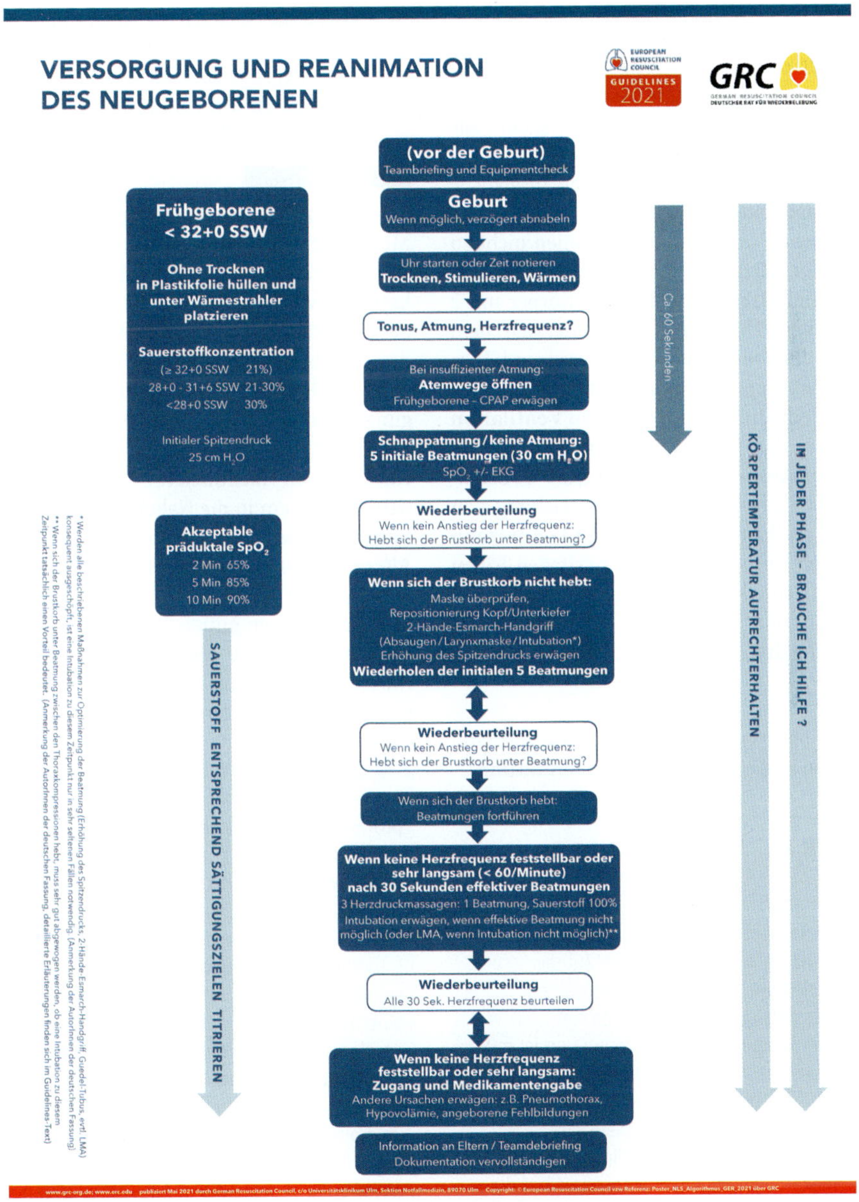

Abb. 13.1 Algorithmus der Neugeborenenreanimation, modifiziert nach Madar, J.; Roehr, C. C.; Ainsworth S. et al. Versorgung und Reanimation des Neugeborenen nach der Geburt. Leitlinien des European Resuscitation Council 2021 Notfall Rettungsmed (2021) www.springermedizin.de/link/10.1007/s10049-021-00894-w. [F781–040]

nicht zu einem adäquaten Anstieg der Herzfrequenz (> 100 Schläge/min), müssen die Effektivität der Beatmung hinterfragt, die inspiratorische Sauerstoffkonzentration gesteigert und ggf. weitere Maßnahmen bis hin zur endotrachealen Intubation (nur in 0,4–2 % der Fälle erforderlich) ergriffen werden, denn ohne effektive Ventilation bzw. Oxygenierung wird auch eine zusätzliche Herzdruckmassage keinen Erfolg bringen.
Falls 30 s suffiziente Ventilationsmaßnahmen nicht zu einem Anstieg der Herzfrequenz > 60 Schläge/min führen, muss mit einer Herzdruckmassage (Körper mit 2 Händen umgreifen, Daumen übereinander auf dem unteren Drittel des Brustbeins positionieren und Thorax um ⅓ des anterioposterioren Durchmessers komprimieren) im Verhältnis **Kompression zu Ventilation 3 : 1** begonnen werden. Führt auch dies nicht innerhalb von 30 s zu einem Anstieg der Herzfrequenz > 60 Schläge/min, muss ein Zugang für die Verabreichung von Medikamenten geschaffen und 10 µg/kg KG Adrenalin alle 4 min verabreicht werden. In sehr seltenen Fällen ist die Gabe von kristalloiden Lösungen, Blut oder Natriumbikarbonat erforderlich. Alle 30 s sollte eine Reevaluation der Herzfrequenz erfolgen (➤ Abb. 13.1).

MERKE

Wichtigste und effektivste Maßnahme der Neugeborenen-Reanimation ist die effektive **Lungenventilation.**

WAS WÄRE, WENN ...

- ... es sich bei der Geburt um mekoniumhaltiges Fruchtwasser gehandelt hätte?
  – Leicht grünes Fruchtwasser ist häufig, hat aber i. d. R. keine negativen Auswirkungen auf die Anpassung des Neugeborenen. Zähes grünes Fruchtwasser dagegen gilt als Zeichen für intrauterinen Stress des Neugeborenen und ist mit einem Mekoniumaspirationssyndrom und einer höheren Rate an Unterstützungs- und Reanimationsmaßnahmen assoziiert. Den Ablauf der Maßnahmen beeinflusst dies allerdings kaum. Denn auch bei mekoniumhaltigem Fruchtwasser hat die Sicherstellung der Ventilation Vorrang und ein **generelles Absaugen der Atemwege** wird **nicht empfohlen.** Nur bei V. a. auf Obstruktion der Atemwege durch das häufig sehr zähe Mekonium wird das Absaugen mittels Absaugkatheter (12–14 Charrière, Sog max. –150 mmHg) unter direkter (laryngoskopischer) Sicht bzw. bei trachealer Obstruktion mittels Endotrachealtubus empfohlen.

5. Gefäßzugänge beim Neugeborenen

Medikamente im Rahmen der Neugeborenen-Erstversorgung werden idealerweise über einen **Nabelvenenkatheter** verabreicht. Hierfür wird die Nabelschnur desinfiziert und ein Nabelbändchen direkt oberhalb des Nabels herumgebunden, um Blutungen zu vermeiden. Die Nabelschnur wird unter sterilen Bedingungen auf eine Länge von ca. 1 cm gekürzt und die Nabelvene (dünne Wand, weites Lumen) und die zwei Nabelarterien identifiziert. Der Nabelvenenkatheter wird ca. 2–4 cm in die Nabelvene eingeführt bis leicht Blut zu aspirieren ist und anschließend fixiert.
Alternative ist eine **intraossäre Punktion** an der proximalen oder distalen medialen Tibia. Die Punktion peripherer Venen mittels Venenverweilkanüle ist häufig schwierig und zeitintensiv. Eine endotracheale Adrenalinapplikation wird nur in absoluten Ausnahmefällen bei fehlenden Alternativen empfohlen.

ZUSAMMENFASSUNG

Bei der Neugeborenen-Erstversorgung spielen die interprofessionelle Kommunikation und die frühzeitige Antizipation möglicher Komplikationen eine entscheidende Rolle. **Wärmeerhalt** und **taktile Stimulation** reichen den meisten Neugeborenen als Unterstützungsmaßnahmen in ihrer Anpassungsphase aus. Nur selten ist es erforderlich, Reanimationsmaßnahmen einzuleiten. Erkennbar ist dies an einer nicht normalen Atmung oder einer Herzfrequenz < 100 Schläge/min. Die entscheidende Maßnahme ist hierbei eine **suffiziente Ventilation und Oxygenierung.** Nur sehr selten sind Herzdruckmassagen oder die Applikation von Medikamenten, v. a. über einen **Nabelvenenkatheter,** erforderlich.
Die Empfehlungen zur Neugeborenen-Erstversorgung unterliegen regelmäßigen Überarbeitungen. Diese können frei verfügbar auf der Homepage des Deutschen Rats für Wiederbelebung (German Resuscitation Council) eingesehen werden: www.grc-org.de.

14

Kind mit Atemnot und Stridor

Lars Töpfer, Jens Vater

Anamnese

Sie werden am Abend eines kühlen Novembertages zu einer jungen Familie gerufen, weil ein 2½ Jahre altes Mädchen innerhalb weniger Stunden und aus dem völligen Wohlbefinden heraus einen bellenden Husten und etwas erhöhte Temperatur bekommen habe, nun zusätzlich schwer atme und dabei merkwürdig giemende oder pfeifende Geräusche von sich gebe. Die Tochter hätte zwar in den letzten Tagen bereits einen leichten Atemwegsinfekt gehabt, aber so etwas sei bisher noch nie aufgetreten und den Kinderarzt hätten die aufgeregten Eltern nicht erreichen können. Deshalb hätten sie den Notarzt gerufen, was ihnen jetzt sehr unangenehm sei, da es dem Kind nicht „so wahnsinnig schlecht" gehe.

Untersuchungsbefund

Aufgewecktes Kind in altersentsprechendem Entwicklungszustand. Haut rosig, kein Hinweis auf Fieber oder Atemnotzeichen wie Einziehungen, primär keine Atemnebengeräusche, intermittierender Husten von bellendem Charakter, kein vermehrter Speichelfluss, auskultatorisch über der Lunge diskreter inspiratorischer Stridor, sonst vesikuläres Atemgeräusch.

1. **Welche Diagnose stellen Sie?**

2. **Welche Differenzialdiagnosen kommen in Betracht?**

3. **Welche Untersuchungen können Sie vor Ort durchführen, um Ihre Diagnose zu erhärten?**

4. **Welche therapeutischen Maßnahmen ergreifen Sie?**

5. **Ist die Einweisung in eine Kinderklinik notwendig?**

6. **Eine Epiglottitis ist heute glücklicherweise eine seltene Erkrankung. Womit hängt dies zusammen?**

1. Diagnose

Die **Umgebungsbedingungen** (Herbst, später Abend), das Alter des Kindes, und die **Symptomatik** (Leitsymptom: bellender Husten mit Atemnot und Stridor) weisen auf ein Krupp-Syndrom (➤ Tab. 14.1) hin.
Beim **Krupp-Syndrom** handelt es sich um eine **subglottische Entzündung** der Atemwege **(Laryngotracheitis)** mit einer **Einengung der Luftwege (➤ Abb. 14.1)**, die durch eine Schleimhautschwellung bedingt ist. Der Infekt ist meist viral (Parainfluenza-, RSV, Influenza-, Rhino-, evtl. auch Masernvirus) bedingt. Es gibt eine jahreszeitliche Häufung zwischen **September und März.** Die Anfälle treten meist nachts und häufig in der Folge eines bereits durchgemachten Infekts auf. Die Symptomatik kann wechselnd auch über mehrere Tage bestehen.

2. Differenzialdiagnosen

Das **pfeifende Atemgeräusch** wird bei Kindern häufig durch eine Einengung der oberen Luftwege ausgelöst und tritt **inspiratorisch** auf. Exspiratorische Atemnebengeräusche sind typisch für Erkrankungen der unteren Luftwege wie das Asthma bronchiale. Daher kommen als Differenzialdiagnosen letztendlich noch zwei weitere akute Probleme infrage, die mit Atemnot und Stridor einhergehen, die Epiglottitis und die Fremdkörperaspiration.

- Für eine **Epiglottitis** geht es dem Kind aus der Fallbeschreibung zu gut. Diese Kinder sind „todkrank" und sehen auch so aus. Durch das Anschwellen der Schleimhaut der Epiglottis kommt es neben Dyspnoe zu den typischen Leitsymptomen wie Schluckstörung mit Speichelfluss, einer raschen Verschlechterung und Fieber mit Temperaturen > 39–40 °C (➤ Tab. 14.1, ➤ Abb. 14.1).

Tab. 14.1 Gegenüberstellung Krupp-Syndrom und Epiglottitis

	Krupp-Syndrom	Epiglottitis
Symptom		
Fieber	Meist leicht	> 39–40 °C
Speichelfluss	Kaum	Stark
Schluckstörung	Keine	Meistens
Husten	Bellend	Selten (nicht bellend)
Sprache	Heiser	Kloßig, leise
Anamnese	Oft zuvor Infekt der oberen Luftwege, langsamer Beginn	Schneller Beginn innerhalb von Stunden
Risikofaktor		
Alter	6 Mon.–3 J.	Meist 1–7 J.
Tageszeit	Meist abends/nachts	Ganztags
Jahreszeit	Gehäuft im Herbst	Ganzjährig
Prognose	Sehr gut	Hohe Mortalität
Rezidive	Häufig	Selten

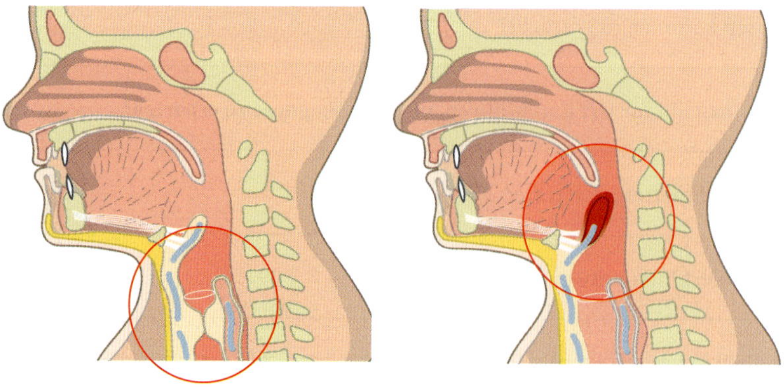

Abb. 14.1 Die Pathologie liegt bei einem Krupp-Syndrom (links) unterhalb der Stimmbänder (subglottisch), während bei der Epiglottitis (rechts) der Kehldeckel oberhalb der Stimmbandebene betroffen ist. [L138]

- Auch **Fremdkörperaspirationen** gehen mit Husten und Stridor einher, der in- und/oder exspiratorisch sein kann, je nach Lage des verschluckten Gegenstands. Die Anamnese ist hier ultrakurz. Aus dem absoluten Wohlbefinden heraus kommt es zu Hustenanfällen und Atemnot, ggf. auch Zyanose.

Zusätzlich sollte man auch an Erkrankungen wie eine Diphtherie („echter Krupp“, süßlicher Mundgeruch, schlechter Allgemeinzustand) oder retropharyngeale Abszesse (Angina-Anamnese, HNO-OP) denken und auf typischen Mundgeruch und geschwollene Halslymphknoten achten sowie nach Möglichkeit einen Blick in den Impfpass werfen und nach Fernreisen (Asien, ehemalige Sowjetrepubliken) fragen, wenn es der Zustand des Patienten zulässt.

3. Untersuchungen

Grundsätzlich und insbesondere, wenn es dem Kind schlecht geht, sollte auf lange Untersuchungsprozeduren verzichtet werden. Vor allem die Racheninspektion mit einem Spatel o. Ä. kann zu einer weiteren massiven Schwellung der Schleimhäute führen und die ohnehin schon beeinträchtigte Atmung unmöglich machen.

Eine vorsichtige Auskultation der Lunge auf dem Schoß der Eltern und Inspektion des Thorax nach Atemnotzeichen (sternale und kostale Einziehungen, Schaukelatmung, Nasenflügeln) sind in der Regel ausreichend. Ein sehr gutes Diagnostikum sind Schluckbeschwerden und der entsprechende Speichelfluss. Durch entsprechende Schmerzen und schwellungsbedingte Schluckprobleme lassen die Kinder den anfallenden Speichel vorzugsweise aus dem Mund herauslaufen.

MERKE

Maßnahmen und Untersuchung auf ein Minimum beschränken. Jede Form von Stress kann die Symptomatik verschlimmern!

4. Akuttherapie

Die Therapie des Krupp-Syndroms orientiert sich an der Schwere der Symptomatik. Leichte Formen klingen manchmal bereits durch **frische, kühle Luft** ab. Dazu kann versucht werden, das mit einer Jacke bekleidete Kind auf dem Schoß eines Elternteils an das geöffnete Fenster zu setzen. Überhaupt sollten Kind und Eltern bis auf wenige Ausnahmen nicht getrennt werden, da dies die Stressreaktion und damit die Symptomatik verstärkt.

Zur **Akuttherapie** werden Steroide rektal oder inhalativ eingesetzt. Bei Atemnot kann Sauerstoff zur Inhalation angeboten werden, wenn der Patient dies toleriert. Bei ausgeprägten Symptomen kann zusätzlich Adrenalin über einen Vernebler inhaliert werden (➤ Tab. 14.2). Das Anlegen eines i. v. Zugangs ist i. d. R. nicht notwendig und führt nur zu Stressreaktionen.

Bei unzureichender Atmung kann eine **Maskenbeatmung** notwendig werden (selten). Auf eine präklinische Intubation sollte wenn möglich verzichtet werden, da die Umgebungsbedingungen in der Klinik besser

Tab. 14.2 Schweregradabhängige Therapie des Krupp-Syndroms

Schweregrad/ Symptome	Therapie
Leicht: bellender Husten ohne Heiserkeit und Stridor in Ruhe, Stridor nur bei Anstrengung oder Aufregung, keine Dyspnoe	• Kalte, feuchte Luft • Rektales Kortikoid (Wirkeintritt nach ca. 30 min, Dosierung unabhängig vom Alter): – 100 mg Prednison, z. B. Rectodelt®, oder – 100 mg Prednisolon, z. B. Infectocortikrupp®
Mittelschwer: Ruhestridor und/oder Atemnot	• Wie oben, zusätzlich Adrenalin 0,5–2 mg (0,05 mg/kg KG) unverdünnt über Medikamentenvernebler mit trockenem Sauerstoff inhalieren • Sauerstoffinhalation, wenn dies vom Kind toleriert wird
Schwer: biphasischer Stridor (Stridor während In- und Exspiration), schwere Atemnot, Bewusstseinsstörung	• Wie oben, zusätzlich Behandlung auf (Kinder-) Intensivstation • Im Krankenhaus ggf. Intubation durch erfahrenes Personal

sind und ein deutlich höheres Maß an Sicherheit für den Patienten bedeuten. Bei eingeschränkter Nasenatmung durch Begleitrhinitis können, am besten durch die Eltern, **abschwellende Nasentropfen** appliziert werden.

5. Klinikeinweisung

Leichte Krupp-Episoden können ggf. auch zu Hause behandelt werden, wenn es die örtlichen und sozialen Gegebenheiten zulassen. In diesem Fall müssen die Eltern über mögliche Verläufe und weitere Maßnahmen informiert werden.

Bei **Erstereignissen** und mittelschwerer bis schwerer Symptomatik ist die Einweisung in eine Kinderklinik immer indiziert. Wenn zur Behandlung Adrenalin inhalativ verabreicht wurde, können Rebound-Effekte auftreten.

6. Inzidenz der Epiglottitis

Früher wurde die Mehrzahl der Epiglottitis-Fälle durch *Haemophilus influenzae* vom Typ B verursacht. Seit den 1990er Jahren ist die Impfung gegen dieses Bakterium (Hib-Impfung) Teil der Grundimmunisierung von Kindern, wodurch die Inzidenz sehr stark gesenkt werden konnte. Dennoch existiert das Krankheitsbild weiter, da auch andere Bakterien wie *Streptococcus haemolyticus, Streptococcus pneumoniae* oder *Staphylococcus aureus* eine Epiglottitis verursachen können. In der Notfallsituation sollte immer der Impfstatus erfragt bzw. anhand des Impfpasses überprüft werden.

ZUSAMMENFASSUNG

Die drei wichtigsten **Differenzialdiagnosen** für Husten, Stridor und Atemnot beim Kind sind Krupp-Syndrom, Epiglottitis und Fremdkörperaspiration. Zur **Akuttherapie** werden Steroide rektal oder inhalativ eingesetzt. Eine **Klinikeinweisung** ist bei einem Krupp-Syndrom nicht immer zwingend erforderlich, wenn die Symptome nur leicht ausgeprägt und die weitere Betreuung sichergestellt sind.

WAS WÄRE, WENN ...

- ... die Verdachtsdiagnose akute Epiglottitis lauten würde?
  - Dann sollte das Kind schnellstmöglich im Beisein der Eltern sitzend und unter O_2-Gabe in ein Krankenhaus mit pädiatrischer Fachabteilung transportiert werden. Weitere Untersuchungen oder sonstige Manipulationen sollten vermieden werden. Die Kinder werden im Krankenhaus videolaryngoskopisch oder videobronchoskopisch durch die erfahrenste Person intubiert und mit einem Antibiotikum behandelt.
- ... die Verdachtsdiagnose Fremdkörperaspiration lauten würde?
  - Dann erfolgt die Therapie abhängig vom Bewusstseinszustand, dem Grad der respiratorischen Einschränkung und der Effektivität des Hustenstoßes. Bei einem wachen Kind mit effektivem Hustenstoß wird das Kind zum weiteren Husten aufgefordert und im Beisein der Eltern in ein Krankenhaus (möglichst mit Pädiatrie) transportiert. Dort wird der Fremdkörper bronchoskopisch entfernt. Der Transport muss unbedingt ärztlich begleitet werden, da sich der Zustand des Kinds rasch verschlechtern kann, wenn der Fremdkörper seine Lage ändert. Bei Kindern, die zwar wach sind, aber einen eingeschränkten Hustenstoß haben oder sich zu erschöpfen drohen, wird versucht, das Abhusten des Fremdkörpers durch 5 Schläge mit der flachen Hand zwischen die Schulterblätter im Wechsel mit 5 Thoraxkompressionen (Alter < 1 Jahr) oder 5 abdominellen Kompressionen (Heimlich-Manöver, Alter > 1 Jahr) zu ermöglichen. Bei bewusstlosen Kindern wird eine Reanimation entsprechend den Leitlinien durchgeführt. Befindet sich der Fremdkörper oberhalb der Glottisebene, kann er häufig mit einer Magill-Zange geborgen werden.

15

Vigilanzstörung im Urologie-OP

Philipp von Freyberg

Anamnese

Sie arbeiten heute im urologischen Operationssaal. Die ersten beiden Operationen liefen problemlos. Jetzt kommt ein 74-jähriger Patient, bei dem eine transurethrale Resektion der Prostata (TURP) durchgeführt werden soll. Der Patient ist als ASA III klassifiziert worden. Als Vorerkrankungen bestehen eine 2-Gefäß-KHK mit Z. n. PTCA mit DES-Implantation vor 1½ Jahren, ein arterieller Hypertonus und eine Hyperlipoproteinämie. Die Dauermedikation besteht aus ASS 100 mg 1–0–0, Metoprolol 47,5 mg 1–0–1, Amlodipin 5 mg 1–0–1, Pravastatin 40 mg 0–0–1. Mit dem Patienten wurde eine Spinalanästhesie besprochen, die auch problemlos durchgeführt werden konnte. Nach ca. 30 min teilt Ihnen der Operateur mit, dass der Eingriff etwas länger dauern würde, da es sich um eine sehr große Prostata handelt. Der Patient gähnt und Sie sagen ihm, er kann ruhig die Augen etwas schließen. Nach weiteren 45 min wird der Patient unruhig, bewegt sich immer wieder und der Blutdruck steigt etwas an. Sie versuchen, den Patienten verbal zu beruhigen, aber trotz aller Bemühungen bekommen Sie keinen richtigen Zugang zu ihm. Der zu Beginn der Operation orientierte, freundlich zugewandte und sehr kooperative Patient ist nun plötzlich deutlich wesensverändert und motorisch unruhig, sodass sich der Operateur bei Ihnen beschwert, dass er unter diesen Bedingungen nicht operieren kann.

1. **Was ist die wahrscheinlichste Ursache für diese Veränderungen? Erläutern Sie die Pathophysiologie!**
2. **Warum hat der prämedizierende Anästhesist dem Patienten eine Spinalanästhesie empfohlen?**
3. **Wie therapieren Sie diese Erkrankung?**
4. **Welche prophylaktischen Maßnahmen können das Risiko für das Auftreten dieser Erkrankung reduzieren?**

1. Ursachen und Pathophysiologie

Am wahrscheinlichsten handelt es sich bei den beschriebenen Veränderungen um Symptome des sog. **TUR-Syndroms,** das mit einer Inzidenz von bis zu 1,4 % bei TURP auftritt.

Das Ziel einer transurethralen Resektion der Prostata (TURP) ist die Volumenreduktion der Prostata. Im ersten Schritt muss der Operateur eine Spülflüssigkeit einbringen, damit sich Harnröhre und Harnblase entfalten und er Sicht auf das zu resezierende Prostatagewebe erhält. Im zweiten Schritt wird das Prostatagewebe Stück für Stück mithilfe eines Resektoskops elektrisch abgetragen und die Resektionsspäne durch die Spülflüssigkeit herausgespült bzw. manuell abgesaugt. Damit der monopolare „schneidende" Strom aber nur direkt an der Schlinge des Resektoskops wirkt, muss eine **elektrolytfreie Spülflüssigkeit** eingesetzt werden. Bei der Resektion des Prostatagewebes kommt es allerdings auch unvermeidlich zur Eröffnung von Venen des Plexus prostaticus und damit zur **Einschwemmung** der elektrolytfreien Spülflüssigkeit in das Gefäßsystem des Patienten. Dies führt in Abhängigkeit von der Menge an aufgenommener Spülflüssigkeit zu einer **hypotonen Hyperhydratation** mit Überwässerung, Elektrolytstörungen (v. a. Verdünnungshyponatriämie) und Hypoosmolarität, deren Folgen dann als TUR-Syndrom bezeichnet werden.

Symptome des TUR-Syndroms können 15 min bis 24 h nach Resektionsbeginn auftreten:

- Übelkeit, Desorientiertheit, Unruhe, Halluzinationen, Bewusstseinsstörungen, Krampfanfälle
- Hypertonie, Hypotonie
- Herzrhythmusstörungen
- Dyspnoe, Hypoxämie, Zyanose und Angina pectoris bei Lungenödem
- Hyponatriämie (schweres TUR-Syndrom bei Na^+ < 120 mmol/l)
- Intravasale Hämolyse (bei Na^+ < 100 mmol/l)
- Verdünnungskoagulopathie

2. Anästhesieverfahren bei TURP

TURP-Patienten sollte bei fehlender Kontraindikation immer eine **Spinalanästhesie** empfohlen werden. Die Spinalanästhesie ermöglicht im Gegensatz zur Allgemeinanästhesie ein **neurologisches Monitoring** des Patienten auf Symptome eines TUR-Syndroms. Frühzeichen sind Übelkeit, Erbrechen, Unruhe und Verwirrtheit. Bei Vorliegen dieser Symptome sollte unmittelbar die Natriumkonzentration im Blut zur Diagnosesicherung bestimmt werden. Hierdurch kann das TUR-Syndrom in einem frühen Stadium erkannt und therapiert werden. Dies führt zu einer Verhinderung schwerer kardialer und neurologischer Symptome und einer Reduktion der Mortalität.

Daneben gibt es auch primär asymptomatische Verläufe eines TUR-Syndroms. Deshalb sollte im Aufwachraum nach TURP auch bei Patienten mit unauffälligem intraoperativem Verlauf eine laborchemische Kontrolle der Blutelektrolyte erfolgen.

3. Therapie

Die Therapie erfolgt in Abhängigkeit vom Ausprägungsgrad des TUR-Syndroms.

- **Kommunikation im Team:** Das akute Problem und die Verdachtsdiagnose werden interdisziplinär und interprofessionell mit dem OP-Team kommuniziert. Dabei wird gemeinsam das weitere Prozedere festgelegt, z. B. OP fortführen, OP möglichst zügig beenden, OP bis zur Kontrolle der Situation unterbrechen oder OP abbrechen. Bei Bedarf weiteres Personal zur Unterstützung anfordern.
- **Sicherung der Vitalfunktionen nach dem ABCDE-Schema:**
- **A:** ggf. endotracheale Intubation bei Verlust der Schutzreflexe.
- **B:** Sauerstoffapplikation bzw. Erhöhung der FiO_2 auf 100 %, ggf. NIV-Therapie oder kontrollierte Beatmung mit adäquatem PEEP, Schleifendiuretika bei Lungenödem.
- **C:** Parasympatholytika (Atropin) zur Therapie von Bradykardien, Katecholamine und Inotropika zur Therapie von Hypotension und Herzinsuffizienz, ggf. Vorlastreduktion mit Glyzeroltrinitrat (erwäge nur, falls RR_{sys} > 90 mmHg), ggf. erweitertes hämodynamisches Monitoring (z. B. IBP, TTE).
- **D:** Beendigung eines Krampfanfalls durch Antikonvulsiva (z. B. Midazolam).

- **E:** ggf. Faktorensubstitution bei Gerinnungsstörung.
- **Diagnosesicherung:** Abnahme Blutgasanalyse (Natrium, Kalium, Hämoglobin, Blutzucker) und Gerinnung.
- **Kausale Therapie:** Jede **akute** (innerhalb von max. 48 h aufgetretene) hypotone Hyponatriämie mit einem Natriumabfall > 10 mmol/l oder Symptomen erfordert eine unmittelbare Natriumsubstitution. Diese soll die Symptome lindern oder beseitigen bzw. das Auftreten von Symptomen verhindern. Primäres Ziel ist, eine Symptombesserung zu erreichen bzw. die Na^+-Konzentration um 4–6 mmol/l anzuheben. Hierfür erfolgt die Na^+-Substitution nach folgendem Bolusschema:
  - Natriumbolus: 2 ml NaCl 3 %/kg KG (max. 150 ml) über 10 min (bei Apnoe oder Krampfanfall ggf. auch schneller verabreichen).
  - Natriumkontrolle und klinische Reevaluation nach 10–20 min (Na^+-Spiegel ist zwar unmittelbar nach Ende des i. v. Bolus erhöht, der klinische Wirkeintritt mit Verbesserung der Symptomatik durch Abnahme des Hirnödems tritt aber erst verzögert ca. 10–20 min nach Bolusgabe ein).
  - Falls Na^+-Anstieg < 4–6 mmol/l oder keine Verbesserung der klinischen Symptomatik eintritt, werden der Natriumbolus und die Spiegelkontrolle (wieder verzögert nach 10–20 min) wiederholt. Insgesamt sollen max. 3 Boli verabreicht werden.
  - Kommt es trotz adäquatem Na^+-Anstieg von bis zu 6 mmol/l nicht zu einer Symptombesserung, sind alternative Differenzialdiagnosen zur Hyponatriämie zu erwägen. Bei der Natriumsubstitution soll eine Überkorrektur vermieden werden, da diese zu weiteren Komplikationen führen kann.
- **Postoperative Überwachung:** In Abhängigkeit von der Schwere der Hyponatriämie und den Symptomen sollte der Patient postoperativ auf einer Überwachungsstation bzw. Intensivstation weiterversorgt werden. Hier sind Na^+-Kontrollen mind. alle 6 h durchzuführen, bis ein normwertiger Natriumspiegel > 135 mmol/l erreicht wird.

MERKE

1 ml NaCl 3 %**/kg KG** i.v. hebt das Serumnatrium um **1 mmol/l** an!

WAS WÄRE, WENN ...

- ... der Patient eine chronische Hyponatriämie gehabt hätte?
  - Nur **symptomatische** chron. Hyponatriämien müssen umgehend behandelt werden. Dazu wird das gleiche Natriumbolusschema wie oben beschrieben angewendet. Allerdings darf bei chron. Hyponatriämien wegen der Gefahr einer osmotischen Demyelinisierung das Na^+ in den ersten 24 h um max. 8 mmol/l und in den ersten 48 h um max. 16 mmol/l angehoben werden.
  - Bei einem chronischen (langsamen) Abfall der Natriumkonzentration hat das Gehirn die Möglichkeit, Kompensationsmechanismen zu aktivieren. Durch Verschiebung osmotisch aktiver Substanzen aus dem Intrazellularraum heraus kann die extrazelluläre Hypoosmolalität trotz weiter bestehender Hyponatriämie ausgeglichen werden. Hierdurch kommt es nur zu einer geringen Flüssigkeitsverschiebung in die Hirnzellen und eine ausgedehnte Schwellung kann verhindert werden. Dies erklärt auch, warum Patienten mit chronischer Hyponatriämie häufig deutlich weniger Symptome haben als Patienten mit akuter Hyponatriämie. Substituiert man bei Patienten mit chron. Hyponatriämie aber akut viel Natrium, steigt die Osmolalität im Extrazellularraum so schnell an, dass die trägen Kompensationsmechanismen des Gehirns keine Zeit haben, ihre osmotisch aktiven Substanzen wieder in das Zellinnere zurück zu verschieben. Es resultiert durch Flüssigkeitsverschiebung eine akute Abnahme des Volumens der Gehirnzellen, wodurch es v. a. zu einer Schädigung von Oligodendrozyten kommt (osmotische Demyelinisierung, früher als zentrale pontine Myelinolyse bezeichnet). Mögliche Symptome sind Gedächtnis- und Konzentrationsstörungen, Delir, Bewegungs- und Vigilanzstörungen. Bisher ist nur eine supportive Therapie möglich. In 40 % der Fälle verschwinden die Symptome wieder, allerdings benötigen 60 % der Patienten dauerhafte pflegerische Unterstützung.

- Da bei der akuten (< 48 h) Hyponatriämie diese trägen Kompensationsmechanismen des Gehirns noch nicht ihre Wirkung entfaltet haben, besteht kein Risiko für eine osmotische Demyelinisierung. Somit müssen bei der akuten Hyponatriämie in den ersten 24–48 h keine maximalen Korrekturraten eingehalten werden.

4. Prophylaktische Maßnahmen

Risikofaktoren für eine verstärkte Resorption von Spülflüssigkeit und ggf. daraus resultierende prophylaktische Maßnahmen bei der **monopolaren** TURP:

- Pro Minute Resektionszeit werden ca. 10–30 ml Spülflüssigkeit resorbiert, das TUR-Syndrom tritt i. d. R. ab einer Resorption von 2000 ml auf → **Begrenzung der Resektionszeit auf 60 min.**
- Großer Blutverlust (stark blutige Spülflüssigkeit) korreliert mit der Anzahl der eröffneten Prostatavenen; je mehr Venen eröffnet sind, desto größer ist die Resorptionsfläche für Spülflüssigkeit → **zeitnahe Blutstillung** durch Wechsel zwischen Resektion und Koagulation.
- Hoher Druck der Spülflüssigkeit führt aufgrund der Erhöhung des Druckgradienten zwischen Spülflüssigkeit und Venen zur vermehrten Spülflüssigkeitsresorption → **Niederdruck-TUR** (intravesikaler Druck 20–30 cmH_2O) mittels Dauerspülresektoskop oder suprapubischer Spülflüssigkeitsableitung (z. B. Cystostomie), Spülflüssigkeitsbeutel nicht zu hoch aufhängen.
- Niedriger Druck in den Venen aufgrund eines niedrigen Blutdrucks bzw. Hypovolämie, dadurch besteht ein erhöhter Druckgradient zwischen Spülflüssigkeit und Venendruck und somit vermehrte Resorption entlang des Druckgradienten → **Hypovolämien** präoperativ **ausgleichen,** relevante **Blutdruckabfälle vermeiden.**
- Perforation von Prostatakapsel oder Harnblasenwand führt zur Einschwemmung von Spülflüssigkeit in die Peritonealhöhle, wo sie rasch systemisch resorbiert wird → **Perforation von Prostatakapsel und Harnblase vermeiden,** weshalb der Patient nicht pressen oder husten sollte; bei Resektionen an der Harnblasenseitenwand im Rahmen einer TURB kann hier zusätzlich ein **N.-obturatorius-Block** (um reflektorische Kontraktionen der Adduktorenmuskeln durch den Elektrokauter zu verhindern – auch bei Spinalanästhesie!) oder die Gabe von Muskelrelaxanzien bei einer Vollnarkose erforderlich sein.

Durch einen Wechsel der OP-Technik kann das Risiko eines TUR-Syndroms fast vollständig ausgeschlossen werden. So ist bei der **bipolaren transurethralen Prostataresektion (bTURP)** durch Einbau der Neutralelektrode in den Resektoskopschaft keine elektrolytfreie Spüllösung mehr erforderlich. Bei der **Holmium-Laser-Enukleation** (HoLEP) wird die Prostata mittels Laserenergie von der umgebenden Prostatakapsel abgetrennt und anschließend mit einem Morzellator zerkleinert und abgesaugt. Auch dieses Verfahren kann in isotoner Spüllösung durchgeführt werden und wird in europäischen und internationalen Leitlinien als Therapiestandard für Prostataadenome ab 30 cm^3 empfohlen.

ZUSAMMENFASSUNG

Durch **Einschwemmung von Spülflüssigkeit** kann es in der Urologie im Rahmen von TURP bzw. TURB und in der Gynäkologie bei Hysteroskopien zu einer **hypotonen Hyperhydratation** kommen. Durch die **Volumenüberladung** können kardiale und respiratorische Symptome auftreten, durch die **Elektrolytstörungen** neurologische Symptome. Die **Spinalanästhesie** ermöglicht dabei ein neurologisches Monitoring, was das frühzeitige Erkennen und Therapieren des TUR-Syndroms erlaubt. Die Therapie erfolgt primär symptomorientiert und sekundär durch Volumenentzug und Elektrolytausgleich. Durch Anwendung einiger **prophylaktischer Maßnahmen** kann die Inzidenz des TUR-Syndroms reduziert werden, durch alternative OP-Techniken wie bipolare TURP oder HoLEP sogar annähernd ausgeschlossen werden.

16

Vorfahrt missachtet

Nicole Herrmann

Anamnese

Sie kommen als Notarzt zu einem schweren Verkehrsunfall außerorts. Ein Pkw hat ein Motorrad beim Einbiegen in eine Vorfahrtstraße übersehen und ihm die Vorfahrt genommen. Der Motorradfahrer ist gegen das Heck des Pkw geprallt und über diesen geflogen. Er trägt Schutzkleidung und sein Helm liegt neben ihm auf der Straße. Dem Pkw-Fahrer fehlt auf den ersten Blick nichts, er war angeschnallt. Die Polizei ist bereits vor Ort, der Rettungswagen kommt parallel mit ihnen an.

Untersuchungsbefund

Etwa 20-jähriger Patient, keinerlei Reaktion auf Schmerzreiz, Pupillen mittelweit, isokor, Lichtreaktion beidseits vorhanden. Der Patient atmet nach Platzieren eines Guedel-Tubus selbstständig, Atemfrequenz 21/min, SpO_2 87 %, Palpation: Instabilität und Knistern linker Hemithorax, Auskultation: abgeschwächtes Atemgeräusch links. Herz und Kreislauf: RR 85/40 mmHg, Herzfrequenz 106/min, auskultatorisch leise Herztöne. Abdomen: hart, gespannt, keine Darmgeräusche. Becken: gibt bei Druck von ventral nach. Extremitäten: pathologische Stellung des rechten Oberschenkels, linkes Bein und beide Arme unauffällig.

1. **Welche Erstmaßnahmen ergreifen Sie beim Eintreffen am Unfallort?**

2. **Welche Parameter beurteilen Sie zur Abklärung einer akuten Lebensgefahr?**

3. **Wie lauten Ihre Verdachtsdiagnosen?**

4. **Welche Maßnahmen ergreifen Sie?**

5. **Während des Transports fällt die Sauerstoffsättigung ab. Welche Differenzialdiagnosen und Therapien kommen infrage?**

1. Erstmaßnahmen

- Sie verschaffen sich einen **Überblick über die Unfallstelle** und überlegen, ob **Maßnahmen zum Selbst- und Fremdschutz** notwendig sind. Hierzu gehören das Absichern der Unfallstelle, die Klärung ob Gefahrgut beteiligt ist und ob Explosions- oder Feuergefahr besteht. Gegebenenfalls sind entsprechende Rettungsmittel (Feuerwehr, Technisches Hilfswerk) nachzufordern. Um das Absichern der Unfallstelle müssen Sie sich wahrscheinlich nicht kümmern, da die Polizei bereits vor Ort ist.
- Sie **beurteilen die Unfallsituation** und **sichten den Patienten:** Unfallmechanismus, Anzahl der beteiligten Personen, Schwere der Verletzungen.
- **Orientierende Erstdiagnostik** und sich daraus ergebende **lebensrettende Sofortmaßnahmen.** Ergibt sich hierbei eine unmittelbare Gefährdung des Patienten durch äußere Umstände oder nicht sofort behebbare Störungen der Vitalfunktionen, muss ggf. eine Notfallrettung durchgeführt werden. Bei eingeklemmten Personen erfolgt je nach Dringlichkeit der Rettung die Kreislaufüberwachung und -stabilisierung vor, parallel zur oder nach der Rettung.
- Möglichst früh sollte die Halswirbelsäule mit einer Halskrause immobilisiert werden, z. B. mit einem Stiffneck®, um Folgeschäden zu vermeiden. Die weitere **Immobilisation** erfolgt mit entsprechenden Hilfsmitteln wie Schaufeltrage, KED-System und Vakuummatratze.
- Erst nach Durchführung dieser Basismaßnahmen erfolgen eine **differenzierte Befunderhebung** und **leitsymptomabhängige Notfallmaßnahmen** (s. u.).
- Abschließend erfolgt der Transport in eine geeignete Zielklinik und die Übergabe an die weiterbehandelnden Kollegen.

Tab. 16.1 Glasgow Coma Scale [F210-010]

Augen öffnen	Spontan Auf Ansprache Auf Schmerzreiz Kein	4 3 2 1
Verbale Antwort	Orientiert Verwirrt, desorientiert Einzelne Worte (unzusammenhängend) Unverständliche Laute Keine	5 4 3 2 1
Motorische Antwort	Befolgt Aufforderungen Gezielte Schmerzabwehr Ungezielte Schmerzabwehr Beugesynergismen Strecksynergismen Keine	6 5 4 3 2 1

2. Akute Vitalbedrohung

Zur schnellen Abklärung einer akuten Bedrohung wird nach dem **cABCDE-Schema** gearbeitet. Dabei wird nach dem Prinzip „Treat first what kills first" gehandelt.

- **c**ritical bleeding: Blutungen müssen sofort gestoppt werden, z. B. mit Tourniquet oder Beckenschlinge.
- **A**irway: Eventuelle Atemstörungen werden durch Inspektion der Atemwege (frei oder verlegt) beurteilt. Sind die Atemwege verlegt, wird abgesaugt und ggf. ein Guedel-Tubus platziert. Atmet der Patient trotz Guedel-Tubus nicht und ist keine Maskenbeatmung möglich, muss notfallmäßig unter Stabilisierung der Halswirbelsäule intubiert und beatmet werden. Auch wenn keine Intubation notwendig ist, wird auf jeden Fall die HWS stabilisiert.
- **B**reathing: Anschließend werden Sauerstoffsättigung und Atemfrequenz erhoben sowie die Lunge auskultiert. Daraus ergeben sich Maßnahmen, die umgehend ausgeführt werden müssen, wie z. B. Sauerstoffgabe oder die Entlastung eines Pneus.
- **C**irculation: Hier werden Rekapillarisierungszeit und Blutdruck erfasst. Maßnahmen sind z. B. die Etablierung eines möglichst großen i. v. bzw. i. o. Zugangs und die Volumengabe, die Cardioversion oder die Therapie mittels externen Schrittmachers. Falls nötig, werden Katecholamine verabreicht.
- **D**isability: Die Vigilanz wird mithilfe der **Glasgow Coma Scale** (➤ Tab. 16.1) ermittelt. Weitere Schritte sind Blutzuckerkontrolle (und wenn nötig

-therapie), Prüfung auf eine eventuell bestehende Hemisymptomatik sowie die Beurteilung der Pupillen (seitengleich, lichtreagibel). Bei intubierten Patienten sollte auch die Sedierung überprüft werden.

- Exposure/Environmental: Der Patient wird komplett entkleidet, um bisher noch nicht entdeckte Verletzungen zu erkennen. Auf einen ausreichenden Wärmeerhalt ist zu achten. Spätestens jetzt sollte der Bodycheck durchgeführt werden.

MERKE

In der Unfallsituation darf der Kopf wegen einer eventuellen Beteiligung der Halswirbelsäule zur Intubation nicht überstreckt werden. Deswegen sollte, wenn möglich, ein Videolaryngoskop benutzt werden.

3. Verdachtsdiagnosen

Die Untersuchungsbefunde legen folgende Diagnosen nahe:

- Schädel-Hirn-Trauma: Glasgow Coma Scale von 3 (keinerlei Reaktion auf Schmerzreiz)
- Thoraxtrauma mit Rippen(serien)fraktur: Instabilität des linken Hemithorax
- Hämato- und/oder Pneumothorax: abgeschwächtes Atemgeräusch links mit Hautemphysem (Knistern)
- Abdominaltrauma eventuell mit innerer Blutung: hartes gespanntes Abdomen mit Kreislaufinsuffizienz
- Beckenfraktur: Aufklappen des Beckens bei Druck von ventral
- Femurfraktur rechts: pathologische Beinstellung
- Schock bei Hypovolämie: innere Blutung bei Abdominaltrauma sowie Becken- und Femurfraktur rechts

Betrachtet man die Schwere der Verletzungen, handelt es sich um einen polytraumatisierten Patienten, da sowohl einzelne Verletzungen (Abdominaltrauma) als auch die Summe der Verletzungen lebensbedrohlich sind.

4. Weitere Maßnahmen

- Es sollten großlumige Zugänge etabliert werden (ggf. auch an einen ossären Zugang denken). Den bestehenden Volumenbedarf mit Kristalloiden ausgleichen. Nach neueren Erkenntnissen sollte der Blutdruck auf einem niedrigeren Niveau stabilisiert werden. Ausnahme bilden Schädel-Hirn-Traumata, hier sollte der Blutdruck im Normbereich sein.
- Zügige **Intubation,** da die Schutzreflexe bei einem GCS-Score von 3 nicht mehr erhalten sind und die Oxygenierung schlecht ist (SpO_2 87 %). Dies geschieht unter Stabilisierung der Halswirbelsäule als sog. **In-Line-Immobilisation.** Die Halskrause wird hierfür vorsichtig gelockert und der Kopf von einem Helfer unter Zug in kranialer Richtung stabilisiert. Die Intubation sollte, wenn möglich, mit einem Videolaryngoskop erfolgen. Nach Intubation wird die Halskrause sofort wieder angelegt.
- **Thoraxdrainage** links legen, da V. a. einen Hämato- und/oder Pneumothorax besteht und sich sonst durch die Beatmung ein **Spannungspneumothorax** entwickeln kann. Dieser entsteht, wenn durch einen Ventilmechanismus Luft in den Pleuraspalt gelangt, diese aber nicht wieder entweichen kann. Unter maschineller Beatmung kann daraus sehr schnell eine lebensbedrohliche Situation entstehen, wenn es zur Verschiebung des Mediastinums mit Abknicken großer Blutgefäße kommt (klinisches Bild: obere Einflussstauung).
- Beckenfrakturen können zu einem sehr großen Blutverlust führen. Zur Kreislaufstabilisierung und Immobilisation ist deshalb neben der Lagerung auf einer **Vakuummatratze** die **Beckenkompression** durch einen Gurt o. Ä. indiziert.
- Mit der Rettungsleitstelle sollte frühzeitig eine geeignete Zielklinik und ein ggf. notwendiger Transport mit einem RTH geklärt werden. Vor Transportbeginn sollte **die aufnehmende Klinik** durch die Leitstelle **informiert werden,** damit bei Ankunft ein Schockraumteam mit entsprechenden Ressourcen bereitsteht.

MERKE

Zu den wichtigsten Maßnahmen bei einem polytraumatisierten Patienten gehört neben der Sicherung der Atemwege und der Oxygenierung die Kreislaufstabilisierung. Daher sollten rasch mindestens zwei großlumige Gefäßzugänge gelegt und großzügig Kristalloide gegeben werden.

5. Abfallende Sauerstoffsättigung

Bei der Fehlersuche hilft das Merkwort **DOPES,** es steht für Displacement, Obstruction, Pneumothorax, Equipment Failure, Stomach:

- **Lage des Tubus:** eine Fehlintubation in den Ösophagus oder eine zu tiefe Intubation in einen Hauptbronchus (Lagekorrektur).
- **Obstruktion des Tubus:** durch Schleim oder Blut (beides Absaugen) oder Abknicken (Korrektur).
- **(Spannungs-)Pneumothorax:** vor allem bei steigenden Beatmungsdrücken, oberer Einflussstauung, Kreislaufproblemen und fehlendem oder abgeschwächtem Atemgeräusch (notfallmäßige Punktion und Thoraxdrainage).
- **Equipment Failure:** Bei Übernahme der Schicht muss die Ausrüstung kontrolliert werden.
  Trotzdem können auch hier Fehler auftreten und zu Beatmungsproblemen mit Sättigungsabfällen führen. Im Notfall muss der Patient mit Beatmungsbeutel beatmet werden, bis ein Ersatzgerät zur Verfügung steht oder man das Krankenhaus erreicht. Ein weiteres Problem sind **Bedienfehler** durch mangelnde Gerätekenntnis. Daher ist nicht nur die Einweisung nach Medizinproduktegesetz vorgeschrieben, sondern auch das regelmäßige Üben im Umgang mit den Geräten sinnvoll.
  Auch der Cuff des Tubus könnte bei der Intubation beschädigt oder mit einem zu geringen Volumen geblockt worden sein. In beiden Fällen entweicht ein Teil des Atemzugvolumens über die entstehende Leckage und steht so dem Gasaustausch nicht zur Verfügung.
- **Voller oder geblähter Magen:** behindert – gerade bei Kindern – oft die Zwerchfellexkursion und beeinträchtigt dadurch Atmung bzw. Beatmung. Im Zweifelsfall sollte man eine Magensonde legen und absaugen.

Außerdem kann der Abfall der Sauerstoffsättigung folgende weitere Gründe haben:

- Durch die schlechte Kreislaufsituation kann es zur **peripheren Minderperfusion** mit schlechter bzw. nicht mehr messbarer Sauerstoffsättigung kommen. Hier ist die Kreislaufunterstützung durch Volumengabe und eventuell auch medikamentös mit Vasopressoren (Akrinor® oder Noradrenalin) die Therapie der Wahl.
- **Kämpft der Patient gegen den Respirator,** schränkt dies die Ventilation ein und eine Vertiefung der Analgosedierung ist indiziert.
- Hat man bei der Intubation den Verdacht, dass eine **Aspiration** vorliegt, sollte man vor der Beatmung endotracheal absaugen.

ZUSAMMENFASSUNG

Beim **Eintreffen an einer Unfallstelle** beurteilt man zuerst die Unfallsituation, klärt, ob Maßnahmen zum Eigen- und Fremdschutz notwendig sind, sichtet die Patienten und fordert entsprechend Verstärkung an. In der Notfallsituation betreibt man gleichzeitig Diagnostik und Therapie. Eine **akute Vitalbedrohung** wird mithilfe des **cABCDE-Schemas** schnell verifiziert. **C**ritical bleeding (kritische Blutungen stoppen), **A**irway (Atemwegsmanagement/HWS-Stabilisierung), **B**reathing (Beatmung/Ventilation), **C**irculation (Kreislauf/Blutungskontrolle), **D**isability (neurologischer Status) und **E**xposure/Environmental Controle (Entkleidung und Wärmeerhalt). Mit diesem Schema sind lebensbedrohliche Situationen schnell zu erkennen und man kann ggf. lebensrettende Sofortmaßnahmen einleiten. Erst nach diesen Basismaßnahmen erhebt man differenzierte Befunde und ergreift dann symptomabhängige Notfallmaßnahmen. Bei Beatmungsproblemen an **DOPES** (**D**isplacement, **O**bstruction, **P**neumothorax, **E**quipment Failure, **S**tomach) denken und die einzelnen Punkte abklären.

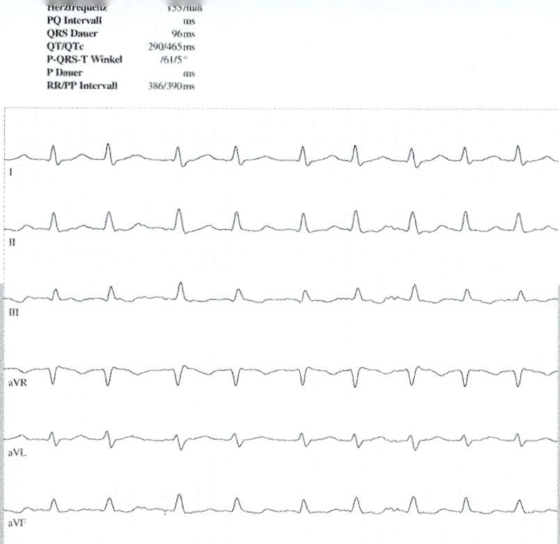

17 Akuter Schwindel mit Bewusstseinsstörung

Patrick Keppeler, Ute Fetzner

Anamnese

Sie werden in die Notaufnahme zu einer 76-jährigen Patientin mit Hypotonie und Schwindel gerufen. Die Patientin ist somnolent, kaltschweißig und kurzatmig. Laut Angehörigen ist der Zustand vor einer Stunde akut aufgetreten. Seit einigen Tagen leide die Patientin an einer Gastroenteritis mit Diarrhö und Erbrechen. Die Tabletten gegen Herzschwäche, hohen Blutdruck und gegen Wasser haben die Beteiligten in der Aufregung zu Hause vergessen. Vor einigen Jahren habe die Patientin einen leichten Schlaganfall gehabt, davon sei aber nichts zurückgeblieben.

Untersuchungsbefund

RR 85/56 mmHg, Puls schnell und flach tastbar. Lungen: feinblasige Rasselgeräusche. Die Schwester hat inzwischen ein EKG (Schreibgeschwindigkeit 50 mm/s) abgeleitet und legt es Ihnen vor (➤ Bild [O646]).

1. **Befunden Sie das EKG. Welche Diagnose stellen Sie?**

2. **Welche Ursache sehen Sie hier für den Zustand?**

3. **Welche Akuttherapie schlagen Sie vor?**

4. **Wie werden diese Herzrhythmusstörungen unterteilt? Wie behandelt man sie jeweils?**

5. **Wann würden Sie Ihrer Patientin eine ICD-Implantation (implantierbarer Kardioverter-Defibrillator) empfehlen?**

1. EKG-Befund und Diagnose

Im EKG erkennt man einen tachykarden Rhythmus, der zum palpatorischen Pulsbefund passt. Die Kammerkomplexe sind schmal (96 ms), was auf eine supraventrikuläre Tachykardie hinweist. Es sind keine P-Wellen zu erkennen, was auf eine **absolute Arrhythmie** schließen lässt. ST-Streckenveränderungen sind nicht vorhanden. Die Diagnose lautet daher **Tachyarrhythmia absoluta.**

2. Ursache der Tachykardie

Die Patientin leidet seit einigen Tagen an Diarrhö und Erbrechen. Damit einhergehend sind Verluste an Flüssigkeit und an Elektrolyten, v. a. Kalium. Der **Volumenmangel** kann für die Tachykardie und Hypotonie verantwortlich sein. Auch eine isolierte **Hypokaliämie** kann ein Vorhofflimmern auslösen. Kalium senkt die Herzfrequenz, weil es nur langsam in die Zelle einströmt und aktiv wieder herausgeschleust wird.

3. Akuttherapie

Nach den aktuellen ERC-Richtlinien von 2021 wird folgende Therapie der tachykarden Rhythmusstörung empfohlen (> Abb. 17.1):

- Zunächst sollten die zugrunde liegenden und therapierbaren Ursachen behoben werden:
  - Volumensubstitution, zum Ausschluss einer Reflextachykardie.
  - Elektrolytausgleich (v. a. Kalium und Magnesium), da allein hierdurch eine Tachykardie getriggert werden kann (und der Erfolg einer möglichen Konversion daran hängt).
- Bei drohender Lebensgefahr (Schockzeichen, Synkope, Myokardischämie, Herzinsuffizienz):
  - **Synchronisierte elektrische Kardioversion** (bis zu 3 Versuche): Die synchronisierte Kardioversion erfolgt R-Zacken-getriggert, d. h., es wird mit einer R-Zacke (außerhalb der vulnerablen Phase) ein Stromstoß abgegeben.
  - Ist der Herzrhythmus nach dem 3. Versuch nicht in einen Sinusrhythmus konvertiert, verabreicht man 300 mg Amiodaron i. v. über 10–20 min. Dann erfolgen weitere Kardioversionsversuche.
- Bei stabilen Patienten und unklarer Dauer des VHF (> 48 h) erfolgt zunächst eine Antikoagulation für einige Wochen, dann Ausschluss von Vorhofthromben und anschließend die elektrische Kardioversion.

Die **Defibrillation** muss **unverzüglich bei Patienten mit Kammerflimmern oder einer pulslosen Kammertachykardie** erfolgen .

MERKE

Elektrische Kardioversionen sind schmerzhaft. Patienten müssen vor der Kardioversion mit kurzwirksamen Substanzen analgosediert werden.

4. Unterteilung von tachykarden Herzrhythmusstörungen

Die Tachyarrhythmia absoluta ist eine der am häufigsten auftretenden Herzrhythmusstörung und in 85 % der Fälle selbstlimitierend. Im EKG (möglichst 12-Kanal) lassen sich die Tachykardien in Breit- (< 120 ms) und Schmalkomplextachykardien (> 120 ms) unterteilen.

Tachykardien mit schmalen QRS-Komplexen (supraventrikuläre Tachykardie)**:**

- Regelmäßiger Rhythmus:
  - Versuch von vagalen Manövern (Valsalva-Manöver, Karotismassage, kaltes Wasser, Husten).
  - Ggf. Gabe von 12 mg Adenosin als schnelle i. v. Injektion bei Reentry-Tachykardien (**cave:** Kontraindikationen beachten), die Gabe kann bis zu zweimal wiederholt werden.
- Unregelmäßiger Rhythmus (V. a. Vorhofflimmern):
  - Wenn die Rhythmusstörung vor weniger als 48 h begonnen hat, Versuch der Rhythmisierung mit Amiodaron 300 mg i. v. über 30–40 min, danach erfolgt die kontinuierliche Gabe von 900 mg über 24 h.
  - Bei unbekannter Dauer erfolgt die Frequenzkontrolle mit Betablockern (z. B. Metoprolol) oder Digitalis.

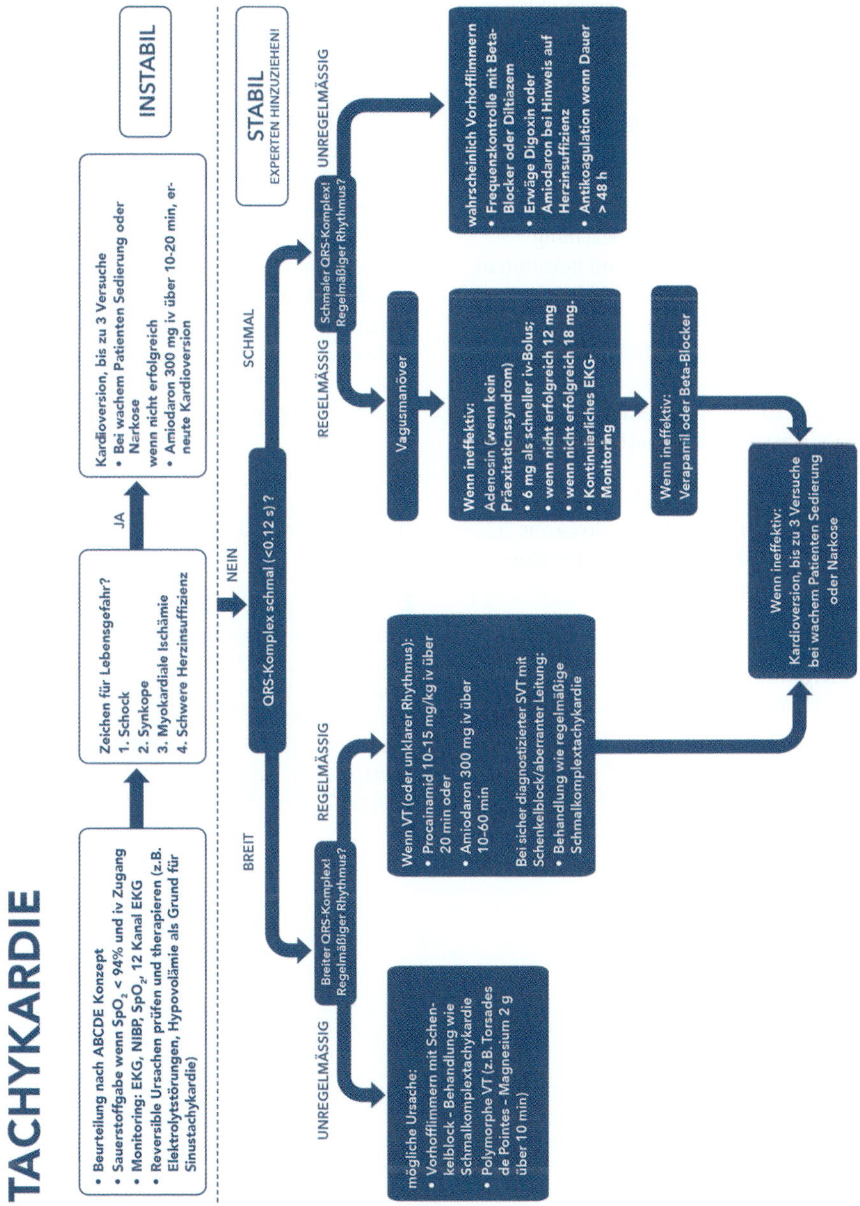

Abb. 17.1 Tachykardie-Algorithmus nach ILCOR-Richtlinien (2021). [F781–035]

  - Patienten mit weiter bestehender, absoluter Arrhythmie müssen wegen der Gefahr der Bildung eines Vorhofthrombus antikoaguliert werden.

Tachykardien mit breiten QRS-Komplexen:

- Regelmäßiger Rhythmus:
  - Ventrikuläre Tachykardie: Amiodaron 300 mg i. v. über 30–40 min, danach „Aufsättigen" mit 900 mg/24 h unter Monitorüberwachung
  - Supraventrikuläre Tachykardie mit bekanntem Schenkelblock: Adenosin-Gabe wie bei der Schmalkomplex-Tachykardie
- Unregelmäßiger Rhythmus: auf alle Fälle einen Kardiologen hinzuziehen
  - Vorhofflimmern mit Präexitation: Amiodaron 300 mg i. v. über 30 min, danach „Aufsättigen" mit 900 mg/24 h
  - Vorhofflimmern mit Schenkelblock: Adenosin-Gabe wie bei Schmalkomplex-Tachykardie
  - Polymorphe ventrikuläre Tachykardie: Magnesiumsulfat 2–3 g über 10 min i. v.

5. ICD-Implantation

Der ICD ist ein kleiner tragbarer/implantierbarer Defibrillator, der den Herzrhythmus des Trägers überwacht, und wird individuell für jeden Patienten programmiert. Die Hauptindikation ist die ventrikuläre Tachykardie (VT) bzw. das daraus entstehende Kammerflimmern, insbesondere nach stattgehabtem Myokardinfarkt. Erkennt der ICD diese Rhythmusstörung, kann er durch die Abgabe eines elektrischen Impulses (Defibrillation oder Überstimulation) das Herz in den Ausgangsrhythmus überführen. Diese Daten werden aufgezeichnet, sodass sie ausgelesen, interpretiert und die Therapie optimiert werden kann.

Weitere Indikationen für eine ICD-Implantation sind:

- Stattgehabte symptomatische Rhythmusstörungen (Sekundärprophylaxe)
- Schwere Herzinsuffizienz (NYHA II–III mit einer Ejektionsfraktion < 35 %)
- Brugada-Syndrom
- Long-QT-Syndrom

MERKE

Bei schwerer Hypokaliämie wird auch eine elektrische Kardioversion zu keinem Erfolg führen.

ZUSAMMENFASSUNG

Die Tachyarrhythmia absoluta ist eine häufige Herzrhythmusstörung, die ebenso häufig spontan sistiert. Kreislaufinstabile Patienten mit Tachykardie werden nach Reversierung behebbarer Ursachen unter Analgosedierung oder Kurznarkose **synchronisiert elektrisch kardiovertiert.** Bei stabilen Patienten schreibt man zunächst ein 12-Kanal-EKG und therapiert dann nach Befund.

18

Schwieriger Venenzugang beim Kind

Nicole Herrmann

Anamnese

Sie sind ein Weiterbildungsassistent in der Anästhesie im 3. Ausbildungsjahr und sind außerhalb des Zentral-OPs für die Urologie eingeplant. Als ersten Punkt haben sie einen 5-jährigen kooperativen Jungen ASA I. Nach dem Anschließen des Monitorings benötigen sie noch einen Venenzugang. An beiden Stellen die mit einem EMLA-Pflaster vorbereitet sind misslingt die Venenpunktion.

Untersuchungsbefund

Kind ist sehr ruhig, gut prämediziert und kooperativ. Bei der Untersuchung der Extremitäten erkennen sie keine eindeutige Punktionsstelle, einzig am Fußrücken wäre eine geeignete Stelle.

1. **Was tun sie?**
2. **Was müssen sie beachten?**
3. **Beschreiben sie den Ablauf der ergriffenen Maßnahme.**
4. **Welche Anforderungen werden an das ideale Narkosegas gestellt und welche gibt es in der Praxis?**
5. **Was können Sie tun, wenn die Prämedikation nicht ausreichend ist und das Kind nicht kooperativ ist?**

1. Vorgehen

Da Sie noch in der Ausbildung und nicht im Zentral-OP sind, müssen Sie Hilfe durch einen erfahrenen Anästhesisten anfordern. Gemeinsam wird dann nach einer Lösung für das Problem gesucht. Dies könnte in einem erneuten Punktionsversuch durch den Kollegen enden oder, falls auch er scheitert, in einer inhalativen Narkoseeinleitung. Als weitere Optionen ist eine intramuskuläre, nasale oder rektale Einleitung möglich. Natürlich sollte das Verfahren zur Anwendung kommen, bei dem am meisten Expertise besteht. Da es im Allgemeinen nicht allzu häufig zu einem Ersatzverfahren kommt, sollte man sich im Team auf ein konkretes Alternativverfahren einigen und dieses Verfahren regelmäßig im Rahmen einer Fortbildung theoretisch durchsprechen. Dieses Wiederholen macht bei nur selten auftretenden Komplikationen Sinn, nicht nur für die inhalative Einleitung, sondern auch für das Vorgehen bei einer malignen Hyperthermie, damit das gesamte Team ohne Zeitverlust effektiv arbeiten kann.

MERKE

Man sollte sich in einer ungewohnten Situation immer Hilfe holen bzw. einfordern.

2. Voraussetzungen

Das Kind darf nicht zu alt oder zu schwer sein, da sonst die Einschlafphase zu lange dauern kann. Die **Narkosestadien nach Guedel** wurden für die Äthernarkose entwickelt und haben in einer „normalen" Narkoseeinleitung keine Gültigkeit mehr, da durch den Einsatz von Opiaten und Muskelrelaxanzien die Beurteilung der Atmung, Pupillen und des Muskeltonus nicht herangezogen werden können. Noch dazu werden die ersten beiden Stadien mit den modernen i. v. Hypnotika übersprungen. Anders verhält es sich, wenn die Einleitung ausschließlich mit Narkosegas erfolgt. Natürlich darf man das Guedel-Schema nicht 1 : 1 umsetzen aber das 2. Stadium (Erregungs- oder Exzitationsstadium) hat in der Inhalationseinleitung einen wichtigen Stellenwert. In diesem Stadium werden Reize übersteigert beantwortet, deswegen ist auf eine reizarme bzw. reizfreie Umgebung zu achten. Im Exzitationsstadium kann es zu Erbrechen oder zu einem Laryngospasmus kommen. Diese Phase sollte möglichst schnell durchlaufen werden.

Die 4 Stadien nach Guedel:

- Das 1. Stadium oder auch Stadium der Amnesie und Analgesie. Es umschreibt die Zeit vom Beginn der Narkoseeinleitung bis zum Verlust des Bewusstseins. In dieser Phase verliert der Patient das Erinnerungsvermögen und wird zunehmend schmerzfrei.
- Das 2. Stadium oder auch Erregungs- oder Exzitationsstadium schließt sich der 1. Phase an. In dieser Phase wird die Großhirnaktivität langsam ausgeschaltet; die 2. Phase ist zudem gekennzeichnet durch eine überschießende motorische Aktivität.
- Das 3. Stadium oder auch Stadium der chirurgischen Toleranz ist definiert von einer anfangs regelmäßigen Atmung bis zum Einsetzen der Atemlähmung. Es wird nochmals unterteilt in Planum 1–4; für die genaue Einteilung werden der Atmungstyp und die Pupillenweite herangezogen.
- Das 4. Stadium oder Paralysestadium ist definiert vom Beginn der Zwerchfelllähmung bis zum Erlöschen der vitalen Funktionen.

3. Ablauf

Dem Kind gegenüber sollte das Verfahren spielerisch erläutert und erklärt werden. Auf keinen Fall sollte das Kind mit der Maske überfallen werden. Zuerst wird das Monitoring angebracht, was natürlich bei einem kooperativen Kind kein Problem darstellen sollte. Ist das Kind nicht kooperativ wird das Monitoring auf das Pulsoxymeter oder das EKG beschränkt; dies muss natürlich schnellstmöglich komplettiert werden.

Schaffen Sie dann eine ruhige Atmosphäre. Jeder, der nicht unmittelbar benötigt wird, sollte den Raum verlassen.

Das Narkosegerät sollte zu Beginn kurz mit O_2 geflushed werden. Nun wird die Maske möglichst dicht, aber nicht zu fest, auf das Gesicht des Kindes gesetzt und das Kind angehalten ruhig tief ein- und wieder auszuatmen. Das Druckbegrenzungsventil wird zu Beginn möglichst geöffnet, um die Atemarbeit des Kindes nicht unnötig zu erschweren. Als Anreiz kann der Beatmungsbeutel verwendet werden, indem man das Kind dazu animiert, diesen aufzublasen. Der Flow sollte bei 6–8 l/min liegen. Wenn im Haus die Möglichkeit besteht und keine Kontraindikationen gegen Lachgas bestehen, sollte dann ca. 50 % Lachgas zugemischt werden. Nachdem die erste Benommenheit und Anosmie eingetreten sind, wird das volatile Anästhetikum langsam schrittweise zugemischt bis zu einer Konzentration von max. 5 Vol.-%. Dies gilt für Sevofluran, was das gängigste Narkosegas darstellt. Bei Verwendung von Isofluran ist das Maximum schon bei 3 Vol.-% erreicht. In dieser Phase ist es ausgesprochen wichtig, das **Exzitationsstadium** ohne Manipulation am Kind zu durchlaufen. Ist diese Phase durchlaufen, atmet das Kind langsamer und regelmäßiger, aber auch zunehmend weniger.

Nun muss mit einer assistierten Beatmung begonnen werden. Dazu wird das Druckbegrenzungsventil auf ca. 10–15 mbar eingestellt, um das Risiko einer Überblähung des Abdomens zu minimieren. Nun kann in einer ausreichenden Narkosetiefe der i. v. Zugang etabliert werden. In diesem Abschnitt sollte das Lachgas wieder entfernt werden und das Gasgemisch nur noch aus O_2 und Anästhetikum bestehen. Unter manueller Beatmung wird die Präoxygenierung für ca. 3 min fortgeführt. Nun kann die Narkose wie gewohnt mit dem Muskelrelaxans fortgeführt werden. Bei ausreichender Relaxierung wird behutsam intubiert und der Erfolg mit der Kapnometrie und der Auskultation bestätigt.

MERKE

Bei einer inhalativen Einleitung benötigt man einen ruhigen Raum und etwas Geduld, denn je weniger externe Reize bestehen, desto komplikationsärmer verläuft die Einleitung. Gerade wenn der i. v. Zugang noch nicht etabliert ist, sind die pharmakologischen Möglichkeiten zur Intervention eingeschränkt und die Anspannung des Teams deutlich höher.

4. Ideales Narkosegas

An das ideale Narkosegas werden unterschiedliche Anforderungen gestellt. Zum einen sollte es einen angenehmen Geruch haben oder sogar geruchlos sein. Es sollte auch eine schnelle Anflutung mit einer schnellen Amnesie und ein zügiges Durchschreiten der einzelnen Narkosestadien ermöglichen. Das wichtigste Kriterium ist aber, dass es möglichst keine pulmonale Reizung verursacht und dabei Hustenreiz oder gar einen Laryngo- oder Bronchospasmus auslöst. Betrachten wir die gängigsten Narkosegase:

- **Isofluran** hat einen stechenden Geruch und eine schleimhautreizende Wirkung. Es ist daher nur eingeschränkt zur inhalativen Einleitung geeignet. Aus diesen Gründen haben Patienten häufig bei der Einleitung einen Hustenreiz oder Kinder halten oftmals die Luft an. Von Vorteil wäre die relativ schnelle An- und Abflutung des Narkosegases.
- **Desfluran** nimmt unter den Narkosegasen eine Sonderstellung ein, denn es hat die geringste Blutlöslichkeit und der Blut-Gas-Verteilungskoeffizient liegt sogar noch etwas unter dem von Lachgas. Dies bedeutet, dass die Wirkung sehr schnell eintritt. Natürlich gibt es ein Handicap: Beim Einsatz von Desfluran benötigt man einen höheren MAC-Wert als bei anderen Narkosegasen. Außerdem ist es genauso schleimhautreizend wie Isofluran. Dies macht es ungeeignet für die inhalative Einleitung. Im Entwurf der EU zur Verordnung über Treibhausgase soll Desfluran ab dem 01.01.2026 verboten werden, da es als fluoriertes Treibhausgas zählt.
- Im Gegensatz dazu ist **Sevofluran** das zur inhalativen Einleitung am häufigsten eingesetzte Narkosegas. Als große Vorteile sind der angenehme Geruch und die fehlende Schleimhautreizung zu nennen. Es flutet schneller an als Isofluran, aber nicht so schnell wie Desfluran und Lachgas. Es hat außerdem im Kindes- und Erwachsenenalter den gleichen Blut-Gas-Verteilungskoeffizient.
- **Lachgas** ist das einzige geruchslose und nicht reizendes Gas. Was es zum idealen Narkosegas machen würde, wenn nicht die unzureichende

narkotische Wirkung wäre. Es besitzt eine gute analgetische Potenz und erzeugt eine Amnesie. Dies erklärt auch die primäre Beimischung zur inhalativen Einleitung, wenn keine Kontraindikationen bestehen. Lachgas hat neben Desfluran den kleinsten Blut-Gas-Koeffizienten und ist somit sehr gut steuerbar.

MERKE

Ein ideales Narkosegas gibt es nicht, denn bei allen handelsüblichen Gasen muss immer mindestens ein Nachteil in Kauf genommen werden.

5. Alternativen zur intravenösen Medikamentengabe

Es gibt mehrere Möglichkeiten, um Medikamente zu verabreichen, z. B. die rektale, nasale, sublinguale, intramuskuläre und intraossäre Applikation.

- Für die **rektale** Medikamentengabe gibt es vorgefertigte Rektiolen mit Midazolam oder man appliziert das Medikament über einen Absaugkatheter. Der Wirkeintritt ist jedoch sehr unterschiedlich und auch zeitlich deutlich verzögert. Auch kann die Verabreichung ein brennendes Missempfinden hervorrufen, was natürlich der Kooperation nicht zuträglich ist.
- Bei der **sublingualen** Medikamentengabe steht als Benzodiazepin Lorazepam zur Verfügung. Dieses wird durch die gut durchblutete Mundschleimhaut rasch aufgenommen und entfaltet seine Wirkung unter Umgehung des Magen-Darm-Trakts rasch. Dieses Verfahren benötigt ein relativ kooperatives Kind, damit es das Medikament nicht einfach schluckt.
- Die kaum noch übliche **intramuskuläre** Einleitung ist mit Ketanest und Atropin in einer Mischung möglich. Es sollte ein Muskel ausgewählt werden, der auch bei einem sehr agitierten Kind die Gefahr einer Nervenverletzung minimiert.
- Die **nasale** Applikation ist mit einer Anschlagzeit von ca. 3–5 min relativ schnell und unter Verwendung des sog. Mucosal Atomization Device (MAD) ein sehr sicheres Verfahren. Einzig die Menge der zu verabreichenden Medikamente ist auf ein Volumen von ca. 0,5–1 ml begrenzt. Dieses Volumen ist relativ gering. Um die benötigte Dosis zu erreichen, benötigt man eine höhere Medikamentenkonzentration pro ml. Außerdem ist zu beachten, dass die Dosis wegen der inkompletten Resorption im Vergleich zur i. v. Applikation etwas höher ist. Es stehen nicht nur Medikamente zur Sedierung, z. B. Ketanest und Midazolam, zur Verfügung, sondern auch Schmerzmedikamente wie Fentanyl und Morphin. Zur Antagonisierung einer Opiatüberdosierung steht Naloxon zur Verfügung.
- Wenn der intravenöse Zugang auch in Narkose nicht zu platzieren ist, kann die Notwendigkeit bestehen einen **intraossären** Zugang zu legen. Über diesen Zugang können alle Medikamente gegeben werden, die auch intravenös verabreicht werden. Die Anschlagzeit ist identisch zu der intravenösen Gabe.

ZUSAMMENFASSUNG

In manchen Praxen oder Kliniken ist die inhalative Narkoseeinleitung ein Routineverfahren bei Kindern, es wird aber i. d. R. immer mit zwei Anästhesisten praktiziert, da immer ein Notfall wie ein Broncho- oder Laryngospasmus auftreten kann. Alternative Zugangswege für Medikamente haben auch in der Notfallmedizin ihren Stellenwert. Als häufigstes Verfahren wird der nasale Weg gewählt, da sowohl die Sedierung als auch die Analgesie hiermit erreicht werden können.

19

Kreuzschmerzen und Fließschnupfen

Jens Vater

Anamnese

Sie werden als Notarzt auf das Firmengelände einer metallverarbeitenden Firma gerufen. In einer Werkshalle stellt man Ihnen einen 45-jährigen Mann vor, der inmitten von Glasscherben auf dem Boden sitzt. Er ist ansprechbar und auf näheres Nachfragen in allen vier Qualitäten weitgehend orientiert. Auf die Frage nach seinen Beschwerden gibt er starke Schmerzen im unteren Rücken an, außerdem würde seine Nase plötzlich stark laufen. Der Schichtführer des Patienten meldet sich zu Wort und gibt an, dass er zusammen mit dem Patienten eine Inspektion des Hallendachs durchgeführt habe und der Patient dabei wohl eines der Oberlichter übersehen habe. Er sei daraufhin durch das Oberlicht zuerst auf einen Stahlträger etwa 2 m unter dem Dach und dann mit den Füßen voran auf den Hallenboden gestürzt. Die Gesamthöhe der Halle beträgt etwa 6–7 m.

Untersuchungsbefund

Am ganzen Körper finden sich Prellungen und kleinere Schnittwunden. Aus dem linken Nasenloch rinnen einzelne Tropfen einer klaren Flüssigkeit mit hellroten Schlieren. Am Schädel keine äußerlich erkennbaren Verletzungen. Pupillen: isokor, seitengleiche und prompte Lichtreaktion. Über der LWS Klopfschmerz auf Höhe von LWK 2/3. Grob neurologisch keine Auffälligkeiten. RR 130/90 mmHg, Herzfrequenz 75/min, periphere Sauerstoffsättigung 97 %.

1. **Welche Verdachtsdiagnosen stellen Sie?**

2. **Wie gehen Sie bis zur Klärung der Verdachtsdiagnosen vor?**

3. **Mit welcher Komplikation müssen Sie unter Umständen rechnen?**

4. **Wann besteht die Indikation zur präklinischen Intubation?**

5. **Was wissen Sie über die Pathophysiologie der wichtigsten Verdachtsdiagnose?**

6. **Welche Medikamente geben Sie, wenn Sie einen nicht nüchternen Patienten mit SHT intubieren müssen?**

1. Verdachtsdiagnosen

Bei einem Sturz aus großer Höhe muss an knöcherne Verletzungen des Achsenskeletts und des Schädels sowie an stumpfe Weichteiltraumata gedacht werden. Der Klopfschmerz über der LWS muss als Hinweis auf eine mögliche **Wirbelkörperfraktur** gewertet werden. Die klare Flüssigkeit aus der Nase wird bis zum Beweis des Gegenteils als Liquor deklariert. Da auf den ersten Blick keine weiteren Traumata sichtbar sind, werden folgende Verdachtsdiagnosen gestellt:

- **Offenes Schädel-Hirn-Trauma,** bei V. a. Schädelbasisfraktur
- V. a. **LWK-Fraktur**

2. Vorgehen aufgrund der Verdachtsdiagnose

Die Erstuntersuchung erfolgt nach dem <C>ABCDE-Schema:

- **C**ritical Bleeding nach außen oder innen? Hier initial kein Anhalt (Thorax, Becken, Oberschenkel stabil).
- **A**irway frei und sicher? Ja, parallel Anlegen einer **steifen Halskrause.**
- **B**reathing: keine Zyanose, keine pathologischen Atemgeräusche, SaO_2 bei Raumluft > 95 %.
- **C**irculation: Hautkolorit etwas blass, Rekapillarisierung < 2 s, Radialispuls gut und regelmäßig tastbar. Parallel kann dem Patienten ein erster (im Verlauf ggf. auch ein weiterer) **Venenzugang** (mind. 17 G) angelegt werden.
- **D**isability: keine neurologischen Auffälligkeiten.
- **E**xposure/**E**nvironment: Entkleiden und Wärmerhalt werden in dieser Situation nach Umlagerung in den RTW abgearbeitet (s. u.).

Nach Erhebung des ersten Status kann dem Patienten bei Bedarf ein Schmerzmittel zur **Analgesie** (z. B. Fentanyl titriert 0,05–0,1 mg) verabreicht werden.

Es folgt die schonende Umlagerung mittels Schaufeltrage auf die **Vakuummatratze** oder direkt auf ein Spineboard und die Ganzkörperimmobilisation. Besteht der V. a. eine Beckenverletzung soll eine Beckenschlinge zur Kompression und vorübergehenden Stabilisierung angelegt werden. Anschließend wird der Patient in den Rettungswagen verbracht. Dort wird der Patient vollständig entkleidet und im Rahmen des 2. Untersuchungsgangs auf weitere Verletzungen untersucht. Eine erweiterte Anamnese nach dem SAMPLE-Schema kann an dieser Stelle erfolgen.

Liegen keine Hinweise auf weitere Traumata vor, wird der Patient unter kontinuierlichem Kreislauf-, Atmungs- und neurologischem Monitoring in die nächste geeignete Zielklinik (Schockraum und CT müssen vorhanden sein) verbracht. Eine Voranmeldung über die Leitstelle mit Verletzungsmuster und Alarmierung des Schockraumteams ist obligat. Auf dem Transport wird der Patient adäquat analgetisch abgedeckt. Wenn möglich sollte eine **15–30°-Oberkörperhochlagerung** durchgeführt werden, der Kopf ist in Ausrichtung der Längsachse (Neutralposition) zu lagern, um einen möglichst guten venösen Abfluss aus der Schädelkapsel zu sichern. Hierfür können rechts und links des Kopfes spezielle Kissen (Headblocks) oder ersatzweise auch eine Deckenrolle zum Einsatz kommen.

MERKE

Die primäre Gabe von Kortikoiden beim Neurotrauma gilt als obsolet, da der klinische Nutzen bisher nicht nachgewiesen werden konnte und die Immunsuppression sekundäre Infektionen begünstigt.

3. Komplikationen

Bei **Verletzungen der Wirbelsäule** muss prinzipiell an eine **Rückenmarkschädigung** gedacht werden. Daher müssen Veränderungen des peripheren Neurostatus unbedingt dokumentiert werden.

Das **Schädel-Hirn-Trauma** ist ein hochdynamischer Prozess. Auch wenn der Patient initial wach, kontaktierbar und weitgehend orientiert ist, kann er innerhalb kurzer Zeit durch eine **sekundäre Schädigung** (intrakranielle Blutung, intrazerebrale Blutung, Hirnödem) des Gehirns das Bewusstsein verlieren.

Bei dem geschilderten Fall sind Frakturen der Oberschenkel oder des Beckens mit entsprechenden erheblichen **okkulten Blutverlusten** (➤ Abb. 19.1) nicht ausgeschlossen.

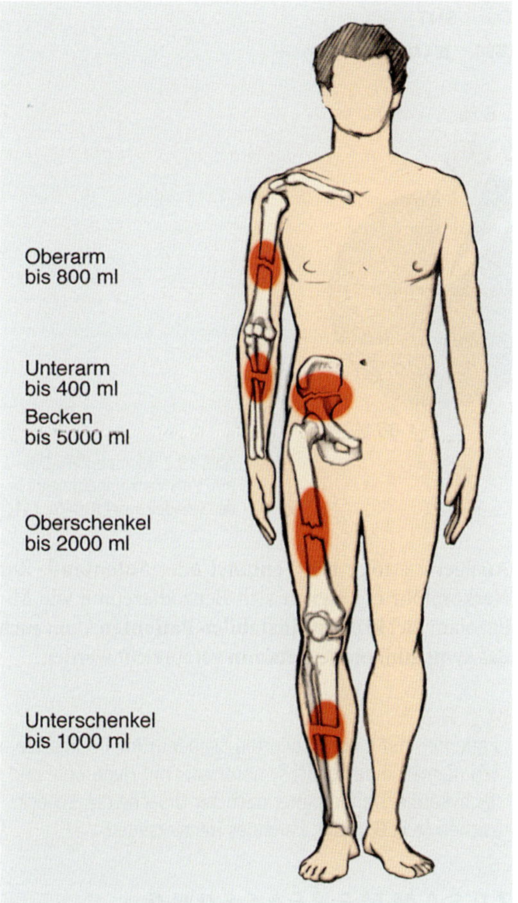

Abb. 19.1 Potenzielle Blutverluste nach Frakturen [L108]

4. Präklinische Intubation

Die Indikation zur Intubation wird anhand der **Glasgow Coma Scale** festgesetzt (➤ Tab. 19.1). Der GCS ist in drei Kategorien (Augen öffnen, verbale Reaktion, motorische Reaktion) unterteilt, in denen insgesamt maximal 15 Punkte (bewusstseinsklarer Patient) erreicht werden können. Die Minimalpunktzahl beträgt 3 (komatöser Patient). Ab einem Punktwert ≤ 8 soll eine endotracheale Intubation angestrebt werden.

Tab. 19.1 Glasgow Coma Scale

Augen öffnen	
Spontan	4 Punkte
Auf Ansprache	3 Punkte
Auf Schmerzreiz	2 Punkte
Keine Reaktion	1 Punkt
Beste verbale Antwort	
Orientiert	5 Punkte
Desorientiert, verwirrt	4 Punkte
Unzusammenhängende Wörter	3 Punkte
Unverständliche Laute	2 Punkte
Keine verbale Reaktion	1 Punkt
Beste motorische Antwort	
Befolgt Aufforderung	6 Punkte
Gezielte Schmerzabwehr	5 Punkte
Ungezielte Schmerzabwehr, Massenbewegungen	4 Punkte
Beugekrämpfe	3 Punkte
Streckkrämpfe	2 Punkte
Keine Bewegung, schlaffer Muskeltonus	1 Punkt

5. Pathophysiologie des SHT

Die Schädelkapsel umfasst ein festes Volumen. Konstanter Bestandteil hiervon ist die Hirnmasse. Einziger **Reserveraum** ist das Volumen, das Liquor und Blut einnehmen (➤ Abb. 19.2). Er beträgt beim Erwachsenen **etwa 6 %.** Ist diese letzte Reserve ausgeschöpft, steigt der Hirndruck rasch an. Um nun eine ausreichende Versorgung des Gehirns mit Sauerstoff zu gewährleisten, muss der mittlere arterielle Blutdruck so hoch gehalten werden, dass ein minimaler Perfusionsdruck von 60 mmHg erreicht wird.

MERKE

Zerebraler Perfusionsdruck (CPP) ist die Differenz von mittlerem arteriellen Druck (MAP) und intrakraniellem Druck (ICP): CPP = MAP – ICP

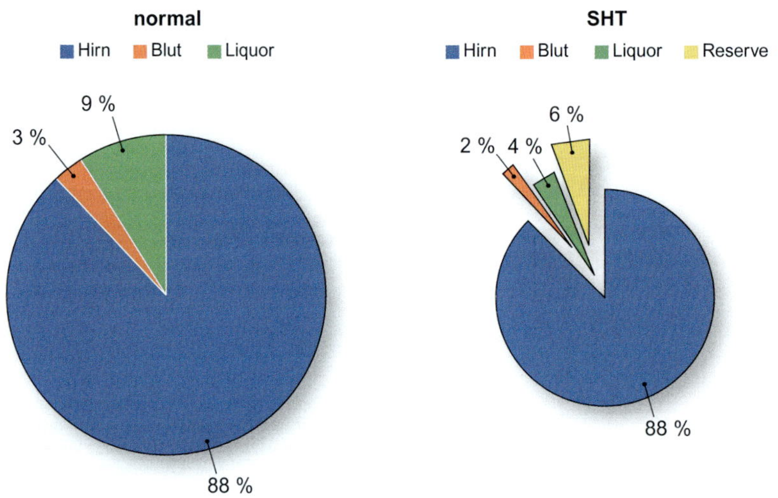

Abb. 19.2 Monroe-Kelly-Doktrin, Volumenkompartimente in der Schädelkapsel [O646/L141]

6. Rapid Sequence Induction beim SHT

Bei nicht nüchternen Patienten ist grundsätzlich eine Crash-Intubation durchzuführen. Als Muskelrelaxans wird hier meistens **Succinylcholin** verwendet, da es die kürzeste Anschlagzeit besitzt. Allerdings können die **Muskelfaszikulationen** zu einer **Hirndrucksteigerung** führen, diese ist jedoch nach ausreichend hoher Dosis des Induktionshypnotikums vernachlässigbar. Als Alternative kommt **Rocuronium** in erhöhter Dosierung (1–1,5 mg/kg KG) in Betracht. Anschlagzeit und v. a. Wirkdauer sind hier jedoch länger. Es ist aber immer zu bedenken, dass nur dann relaxiert werden darf, wenn eine Atemwegsicherung gewährleistet ist. Eine „Cannot intubate, cannot ventilate"-Situation muss verhindert werden.

Zur Einleitung der Narkose können **kurz wirksame Hypnotika** wie das hirndrucksenkende Barbiturat **Thiopental** oder **Propofol** verwendet werden. Die Analgesie erfolgt mit **Fentanyl** oder **Sufentanil.** Zur Narkoseführung eignen sich Benzodiazepine wie Midazolam. Bei **kreislaufinstabilen Patienten** kann auch das sympathikotone **Ketamin** verabreicht werden.

MERKE

Patienten mit einem isolierten Schädel-Hirn-Trauma bieten niemals eine Schocksymptomatik mit Hypotonie und Tachykardie. Daher immer nach der Ursache des Schocks suchen (z. B. Blutung, kardiales Herzversagen).

ZUSAMMENFASSUNG

Beim Schädel-Hirn-Trauma ist die Verlaufsbeobachtung mittels **Glasgow Coma Scale** wichtig, da es sich um einen dynamischen Prozess handelt, bei dem sekundäre Schäden möglich sind. Bei einem GCS ≤ 8 ist die **Intubation** anzustreben. Ist bei SHT eine Narkose erforderlich, erfolgt sie mittels **Rapid Sequence Induction.**

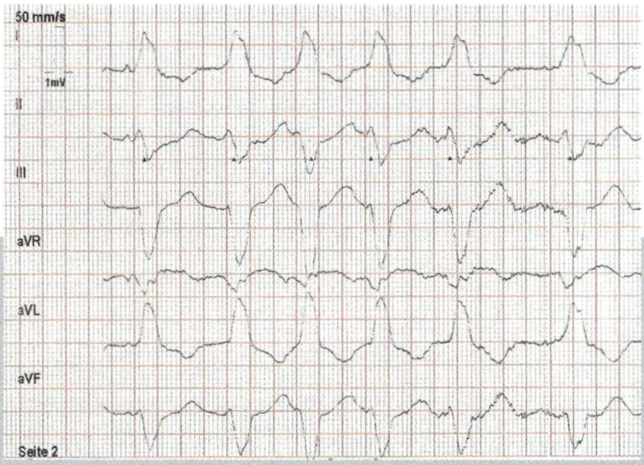

20

Brustschmerzen und Herzstolpern

Jens Vater

Anamnese

Zu Ihnen kommt eine 75-jährige Dame per Notarzt in die Notaufnahme. Angemeldet aus einer Hausarztpraxis mit V. a. ST-Hebungsinfarkt und positivem Troponin-Schnelltest.

Der junge „frisch gebackene" Notarzt macht Ihnen folgende Übergabe: „Bekannter Hypertonus und leichtgradige Niereninsuffizienz, ging wegen zunehmender Dyspnoe und Wasser in den Beinen seit 3 Tagen heute zum Hausdoc, dort dann wohl auch AP-Symptomatik. Der Kollege hat eine blaue Nadel gelegt und ASS gespritzt, Labor haben wir nicht, Trop-Schnelltest positiv, hier ist das EKG (➤ Bild [O646])."

Untersuchungsbefund

Patientin (160 cm, 105 kg) orthodyspnoisch trotz Sauerstoffvorlage von 6 l/min, SaO2 93 %, HF um 150/min mit Pulsdefizit nach peripher, thorakaler stechender Schmerz ohne Ausstrahlung, nach Morphingabe durch den Notarzt NRS 4–5, Beinödeme bis zum proximalen Drittel der Unterschenkel. Letzter Blutdruck 170/100 mmHg. Pulmo leise Atemgeräusche mit basal leisen RG, sonst diskretes Giemen.

1. Befunden Sie das EKG!

2. Welche Therapie leiten Sie ein?

3. Wie erklären Sie sich den positiven Troponin-Test?

4. Wie sieht die weitere Behandlung aus?

5. Was geben Sie dem Notarzt als Feedback mit?

1. EKG-Befund und Diagnose

- EKG-Befund (➤ Bild [0646]):
  - Tachyarrhythmia absoluta bei Vorhofflimmern
  - HF um 150/min
  - Linkstyp bis überdrehter Linkstyp
  - QRS-Komplexe schenkelblockartig verbreitert, Linksschenkelblock
  - Endstrecken nicht beurteilbar

Es handelt sich hier um ein neu aufgetretenes **Vorhofflimmern mit Tachyarrhythmia absoluta,** vermutlich im Rahmen einer linkskardialen Dekompensation bei schlecht eingestelltem arteriellen Hypertonus.

2. Akuttherapie

Zur **hämodynamischen Stabilisierung** muss eine Frequenz- und ggf. die Rhythmuskontrolle angestrebt werden (➤ Abb. 20.1). Wenn nicht bekannt ist, wie lange das Vorhofflimmern schon besteht und ob sich bereits Thromben in den Herzhöhlen gebildet haben, wird zuerst die **Frequenzkontrolle** angestrebt. Nach Ausschluss von Thromben im TEE erfolgt die **Rhythmisierung.**

Eine **Hypokaliämie** begünstigt Tachykardien. Hier muss eine intravenöse Substitution erfolgen. Je nach Venenstatus können 20 bis max. 40 mval KCl in 500 ml VEL auch über eine periphere Vene verabreicht werden. Höhere Dosierungen erfordern die Anlage eines ZVK. Durch die Infusion von 3 g **Magnesium** (**cave:** „Hitzewallungen" während der Infusion) kann eine passagere Senkung der Herzfrequenz ohne negative Kreislaufeffekte erreicht werden.

Zur **Entlastung des Herzens** bei kardialer Stauung sollen Diuretika eingesetzt werden. Symptomatisch können Morphin und bei Hypertension ggf. auch Nitrate sinnvoll sein.

Besteht die Indikation zur Antikoagulation, kann diese mit einem Heparin (i.v., s.c.) in therapeutischer Dosis begonnen und dann oral bevorzugt mit einem NOAK (= **n**icht Vitamin-K-abhängiges **o**rales **Anti**koagulans, auch DOAK bzw. direktes orales Antikoagulans), alternativ einem Vitamin-K-Antagonisten fortgeführt werden.

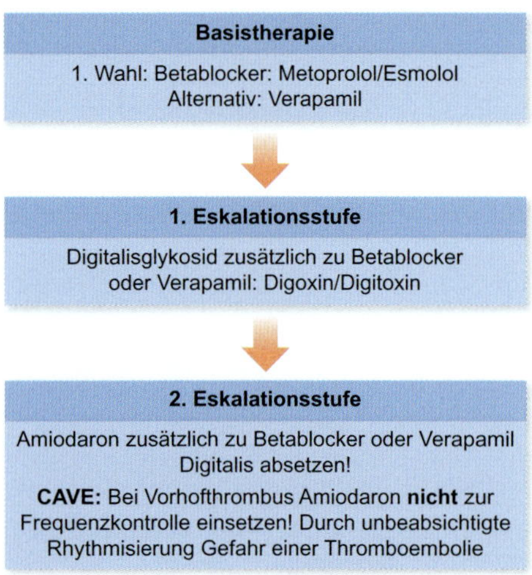

Abb. 20.1 Akuttherapie TARA bei VHF [0646/L231]

> **MERKE**
>
> **Voraussetzungen Kardioversion bei VHF**
>
> - Dauer < 48 h: Kardioversion kann i.d.R. ohne TEE erfolgen
> - Dauer > 48 Stunden: immer TEE vor Kardioversion!
> - Ausnahme: therapeutische Antikoagulation für mind. 4 Wo. vor Auftreten des Vorhofflimmerns

3. Troponin-Test

Die Troponine sind die aussagekräftigsten Parameter, wenn der V.a. eine Myokardischämie besteht. Aufgrund einer sehr hohen Sensitivität können auch Mikronekrosen erfasst werden. Das **kardiale Isoenzym Troponin T** steigt bereits 3–8 h nach einem Herzinfarkt an (Maximum: 4 Tage, Normalisierung: 2 Wochen). Sensitivität und Spezifität sind gut. Bei einigen Erkrankungen kann die Rate der falsch positiven Ergebnisse jedoch deutlich ansteigen:

- Niereninsuffizienz (Ausscheidungsstörung)
- Chronische Muskelerkrankungen (z.B. Polymyositis)
- Extreme Skelettmuskelbelastungen (Marathonläufer, Soldaten nach Gewaltmarsch etc.)

Das modernere **Troponin I** weist diese Nachteile nicht auf (Sensitivität und Spezifität 100 %). Der Anstieg erfolgt innerhalb von 3–8 h (Maximum binnen 24 h, Normalisierung innerhalb von 10 Tagen).

Die meisten **Schnelltests** arbeiten noch mit Troponin T und liefern testbedingt häufig **falsch positive Ergebnisse.** In vielen Klinken, insbesondere mit Chest Pain Units (CPU) werden hochsensitive Troponin-I-Tests eingesetzt, die bereits mit 1 h Zeitdifferenz zwischen erster und zweiter Bestimmung eine zuverlässige Aussage treffen lassen.

4. Weitere Therapie

Die langfristige Therapie zielt auf das Management kardiovaskulärer Risikofaktoren ab und erfordert zum einen eine Anpassung des Lebensstils, zum anderen eine Behandlung der kardiovaskulären Grunderkrankungen:

- Einschätzung des Schlaganfallrisikos → ggf. orale Antikoagulation zur Schlaganfallprophylaxe
- Langfristige Frequenzkontrolle → Symptomverbesserung und Erhalt der LV-Funktion
- Rhythmuskontrolle → Kardioversion, Antiarrhythmika, Katheterablation/chirurgische Ablation

Als Entscheidungshilfe, ob eine längerfristige Antikoagulation (➤ Tab. 20.1) nötig ist, wird der CHA_2DS_2VASc-Score herangezogen. Gleichzeitig steigt durch die „Blutverdünnung" aber auch das Risiko für (vital bedrohliche) Blutungen an. Der HAS-BLED-Score (➤ Abb. 20.3) kann modifizierbare Risikofaktoren für Blutungen identifizieren. Gemäß aktuellen Leitlinien haben NOAK einen festen Platz im Therapiemanagement und werden inzwischen den Vitamin-K-Antagonisten vorgezogen. Mögliche Nebenwirkungen und Kontraindikationen müssen abgewogen und berücksichtigt werden.

Für die langfristige Frequenzkontrolle werden in erster Linie ebenfalls Betablocker eingesetzt.

Die medikamentöse Rhythmuskontrolle kann bei seltenen Episoden eines paroxysmalen VHF als **„Pill in the Pocket"-Therapie** mit **Flecainid** oder Propafenon erfolgen. Für die Dauertherapie stehen sonst **Amiodaron,** Dronedaron oder Sotalol zur Verfügung. Da für alle Wirkstoffe gleichermaßen gilt, dass der Effekt begrenzt ist, geht es primär darum, die Anzahl symptomatischer Rezidive eines Vorhofflimmerns zu reduzieren.

Die Bedeutung der **Katheterablation** zur Rhythmusstabilisierung hat nicht nur bei Versagen der medika-

Tab. 20.1 Antikoagulation bei Vorhofflimmern

Antikoagulans	Startdosierung	Erhaltungsdosierung	Besonderheiten
UFH	5000–10.000 I.E.	Nach PTT Ziel: 2- bis 3-facher Ausgangswert	
NMH, z.B.	1 mg/kg KG s.c. 1–0–1		Bei Niereninsuffizienz: Anti-Xa-Kontrollen, ggf. Dosisanpassung 1 mg/kg KG s.c. 1–0–0
Phenprocoumon (Marcumar®)	6 mg/d für 2 d NMH, UFH parallel bis INR ≥ 2,0	Nach INR (2–3)	
Rivaroxaban (Xarelto®)	1 ×/d 20 mg GFR 30–49 ml/min → 1 ×/d 15 mg		Mit Mahlzeit einnehmen; zermörserbar; Gabe über Sonde möglich
Apixaban (Eliquis®)	2 ×/d 5 mg 2 ×/d 2,5 mg → wenn 2 der Kriterien: ≥ 80 J., ≤ 60 kg, Krea ≥ 133 µmol/l		Einnahme unabhängig von der Mahlzeit; zermörserbar; Gabe über Sonde möglich
Edoxaban (Lixiana®)	1 ×/d 60 mg 1 ×/d 30 mg → wenn: GFR 15–50 ml/min oder ≤ 60 kg oder Komb. mit P-gp-Inhibitoren		Einnahme unabhängig von der Mahlzeit; zermörserbar; Gabe über Sonde möglich
Dabigatran (Pradaxa®)	2 ×/d 150 mg 2 ×/d 110 mg → wenn: > 80 J. oder GFR 30–50 ml/min, erhöhtes Blutungsrisiko		Einnahme unabhängig von der Mahlzeit; Kapseln nicht öffnen; keine Gabe über Sonde!
Ggf. Dosisanpassungen bei Nieren- oder Leberfunktionsstörungen beachten! Siehe hierzu die entsprechende Fachinformation.			

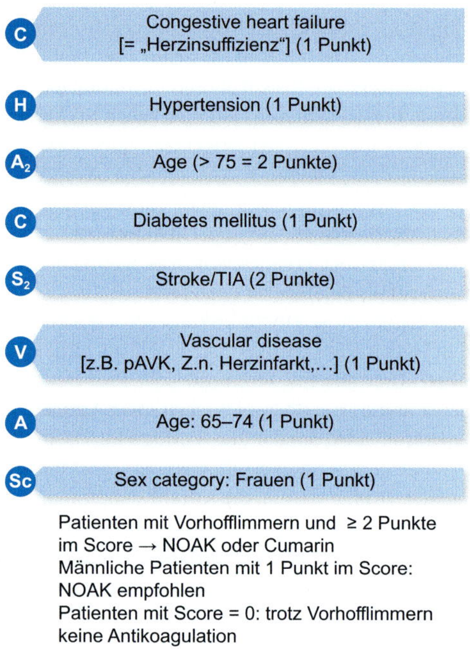

Abb. 20.2 CHA_2-DS_2-VASc-Score [F783-009/O646/L231]

mentösen Therapie deutlich zugenommen. Bei hohem Rezidivrisiko für AF-Episoden und Herzinsuffizienz mit verminderter EF wird das invasive Verfahren inzwischen auch als Erstlinientherapie eingesetzt. Bei einer Ablation wird durch Hochfrequenzstrom (Wärme) oder Kälte das falsche elektrische Impulse in den Vorhöfen erzeugende/leitende Gewebe gezielt verödet und ausgeschaltet.

MERKE

- Jedes Antiarrhythmikum verfügt selbst über ein proarrhythmogenes Potenzial!
- Kontraindikationen sind streng zu beachten.

5. Feedback für den Notarzt

- Fragen Sie den Kollegen, ob er den Verdacht des Hausarztes teilt, oder ob er anderer Meinung ist.

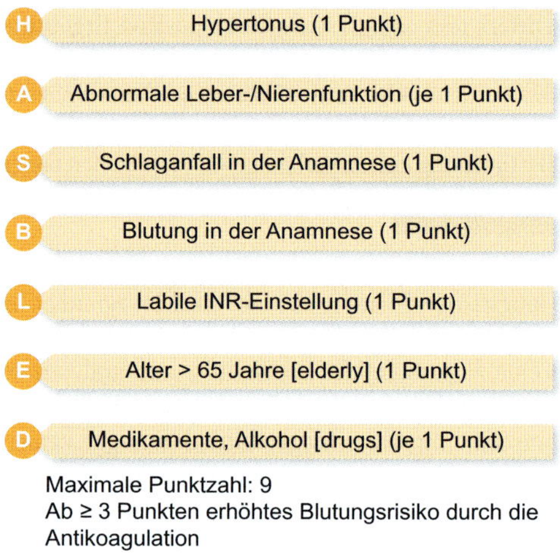

Abb. 20.3 HAS-BLED-Score [O646/L231]

- Sagen Sie ihm, dass es nicht schlimm ist, präklinisch nicht immer mit der Diagnose ins Schwarze zu treffen, aber man sollte dann seinen Verdacht konsequent behandeln. Hier wurde ein Teil des MONAH-Schemas vergessen:
  - Nitrate
  - Heparin
- Machen Sie ihn darauf aufmerksam, wie wichtig die Frequenzkontrolle bei dem geschilderten Fall ist und dass er damit das Outcome des Patienten entscheidend hätte beeinflussen können.

ZUSAMMENFASSUNG

Vorhofflimmern ist die häufigste klinisch relevante Herzrhythmusstörung. Zu den therapeutischen Grundsätzen gehören in erster Linie: Frequenzkontrolle, Rhythmisierung und Antikoagulation. Betablocker werden sowohl in der Akutsituation als auch zur Dauertherapie einsetzt. Alternativ kommen Kalziumantagonisten vom Verapamiltyp in Betracht. Beide können mit Digitalis kombiniert werden. Eine dauerhafte Antikoagulation wird inzwischen primär mit einem NOAK durchgeführt, alternativ ein Vitamin-K-Antagonist.

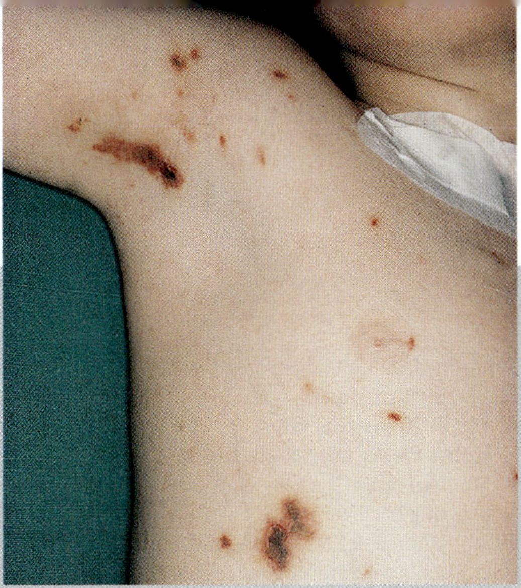

21

Fieberhafter Hautausschlag

Ute Fetzner

Anamnese

Sie sind Stationsarzt auf der operativen Intensivstation und werden vom pädiatrischen Oberarzt gebeten, wegen Bettenmangel ein Kind auf Ihrer Station aufzunehmen. Der fünfjährige Philipp wurde vom Hausarzt wegen Kopfschmerzen, hohem Fieber und Nackensteife mit V. a. Meningitis eingewiesen. Philipp klagt über starke Kopfschmerzen, jammert und schreit. Nach Angaben des neurologischen Kollegen ist die passive Kopfbeugung nicht möglich, da sich Philipp dagegen wehrt.

Untersuchungsbefund

Fünfjähriger, schwer erkrankter Junge. Herzfrequenz: 167/min, RR 81/35 mmHg, Temperatur 39,7 °C. Herz, Lungen und Abdomen klinisch unauffällig. Pupillen isokor, Lichtreaktion beidseits positiv. Bei der Untersuchung fällt folgender Hautbefund auf (➤ Bild [M836]).

1. **Beschreiben Sie den Hautbefund. Welche Erkrankungen kommen differenzialdiagnostisch infrage? Begründen Sie.**
2. **Durch welche Symptome kann sich eine Meningitis äußern? Wie sichern Sie die Diagnose?**
3. **Welche Erreger verursachen das vorliegende Krankheitsbild, wo kommen sie vor und wie werden sie übertragen?**
4. **Welche Komplikationen drohen?**
5. **Welche Therapie leiten Sie ein?**
6. **Was wissen Sie über Prophylaxe und epidemiologische Vorgaben dieser Infektion?**

1. Differenzialdiagnosen

Die **petechialen Einblutungen** sprechen gegen eine virale und für eine bakterielle Ursache der vom Hausarzt bereits vermuteten Meningitis und sind typisch für die **Meningokokkenmeningitis** mit (beginnender) **Meningokokkensepsis.** Sie kommen als Zeichen einer Meningokokkensepsis bei bis zu 75 % der Patienten vor. Durch die Einschwemmung von Endotoxinen kommt es u. a. zu einer Gerinnungsaktivierung mit disseminierter intravasaler Gerinnung und Verbrauchskoagulopathie. Die Einblutungen sind nicht nur auf die Haut beschränkt, sondern können auch andere Organe betreffen.

Viren sind häufiger für eine Meningitis verantwortlich als Bakterien. Die Symptome sind oft nicht so stark ausgeprägt wie bei einer bakteriellen Meningitis. **Typische Erreger** der viralen Meningitis sind das Mumpsvirus, das Masernvirus und das Varicella-Zoster-Virus.

Bei den **bakteriell bedingten Meningitiden** handelt es sich i. d. R. um lebensbedrohliche Erkrankungen, die sofort behandelt werden müssen. Die **häufigsten Erreger** sind Haemophilus influenzae, Streptococcus pneumoniae, Neisseria meningitidis, B-Streptokokken und Listeria monocytogenes. In Deutschland kommen durch Haemophilus influenzae und Pneumokokken hervorgerufene Meningitiden inzwischen deutlich seltener vor, da viele Kinder gegen diese beiden Erreger geimpft werden.

Eine wichtige **Differenzialdiagnose** ist ein **Hirntumor,** der sich auch durch Kopfschmerzen, Schwindel, Übelkeit und Erbrechen, Wesensveränderungen und epileptische Anfälle äußern kann. Gegen diese Diagnose sprechen die petechialen Einblutungen der Haut.

2. Symptome

Bevor sich die typischen Symptome einer Meningitis zeigen, leiden viele Patienten unter uncharakteristischen Allgemeinbeschwerden, wie Muskel- und Gelenkschmerzen, Abgeschlagenheit und Fieber. Diesem Prodromalstadium folgen die typischen Symptome der Hirnhautentzündung:

- **Starke Kopfschmerzen**
- **Hohes Fieber mit Schüttelfrost.**
- **Meningismus** (Nackensteife bei passiver Kopfbeugung nach vorn)

Ist im Rahmen der Meningitis auch das Gehirn gereizt oder entzündet **(Meningoenzephalitis),** können außerdem noch Übelkeit und Erbrechen, Krampfanfälle, Verwirrtheit, Bewusstseinsstörungen bis zur Bewusstlosigkeit und Hörstörungen auftreten.

Zur **Sicherung der Diagnose** sollte bei fehlenden Kontraindikationen (Gerinnungsstörung, erhöhter Hirndruck) eine **Liquorpunktion** durchgeführt werden. Sie darf aber die Antibiotikatherapie nicht verzögern. Zum einen findet sich entzündlich veränderter Liquor (trüb, stark vermehrte Zellzahl, niedriger Liquorzucker), außerdem ist auch ein direkter Erregernachweis im Liquor durch Anfärbung möglich. Zur Diagnosesicherung gehört auch die Abnahme von Blutkulturen, wenn möglich ebenfalls vor Antibiotikagabe. Ergänzend sollte bei Bewusstseinsstörungen (z. B. fokalneurologischen Defiziten oder pathologischem Atmungsmuster) sowie bei V. a intrakraniellen Druckanstieg eine bildgebende Diagnostik (Schädel-CT, -MRT, -Sonografie bei Säuglingen/Kleinkindern, ➤ Abb. 21.1) erfolgen.

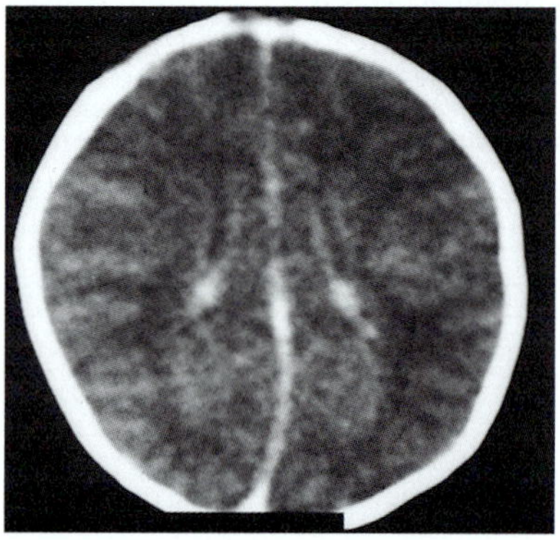

Abb. 21.1 CT-Befund: bakterielle Meningitis [T1487]

3. Erreger, Vorkommen und Übertragung

Der Erreger der Meningokokkenmeningitis ist das Bakterium **Neisseria meningitidis,** gramnegative, bekapselte Diplokokken, von denen verschiedene Serotypen existieren, die sich durch die Antigenstruktur der Polysaccharidkapsel unterscheiden. Die **Gruppen A und C** kommen im Bereich der Sahelzone und anderen afrikanischen Ländern (von Gambia bis Sudan, nördliche Grenze Sahara, im Süden bis zu den Regenwäldern Zentralafrikas) (sog. **Meningitisgürtel**) vor und können Epidemien verursachen. **Serotyp B** dagegen ist meist für die sporadischen Fälle in Europa verantwortlich. Neisseria meningitidis kommt ubiquitär vor und man schätzt, dass 5–10 % der Bevölkerung infiziert sind, allerdings zeigen die wenigsten klinische Symptome **(symptomlose Keimträger).** Neisseria meningitidis vermehrt sich im Nasen-Rachen-Raum des Menschen als einzigem Überträger. Die **Übertragung** erfolgt als Tröpfchen- oder Schmierinfektion, also durch Husten, Niesen oder Sprechen. Bei den wenigen Patienten, bei denen es zu einer Infektion kommt, treten nach einer Inkubationszeit von 2–5 Tagen Meningitissymptome auf.

4. Komplikationen

Lipopolysaccharid auf der Bakterienkapsel kann Makrophagen aktivieren und verschiedene Mediatoren (TNF, Interleukin u. a.) freisetzen. Die Folgen sind ein **Capillary Leak, vermehrte Thrombozytenaggregation** und **Mikrothromben,** eine **disseminierte intravasale Gerinnung** und Vasokonstriktion **(Meningokokkensepsis).** Klinisch äußert sich dies u. a. durch petechiale Einblutungen und **Hautnekrosen,** die bis zur Amputation von Extremitäten führen können. Die Gerinnungsstörung bei der Meningokokkensepsis kann aber nicht nur zu Einblutungen in die Haut führen, sondern auch Organe, wie die Nebennieren betreffen. Der foudroyante Verlauf wird **Waterhouse-Friderichsen-Syndrom** bezeichnet, er tritt bei 10–15 % der Patienten mit Meningokokkensepsis auf. Die Letalität ist mit etwa 85 % sehr hoch. Typische Symptome sind ein septischer Schock, eine disseminierte intravasale Gerinnung (DIC), eine Purpura fulminans, Einblutungen in beide Nebennieren und ein Multiorganversagen.

Durch die Reizung oder begleitende Entzündung des Gehirns kann das Gehirn mit Steigerung des Hirndrucks anschwellen **(Hirnödem).** Symptome sind Übelkeit, Erbrechen, Wesensveränderungen, Vigilanzstörungen und Krampfanfälle.

Die Entzündung der Hirnhäute kann zu einem Verkleben der Meningen führen. Die Folge ist eine verminderte Liquorresorption mit kontinuierlicher Zunahme derselben. Es entsteht ein **Hydrozephalus** mit Anstieg des intrakraniellen Drucks.

5. Therapie

- **Antibiotika:** Grundlage der Meningitistherapie. Initial wird ein Cephalosporin der 3. Generation gegeben (z. B. Ceftriaxon oder Cefotaxim) und nach Erregernachweis und Antibiogramm eventuell auf Penicillin G umgestellt.
- **Kreislaufstabilisierung:** Flüssigkeitsgabe (Kristalloide) und Katecholamine (z. B. Noradrenalin, Dobutamin).
- Eine **metabolische Azidose** sollte ausgeglichen werden.
- **Störungen im Elektrolythaushalt** (Hypokaliämie, Hypomagnesiämie, Hypokalzämie) sollten ausgeglichen werden.
- **Beatmung:** Durch die Volumengabe zur Kreislaufstabilisierung kann es in Kombination mit dem Capillary Leak zu einem Lungenödem kommen. Die Indikation zur Analgosedierung, Intubation und Beatmung wird in diesem Fall ebenso wie bei Vigilanzminderung und ausgeprägter Schocksymptomatik großzügig gestellt.
- **Gerinnung:** Die Gerinnungsstörungen werden mit Low-dose-Heparin, Frischplasma (FFP) und Antithrombin-III-Gabe therapiert.
- **Hirndrucksenkung:** Lagerung mit um etwa 30° erhöhten Oberkörper. Temperaturerhöhungen wirken sich negativ auf das Ergebnis aus und

sollten deshalb aggressiv behandelt werden (z. B. Paracetamol, physikalische Kühlung). Reichen diese Basismaßnahmen nicht aus, kommen außerdem eine Osmotherapie (z. B. mit Mannitol), eine Hirndrucksenkung durch Narkose und ggf. eine Ventrikeldrainage in Betracht. Steroide sind wegen fehlender Wirksamkeit nicht indiziert. Tritt ein **Hydrozephalus** durch Verkleben der Meningen auf, muss die Indikation zur Anlage einer Ventrikeldrainage geprüft werden, um ein Abfließen des Liquors zu ermöglichen und den Hirndruck zu senken.

MERKE

Durch die Antibiotikagabe kann es zur massiven Freisetzung von Endotoxinen mit Endotoxinschock kommen.

6. Prävention und Prophylaxe

Sobald der V. a. eine Meningokokkeninfektion besteht, muss der Patient **isoliert** werden. Um eine Weiterverbreitung und Ansteckung zu verhindern, sind zudem gewisse **Hygienemaßnahmen** erforderlich: Krankenhauspersonal und Besucher müssen Schutzkittel, Mundschutz und Handschuhe tragen und natürlich regelmäßig die Hände desinfizieren. Die Ansteckungsgefahr besteht vermutlich nur bis 24 h nach Beginn der Antibiotikatherapie.

Alle Kontaktpersonen von Patienten mit einer Meningokokkenmeningitis erhalten eine **Antibiotikaprophylaxe** mit Rifampicin oder Ciprofloxacin oder Ceftriaxon, um eine Ansteckung und Ausbreitung der Erkrankung zu verhindern. **Meldepflicht** besteht für den begründeten V. a. eine Meningokokkeninfektion, ebenso wie für eine Infektion oder den Tod durch Meningokokken.

Die **Impfung** gegen Meningokokken wirkt leider nicht gegen den Serotyp B (in Europa am häufigsten), sondern nur gegen die in Afrika und Asien verbreiteten Typen. Deshalb ist die Schutzimpfung bei uns von der STIKO nicht generell empfohlen, sondern nur für gesundheitlich gefährdete Personen und bei bestimmten Auslandsreisen.

ZUSAMMENFASSUNG

Das gramnegative Bakterium **Neisseria meningitidis** ist der Erreger der Meningokokkenmeningitis. **Serotyp B** ist in über 90 % für die sporadischen Fälle in Europa verantwortlich, während die **Serotypen A und C** v. a. in Afrika **(Meningitisgürtel)** für Epidemien verantwortlich sind. Typische **Symptome** der Meningitis sind hohes Fieber, Nackensteife und starke Kopfschmerzen. Bei Reizung oder Beteiligung des Gehirns können Bewusstseinsstörungen und epileptische Anfälle auftreten. **Petechiale Einblutungen** sind typisch für Meningokokken. Die schwerste **Komplikation** ist das foudroyant verlaufende **Waterhouse-Friderichsen-Syndrom,** das trotz adäquater Therapie eine hohe Letalität besitzt. Die **Therapie** erfolgt initial mit einem Cephalosporin der 3. Generation und nach Erregernachweis testgerecht. Gleichzeitig erfolgen die Kreislaufstabilisierung, eventuell Intubation und Beatmung und eine Hirndrucksenkung. Patienten mit Meningokokkenmeningitis müssen isoliert werden. Enge **Kontaktpersonen** erhalten eine **Antibiotikaprophylaxe** mit Rifampicin oder Ciprofloxacin oder Ceftriaxon. Es besteht **Meldepflicht.**

22

Patientenübergabe

Philipp von Freyberg

Anamnese

Sie betreuen heute den gynäkologischen OP-Saal. Gegen 10.30 Uhr kommt zu Ihnen eine Patientin in die Narkoseeinleitung, die eine elektive laparoskopische totale Hysterektomie bei Uterus myomatosus bekommen soll. Sie betrachten sich das Prämedikationsprotokoll und erhalten folgende relevante Informationen:

- 64-jährige Patientin, 165 cm, 85 kg, ASA III, Zähne fest, nüchtern
- 3-Gefäß-KHK mit Z. n. mehrfach PTCA mit Drug-Eluting-Stents, letztmals vor 2 J., seither keine kardiale Beschwerdesymptomatik, > 4 METs belastbar, regelmäßige kardiologische Kontrollen unauffällig (letztmals vor 2 Mon.), im 12-Kanal-EKG bekannter Linksschenkelblock mit konsekutiven Erregungsrückbildungsstörungen
- Arterielle Hypertonie, Hyperlipoproteinämie, fortgesetzter Nikotinabusus mit 40 py, NIDDM Typ 2, Hypothyreose
- Allergien: Latex
- Vornarkosen: lap. Cholezystektomie, diagnostische Laparoskopie, Knie-TEP rechts, Katarakt-OP bds. (bek. Anisokorie rechts > links), bisher keine Narkoseprobleme bekannt
- Dauermedikation: ASS 100 mg 1–0–0, Metoprolol 47,5 mg 1–0–1, Simvastatin 40 mg 0–0–1, Metformin 1000 mg 1–0–0, L-Thyroxin 75 µg 1–0–0

Sie fragen bei der Patientin nochmals die Identität, die Operation und die Nüchternheit ab. Des Weiteren vergewissern Sie sich, dass sie von Ihrem Kollegen korrekt für eine Allgemeinanästhesie aufgeklärt wurde und sie keine Fragen mehr hat. Anschließend führen Sie die Narkoseeinleitung durch. Die Maskenbeatmung ist mit einem Guedel-Tubus sicher möglich und die Intubation bei einem Cormack-Lehane 2-Situs routiniert durchführbar. Die Operation verläuft so weit problemlos. Da sich die Operation langsam dem Ende neigt, lassen Sie die nächste Patientin bestellen und verabreichen der Patientin für die postoperative Analgesie noch 1 g Metamizol als Kurzinfusion. Da betritt Ihr Kollege den OP-Saal und will Sie zur Mittagspause ablösen.

1. Warum ist eine adäquate Patientenübergabe an den ablösenden Kollegen so wichtig?

2. Welche Informationen würde Ihre Patientenübergabe enthalten und wie würden Sie diese strukturieren?

3. Der ablösende Kollege übergibt die Patientin nach problemloser Ausleitung an den Aufwachraum. Auf welche Rahmenbedingungen sollte er bei seiner Patientenübergabe achten?

1. Bedeutung einer adäquaten Patientenübergabe

Die **Kommunikation** im perioperativen Behandlungsteam stellt eine **elementare Säule der Patientensicherheit** dar, da hier wesentliche und für den Erfolg und die Sicherheit der Behandlung relevante Informationen ausgetauscht und weitergegeben werden müssen. Bis zu **65 % der auftretenden Fehler** lassen sich dabei auf eine ungenügende Kommunikation zurückführen und sind somit vermeidbar. Dabei erfährt ein Patient im Rahmen seines perioperativen Settings mindestens drei Patientenübergaben (Station → OP, OP → Aufwachraum, Aufwachraum → Station). Dazu kommen ggf. noch weitere Übergaben während der Operation selbst durch Pausenablösungen oder Schichtwechsel des ärztlichen und pflegerischen Personals. **Jede** dieser intraoperativen **anästhesiologischen Übergaben erhöht** dabei das **Morbiditäts- und Letalitätsrisiko** des Patienten **um 8 %,** sowohl durch ärztliche als auch pflegerische Übergaben. Folglich ist die Anzahl intraoperativer Patientenübergaben auf die notwendige Zahl zu reduzieren und die Qualität der einzelnen Übergaben sicherzustellen.

2. Strukturierte Patientenübergabe

Um die Qualität der Patientenübergaben sicherzustellen und Behandlungskomplikationen zu vermeiden, empfiehlt die Deutsche Gesellschaft für Anästhesie und Intensivmedizin (DGAI) Inhalte einer Patientenübergabe in einer Standard Operating Procedure (SOP) festzulegen und diese konsequent umzusetzen. Die Strukturierung der Informationen soll sich dabei an dem **SBAR-Konzept** (**S**ituation, **B**ackground, **A**ssessment, **R**ecommendation, ➤ Tab. 22.1) orientieren. Nachfolgend ein Beispiel, welche Inhalte die einzelnen Komponenten des SBAR-Konzepts enthalten können:

- **Situation** („kurze Zusammenfassung"): Geschlecht, Name, Alter, Diagnose, operative/r Eingriff/ Intervention, Anästhesieverfahren.
  Frau M., 64-jährige Patientin mit Uterus myomatosus erhält eine laparoskopische totale Hysterektomie in Allgemeinanästhesie.
- **Background** („relevante Befunde der präoperativen Evaluation und der Anästhesieeinleitung"): ASA-Klassifikation; Allergien; relevante präoperative Medikation bzw. deren Pausierung; relevante Vorerkrankungen und präop. Untersuchungsbefunde; Nüchternheit bzw. Aspirationsrisiko; relevante Informationen zur Anästhesieeinleitung (z. B. Komplikationen bei der Atemwegssicherung, Beatmungsprobleme, schwierige Venenverhältnisse, unzureichende Regionalanästhesie); Risikofaktoren (z. B. bestehende Schwangerschaft oder auffällige Blutungsanamnese); soziale Faktoren (Mutter des Kindes wartet im Wartebereich, präop. Kommunikationsprobleme mit dem Patienten, z. B. durch Sprachbarriere, Schwerhörigkeit oder psychische Auffälligkeiten).
  ASA-III-Patientin; hat eine Latexallergie; Dauermedikation mit ASS und Betablocker perioperativ fortgesetzt, Metformin am OP-Tag pausiert; stabile 3-Gefäß-KHK, Patientin ist gut belastbar, arterielle Hypertonie, Nikotinabusus, NIDDM Typ 2, bekannter LSB im EKG mit konsekutiven Erregungsrückbildungsstörungen, bekannte Anisokorie rechts > links; Patientin ist nüchtern; Narkoseeinleitung mit Sufentanil, Propofol und Rocuronium, problemlose Maskenbeatmung und Intubation bei CL 2, Endotrachealtubus bei 21 cm Zahnreihe, einmal 0,5 ml Akrinor® wegen Hypotonie; keine besonderen Risikofaktoren; problemlose Kommunikation.
- **Assessment** („aktueller Istzustand des Patienten und bisheriger Verlauf"): Atemwegssicherung (spontan, intubiert, tracheotomiert) und Cuff-Druck; intraop. Beatmung; Kreislaufmonitoring, Zugänge (Ort für Applikation von Notfallmedikamenten), Katecholamin- und Infusionstherapie, ggf. Urinproduktion, bisherige Blutverluste und deren Therapie; Medikamente zur Aufrechterhaltung der Narkose (balancierte vs. totale intravenöse Anästhesie, letzte Applikation von welchem Opiat/ Muskelrelaxans), Narkosetiefeüberwachung, Relaxometrie, neurologisches Monitoring (z. B. bei Carotis-OP in Regionalanästhesie), Blutzuckerkontrollen; Antibiotikaprophylaxe und letzter Applikationszeitpunkt, Wärmemanagement, aktuelle Laborbefunde (z. B. BGA, Gerinnung).

Tab. 22.1 SBAR-Konzept [L231]

S	**ituation**	
		Geschlecht
		Name
		Alter
		Diagnose
		Operative/r Eingriff/Intervention
		Anästhesieverfahren
B	**ackground**	
	S	core (ASA-Klassifikation)
	A	llergien
	M	edikation
	P	atientengeschichte (relevante Vorerkrankungen/Befunde)
	L	etzte Mahlzeit (Nüchternheit)
	E	inleitung (Besonderheiten Anästhesieeinleitung)
	R	isikofaktoren (Schwangerschaft, pos. Blutungsanamnese)
	S	oziale Faktoren (Mutter im Wartebereich, Sprachbarriere)
A	**ssessment**	
	A	Atemwegssicherung, Cuff-Druck
	B	Beatmungsverfahren/-einstellungen, Pulsoxymeter
	C	EKG, Blutdruck, Zugänge, Katecholamine, Infusionstherapie, Urinproduktion, Blutverlust, Gerinnungs- und Blutprodukte
	D	Narkosemedikamente, Narkosetiefeüberwachung, Relaxometrie, neurolog. Monitoring, Blutzucker
	E	Antibiotikaprophylaxe, Wärmemanagement, BGA/Labor
R	**ecommendation**	
	P	ostoperative Lagerung (Extremitätenschienen, Bettruhe, Bauchbinden etc.) und Mobilisation
	O	perationsdetails (weiterer Operations- und Anästhesieverlauf, Drainagen mit Art, Lokalisation und ggf. Sogtherapie)
	S	chmerztherapie postoperativ
	T	hromboseprophylaxe und Antikoagulation postoperativ
	O	rt der weiteren Versorgung (weiterversorgende Einheit) und postop. Maßnahmen bei Aufnahme (Labor, Röntgen, EKG)
	P	ostoperative Nüchternheit, ggf. Magensonde

Patientin intubiert, Cuff-Druck 25 cmH_2O; problemlose intraop. Beatmung, nach Steigerung des AMV nach Anlage des Kapnoperitoneums wieder normwertiges endtidales CO_2, Pulsoxymeter jetzt am rechten Ohrläppchen, da kein Signal mehr über den Fingerclip des angelagerten Arms; Überwachung mit EKG, nichtinvasive Blutdruckmessung am linken Oberarm, i. v. 18-G-Zugang am rechten Unterarm mit Möglichkeit zur Applikation von (Notfall-)Medikamenten über diesen 3-Wege-Hahn, aktuell läuft die erste kristalloide Infusionslösung, trotz ASS bis jetzt keine relevanten Blutverluste, 2 EK in der Blutbank auf Abruf; TIVA mit Propofol- und Remifentanil-Perfusor über den Zugang am rechten Arm, letztes Muskelrelaxans 10 mg Rocuronium vor 20 min, Relaxometrie am rechten Auge aktuell 3 von 4 Reizantworten, gerade noch einmal 5 µg Sufentanil verabreicht; BZ präop. 131 mg/dl; Antibiotikaprophylaxe mit Cefuroxim zur Narkoseeinleitung erhalten, Wärmemanagement mittels Konvektionswärme.

- **Recommendation** („Empfehlung für die weitere [postoperative] Versorgung"): postop. Lagerung und Mobilisationseinschränkungen; Operationsdetails zum aktuellen OP-Fortschritt und -Verlauf und zum weiteren Anästhesieverlauf (z. B. Extubation oder Nachbeatmung) sowie eingelegte Drainagen ggf. mit Sogtherapie; postoperatives Schmerzkonzept (auch mittels Regionalanästhesiekatheter); postop. Thromboseprophylaxe und ggf. weitere Antikoagulation; weiterversorgende Einheit (Aufwachraum → Station, Überwachungsstation, Intensivstation) und ggf. erforderliche Maßnahmen bei Aufnahme (z. B. Laborkontrolle, Röntgen-Thorax, 12-Kanal-EKG); postop. Nüchternheit bzw. Kost und Magensonde. Postop. Vollmobilisation erlaubt; Gebärmutter wurde gerade morzelliert, Extubation am OP-Ende geplant, es soll noch eine Robinson-Drainage ins kleine Becken eingelegt werden; zur postoperativen Analgesie gerade 1 g Metamizol als Kurzinfusion verabreicht, weitere Analgesie mit Piritramid; heute Abend NMH-Prophylaxe, ASS weiter; Patientin geht postop. über den Aufwachraum auf Station; keine postop. Nüchternheit erforderlich.

3. Rahmenbedingungen für Patientenübergaben

Nicht nur Probleme des Senders und des Empfängers können zu einer gestörten Kommunikation führen, sondern auch **Probleme des Übertragungsweges.** Deswegen sollten folgende Rahmenbedingungen eingehalten werden, um die Kommunikation im Rahmen der Patientenübergabe nicht zu stören.

- Vorbereitung des Equipments vor Eintreffen des Patienten (Monitoring, Perfusoren, Beatmungsgerät etc.).
- Adäquate Einstellung der Alarmgrenzen vor Übergabe, damit nicht während der Patientenübergabe ständig irrelevante Alarme die Aufmerksamkeit stören.
- Anwesenheit aller erforderlichen Personen für die Übergabe (Pflege und Arzt).
- Patient umlagern und an Überwachungsgeräte/Beatmungsgerät anschließen, erst danach Übergabe, wenn sich alle ausschließlich auf die Patientenübergabe konzentrieren können.
- Nur patientenspezifische professionelle Kommunikation, das heißt keine Privatgespräche und keine Unterbrechungen der Kommunikation (außer Notfälle).
- Den Sender seine Patientenübergabe vollständig durchführen lassen, erst im Anschluss offene Fragen klären (es sollte immer nur einer sprechen).
- Kein Zeitdruck, denn dieser führt zu unvollständigen und fehlerhaften Übergaben.

ZUSAMMENFASSUNG

Durch eine adäquate **Kommunikation** im Rahmen der Patientenübergabe können mehr als die Hälfte der auftretenden Fehler vermieden werden. Um alle relevanten Informationen zu übermitteln, sollten diese sinnvoll strukturiert werden. Das **SBAR-Konzept** strukturiert die Informationen in **Situation, Background, Assessment** und **Recommendation,** wobei die Inhalte der einzelnen Punkte an die jeweiligen Bedürfnisse vor Ort angepasst und in einer entsprechenden SOP fixiert werden können. Daneben ist auch auf eine **adäquate Umgebung** für die Übergabe zu achten, um Störungen der Kommunikation in der Patientenübergabe zu vermeiden.

23

Sturz bei Glatteis

Lars Töpfer

Anamnese

Der unfallchirurgische Kollege meldet Ihnen einen Patienten für den OP-Plan nach, der sich bei einem Sturz auf Glatteis eine distale Radiusfraktur zugezogen hat und möglichst bald operativ versorgt werden soll. Beim Prämedizieren erzählt Ihnen der Patient (35 J., 182 cm, 73 kg, Nichtraucher, keine relevanten Vorerkrankungen), dass er vor drei Stunden gegessen habe. Nach früheren Operationen (OSG-Fraktur und Kreuzbandplastik in Vollnarkose) sei ihm immer schlecht gewesen und er habe sich mehrmals übergeben müssen. Deshalb würde er gerne in „Lokalanästhesie" operiert werden. Außerdem könne er dann zuschauen.

Untersuchungsbefund

35-jähriger, sportlicher Patient. Herz: Herztöne rein, rhythmisch. Lunge: vesikuläres Atemgeräusch beidseits, keine Nebengeräusche. Abdomen: weich, unauffällig. RR 135/71 mmHg, Herzfrequenz: 68/min.

1. Welche Regionalverfahren kommen infrage, welche nicht? Beschreiben Sie jeweils Prinzip und Vorgehen.

2. Welche Kontraindikationen gibt es und zu welchem Verfahren raten Sie dem Patienten?

3. Welche Komplikationen haben die einzelnen Regionalverfahren?

4. Wie wirken Lokalanästhetika? Warum sind sie bei lokalen Entzündungen unwirksam?

5. Was versteht man unter i. v. Regionale? Erörtern Sie das Vorgehen und bewerten Sie das Verfahren.

1. Regionalverfahren

Der **Plexus brachialis** kann in seinem Verlauf **auf verschiedenen Höhen** blockiert werden. Je nach Punktionsstelle werden damit unterschiedliche periphere Nerven überwiegend anästhesiert. Für die Auswahl des richtigen Punktionsortes ist somit die genaue Kenntnis des Operationsgebiets entscheidend (➤ Abb. 23.1). Heutzutage wird die Regionalanästhesie in den meisten Fällen ultraschallgesteuert durchgeführt, was die Sichtbarkeit der Nervenstrukturen verbessert und das Risiko von Komplikationen reduziert. Gegenüber der klassischen landmarkengestützten Punktion ist der Punktionsort weniger starr festgelegt und der optimale Punktionsort kann aufgrund der Sonoanatomie festgelegt werden.

Bei den meisten Blockaden sind sowohl Single-Shot-Verfahren als auch Kathetertechniken möglich.

- **Interskalenäre Plexusanästhesie:** Dieses Verfahren eignet sich für Operationen an der Schulter und am Oberarm. Der Punktionsort befindet sich am Hinterrand des M. sternocleidomastoideus auf Höhe der Incisura thyroidea superior. Die Stichrichtung folgt dem Verlauf der Skalenuslücke nach kaudal und lateral. Bei der Nervenstimulation ist das Ziel, Kontraktionen des M. biceps brachii (Beugung im Ellbogen) auszulösen. Wegen Lücken im Versorgungsbereich des N. ulnaris, N. cutaneus brachii und des N. cutaneus antebrachii medialis ist die interskalenäre Blockade nicht für Eingriffe am Unterarm oder an der Hand geeignet.
- **Supraklavikuläre Plexusanästhesie:** Dieses Verfahren erlaubt das größte operative Spektrum. Es deckt den Bereich von Oberarm bis Hand ab. Lediglich eine Blockade der Schulter kann nicht erreicht werden. Vor der breiten Einführung der Sonografie wurde es wegen eines sehr hohen Risikos für einen Pneumothorax nur sehr selten angewandt.
- **Infraklavikuläre Plexusanästhesie:** eignet sich für Operationen am Ellbogen, am Unterarm und an der Hand. Bei landmarkengestützter Technik wird meist eine vertikale infraklavikuläre Plexusanästhesie (VIB oder VIP) durchgeführt. In diesem Fall befindet sich der Punktionsort auf halber Strecke zwischen Fossa jugularis und ventralem Ende des Akromions direkt unterhalb der Klavikula. Der ermittelte Punkt entspricht dem medialen Rand der Mohrenheim-Grube. Die Stichrichtung ist streng vertikal. Bei Punktionstiefen > 5 cm kann es zu Verletzung der Lunge mit einem Pneumothorax kommen. Bei Verwendung des Nervenstimulators sollen möglichst periphere Kontraktionen, idealerweise der Finger erreicht werden (N. radialis → Extensoren Dig. 1–3 oder N. medianus → Flexoren Dig. 1–3).
- **Axilläre Plexusanästhesie:** Mit diesem Verfahren sind Operationen des Ellbogens, des Unterarms und der Hand möglich. Die sensible Blockade entspricht damit in etwa der infraklavikulären Plexusanästhesie. Die Blockade ist mithilfe der Sonografie einfach und komplikationsarm. Vor allem bei der alleinigen Verwendung eines Nervenstimulators treten allerdings gelegentlich unvollständige Blockaden auf, da die Nn. axillaris und musculocutaneus den Plexus brachialis schon oberhalb der Punktionsstelle verlassen. Der N. musculocutaneus

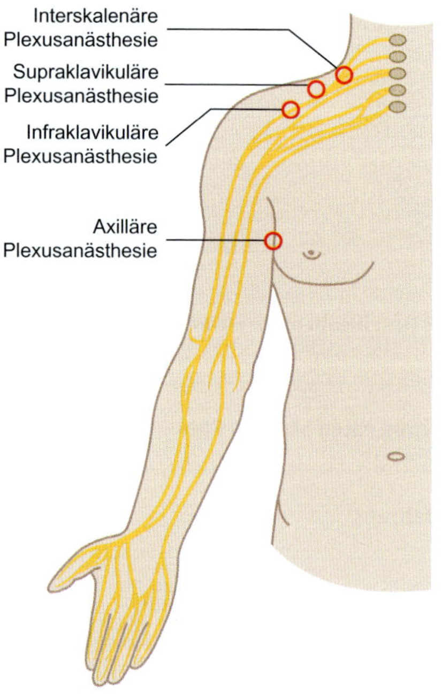

Abb. 23.1 Regionalanästhesie der oberen Extremität: Zugangswege für Blockade des Plexus brachialis [L231]

Tab. 23.1 Zugangswege für Blockade des Plexus brachialis

Höhe der Blockade	Ermöglicht Operationen am/an
Interskalenär	Schulter, Oberarm
Supraklavikulär	Oberarm, Ellbogen, Unterarm, Hand
Infraklavikulär	Ellbogen, Unterarm, Hand
Axillär	Ellbogen, Unterarm, Hand

wird daher in diesen Fällen zusätzlich gezielt anästhesiert. Der Punktionsort liegt zwischen der A. axillaris und dem M. pectoralis minor möglichst proximal in der Axilla. Bei Verwendung eines Nervenstimulators sollen Kontraktionen der Finger oder der Hand erreicht werden.

Für den Patienten im vorliegenden Fall kommen entweder der supraklavikuläre, der infraklavikuläre oder der axilläre Zugangsweg infrage, da das Operationsgebiet der Unterarm ist. Beim supra- und infraklavikulären Zugang wird eine Blutleere meist besser toleriert als beim axillären, da Versorgungsgebiete der Nn. axillaris und musculocutaneus durch das Regionalverfahren mit anästhesiert sind.

MERKE

Die Zugangswege und Ausbreitungen sind aufgrund der Komplexität der Anatomie des Plexus brachialis und der anatomischen Varianten nicht immer einfach zu durchschauen. Viele Prüfer werden dafür Verständnis haben und Sie nicht bis ins kleinste Detail fragen. ➤ Tab. 23.1 zeigt ein einfaches Schema als Merkhilfe.

2. Kontraindikationen

Es gibt eine Reihe **allgemeiner Kontraindikationen,** die für alle Regionalverfahren (obere und untere Extremität) gelten:

- Die Ablehnung des Verfahrens durch den Patienten.
- Eine Infektion oder ein Hämatom im Bereich der Punktionsstelle.
- Eine klinisch manifeste Störung der Blutgerinnung.
- Vorbestehende neurologische Symptome gelten als relative Kontraindikation. Das Defizit muss vorher dokumentiert werden, am besten sollte dies im Rahmen eines neurologischen Konsils erfolgen.

Außerdem gibt es verschiedene **verfahrensspezifische Kontraindikationen:**

- **Interskalenäre und supraklavikuläre Plexusanästhesie:** ausgeprägte COPD, kontralaterale Rekurrens- oder Phrenikusparese, da es durch die Blockade zur ipsilateralen Parese dieser beiden Nerven kommen kann.
- **Infraklavikuläre Plexusanästhesie:** Thoraxdeformität und disloziert verheilte Klavikulafraktur, da die Punktionsstelle dann nicht eindeutig zu identifizieren ist, Fremdkörper wie z. B. Herzschrittmacher oder Port im Punktionsgebiet.
- **Axilläre Plexusblockade:** keine speziellen Kontraindikationen.

Bei dem Patienten handelt es sich um einen jungen, gesunden ASA-1-Patienten. Es gibt keine Kontraindikationen, die gegen eine **Anästhesie des Plexus brachialis** sprechen.

3. Komplikationen

Komplikationen treten bei der axillären sowie supra- und infraklavikulären Plexusanästhesie relativ selten auf. Möglich sind:

- Blutungen und Hämatome durch Gefäßverletzung.
- Infektionen.
- **Nervenschäden:** Sie lassen sich durch eine sonografisch kontrollierte Punktion und/oder die Verwendung eines Nervenstimulators und Beachtung der Schwellenstromstärke weitgehend vermeiden.
- **Zentralnervöse Nebenwirkungen durch die Lokalanästhetika:** Zuerst kommt es zur erhöhten Erregbarkeit und anschließend zur allgemeinen Dämpfung des ZNS. Typische Symptome sind Übelkeit, Erregung, Angst, Unruhe, Schwindel bis hin zu Krämpfen, Koma und Atemstillstand.
- **Auswirkungen auf das Herz-Kreislauf-System:** meist erst bei hohen Plasmaspiegeln der Lokalanästhetika. Sie wirken negativ chronotrop und inotrop und führen zu einer Vasodilatation.
- **Prilocain:** führt zur Bildung von Methämoglobin mit unterschiedlicher klinischer Relevanz.
- **Pneumothorax:** ist bei falscher oder zu tiefer Punktion im Rahmen einer supra- oder infraklavikulären Plexusanästhesie möglich.

4. Wirkungsweise Lokalanästhetika

Die Erregungsleitung in Nervenzellen erfolgt über die Öffnung von spannungsabhängigen Natriumkanälen. Wird in einer Nervenzelle das Schwellenpotenzial erreicht, kommt es durch Konfigurationsänderung zur Öffnung dieser Natriumkanäle und zum Einstrom von Natriumionen. Die Zelle depolarisiert (das Membranpotenzial wird positiv) und das Aktionspotenzial wird weitergeleitet. Die Repolarisation erfolgt durch den Einstrom von Kaliumionen. Lokalanästhetika **blockieren reversibel die spannungsabhängigen Natriumkanäle** in den Nervenzellen. Es können keine Aktionspotenziale mehr fortgeleitet werden, da das hierfür notwendige Schwellenpotenzial nicht erreicht wird.

Lokalanästhetika müssen, um an die Nervenfaser zu gelangen, in der **nichtionisierten Form** (lipophil) als freie Base vorliegen und sich in der Lipidphase der Nervenzellmembran anreichern. Ihre Wirkung entfalten Lokalanästhetika dann von intrazellulär am Natriumkanal in der **dissoziierten (ionisierten) Form** (hydrophil). Dies erklärt, warum Lokalanästhetika im sauren Entzündungsgewebe unwirksam sind: Bevor ausreichend Lokalanästhetikum an den Wirkort vordringen kann, werden die Moleküle protonisiert und die lipidlösliche Base, die notwendig ist, um an den Wirkort zu gelangen, liegt nur noch in sehr geringer Konzentration vor. Die **Wirkung** der Lokalanästhetika wird durch Abdiffundieren in die Blutbahn **beendet.** Aminoester werden durch die Pseudocholinesterase im Plasma hydrolytisch gespalten, während die Aminoamide enzymatisch in der Leber abgebaut werden.

5. I. v. Regionale

Das Prinzip der i. v. Regionale beruht auf der **Applikation eines Lokalanästhetikums in eine blutleere Vene** des zu operierenden Arms. Hierzu wird der Patient an das Standardmonitoring angeschlossen und an beiden Armen eine Venenverweilkanüle gelegt, am zu operierenden Arm idealerweise möglichst weit distal. Nach Funktionsprüfung der Doppelkammerdruckmanschette platziert man diese an dem zu operierenden Arm. Der Arm wird hochgehalten und mit einer elastischen Gummibinde von distal nach proximal ausgewickelt (Blutleere). Danach pumpt man den proximalen Cuff auf, sodass die peripheren Pulse an dieser Extremität nicht mehr tastbar sind (mind. 100 mmHg oberhalb des systolischen Blutdrucks). Nach dem Abwickeln der Gummibinde spritzt man das Lokalanästhetikum (z. B. 40 ml Prilocain 1 % bei Erwachsenen) langsam in die zu operierende Extremität und massiert es ein, damit es sich gleichmäßig verteilt. Der venöse Zugang kann nach Spritzen des Lokalanästhetikums entfernt werden. Bereits nach 5–10 min kann wegen des schnellen Wirkungseintritts mit der Operation begonnen werden. Damit das Tourniquet während der Operation nicht zu schmerzhaft ist, insuffliert man nach etwa 10 min die distale Manschette (diese liegt über dem anästhesierten Bereich) und lässt danach den Druck aus der proximalen ab.

Die i. v. Regionalanästhesie ist bei korrekter Durchführung ein einfaches, sicheres Verfahren mit schneller Anschlagzeit. Allerdings ist die Wirkdauer und damit die OP-Zeit begrenzt. Die häufigsten **Komplikationen** sind der **Tourniquet-Schmerz** und Probleme durch die **systemische Toxizität** der Lokalanästhetika.

MERKE

Auch bei kürzerer Operationsdauer darf der Cuff bei der i. v. Regionale frühestens nach 3 min geöffnet werden, wenn der Umverteilungsvorgang in das Gewebe abgeschlossen ist, da sonst zu viel Lokalanästhetikum in den systemischen Kreislauf gelangt.

ZUSAMMENFASSUNG

Der **Plexus brachialis** kann auf seinem Verlauf durch die Skalenuslücke in die Axilla auf verschiedenen Höhen **blockiert** werden, je nachdem wo die Operation an Arm oder Hand stattfindet. Infektionen und Blutungen können einerseits durch die Punktion auftreten, sind aber auch **Kontraindikationen,** wenn sie an der Punktionsstelle vorliegen. Durch die konsequente Verwendung der Sonografie und/oder von Nervenstimulatoren lassen sich Nervenschäden weitgehend vermeiden. **Lokalanästhetika** sind Natriumkanalblocker und stabilisieren das Ruhemembranpotenzial. Die **intravenöse Regionalanästhesie** ist ein sicheres und einfaches Verfahren. Die Anschlagzeit ist kurz, allerdings ist auch die Wirkdauer begrenzt.

24

„Umgekippt"

Jens Vater

Anamnese

Sie kommen als Notarzt zu einer Konzertveranstaltung und werden dort von einer sehr aufgeregten, besorgten jungen Frau in Empfang genommen, die Sie zum Patienten führt.

Der Patient ist 20 Jahre alt, liegt auf dem Rücken, die Beine auf einer Kiste hochgelegt. Sie erfahren, dass er und die junge Frau schon seit mehreren Stunden auf den Einlass gewartet haben, dann sei ihm plötzlich so komisch geworden, er habe verschwommen gesehen, ein Druckgefühl im Bauch verspürt und sei dann einfach umgefallen. Die Frau berichtet von krampfartigen Zuckungen an den Extremitäten.

1. **Welche Verdachtsdiagnose stellen Sie?**

2. **Wie können Sie die aufgeregte Frau beruhigen und über das Ereignis aufklären?**

3. **Welche verschiedenen Formen und Ursachen dieser Erkrankung gibt es?**

4. **Wie ist das weitere diagnostische Vorgehen?**

5. **Welche therapeutischen Optionen gibt es für die verschiedenen Formen dieser Erkrankung?**

1. Verdachtsdiagnose

Aufgrund der Umgebungssituation, den Prodromi und Symptomen muss am ehesten von einer vasovagalen Synkope ausgegangen werden.

2. Prognose

Die **Synkope** (Kreislaufkollaps) ist ein kurzer, spontan reversibler Bewusstseinsverlust aufgrund gestörter Durchblutung des Gehirns. Sie geht mit einem Verlust der Haltungskontrolle einher.

Synkopen sind sehr häufig, etwa 40 % der Bevölkerung kippen im Laufe ihres Lebens einmal um. Nur bei 1 von 10 Patienten liegt eine potenziell gefährliche Ursache zugrunde. Bei bis zu einem Fünftel der betroffenen Patienten kommt es in den ersten 30 Tagen nach einer Synkope zu einem relevanten gesundheitlichen Ereignis.

In der **Altersgruppe bis 20 Jahre** treten bei einem Viertel der jungen Männer und fast jeder zweiten Frau Synkopen auf. Mit zunehmendem Alter „verwächst" sich diese Neigung. In diesem Alter gelten Synkopen als **harmlos** und stellen eine physiologische Reaktion dar. Ein Zusammenhang mit einem späteren Auftreten von kardialen Synkopen besteht nicht.

Häufig tritt bei Synkopen eine **Myoklonie** auf, die auch den Anschein eines Krampfanfalls ergeben kann.

Zur Abschätzung des kurzfristigen Risikos kann die **San Francisco Syncope Rule (SFSR)** verwendet werden. Aus insgesamt 50 Prädiktoren wurden 5 Risikofaktoren abgeleitet:

- Herzinsuffizienz in der Vorgeschichte
- Dyspnoe in der Vorgeschichte

Tab. 24.1 Einteilung Synkopen nach Ursachen

Vaskulär	Kardial	Neurogen[1]	Medikamentös	Psychogen
Orthostatische Hypotonie	Herzrhythmusstörungen (Tachyarrhythmien, Bradyarhythmien, Sick-Sinus-Syndrom, WPW-Syndrom)	Neurokardiogene Synkope	Antiarrhythmika	Emotionssynkopen
Stenosen der Hirnarterien	Schrittmachersyndrom	Karotissinussynkope	Antihypertensiva	
Subclavian-Steal-Syndrom („Drop Attack")	Herzinfarkt	Viszerale Reflexsynkopen ▪ Miktionssynkope (meist im Stehen bei nächtlicher Vagotonie) ▪ Postprandiale Synkope ▪ Schmerzsynkope ▪ Pressorische Synkopen (Defäkationssynkope, Hustensynkope, Niessynkope) ▪ Schlucksynkope ▪ Strecksynkope		
Takayasu-Arteriitis	Hypertrophe, obstruktive Kardiomyopathie (HOCM)	Reflexsynkope bei Aortenstenose		
Aneurysma der Arteria carotis interna	Herzklappenfehler (Aortenstenose)	Basilarismigräne		
	Vorhofmyxom			

[1] Neurogene Synkopen werden auch als vasovagale oder Reflexsynkopen bezeichnet.

Tab. 24.2 Anamnestische Daten, die eine Diagnose ausreichend sichern können

Anamnese/Befund	Sichere Diagnose
▪ Unmittelbar nach dem Aufstehen ▪ Bei Blutdruckmessung im Stehen Abfall des systolischen Blutdrucks von > 20 mmHg oder auf < 90 mmHg	Orthostatische Synkope
▪ Angst, Schmerz oder andere emotionale Stresssituationen vor der Synkope ▪ Langes Stehen mit prämonitorischen Symptomen wie „weiche Knie" oder „flauem Gefühl im Bauch"	Vasovagale Synkope
Im EKG folgende pathologische Befunde (ohne negative inotrope Medikamente wie z. B. Betablocker): ▪ Sinusbradykardie < 40/min ▪ Sinusknotenstillstand > 3 s ▪ AV-Block Grad II/III (Typ Mobitz) ▪ Wechselnder Links- und Rechtsschenkelblock	Rhythmogene Synkope (Adam-Stokes-Anfall)

- Hämatokrit < 30 %
- Systolischer Blutdruck bei Notfallaufnahme < 90 mmHg
- Abnorme Befunde im 12-Kanal-EKG oder kardialen Monitoring (neu aufgetreten oder Nichtsinusrhythmus)

Liegt keiner dieser Faktoren vor ist eine Entlassung aus dem Krankenhaus möglich und als sicher zu betrachten.

So können Sie die medizinischen Fakten verpacken: Sprechen Sie mit der besorgten Frau, fragen Sie sie, was passiert ist und lassen Sie sie ausreden. Erklären Sie ihr mit ruhiger, fester Stimme, was Sie als Nächstes tun werden und warum. Wenn Sie sich mit der Diagnose sicher sind, sagen Sie ihr dies auch so und nehmen Sie ihr damit die Sorge, dass es etwas Schlimmes sein könnte. Damit können Sie die Situation entspannen.

3. Formen und Ursachen

Es können 5 Typen von Synkopen unterschieden werden ➤ Tab. 24.1.

Darüber hinaus gibt es auch Synkopen unklarer Genese.

Als Differenzialdiagnosen müssen ausgeschlossen werden:

- Hypoglykämien (metabolischer Bewusstseinsverlust)
- Krampfanfälle
- Narkolepsie
- Transitorisch ischämische Attacke (TIA)

4. Diagnostik

Die Basisdiagnostik beinhaltet eine detaillierte (Fremd-)Anamnese, eine körperliche Untersuchung, ein 12-Kanal-EKG und einen aktiven Stehtest über mind. 3 Minuten (verkürzter Schellong-Test). Etwa die Hälfte aller Synkopen kann so aufgeklärt werden (➤ Tab. 24.2). Häufig weisen typische anamnestische Befunde direkt auf eine Diagnose hin.

Zur Erhärtung vermuteter Diagnosen werden dann apparative Methoden eingesetzt (➤ Tab. 24.3).

Bei der Abklärung von rhythmogenen Synkopen hat die Implantation eines Loop- oder Event-Rekorders als Diagnostikum an Bedeutung gewonnen.

Tab. 24.3 Auswahl gezielter Tests zur Abklärung vermuteter Diagnosen

Vermutete Diagnose	Test
Orthostatische Synkope	(Verkürzter) Schellong-Test
Vasovagale Synkope	(Verkürzte) Kipptisch-Untersuchung (3–10 min)
Kardiale Synkope/ rhythmogene Synkope (Adam-Stokes-Anfall)	▪ Echokardiografie ▪ Langzeit-EKG ▪ Belastungstests (EKG, Echo) ▪ Herzkatheteruntersuchung/elektrophysiologische Untersuchung ▪ Implantierter Loop-/Event-Rekorder

MERKE

Anamnese von Patienten mit unklaren Synkopen

- Begleitumstände
  - Körperposition
  - Aktivität
  - Besondere Ereignisse, Umgebungssituation
- Beginn
  - Prodromi
  - Dauer
  - Reorientierung
- Vorgeschichte
  - Frühere Synkopen
  - Strukturelle Herzerkrankung
  - Plötzliche familiäre Todesfälle
  - Medikation

5. Therapie

Die Therapie erfolgt in Abhängigkeit der Auslöser und Ursachen.

Mögliche Maßnahmen können u. a. Ausdauertraining, die Anpassung der Medikation bis zur Implantation eines Herzschrittmachers oder automatischen implantierten Defibrillators (AICD) sein (➤ Abb. 24.1).

ZUSAMMENFASSUNG

Synkopen sind kurze und meist ungefährliche Bewusstseinsstörungen. Es werden 5 Typen unterschieden: vaskuläre, kardiale, neurogene, medikamentöse und psychogene Synkopen. Daneben gibt es Synkopen unklarer Genese.

Bei etwa jeder zweiten Synkope lässt sich ohne apparative Diagnostik nur aus der Anamnese heraus diagnostizieren.

WAS WÄRE, WENN …

- … der Patient länger bewusstlos gewesen wäre?
  - Dann handelt es sich um ein Koma. Hier sind zusätzliche Differenzialdiagnosen zu beachten.
- … der Patient unter Diabetes mellitus leiden würde?
  - Dann müsste eine Blutzuckerentgleisung zusätzlich abgeklärt werden.
- … ein angeborener Herzfehler bekannt wäre?
  - Dann muss der Patient zur weiteren Überwachung und Re-Evaluation in eine Klinik.
- … es zu tonisch-klonischen Muskelentäußerungen gekommen wäre?
  - Dann handelt es sich um einen Krampfanfall. Erstereignisse müssen stationär abgeklärt werden.

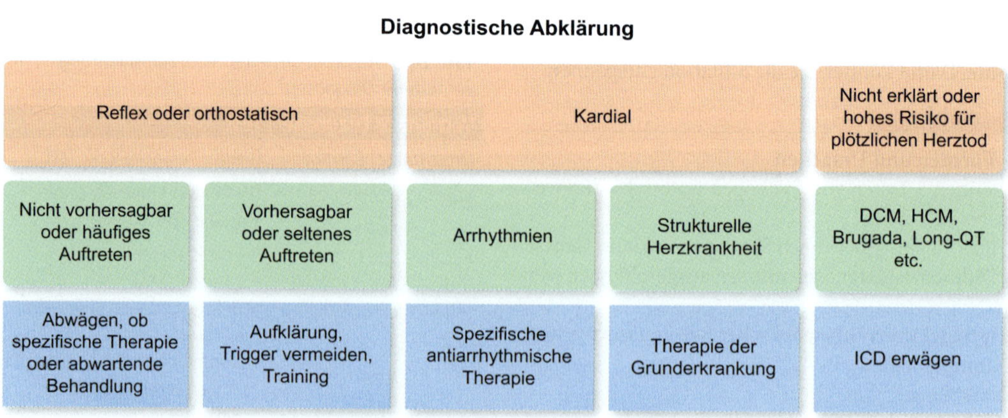

Abb. 24.1 Diagnostische Abklärung und Therapie bei Synkopen [O646, L231]

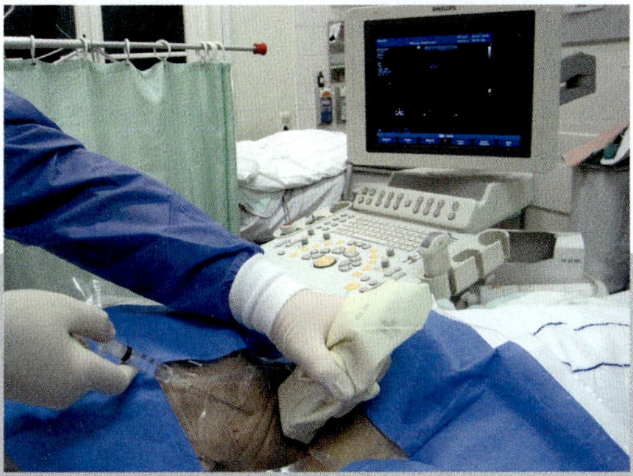

25

ZVK-Anlage bei Chemotherapiepatienten

Ute Fetzner

Anamnese

Sie werden im Spätdienst auf der Intensivstation von Ihrem Oberarzt mit der Anlage eines zentralen Venenkatheters (ZVK) bei einem jungen urologischen Patienten mit Hodenkarzinom beauftragt, der am Folgetag die erste Gabe eines Chemotherapeutikums erhalten soll. Der Multifunktionsraum ist frei und eine Pflegekraft der Intensivstation wird Ihnen bei der Anlage assistieren (➤ Bild [R405]).

Untersuchungsbefund

Der Patient ist 29 Jahre alt, kreislaufstabil (RR 127/58 mmHg, HF 68/min, periphere O_2-Sättigung 98 %) und schlank (172 cm, 65 kg). Ein venöser Zugang liegt bereits in der linken Ellenbeuge, 1 l kristalloide Flüssigkeit ist angeschlossen und läuft suffizient. Die Patientenakte wird Ihnen von der begleitenden Pflegekraft übergeben.

1. **Welche Informationen und Vorbereitungen sind vor ZVK-Anlage notwendig?**

2. **Benennen Sie mögliche Zugangswege für einen ZVK und deren Besonderheiten.**

3. **Über welche Risiken klären sie den Patienten auf?**

4. **Beschreiben Sie stichpunktartig, wie Sie bei einer ZVK-Anlage vorgehen.**

5. **Wo liegt der ZVK richtig und welche Möglichkeiten zur Lagekontrolle kennen Sie?**

6. **Was müssen Sie abschließend tun?**

1. Vorbereitung für eine ZVK-Anlage

Vor der ZVK-Anlage muss die **Indikation** geprüft und unbedingt schriftlich in der Akte festgehalten werden. Danach wird der **Gerinnungsstatus** kontrolliert. Ist dieser verändert, kann dies zu einer erhöhten Blutungsneigung führen. Nach der **Inspektion** des **Punktionsortes** erfolgt die **Auswahl des Katheters.** Es ist sinnvoll, einen Katheter mit so vielen wie notwendigen Lumina zu wählen, aber so wenigen wie möglich, da bei steigender Anzahl der Lumina auch das Infektionsrisiko steigt. Zum Schluss erfolgt die **Aufklärung** der ZVK-Anlage, inklusive des Ablaufs und der Risiken (➤ Tab. 25.1). Dafür stehen diverse vorgefertigte Aufklärungsbögen zur Verfügung.

MERKE

Den ZVK so klein wie möglich, aber so groß wie nötig wählen und die Verweildauer kurz halten. Je größer der Katheter ist, je mehr Lumina er hat und je länger die Verweildauer ist, desto größer ist das Infektionsrisiko.

2. Zugangswege für ZVK-Anlage

Der am häufigsten gewählte Punktionsort ist die **V. jugularis interna** rechts. Die Vene ist durch anatomische Landmarken gut auffindbar und lässt sich sonografisch ebenfalls gut darstellen, sodass die positive Punktionsquote hoch ist. Die **V. jugularis externa** lässt sich bei guter Venenfüllung einfach punktieren, jedoch ist die Platzierung des Katheters oft erschwert oder nicht möglich, da beim Zusammenfluss der Gefäße häufig ein Knick vorhanden ist, der für Draht und Katheter schwer passierbar ist. Bei Patienten mit Tumorerkrankungen, Infektionen oder geplanten operativen Interventionen in diesem Kopf-Hals-Bereich muss auf andere Gefäße ausgewichen werden. Etwa 3 cm unterhalb des Schlüsselbeins kann man die **V. subclavia** punktieren. Die sonografische Kontrolle gestaltet sich etwas schwieriger als die der V. jugularis interna. Sie geht mit einer erhöhten Pneumothorax-Rate einher und bei Fehlpunktionen besteht keine Kompressionsmöglichkeit. An den Armen lässt sich die **V. basilica,** eine oberflächliche große Vene, in der sich das Blut aus der jeweiligen Hand und des Unterarms sammelt, gut punktieren. Bei der Primärversorgung eines hämorrhagischen Schocks oder bei Kontraindikationen für die oberen Zugangswege lässt sich, ebenfalls unter sonografischer Kontrolle, die **V. femoralis** in der Leiste einfach punktieren. Bei der Wahl dieses Zugangsweges ist jedoch das erhöhte Katheterinfektions- und Thromboserisiko zu beachten.

3. Risiken und Komplikationen einer ZVK-Anlage

Vor einer ZVK-Anlage muss der Patient über den Ablauf der Anlage und die Risiken aufgeklärt werden, um ent-

Tab. 25.1 Indikationen und Kontraindikationen für ZVK-Anlage

Indikationen	Kontraindikationen
▪ Dauertherapie von vasokonstriktiven Substanzen ▪ Chemotherapien und andere gefäßtoxische Substanzen ▪ Parenterale Ernährung ▪ Diagnose und Therapie venöser Luftembolien in der Neurochirurgie ▪ Zufuhr hyperosmolarer Substanzen ▪ Schlechte Venenverhältnisse ▪ Intensiv- und Langzeitinfusionstherapie ▪ Massivtransfusionen ▪ Akute Hämodialyse oder Hämofiltration ▪ Messung hämodynamischer Parameter ▪ Platzieren eines passageren Herzschrittmachers	**Absolute** Kontraindikationen gibt es **keine,** als **relative** Kontraindikationen gelten: ▪ Die Ablehnung des Patienten! ▪ Erhöhte Blutungsneigung bis zur ausgeprägten Hyperkoagulabilität ▪ Anatomische Fehlbildungen mit hoher Gefahr von Fehlpunktionen ▪ Schwere pulmonale Erkrankungen mit hohem Risiko eines Pneumothorax ▪ Ipsilateral liegender Port oder Herzschrittmacher ▪ Allergien auf die ZVK-Materialien

scheiden zu können, ob er dem Verfahren zustimmt oder es ablehnt. Folgende Risiken birgt eine ZVK-Anlage:

- Arterielle Fehlpunktionen mit Bildung von Hämatomen
- Pneumo-/Hämatothorax
- Katheterassoziierte Infektionen
- Herzrhythmusstörungen bei Fehllage im rechten Vorhof
- Nerven- und Gefäßläsionen
- Infusionsthorax
- Thrombosen
- Schlingenbildung des Katheters
- Fehllagen: in arteriellen Gefäßen, im Herz mit Verletzungen wie Perikarderguss

4. Durchführung einer ZVK-Anlage

Die Anlage des ZVK erfolgt unter kontinuierlicher Kreislaufüberwachung in Seldinger-Technik und möglichst sonografischer Kontrolle in folgenden Schritten:

- **Kreislaufüberwachung:** EKG, Blutdruckmessung, periphere Sauerstoffsättigung
- **Venöser Zugang:** für Notfallmedikamente (z. B. Herzrhythmusstörungen während der Anlage)
- Sterile Vorbereitung des **Punktionsmaterials** (möglichst auf einer sterilen Arbeitsfläche in der Nähe) und des **Sonografiegerätes**
- **Lagerung** des Patienten
- **Desinfektion:** mehrfach und großzügig um den Punktionsort herum
- **Schutzkleidung:** Arzt ist bekleidet mit Mundschutz, Haube und sterilem Kittel und Handschuhen nach ausführlicher Händedesinfektion
- **Sterile Abdeckung** des Punktionsortes mit Lochtuch (möglichst klebend)
- Auffinden der **Punktionsstelle** unter sonografischer Kontrolle und Unterspritzung der Haut mit **Lokalanästhetikum**
- **Punktion** des Gefäßes unter Aspiration und möglichst unter sonografischer Kontrolle
- **Anlage** des Katheters in **Seldinger-Technik**
- **Lagekontrolle**
- **Aspirationskontrolle** aller Schenkel und **Fixierung** des Katheters

5. Lage und Lagekontrolle des ZVK

Damit der ZVK adäquat genutzt werden kann und es im Verlauf zu keinen Komplikationen kommt, muss eine Fehllage ausgeschlossen werden. Wurde der Zugang z. B. über die **V. jugularis interna** gelegt, wäre die optimale Lage in der **V. cava superior,** in der Nähe des Übergangs zum rechten Vorhof. So kann der Katheter auch zur Messung des zentralen Venendrucks genutzt werden. Wird der ZVK weiter vorgeschoben, z. B. in den Vorhof, kann er dort Herzrhythmusstörungen auslösen oder die Herzwand perforieren. Bei einer Katheteranlage über die Leiste in die **V. femoralis,** sollte der Katheter in der **V. cava inferior** platziert werden.

Um die korrekte Lage des ZVK zu kontrollieren gibt es unterschiedliche Möglichkeiten. Bereits direkt während der Anlage kann die Lagekontrolle **intravasal** elektrokardiografisch durch ein **Endo-EKG** (z. B. Alphacard) erfolgen. Dies ist ein Routineverfahren und hat den Vorteil, dass es zu keiner Zeitverzögerung kommt und der Patient keiner Röntgenstrahlung ausgesetzt wird. Jedoch ist bei Herzrhythmusstörungen wie dem Vorhofflimmern ohne P-Welle im EKG eine Beurteilung mittels Endo-EKG nicht möglich. In solchen Fällen erfolgt eine **Röntgenkontrolle.** Unter der Vorstellung, eine Röntgenexposition für den Patienten zu vermeiden, wurde bereits in den 1980er-Jahren eine bildgebende sonografische Kontrolle erwogen. Dieses Verfahren, ähnlich der Ultraschall-Doppler-Kontrolle, ist jedoch stark patienten- und anwenderabhängig und hat sich nicht als Standard durchgesetzt.

6. Dokumentation der ZVK-Anlage
Jede Intervention muss sorgfältig schriftlich dokumentiert werden. Bei der ZVK-Anlage beinhaltet die Dokumentation folgende Punkte (➤ Abb. 25.1):

Wer hat die Anlage durchgeführt?

Punktionsort

Desinfektion und sterile Kautelen

Anzahl der Punktionsversuche

Fixierung bei ... cm Hautniveau

Lagekontrolle mit welchem Ergebnis wie erfolgt?

Komplikationen/Fehlpunktionen/ Lagekorrekturen?

Sonstige Besonderheiten

Abb. 25.1 Dokumentation der ZVK-Anlage [P572/L231]

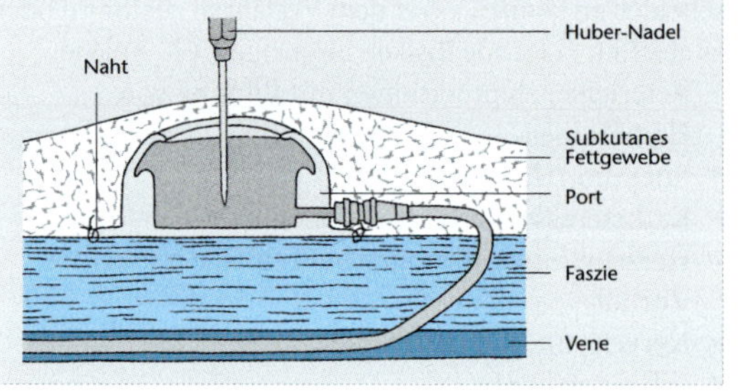

Abb. 25.2 Portkatheter [L157]

ZUSAMMENFASSUNG

Die ZVK-Anlage ist eine Standardprozedur bei der, genau wie bei allen invasiven Maßnahmen, eine **individuelle Indikationsstellung** erfolgen muss. Die Indikation, die **Aufklärung** über das Verfahren und dessen Risiken sowie die **Dokumentation** der Prozedur selbst müssen schriftlich in der Patientenakte dokumentiert werden. Die Anlage eines ZVK-Katheters bedarf des **Einverständnisses** des Patienten (Ausnahme: Notfallindikation).

WAS WÄRE, WENN ...

- ... die Anlage des ZVK erschwert wäre, Ihr Patient aber über einen längeren Zeitraum weitere Chemotherapiezyklen benötigen würde?
  - Dann kann man durch Chirurgen einen subkutanen, dauerhaften **Portkatheter** implantieren lassen (➤ Abb. 25.2).

26

Sehr tiefer Schlaf

Lars Töpfer

Anamnese

Sie kommen als Notarzt zu einem 69-jährigen Mann. Die aufgeregte Ehefrau berichtet, er habe sich vor einer Stunde zum Mittagschlaf hingelegt. Als sie ihn jetzt habe wecken wollen, reagiere er gar nicht. An Vorerkrankungen ihres Mannes gibt sie einen erhöhten Blutdruck und eine Zuckerkrankheit an, ihr Mann nehme deswegen Tabletten. Wie Sie den vorgelegten Tablettenpackungen entnehmen können, nimmt der Ehemann als Dauermedikamente Metoprolol 47,5 mg 1–0–1, Ramipril 5 mg 1–0–0 und Metformin 850 mg 1–0–1 ein.

Untersuchungsbefund

69-jähriger Patient, leicht adipös, spontanatmend, RR 190/100 mmHg, Herzfrequenz 88/min. Hautfarbe rosig. Die rechte Körperseite hängt schlaff vom Sofa herab, der rechte Mundwinkel ist leicht nach unten verzogen. Auf einen Schmerzreiz hin öffnet der Patient kurz die Augen und gibt unverständliche Laute von sich. Linksseitig stellen Sie eine gezielte Abwehrreaktion auf Schmerzreiz fest, rechts keine Reaktion auf den Schmerzreiz. Pupillen: mittelweit, links etwas größer als rechts, Lichtreaktion beidseits positiv. Herz: Herztöne rein, rhythmisch. Lunge: vesikuläres Atemgeräusch beidseits, keine Nebengeräusche. Abdomen: nicht untersucht.

1. **Welche Differenzialdiagnosen kommen infrage und welche Verdachtsdiagnose haben Sie?**

2. **Welche typischen Symptome erwarten Sie noch?**

3. **Welche Basismaßnamen treffen Sie vor Ort?**

4. **Wie behandeln Sie den erhöhten Blutdruck? Was würden Sie bei einer Hypotonie machen?**

5. **Welche Therapiemöglichkeit gibt es in der Klinik?**

1. Differenzialdiagnosen und Verdachtsdiagnose

Die häufigste Ursache für eine Halbseitensymptomatik mit Vigilanzminderung ist der **ischämische Hirninfarkt** durch Arteriosklerose oder Thromboembolie bei Vorhofflimmern. Ihr Patient zeigt die typischen Symptome hierfür. Weitere mögliche Ursachen wären:

- **Spontane intrazerebrale Blutung:** verursacht etwa 15 % aller Schlaganfälle und kommt als Ursache der Halbseitensymptomatik ebenfalls in Betracht.
- **Subarachnoidalblutung:** meist bei Aneurysmaruptur im Bereich der Schädelbasis, bedingt etwa 5 % der Schlaganfälle. Zusätzlich oft Vernichtungskopfschmerzen und Nackensteife. Die Nackensteife sollten Sie noch untersuchen, da auch diese Differenzialdiagnose möglich ist.
- **Fokale Epilepsie:** kann wie ein Schlaganfall zu Vigilanzminderung und Halbseitensymptomatik führen. Bei der Untersuchung achtet man auf Zeichen wie Einnässen oder Zungenbiss. Eine Erstmanifestation mit 69 Jahren ist nicht typisch.
- **Basilaristhrombose:** Vigilanzstörungen (bis zum Koma), Tetraparese, Doppelbilder, Drehschwindel, Hörverlust, Schluck- und Sprechstörungen, da beide Seiten von der Durchblutungsstörung betroffen sind.
- **Tumoren** oder **Abszesse** verdrängen gesundes Gewebe und können je nach Lokalisation eine Halbseitensymptomatik und eine Bewusstseinsstörung hervorrufen. Die Symptomatik entwickelt sich jedoch meist weniger akut.
- **Hypoglykämie** oder **Coma diabeticum** können sich durch eine Vigilanzminderung äußern, eine typische Halbseitensymptomatik ist aber unwahrscheinlich. Dennoch sollten Sie den Blutzucker kontrollieren.
- Die Symptome einer **Meningitis** sind Vigilanzminderung, Fieber und Meningismus, eine Halbseitensymptomatik ruft sie i. d. R. aber nicht hervor.
- **Subduralhämatom:** meist langsam zunehmende Bewusstseinsstörung und Kopfschmerzen. Die Ursache ist oft ein Bagatelltrauma, das eventuell nicht mehr erinnerbar ist, und zum Abriss der Brückenvenen mit langsamer Einblutung geführt hat.
- **Sinusvenenthrombose:** mögliche DD, auffallen würden Wesensveränderungen, epileptische Anfälle, Lähmungen, Sehverlust und Bewusstseinseintrübung. Auch hier ist die Halbseitensymptomatik nicht das typische Symptom. Bei einer entzündlichen Ursache für die Sinusvenenthrombose besteht meistens hohes Fieber.

2. Symptome

Typischerweise kommt es beim Schlaganfall zu einer motorischen, sensorischen oder kombinierten sensomotorischen **Halbseitensymptomatik.** Motorisch äußert sich dies durch eine Muskelschwäche, die je nach betroffenem Versorgungsgebiet arm- oder beinbetont (beinbetont: Versorgungsgebiet der A. cerebri anterior; brachiofazial betont: Versorgungsgebiet der A. cerebri media) auftreten kann. Ist die dominante Hirnhälfte betroffen, kommt es zu motorischen Sprachstörungen (Aphasie und Dysarthrie). Gefühlsstörungen, Gesichtsfeldausfälle und Doppelbilder sind weitere bekannte Symptome. Bei größeren Infarkten kann es zur Blick- und Kopfwendung zur betroffenen Seite kommen. Außerdem sind Bewusstseinsstörungen, Gangunsicherheit, Schwindel oder akute Kopfschmerzen möglich.

Zur präklinischen Diagnostik wird häufig der FAST-Test (Face-Arms-Speech-Time-Test, ➤ Tab. 26.1) empfohlen. Ist eines der Anzeichen pathologisch, wird von einem Schlaganfall ausgegangen. Zusätzlich werden die Patienten auf weitere **kortikale Symptome** wie Neglect oder Blickparese untersucht, da diese im FAST-Test nicht überprüft werden. Der Test hat eine hohe Sensitivität, ist aber nicht sehr spezifisch.

3. Basismaßnahmen

Die Basismaßnahmen am Einsatzort folgen immer dem ABCDE-Schema (➤ Kap. 16 und ➤ Kap. 35).

Ist die Vigilanz des Patienten deutlich vermindert (GCS < 8) und sind die Schutzreflexe beeinträchtigt, ist eine Intubation indiziert. Bei einer eingeschränkten Sauerstoffsättigung und nur mäßig verminderter Vigilanz ist die Gabe von **Sauerstoff** über eine Maske oder Brille indiziert, um bei Patienten mit V. a. einen Schlag-

Tab. 26.1 FAST-Test (Face-Arms-Speech-Time-Test) als Screening-Instrument für einen Schlaganfall

Face (Gesicht)	Lächeln, Zähne zeigen, Augen zukneifen lassen, Zunge herausstrecken: Liegt eine Asymmetrie als Hinweis auf eine zentrale Fazialisparese vor?
Arms (Arme)	Armvorhalteversuch, Händedruck: Heben sich beide Arme gleich? Sinkt ein Arm ab? Ist die Kraft seitengleich?
Speech (Sprache)	Einfachen Satz nachsprechen lassen: Kann der Patient den Satz verstehen und korrekt wiederholen? Ist die Sprache verlangsamt oder verwaschen?
Time (Zeit)	Wann hat die Symptomatik begonnen oder wann war der letzte Zeitpunkt, zu dem der Patient in üblichem Zustand gesehen wurde?

anfall die Versorgung der Penumbra zu optimieren und möglichst viel Gewebe zu erhalten. Patienten mit normwertiger Sauerstoffsättigung (> 95 %) erhalten keine zusätzliche Sauerstoffgabe. Um eine Hypoglykämie oder ein ketoazidotisches Koma als Ursache für die Vigilanzminderung auszuschließen, sollte der Blutzucker kontrolliert werden. Dies kann auch im Rahmen der Anlage eines **intravenösen Zugangs** zur eventuellen Applikation von Medikamenten passieren. Der Patient wird **mit erhöhtem Oberkörper (30°) gelagert.**
Für die Weiterversorgung in der Klinik ist der genaue Zeitpunkt des Auftretens der Symptome entscheidend, da hiervon abhängig ist, ob im Falle einer Ischämie rekanalisierende Therapieverfahren überhaupt infrage kommen. Im Fallbeispiel lässt sich das **Zeitfenster** glücklicherweise sehr eng eingrenzen. Wichtig ist es auch, gezielt nach **Antikoagulanzien** in der Dauermedikation zu fragen.
Die Unterscheidung zwischen Blutung und Ischämie ist präklinisch nicht möglich und die therapeutischen Möglichkeiten sind stark eingeschränkt, deshalb sollte der Patient **möglichst zügig transportiert** werden („time is brain"). Bei Verdacht auf Schlaganfall sollte immer ein Krankenhaus mit einer **Schlaganfalleinheit (Stroke Unit)** angefahren werden, da sich durch die spezialisierte Versorgung die Letalität reduzieren lässt. Ist zeitnah keine Schlaganfalleinheit erreichbar, muss die Zielklinik zumindest über einen Computertomografen verfügen. Um die Zeit bis zur Diagnostik und Versorgung so gering wie möglich zu halten, wird der Patient im Zielklinikum angemeldet.

MERKE

Bei einem Schlaganfall dürfen weder Azetylsalizylsäure noch Heparin gegeben werden, bevor mittels kranialer Computertomografie eine Blutung als Ursache ausgeschlossen wurde.

4. Blutdrucktherapie

In der präklinischen Phase wird eine Blutdrucktherapie bei Schlaganfallpatienten nur sehr zurückhaltend angewendet. Im Ischämiegebiet ist die Blutdruckautoregulation i. d. R. eingeschränkt. Um die erforderliche Perfusion in den minderdurchbluteten Stromgebieten sicherzustellen, sind höhere Blutdruckwerte nötig **(Erfordernishochdruck).** Sprechen keine Herzkreislaufkomplikationen dagegen, können Blutdruckwerte bis 220 mmHg systolisch und 120 mmHg diastolisch toleriert werden.
Muss der Blutdruck gesenkt werden, geschieht dies vorsichtig. Zum Einsatz kommt **Urapidil** in Dosierungen von 5–10 mg i. v. und ggf. Wiederholung dieser Dosis.
Hypotone Zustände bei gleichzeitig vorliegenden Zeichen einer Exsikkose werden zunächst mit kristalloider Flüssigkeit therapiert. Reicht dies nicht aus oder hat der Patient eine manifeste Herzinsuffizienz, kommen auch Katecholamine wie Akrinor®, Noradrenalin oder Dobutamin zum Einsatz. Noradrenalin ist bei vermindertem peripherem Widerstand indiziert, Dobutamin bei kardialem Pumpversagen.

5. Therapie der zerebralen Ischämie

In der Klinik wird mittels kranialer Computertomografie (CCT) oder MRT geklärt, ob eine Blutung oder eine Ischämie vorliegt (➤ Abb. 26.1). Ergänzend wird

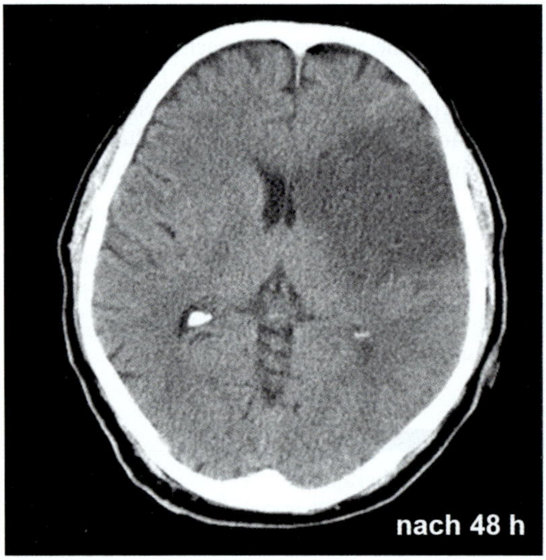

Abb. 26.1 Ischämischer Hirninfarkt in der CCT [T415]

häufig eine Gefäßdiagnostik mittels CT- (CTA) oder MR-Angiografie (MRA) durchgeführt. Abhängig von verschiedenen Faktoren wie der Dauer seit Symptombeginn oder der Schwere und Lokalisation der Ischämie wird entschieden, ob eine **rekanalisierende Therapie** mittels intravenöser Thrombolyse oder mechanischer Rekanalisation durchgeführt werden kann. Beide können das neurologische Outcome und die Überlebenswahrscheinlichkeit verbessern. In einigen Fällen kommen beide Verfahren kombiniert zum Einsatz.

Mechanische Thrombektomie:

Die mechanische Thrombektomie mit einem Stent-Retriever und/oder einem Aspirationskatheter hat vor allem bei Patienten mit klinisch relevantem neurologischem Defizit und großem arteriellem Gefäßverschluss im vorderen Kreislauf bei einem Symptombeginn < 6 h Relevanz. In Einzelfällen sind abhängig vom Befund der bildgebenden Diagnostik auch deutlich längere Zeitintervalle bis zu 24 h möglich.

Intravenöse Thrombolyse:

Die Thrombolyse mit Alteplase (z. B. Actilyse®) oder Tenecteplase (z. B. Metalyse®) kann innerhalb von < 4,5 h (in Einzelfällen < 6 h) nach Symptombeginn durchgeführt werden. Durch sie können auch Verschlüsse kleinerer Hirngefäße behandelt werden. Vor einer Behandlung sollten folgende **Kontraindikationen** ausgeschlossen werden:

- Intrakranielle Blutung
- Nicht beherrschbare hypertensive Entgleisung
- Intrakranielle oder intraspinale Operation in den letzten 3 Mon.
- Manifeste oder kurz zurückliegende schwere Blutung
- INR > 1,7 bei Therapie mit Vitamin-K-Antagonisten bzw. Einnahme von direkten oralen Antikoagulanzien innerhalb von 48 h, sofern kein Antidot verfügbar ist

Die Patienten profitieren außerdem von einer **guten Blutzuckerkontrolle** und der **aggressiven Therapie von Fieber** mit Paracetamol, Metamizol und physikalischer Kühlung. Im Anschluss sollte eine **Sekundärprophylaxe** mit ASS durchgeführt werden, da das Rezidivrisiko besonders innerhalb der ersten Wochen nach einem ischämischen Infarkt erhöht ist. Entwickelt sich im weiteren Verlauf ein Hirnödem mit Hirndrucksymptomatik, ist die **frühzeitige Dekompressionskraniotomie** bei Patienten < 60 Jahren indiziert.

ZUSAMMENFASSUNG

Typisches **Symptom** bei einem Schlaganfall ist eine Halbseitensymptomatik. **Präklinisch** werden die Vitalparameter kontrolliert und die Vitalfunktionen gesichert. Ein Hypertonus bei Patienten mit Schlaganfall ist meist ein **Erfordernishochdruck** und wird präklinisch zurückhaltend behandelt. Der Patient wird orientierend neurologisch untersucht, eine kurze Anamnese mit möglichst exakter Erhebung des Symptombeginns durchgeführt und der Patient zügig in das nächstgelegene Krankenhaus mit **Stroke Unit** gebracht. In der Klinik sollte unverzüglich eine **kraniale Bildgebung (CT oder MRT)** zur Differenzierung zwischen Ischämie und Blutung durchgeführt werden. **Therapie** der Wahl bei Ischämie ist die rekanalisierende Therapie mittels Thrombolyse, ggf. in Kombination mit einer mechanischen Thrombektomie schnellstmöglich nach Symptombeginn.

27

Endotracheale Intubation

Philipp von Freyberg

Anamnese

In Ihre Anästhesieeinleitung wird eine 35-jährige Patientin gebracht, die eine laparoskopische Cholezystektomie bei Cholezystolithiasis bekommen soll. Außer einer Hypothyreose, die suffizient mit L-Thyroxin behandelt ist, sind bei der Patientin keine Vorerkrankungen bekannt.

1. **Welches ist das Narkoseverfahren der Wahl und welche weitere Maßnahme müssen Sie im Rahmen der Anästhesieeinleitung durchführen?**
2. **Welches Equipment benötigen Sie für die Durchführung einer elektiven endotrachealen Intubation?**
3. **Beschreiben Sie den Ablauf einer Narkoseeinleitung mit endotrachealer Intubation beim nicht aspirationsgefährdeten Patienten!**
4. **Erläutern Sie den Unterschied zwischen einer konventionellen Intubation und einer Intubation mittels Videolaryngoskopie!**
5. **Mit wie viel Luft soll der Cuff des Endotrachealtubus geblockt werden?**
6. **Wie überprüfen Sie die korrekte Lage des Endotrachealtubus?**

1. Narkoseverfahren und weitere Maßnahme

Das Anästhesieverfahren der Wahl bei einer laparoskopischen Cholezystektomie ist die Allgemeinanästhesie mit Sicherung der Atemwege durch **endotracheale Intubation.** Bei intraabdominalen Eingriffen wird i. d. R. eine **Magensonde** eingelegt und an einen Magensondenbeutel angeschlossen, sodass der Mageninhalt gezielt ablaufen kann. Bei nur passagerem Bedarf der Magensonde für die Operation selbst wird die Magensonde normalerweise transoral gelegt. Ist die Magensonde dagegen auch für den postop. Verlauf erforderlich, dann erfolgt die Anlage über die Nase, da die Magensonde dann deutlich besser toleriert wird. Sie wird an der hinteren Rachenwand entlang nach distal in den Ösophagus, ggf. mithilfe einer Magill-Zange, vorgeschoben. Die Tiefe kann vorher durch Abmessen (Nase/Mund → Kieferwinkel → Epigastrium) bestimmt werden, häufig zeigt sich nach Erreichen der erforderlichen Tiefe aber auch ein federnder Widerstand beim Vorschieben. Die korrekte Lage kann entweder mittels Luftapplikation in die Magensonde und gleichzeitiger Auskultation des Magens über dem Epigastrium verifiziert werden (bei korrekter Lage „Gluckergeräusche" über dem Magen, bei falscher Lage häufig Luftgeräusche aus dem Mundraum) oder durch Aspiration von Magensaft über die Sonde.

2. Equipment für eine endotracheale Intubation

Für jede Anästhesieeinleitung sind vorab durch Kommunikation im Anästhesieteam der Ablauf der Narkoseeinleitung und das benötigte Equipment (Größenauswahl, Medikamentenauswahl, Besonderheiten etc.) festzulegen und zu besprechen. Vor der Einleitung ist das Equipment auf Vollständigkeit und Funktionsfähigkeit zu überprüfen. Für eine Allgemeinanästhesie mit endotrachealer Intubation wird i. d. R. folgendes Material benötigt:

- Überwachungseinheit der Vitalfunktionen: EKG, Pulsoxymetrie und intermittierende Blutdruckmessung
- Intravenöser Zugang zur Applikation von Medikamenten und Infusionen, der auf korrekte Lage zu prüfen ist
- Medikamente zur Einleitung einer Narkose (Hypnotikum, Opiat, Muskelrelaxans), die mit entsprechend farbcodierten Etiketten beschriftet sind (Wirkstoff, Konzentrationsangabe)
- Laryngoskop mit passendem Spatel (i. d. R. 3er Macintosh-Spatel, aber auch alternative Größen und Spatelformen)
- Absaugpumpe mit Absaugkathetern
- Endotrachealtubus (Frauen ID 7,0 mm, Männer ID 8,0 mm sowie größere und kleinere Tuben als die geplante Größe) mit Blockerspritze, ggf. Führungsstab
- Stethoskop
- Fixierungsmaterial (z. B. Pflasterstreifen, kommerzielle Befestigungssysteme)
- Guedel-Tubus
- Beatmungsgerät mit Beatmungsmaske, Beatmungsbeutel (zusätzlich auch manueller Beatmungsbeutel für den Fall eines Gerätedefekts), Beatmungsmonitoring und Gasversorgung (Sauerstoff, Luft, ggf. Narkosegas)
- Magill-Zange, ggf. Magensonde mit Magensondenbeutel
- Alternativer Atemweg (z. B. Larynxtubus/-maske)
- Medikamente zum Management von Komplikationen im Rahmen der Narkoseeinleitung, v. a. zur Therapie von Hypotensionen

3. Ablauf der Narkoseeinleitung

Der Patient wird an die Überwachungseinrichtungen angeschlossen und ein intravenöser Zugang mit Anschluss einer Infusion etabliert. Anschließend erfolgt die Narkoseeinleitung bei nicht aspirationsgefährdeten Patienten wie folgt:

1. **Präoxygenierung** des Patienten durch Vorhalten der dicht sitzenden Beatmungsmaske mit einer insp. Sauerstoffkonzentration von 100 % über 3–4 min bzw. für 8 max. tiefe Atemzüge, möglichst bei erhöhtem Oberkörper. Hypoxiegefährdete Patienten profitieren von der Anwendung einer NIV (PEEP 5 cmH_2O, Druckunterstützung 8 cmH_2O). Durch die Präoxygenierung wird der Stickstoffanteil der funktionellen Residualkapazität

der Lunge durch Sauerstoff ersetzt und somit die Apnoetoleranz des Patienten verlängert.

2. Das **Opiat** und das **Hypnotikum** werden i. v. verabreicht. Durch langsames Spritzen des Hypnotikums bzw. fraktionierter Applikation können die hämodynamischen Auswirkungen häufig reduziert werden. Sobald der Patient sicher schläft, kann das **Muskelrelaxans** gespritzt werden. Eine vorherige Testbeatmung, ob sich der Patient mit der Maske beatmen lässt, ist bei nicht zu erwartendem schwierigem Atemweg nicht erforderlich.
3. Es erfolgt eine kontrollierte **Maskenbeatmung,** bis das verabreichte Muskelrelaxans seine vollständige Wirkung entfaltet hat. Falls erforderlich, kann hierbei ein Oropharyngealtubus (Guedel-Tubus) verwendet werden.
4. Für die **Intubation** wird der Kopf in der verbesserten Jackson-Position gelagert (im OP routinemäßig durch das Kopfkissen), dann rekliniert, der Mund mithilfe der rechten Hand geöffnet und der Kopf in der reklinierten Position gehalten. Mit der linken Hand das Laryngoskop am rechten Mundwinkel einführen. Der Laryngoskopspatel wird an der Zunge entlang vorgeschoben, bis die Spatelspitze in der Vallecula epiglottica positioniert ist. Während dieses Vorgangs wird die Zunge nach links verlagert, um den Blick auf den Kehlkopf zu erlangen. Sobald die Spatelspitze in der Vallecula epiglottica ist, erfolgt ein Zug am Laryngoskop in Richtung des Laryngoskopgriffs (**keine** Hebelbewegungen, sonst droht ein Zahnschaden am Oberkiefer). Hierdurch sollte sich der Kehldeckel aufstellen und den Blick auf die Glottis freigeben. Sollte die Glottis schlecht zu sehen sein, kann durch die Anästhesiepflegekraft durch Kehlkopfmanipulationsmanöver von außen (BURP = backward upward rightward pressure = Druck von außen auf den Schildknorpel nach dorsal, kranial und rechts) versucht werden, die Glottis in die Sichtachse des Anästhesisten zu verschieben. Ist der Zugang zur Trachea sichtbar, lässt die rechte Hand den Kopf los, greift den Tubus und führt ihn so weit durch die Stimmbänder ein, dass die Stimmbänder zwischen den beiden Markierungsstreifen zum Liegen kommen bzw. der Cuff knapp unterhalb der Stimmbänder positioniert ist. Zum Abschluss wird der Cuff geblockt und das Laryngoskop wieder vorsichtig aus dem Mundraum entfernt.
5. Nach Anschließen des Endotrachealtubus an das **Beatmungsgerät** erfolgt nun die **Lagekontrolle.**
6. Anschließend wird der Tubus mit einem Pflaster oder einem kommerziellen Befestigungssystem **fixiert** und die maschinelle Beatmung über das Beatmungsgerät gestartet.
7. Die Atemwegssicherung soll im Narkoseprotokoll **dokumentiert** werden: Angaben zur Durchführbarkeit der Maskenbeatmung, ggf. eingesetzte Hilfsmittel (Guedel-Tubus) oder Techniken (Doppel-C-Griff), Laryngoskopiebefund anhand der Cormack-und-Lehane (CL) Klassifikation und wie diese Sicht erreicht wurde (direkte vs. indirekte Laryngoskopie, Spatel, Kopflagerung, externe Larynxmanipulationsmanöver). Abschließend Beschreibung der Intubation mit Tubusart und -größe, eingesetzte Hilfsmittel (Führungsstab, Tubuseinführhilfe), Intubationstiefe und Cuffdruck. Beispiel: „Maskenbeatmung mit 2 Händen und Guedel-Tubus möglich; CL 1 durch DL mit 3er Macintosh-Spatel und BURP; problemlose orale Intubation mit ET ID 7,0 mm, 21 cm Zahnreihe, Cuff-Druck 25 cmH_2O“.

4. Direkte vs. indirekte Laryngoskopie

Bei der Laryngoskopie lässt sich die direkte Laryngoskopie (konventionelles Laryngoskop) von der indirekten Laryngoskopie (Videolaryngoskop) unterscheiden. Bei der direkten Laryngoskopie müssen durch Maßnahmen die orale, pharyngeale und tracheale Achse des Patienten angenähert werden, sodass man die Sicht auf den Kehlkopfeingang erhält.

Bei Videolaryngoskopen (VL) ist in den Laryngoskopspatel ein Videochip integriert, der das Bild auf einen Videobildschirm am Laryngoskopgriff oder einen separaten Monitor überträgt. Der Vorteil liegt darin, dass keine direkte Sichtachse auf den Kehlkopfeingang mehr erforderlich ist, man aber gleichzeitig einen größeren Blickwinkel auf die Glottisregion erhält. Durch die bessere Sicht kann der Intubationserfolg im ersten Versuch verbessert und die Gesamtanzahl der erforderlichen Intubationsversuche reduziert werden. Außerdem zeigt sich eine verminderte Rate an Zahn- und Weichteilschäden. Macintosh-VL-Spatel vereinen dabei die Vorteile der direkten und indirekten Laryngoskopie, da bei Ausfall der Kamera bzw. Verschmutzung durch Sekrete jederzeit eine direkte Laryngoskopie möglich ist. Bei stärker gekrümmten VL-Spateln ist eine direkte Laryngoskopie nicht mehr möglich, sodass die Intubation immer obligat indirekt über den Bildschirm erfolgen muss. Der Vorteil ist, dass der Kopf für die Intubation deutlich weniger rekliniert werden muss, was v. a. bei HWS-Verletzungen einen Vorteil bietet. Da bei der Verwendung von hyperangulierten Spateln die Sichtachse und die Arbeitsachse nicht mehr zur Deckung kommen, ist die Tubusplatzierung trotz besserer Sicht schwieriger und der Einsatz eines Führungsstabs obligat erforderlich. Dieser sollte an die Biegung des Spatels angepasst werden.

MERKE

Bei **erwartet schwieriger direkter Laryngoskopie** (z. B. verminderter Mundöffnung, eingeschränkter Reklination, Schwangerschaft) und bei Notfallpatienten (präklinisch, Schockraum, Intensivstation, jede RSI im OP) sollte die Intubation **primär mittels Videolaryngoskopie** erfolgen!

5. Cuff-Druck

Der Cuff-Druck soll mit gerade so viel Luft geblockt werden, dass er zu einer Abdichtung an der Trachealwand führt und bei der Überdruckbeatmung keine Luft nach außen austritt. Hierfür wird der Cuff mit der Luft aus einer 10-ml-Spritze geblockt und anschließend der Druck mittels Cuff-Druck-Messer auf Werte zwischen 20–30 cmH_2O eingestellt. Zu hohe Cuff-Druck-Werte führen zu Druckschäden des Trachealepithels, zu niedrige zu Undichtigkeit mit Druck- und Gasverlust sowie erhöhter Aspirationsgefahr.

6. Lagekontrolle des Endotrachealtubus

Als Allererstes muss die intrapulmonale Lage überprüft werden. Dabei gelten als sichere Zeichen die Intubation unter Sicht auf die Stimmbänder und die exspiratorische CO_2-Messung mittels Kapnografie. Zu den unsicheren Zeichen zählen symmetrische Thoraxexkursionen, Beschlagen des Tubus, positiver Lungenauskultationsbefund und negativer Magenauskultationsbefund sowie fehlender Abfall der Sauerstoffsättigung bzw. fehlende Ausbildung einer Zyanose.

Als Zweites muss eine einseitige bronchiale Lage des Tubus durch zu tiefes Einführen ausgeschlossen werden. Hierfür die Lunge im Seitenvergleich auskultieren und auf ein beidseits gleich lautes Atemgeräusch achten. Ist der Tubus zu tief, so gelangt er i. d. R. aufgrund des steileren Abgangswinkels und des größeren Durchmessers eher in den rechten Hauptbronchus, sodass links ein leiseres Atemgeräusch als rechts auskultierbar ist. Durch leichtes Zurückziehen des Tubus kann dann ein gleich lautes Atemgeräusch beidseits erreicht werden, das somit die korrekte intratracheale Lage anzeigt. Bei Zweifeln kann auch eine bronchoskopische Lagekontrolle erfolgen.

ZUSAMMENFASSUNG

Für eine erfolgreiche Atemwegssicherung ist eine gute **Kommunikation** im Anästhesieteam mit entsprechenden Vorbereitungen erforderlich. Das notwendige Equipment muss im Voraus aufgrund der Befunde der Anamnese und körperlichen Untersuchung bei der präoperativen Evaluation festgelegt und auf Vollständigkeit und Funktionsfähigkeit überprüft werden. Durch eine **Präoxygenierung** wird die Apnoetoleranz des Patienten, insbesondere für unvorhergesehene Komplikationssituationen, deutlich verlängert. Nach medikamentöser Narkoseeinleitung erfolgt die **endotracheale Intubation** mit anschließender **Lagekontrolle** (Kapnografie!). Der Cuff-Druck ist zu kontrollieren und auf Werte zwischen 20–30 cmH_2O einzustellen.

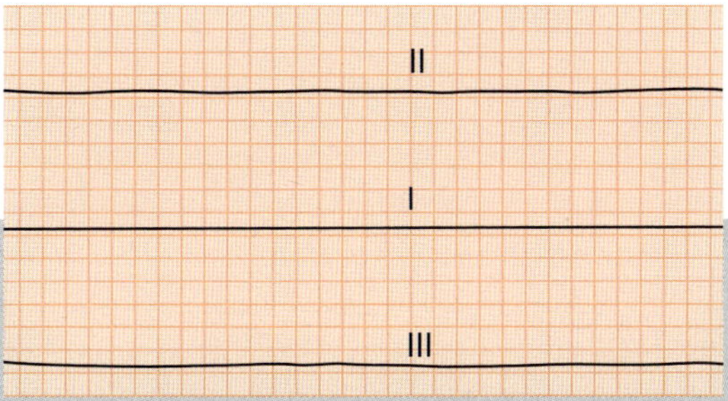

28

Einsatz für das Notfallteam

Patrick Keppeler, Ute Fetzner

Anamnese

Im Spätdienst klingelt auf Ihrer Intensivstation das Notfalltelefon. Eine Schwester meldet eine Reanimation auf Normalstation. Vor dem Patientenzimmer fordert Sie eine aufgeregte Angehörige auf, für ihren Vater „alles zu tun".

Bei Eintreffen im Zimmer beatmet der diensthabende Kollege einen 75-jährigen Patienten mit einem Beatmungsbeutel, während die Nachtschwester ein Medikament aufzieht.

Untersuchungsbefund

Der Patient ist pulslos, die Pupillen sind weit. Das von Ihnen abgeleitete Schnell-EKG zeigt dieses ➤ Bild [L141].

1. Befunden Sie das EKG. Welche Maßnahmen sind aufgrund des Befundes erforderlich?

2. Wie würden Sie verfahren, wenn grobes Kammerflimmern bestünde?

3. Beschreiben Sie den Algorithmus der Krankenhausreanimation (In-Hospital Resuscitation) nach ERC-Richtlinien.

4. Was versteht man unter dem ABCDE-Schema?

5. Wie verfahren Sie weiter, wenn eine vorliegende Patientenverfügung lebensverlängernde Maßnahmen, auch Reanimationsmaßnahmen, wegen eines inoperablen Karzinomleidens ablehnt?

1. Basismaßnahmen

Bei dem Befund handelt es sich um eine Asystolie. Nach den derzeit weltweit gültigen Richtlinien von **ERC und GRC** (European Resuscitation Council, German Resuscitation Council) von 2021 wird die **Herzdruckmassage (HDM)** weiterhin als wichtigste Basismaßnahme im Wechsel mit der Beatmung propagiert. Schwerpunkt der kardiopulmonalen Reanimation (CPR) ist die möglichst unterbrechungsfreie HDM.

In diesem Fall bedeutet das:

- **Unverzüglich Beginn** der kardiopulmonalen Reanimation durch eine Pflegekraft/Arzt. Die Beatmung ist zweitrangig, da sich anfangs noch genug Restsauerstoff in der Lunge befindet, um das Gehirn durch eine Herzdruckmassage für eine Weile mit O_2 zu versorgen.
- Parallel erfolgt der **Ruf des innerklinischen Notfallteams** durch eine zweite Person.
- Anschluss eines **automatischen elektrischen Defibrillators (AED)** oder frühzeitige Ableitung eines **Schnell-EKGs** (über die Defi-Pads), um zu prüfen, ob eine defibrillierbare Rhythmusstörung vorliegt (VT, Kammerflimmern). Ist dies wie in diesem Beispiel nicht der Fall, wird weiter im Verhältnis HDM : Beatmung = 30 : 2 reanimiert.
- Strukturierte Übergabe an das Notfallteam nach dessen Eintreffen.

MERKE

Es gilt der Merksatz: **„Prüfen, Rufen, Drücken".**
Die Herzdruckmassage darf nur für spezielle Interventionen, z. B. einen Defibrillationsversuch, und nur für möglichst kurze Zeit unterbrochen werden, um die No-Flow-Time zu minimieren.

2. Therapie des Kammerflimmerns

Kammerflimmern ist eine sich unkontrolliert über das Endokard ausbreitende elektrische Erregung, bei der es zu keiner Auswurfleistung des Herzens kommt (➤ Abb. 28.1). Es tritt häufig bei akutem myokardialem Sauerstoffmangel auf, da hypoxisches Myokard zu elektrischen Entladungen neigt. Kammerflimmern ist ein prognostisch gutes Zeichen für eine noch mögliche

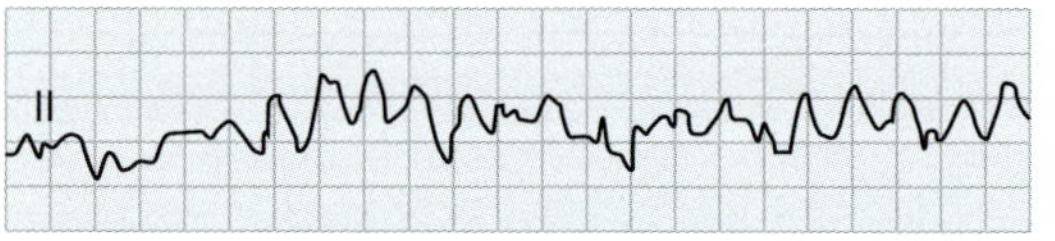

Abb. 28.1 EKG des Kammerflimmerns [L141]

Reaktion des Myokards auf eine Therapie. Das Kammerflimmern muss **sofort** mittels **elektrischer Defibrillation** beendet werden, damit durch dieses Zurücksetzen jeglicher elektrischer Funktion das Herz von neuem im Sinusrhythmus zu schlagen beginnt.

Bei einem **monophasischen Defibrillator** wird ein Schock mit 360 J, bei einem **biphasischen** mit 150–200 J gegeben. Nach Abgabe des Schocks für 2 min mit den Reanimationsmaßnahmen fortfahren. Bei therapierefraktärem Kammerflimmern werden nach dem 3. Schock 300 mg **Amiodaron** i. v. verabreicht, weiter reanimiert und erneut eine Elektrotherapie versucht.

3. ERC-Richtlinien

Die international gültigen Reanimationsrichtlinien (ERC-Guidelines) haben für Reanimationssituationen in Krankenhäusern eigene Richtlinien entwickelt **(In-Hospital Cardiac Arrest IHCA).** Diese besagen:

- Bei Auffinden eines leblosen Patienten (keine Reaktion auf laute Ansprache oder Schütteln, ohne Atmung) wird um Hilfe gerufen oder telefonisch Hilfe organisiert. In den meisten Häusern ist ein Herzalarm über eine Kurzwahl-Notrufnummer etabliert.
- **Basisreanimation:** CPR (30 : 2) muss sofort und ohne weitere Verzögerung erfolgen. Steht kein Atemhilfsmittel zur Verfügung, sollen allein hochwertige Thoraxkompressionen durchgeführt werden.
- Nach Übernahme beginnt das Notfallteam mit dem **Advanced Cardiac Life Support:** Schnellstmöglich muss ein **EKG** abgeleitet werden, um eine mögliche ventrikuläre Tachykardie oder ein Kammerflimmern zu identifizieren und mittels elektrischer Defibrillation zu beenden. Danach wird die **kardiopulmonale Reanimation** sofort fortgesetzt.
- Gleichzeitig zu den Reanimationsmaßnahmen soll ein **i. v. Zugang** zur Medikamentenapplikation gelegt und die **endotracheale Intubation** vorbereitet werden. Die CPR darf für die Intubation

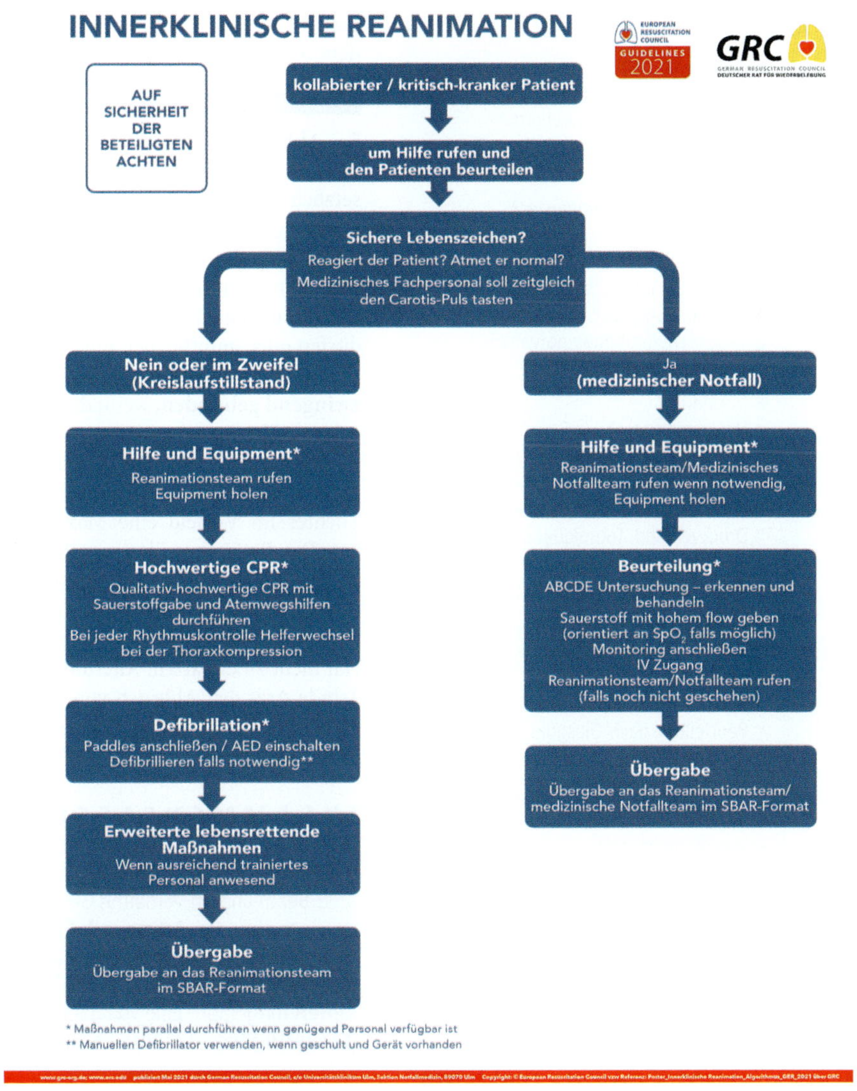

Abb. 28.2 ERC-Richtlinien 2021 für die innerklinische Reanimation [F781–035]

(ITN) max. 5 s unterbrochen werden, danach wird sie aber unverzüglich fortgeführt.

- Nach erfolgreicher ITN erfolgen HDM und Beatmung unabhängig voneinander.
- Hochwertige Thoraxkompressionen (Frequenz ca. 100/min, Drucktiefe 5 cm).
- Beatmung mit 10 Hüben/min (oder eine Beatmung alle 6 s).
- Über den i. v. Zugang alle 3 min jeweils 1 mg Adrenalin injizieren und die kardiopulmonale Reanimation so weiterführen (➤ Abb. 28.2).
- Klärung des weiteren Procedere

Tab. 28.1 ABCDE-Schema

Airway (Atemweg)	• Atemwege frei? • Schwellung der Atemwege? • Falls nicht, Atemweg sichern • Trauma? Wenn ja, dann Stiffneck® anlegen
Breathing (Atmung)	• Atmung vorhanden? • Pathologisches Atemmuster? • Atemfrequenz? • Auskultationsbefund? • Initiale O_2-Sättigung notieren • Oxygenierung gut? Falls nicht, O_2-Gabe • Beatmung/Intubation notwendig? • Thoraxdrainage notwendig?
Circulation (Kreislauf)	• Hautfarbe? • Hauttemperatur? • Rekapillarisierungszeit? • Puls/Blutdruck? • Starke Blutung oder Frakturen? Wenn ja, Druckverband, Tourniquet oder Beckenzwinge • Im Schockraum Sonografie
Disability (neurologische Defizite)	• Pupillengröße und -reaktion? **Cave:** Augenoperationen und Glasaugen in Betracht ziehen • Bewusstsein beeinträchtigt? • Beurteilung nach Glasgow Coma Scale (GCS, ➤ Tab. 19.1) erfolgt? • Stoffwechselentgleisung möglich? • Intoxikation möglich?
Exposure (Umfeld, Untersuchung, Wärmeerhalt)	• Vorerkrankungen? • Anamneseerhebung möglich? • Unfallmechanismus bekannt? • Vollständige Untersuchung des entkleideten Patienten? • **Cave: Wahrung der Patientenwürde!**

MERKE

Eine Asystolie oder pulslose elektrische Aktivität (PEA) sind keine Indikationen für eine elektrische Defibrillation.

4. ABCDE-Schema

Im Notfall ist es wichtig, einen Patienten schnell und strukturiert zu untersuchen und das Ergebnis regelmäßig zu reevaluieren. Diese Beurteilung erfolgt nach dem ABCDE-Schema (➤ Tab. 28.1).

5. Abbruchkriterien Patientenverfügung

Am 1.9.2009 trat eine von Ärzten lange erwartete gesetzliche Regelung zur Patientenverfügung in Kraft. Dort ist geregelt, dass ein einwilligungsfähiger, volljähriger Patient im Voraus im Fall seiner Einwilligungsunfähigkeit schriftlich festlegt, welche Untersuchungen, Behandlungen oder Maßnahmen durchgeführt werden dürfen oder unterbleiben müssen (§ 1901a Abs. 1 S. 1 BGB). **An diese Verfügung ist der behandelnde Arzt zwingend gebunden,** wenn die in der Verfügung festgelegten Voraussetzungen zutreffen.

In diesem Fall sind die begonnenen Reanimationsmaßnahmen umgehend zu beenden, auch wenn die Tochter im Vorfeld eine Maximaltherapie gefordert hat. Der Patientenwille (zumal schriftlich fixiert) hat eindeutig Vorrang vor den Vorstellungen der Angehörigen. Rechtliche Konsequenzen im Sinne einer Anklage wegen unterlassener Hilfeleistung sind in diesem Fall nicht zu erwarten. Allerdings darf nur der behandelnde Arzt den Abbruch von Reanimationsmaßnahmen anordnen. Die empathische Einbindung der Angehörigen ist hier von großer Wichtigkeit.

ZUSAMMENFASSUNG

Die innerklinische Reanimation beginnt mit der **Basisreanimation** aus hochwertigen Thoraxkompressionen und Beatmung im Verhältnis 30 : 2 und wird durch die Maßnahmen des **Advanced Cardiac Life Support** ergänzt. Gleichzeitig wird Hilfe gerufen. Nach Eintreffen des Reanimationsteams wird die ACLS nach **ERC-Richtlinien** fortgeführt. Eine vorhandene schriftliche **Patientenverfügung** ist für den behandelnden Arzt bindend.

WAS WÄRE, WENN …

- … die Intubation frustran verläuft?
  – Dann können supraglottische Atemwegshilfen wie Larynxmasken und Larynxtuben verwendet werden.
- … Sie keinen venösen Zugang etablieren können?
  – Dann kann man einen intraossären Zugang legen.

29

Postoperativ verzögertes Erwachen

Ute Fetzner

Anamnese

Sie lösen Ihren Kollegen zur Mittagspause ab und übernehmen die Narkose. Seine Übergabe lautet: „18-jähriger Mann, 75 kg, 180 cm mit Perianalabszess, keine Vorerkrankungen, ASA 1, sportlich, trinkt gelegentlich Bier, keine Voroperationen. Die Chirurgen sind schon fertig. Der Patient muss nur noch auf den Rücken gedreht und extubiert werden. Zur Einleitung hatte er 20 µg Sufentanil, 200 mg Propofol und 10 mg Mivacurium. Die Intubation war problemlos. Zum Hautschnitt habe ich bei Herzfrequenzanstieg noch mal 10 µg Sufentanil gegeben. Sevofluran ist schon abgedreht. Du musst nur noch den Frischgasflow erhöhen."
Nach dem Umlagern drehen Sie den Flow hoch und warten darauf, dass die Narkosegaskonzentration abfällt und der Patient anfängt zu atmen. Dabei werfen Sie noch einen Blick auf das Narkoseprotokoll: Die Narkoseeinleitung ist jetzt 40 min her, Auffälligkeiten gab es keine, der Patient war die ganze Zeit über kreislaufstabil. Zur Prämedikation hatte er 1 h vor Anästhesiebeginn 1,5 mg Lorazepam p. o. erhalten. Nach weiteren 10 min ist die exspiratorische Konzentration von Sevofluran auf 0,1 Vol.-% (MAC 0,1) abgeklungen, der Patient aber immer noch nicht wach.

Untersuchungsbefund

Sie platzieren die Elektroden für das Relaxometer über dem N. ulnaris und stimulieren den M. adductor pollicis. Das Stimulationsmuster Train-of-Four ergibt einen von vier Reizen. Die Herzfrequenz steigt während der Maßnahmen ebenso wie der Blutdruck langsam an. Die Pupillen sind weit und reagieren auf Licht.

1. **Welche Diagnose stellen Sie aufgrund des TOF-Befunds? Wie erklären Sie sich das Auftreten bei Ihrem Patienten?**

2. **Erläutern Sie das Prinzip der TOF. Kennen Sie noch einen ähnlichen Test?**

3. **Welche Therapie leiten Sie ein? Welche Anweisungen bekommt der Patient anschließend?**

4. **Welche Differenzialdiagnosen wären aufgrund der klinischen Symptomatik infrage gekommen?**

5. **Wie wären Sie therapeutisch bei den Differenzialdiagnosen aus Frage 4 vorgegangen?**

1. TOF-Befund und Diagnose

Das Ergebnis der Relaxometrie bei Ihrem jungen gesunden Patienten (TOF 1/4) entspricht **einer tiefen neuromuskulären Blockade.** Ursache ist ein **Überhang des applizierten Muskelrelaxans.** Dieser wird vom Patienten als äußerst unangenehm und bedrohlich wahrgenommen. Je nach Restrelaxierung befindet sich der Patient in einem Zustand partieller oder vollständiger Paralyse, die abhängig von der Sedierung bei vollem Bewusstsein wahrgenommen wird. Dieser Stress kann sich durch einen Anstieg der Herzfrequenz und des Blutdrucks äußern. Die Atembemühungen sind insuffizient: Das Atemzugvolumen ist klein und das Atemmuster ähnelt einem Schluckauf (Zwerchfellatmung). Typisch sind auch zuckende, wurmartige, minimale Bewegungen der Extremitäten.

Mivacurium ist ein mittellang wirksames Muskelrelaxans mit einer Eliminationshalbwertszeit von 1–3 min und einer klinischen Wirkdauer von 20–30 min. Die Wirkung der Intubationsdosis (ca. 0,15 mg/kg KG) müsste bei einem gesunden Patienten nach 50 min (40 min Narkose plus 10 min Warten auf das Aufwachen) so weit abgeklungen sein, dass der Patient keinerlei Zeichen einer Restrelaxierung mehr bietet. Mivacurium wird ebenso wie Succinylcholin durch die Plasmacholinesterase abgebaut. Ursache für den verlangsamten Abbau sind ein erworbener Cholinesterasemangel oder eine atypische Cholinesterase:

- **Erworbener Cholinesterasemangel:** entsteht durch Lebererkrankungen, Karzinome, Herzinsuffizienz, Urämie, Mangelernährung und die Dauertherapie mit Cholinesteraseinhibitoren. Die Wirkung von Succinylcholin und Mivacurium ist bei diesen Erkrankungen um bis zu 50 % verlängert.
- **Atypische Cholinesterase:** bei einer angeborenen Mutation der Cholinesterase verlängert sich die Wirkdauer der beiden Muskelrelaxanzien um bis zu mehrere Stunden, abhängig davon, ob der Defekt heterozygot oder homozygot vorliegt.

Da Ihr Patient so weit gesund ist, ist eine atypische Cholinesterase die wahrscheinlichere Ursache für die Wirkungsverlängerung.

2. Prinzip der TOF

Mithilfe eines **Relaxometers** lässt sich klären, ob noch eine Relaxation besteht. Dazu stimuliert man über Elektroden einen peripheren Nerv und beurteilt die dazugehörige Muskelantwort. Der im Klinikalltag am häufigsten stimulierte Nerv ist der N. ulnaris mit der Antwort des M. adductor pollicis. Der Stimulationsreiz muss über der maximalen Reizstromstärke liegen, damit alle Axone des stimulierten Nervs depolarisieren und eine maximale Muskelkontraktion erfolgt. Zur Stimulation wird ein monophasischer Rechteckimpuls von 0,2–0,3 ms Dauer verwendet. Es können Einzelreize, Serienreize oder eine tetanische Stimulation erfolgen. Für die klinische Praxis relevant sind vor allem die **Train-of-Four (TOF)** und die **Double Burst Stimulation (DBS),** es handelt sich dabei um Serienstimulationen (➤ Abb. 29.1).

Beurteilt werden bei der TOF neben der **Anzahl der erfolgten Muskelantworten** in Form von Muskelkontraktionen (0 oder 1: tiefe neuromuskuläre Blockade; 4: mäßige bis keine Restrelaxierung) auch das Verhältnis der Zuckungsamplitude von der ersten zur vierten Muskelantwort **(TOF-Ratio).** Je weniger Kontraktionen als Stimulationsantwort kommen bzw. je niedriger die TOF-Ratio ist, desto größer ist die Restrelaxierung. Allerdings fällt es selbst geübten Anwendern schwer, mit der Hand Ermüdungsphänomene zu erkennen, die einer TOF-Ratio von 0,4–0,7 entsprechen, was immer noch eine gefährliche Restrelaxierung bedeutet. Hier hilft die DBS, mit der auch eine Restrelaxierung erkannt wird, die einer TOF-Ratio von 0,8 entspricht. Werden die beiden Muskelantworten in der DBS gleich wahrgenommen, liegt meistens eine adäquate neuromuskuläre Erholung vor.

3. Therapie des Relaxanzienüberhangs

Die adäquate Therapie bei V. a. auf eine atypische Cholinesterase ist die **Sedierung und Beatmung,** bis die Wirkung abgeklungen ist, was durchaus bis zu mehreren Stunden dauern kann. Zur Diagnosesicherung ist vor Einleitung weiterer spezifischer Maßnahmen eine Blutentnahme indiziert. Wenn sich die Relaxierung

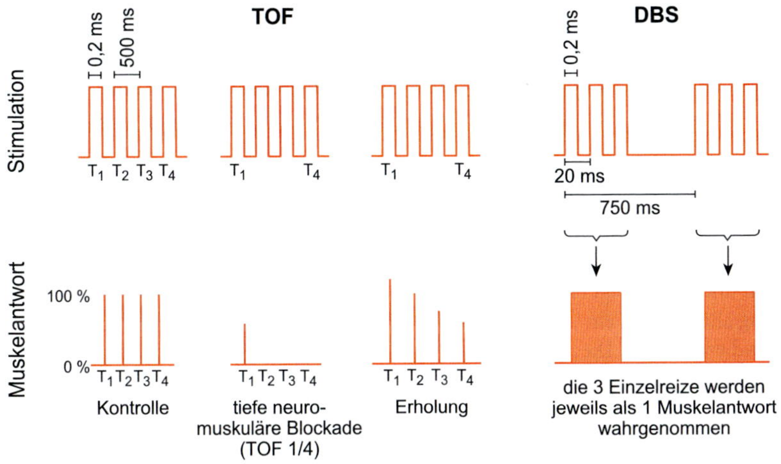

Abb. 29.1 Stimulationmuster TOF und DBS und Muskelantwort [L141]

weiter erholt, kann man einen Antagonisierungsversuch mit Neostigmin oder Pyridostigmin durchführen. Der Patient muss bis zur vollständigen Erholung überwacht werden.

Der Patient muss vor Entlassung über die Komplikation aufgeklärt, ihm eine Abklärung im Intervall nahegelegt und ein **Anästhesieausweis** mit dem Vermerk „atypische Cholinesterase" ausgehändigt werden.

MERKE

Die Transfusion von FFP bei atypischer Cholinesterase, um normale Plasmacholinesterase zuzuführen, ist wegen der Gefahr von Transfusionsreaktionen obsolet.

4. Differenzialdiagnosen

- **Restwirkung des Narkotikums** (Sevofluran): Da die Narkosegaskonzentration unter den MAC-Awake abgefallen und der Patient immer noch nicht wach ist, ist diese Ursache unwahrscheinlich.
- **Opiatüberhang** (Sufentanil): kann durch zu hohe Dosen bezogen auf die Eingriffsdauer, repetitive Gaben (kontextsensitive Halbwertszeit: Verlängerung der Halbwertszeit bei wiederholter oder kontinuierlicher Gabe) oder Opiatgabe kurz vor Ende der Operation zustande kommen. Klinisch äußert sich dies durch Koma, Miosis und Bradypnoe mit tiefen Atemzügen bis zur Apnoe. Teilweise findet man eine Atmung auf Aufforderung (sog. Kommandoatmung).
- **Benzodiazepinüberhang** (Lorazepam): kann nicht nur durch die intraoperative Gabe zustande kommen, sondern auch durch die medikamentöse Prämedikation. Die Gabe von 1,5 mg Lorazepam bei einem jungen gesunden Patienten spricht gegen eine Überdosierung, schließt diese aber auch nicht ganz aus.
- **Neurologische Ursachen** (z. B. Ischämie, Blutung, Embolie, Hirnödem): können durch eine grob orientierende neurologische Untersuchung ausgeschlossen oder verifiziert werden. Von Interesse sind die Pupillenweite, die Pupillenreaktion auf Licht, der Reflexstatus und die Reaktion auf Schmerzreiz. Da ihr Patient jung und gesund ist, sind die anderen Diagnosen wahrscheinlicher.

5. Therapie

Für alle Überdosierungen von Narkosemedikamenten gilt: **Time is non-toxic.** Bevor man also an eine Antagonisierung denkt, sollte die Möglichkeit einer Nachbeatmung und Extubation nach Abklingen der Wirkung in Betracht gezogen werden.

Die **Antagonisierung** erfolgt unterschiedlich:

- **Naloxon** (Narcanti®) wird bei Opiatüberdosierung in Dosierungen von 0,1–0,2 mg (bei 75 kg KG) i. v. verabreicht; ggf. weitere Dosen von 0,1 mg i. v. in 2–3 min Abständen, bis eine ausreichende Vigilanz und Atmung vorhanden ist.
- **Flumazenil** (Anexate®) ist das Mittel der Wahl bei Überdosierungen von Benzodiazepinen. Wacht der Patient nach der Gabe auf, beweist dies die Benzodiazepinüberdosierung als Ursache. Initial werden 0,2 mg i. v. verabreicht und ggf. erfolgt eine Dosiswiederholung von 0,1 mg alle 60 s, bis ein adäquater Bewusstseinszustand erreicht ist. Die max. Gesamtdosis von 1 mg darf dabei nicht überschritten werden.
- **Neostigmin** hemmt die Cholinesterase und erhöht die Acetylcholinkonzentration u. a. auch im synaptischen Spalt. Es wird bei einem Relaxanzienüberhang verwendet (Dosierung 0,01–0,05 mg/kg KG i. v.). Alternativ kann bei einem Überhang durch Rocuronium und Vercuronium auch **Sugammadex** (Bridion®) verabreicht werden. Es schließt die Muskelrelaxanzien ein und inaktiviert sie. Damit können auch tiefe neuromuskuläre Blockaden reversiert werden. Allerdings ist Sugammadex teuer und nicht überall vorhanden (Dosierung richtet sich nach der Tiefe der neuromuskulären Blockade: 2–16 mg/kg KG!) Bei einem Relaxanzienüberhang sollte der Patient zusätzlich sediert werden, damit er die Paralyse nicht bei vollem Bewusstsein wahrnimmt.

Die Erhöhung des Frischgasflows verringert bei **volatilen Anästhetika** die minimale alveoläre Konzentration und beschleunigt die Elimination.
Bei **intravenös verabreichten Narkotika** wie Propofol muss ein Abklingen der Wirkung abgewartet werden.

MERKE

Werden **Antagonisten** verwendet, muss der Patient **im Anschluss ausreichend lange überwacht** werden, da einige Medikamente eine längere Wirkdauer haben als die Antagonisten und es nach Abklingen der Wirkung des Antagonisten erneut zu einem Überhang des verabreichten Medikaments kommen kann.

ZUSAMMENFASSUNG

Die **Symptome** bei Relaxanzienüberhang sind häufige, kleine Atemzüge, Unruhe und unkoordinierte Bewegungen. **Ätiologisch** liegt bei diesem Patienten ein **Mangel an Plasmacholinesterase** oder eine **atypische Cholinesterase** zugrunde, wodurch die Wirkdauer von Succinylcholin und Mivacurium um ein Vielfaches verlängert wird. Die **Diagnostik** erfolgt mittels Relaxometrie (Train-of-Four, Double Burst Stimulation). Neostigmin und Pyridostigmin sind die **Antagonisten** bei unzureichender Erholung der Muskelkraft, zusätzlich sollte der Patient sediert und beatmet werden. Vecuronium und Rocuronium können außerdem mit Sugammadex reversiert werden.

30

Verstauchtes Handgelenk mit Folgen

Ulrike Kaiser, Jens Vater

Anamnese

In der Schmerzambulanz stellt sich eine 61-jährige Bibliothekarin vor. Die Patientin gibt an, vor etwa 3 Monaten bei der Arbeit gestolpert und auf ihr rechtes Handgelenk gefallen zu sein. Eine Fraktur habe sie sich hierbei nicht zugezogen. Trotz Ruhigstellung und Schmerzmitteln habe sie aber immer noch Schmerzen in dem damals verstauchten Handgelenk, sodass sie keine Bücher mehr tragen könne. Das Handgelenk sei immer geschwollen, die Hand fühle sich warm an und sei auch etwas gerötet. Es komme ihr vor als würden die Fingernägel an den Händen rechts und links unterschiedlich schnell wachsen und außerdem leide sie an einer Einschränkung der Fingerbeweglichkeit.

Untersuchungsbefund

Die Hand der Patientin ist im Seitenvergleich gerötet und leicht ödematös angeschwollen. Die Haut fühlt sich warm und leicht feucht an. Deutliche Behaarung am Handrücken.

Die neurologische Untersuchung der Hand zeigt eine Hyperästhesie, eine Hyperalgesie sowie eine Berührungsallodynie. Die motorische Kraftentwicklung ist eingeschränkt.

1. **Wie nennt sich dieses Krankheitsbild?**

2. **Welche apparative Diagnostik sichert die Diagnose? Wie sehen die zu erwartenden Befunde aus?**

3. **Welche Formen und Stadien der Erkrankung gibt es?**

4. **Wie kann diese Erkrankung therapiert werden?**

5. **Was versteht man unter Hyperästhesie, Hyperalgesie, Allodynie?**

1. Diagnose

Anamnese und klinischer Befund deuten auf ein CRPS Typ 1 hin.

Das komplexe regionale Schmerzsyndrom (CRPS) entsteht meist nach einem (Bagatell-)**Trauma der Extremitäten** und geht mit einer schmerzhaften Funktionsstörung des sympathischen Nervensystems einher. Früher wurde dieses Syndrom auch Morbus Sudeck oder sympathische Reflexdystrophie/Algodysthrophie genannt.

Das Auftreten kann unter Umständen durch schonendes Vorgehen bei diagnostischen und therapeutischen Eingriffen verhindert werden.

Zur Pathogenese ist bisher geklärt, dass die Sensibilisierung peripherer und zentralnervöser Nerven eine bedeutende Rolle spielt. Durch unvollständige Ausschaltung des Akutschmerzes werden nozizeptive Afferenzen und zentrale Neurone aktiviert, was zur Ausbildung einer Hyperalgesie und Chronifizierung des Schmerzes führt. Durch pathologische **Kopplung von nozizeptiven und sympathischen** (efferenten) Systemen sind die vegetativen Symptome erklärbar.

Frauen sind häufiger betroffen als Männer, der Häufigkeitsgipfel liegt zwischen im 40. und 60. Lebensjahr. Etwa 2–5 % der Patienten mit Extremitätenverletzungen entwickeln ein CRPS, wobei die oberen Extremitäten doppelt so häufig betroffen sind wie die unteren.

2. Apparative Diagnostik

In der Regel wird die Diagnose anhand klinischer Kriterien gestellt (➤ Abb. 30.1). Ergänzend können folgende apparative Untersuchungen zur Bestätigung angewandt werden:

- Bei Messung der **Hauttemperatur** werden wiederholt Temperaturunterschiede von > 1–2 °C im Seitenvergleich festgestellt.
- Konventionelle **Röntgenaufnahmen** im Seitenvergleich zeigen generalisierte, kleinfleckige, gelenknahe Demineralisationsherde, die im Verlauf zunehmen. Die Sensitivität ist jedoch gering.
- **Drei-Phasen-Skelettszintigrafie** (hohe Spezifität, wenig empfindlich, kann im Verlauf der Erkrankung wieder negativ ausfallen, deshalb so früh wie möglich durchführen.): Im Seitenvergleich sind

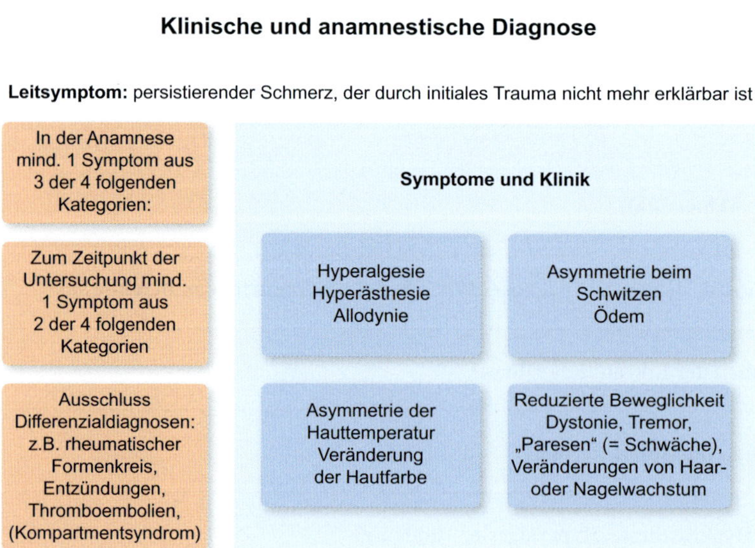

Abb. 30.1 Diagnosekriterien CRPS nach IASP (Budapest-Kriterien) [O646/L231]

quantitative Unterschiede in der Anreicherung der schwach radioaktiven Substanz im Bereich der Gelenke festzustellen.
- Die MRT, ggf. mit Kontrastmittel, liefert eher unspezifische Veränderungen.

3. Formen und Krankheitsstadien

Es werden zwei Formen des CRPS unterschieden:

- Komplexes regionales Schmerzsyndrom Typ I (CRPS I):
  - Charakteristische Klinik
  - Ohne objektivierbare Nervenläsion
  - Verläuft meist in drei Stadien (➤ Abb. 30.2)
- Komplexes regionales Schmerzsyndrom Typ II (CRPS II):
  - Früher: Kausalgie
  - Mit objektivierbaren Schäden an (größeren) peripheren Nerven

4. Therapie

Die Therapie des CRPS sollte immer als Kombination aus nichtmedikamentösen und medikamentösen Maßnahmen erfolgen. Ein **multimodaler Ansatz** von Beginn an gilt als vorteilhaft. Interventionelle Therapieformen sollen nur ausnahmsweise zum Einsatz kommen, da es z. B. für Regionalanästhesieverfahren am Sympathikus keine ausreichende Evidenz gibt.

Die Bandbreite der Einzelmaßnahmen ist groß:

- Bisphosphonate
- Glukokortikoide bei akut posttraumatisch entzündlichem CRPS mit Rötung, Überwärmung und Ödem
- Physio- und Ergotherapie (inkl. Spiegeltherapie, „Grade Motor Imagery", Graded Exposure) zur Wiedererlangung der Funktion
- Medikamentöse Therapie chronischer (neuropathischer) Schmerzen gemäß der entsprechenden Leitlinie
- Psychotherapeutische Verfahren
- Ketamindauerinfusion über 4 Tage zur Schmerztherapie bei Therapieresistenz
- Sympathikusblockaden bei gesichert sympathisch unterhaltenen Schmerzen in erfahrenen Zentren
- Rückenmarknahe Elektrostimulation (SCS) bei chronischen, sonst unbehandelbaren Schmerzen
- Intrathekale Gabe von Baclofen bei fokaler Dystonie

Die S1-Leitlinie zur Diagnostik und Therapie des CRPS liefert ein abgestuftes Therapiekonzept (➤ Abb. 30.3).

5. Begriffserklärung

Unter **Hyperalgesie** wird eine gesteigerte Empfindlichkeit gegenüber Schmerzreizen verstanden. Hierbei wird unterschieden zwischen der

- primären Hyperalgesie, die vor allem peripher vermittelt wird und der
- sekundären Hyperalgesie, die hauptsächlich vom ZNS, also zentral vermittelt ist.

Durch Reduzierung der Reizschwelle kommt es bei der der primären Hyperalgesie zu einer verstärkten Antwort auf den Nozizeptorreiz. Typisch ist eine Überempfindlichkeit auf Hitzereize, während bei der sekundären Hyperalgesie eher eine Überempfindlichkeit auf mechanische Stimuli auftritt.

Allodynie bedeutet Schmerzempfindlichkeit gegenüber harmlosen Reizen. Bereits geringfügige Reize, die

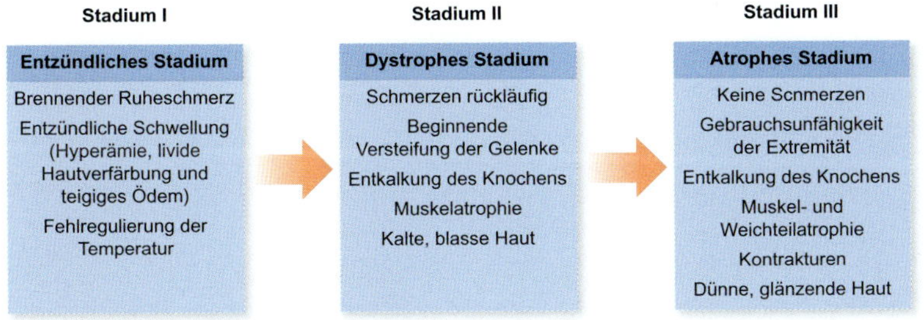

Abb. 30.2 Stadien des CRPS I [O646/L231]

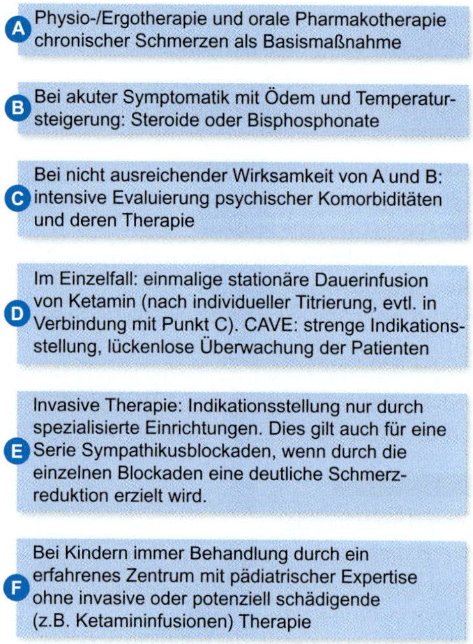

Abb. 30.3 Therapiekonzept CRPS [O646/L231]

bei einem gesunden Menschen keinen Schmerz verursachen würden, werden als schmerzhaft wahrgenommen. So kann z. B. das Bestreichen der Haut mit einem Wattebausch einen Schmerz auslösen. Häufig nimmt die Schmerzintensität mit Wiederholung des Reizes zu. Eine Überempfindlichkeit für Berührungsreize wird als **Hyperästhesie** bezeichnet. Hyperästhesien können entweder im Versorgungsgebiet eines bestimmten Nervs oder aber in den Randbereichen eines Sensibilitätsausfalls auftreten.

ZUSAMMENFASSUNG

Ein CRPS entsteht meist nach einem Bagatell-Extremitätentrauma und geht mit einer schmerzhaften Funktionsstörung des sympathischen Nervensystems einher. Die Diagnose wird hauptsächlich klinisch nach den Budapester Kriterien gestellt. Zur ergänzenden apparativen Diagnostik kommen Szintigrafie, Röntgen und ggf. MRT zum Einsatz. Die Therapie erfolgt multimodal, wobei der Physio- und Ergotherapie eine große Bedeutung zukommt. Als Einzelfalltherapie können Ketamindauerinfusionen oder Sympathikusblockaden in spezialisierten Einrichtungen eingesetzt werden.

31

Fehlende Diurese nach Hemikolektomie

Patrick Keppeler, Nicole Herrmann

Anamnese

In der Nacht wird ein 69-jähriger, somnolenter Patient von der chirurgischen Normalstation auf Ihre Intensivstation verlegt. Bei dem Patienten wurde wenige Tage zuvor eine Hemikolektomie durchgeführt. An Vorerkrankungen ist nur ein mit Metoprolol eingestellter arterieller Hypertonus bekannt. Der Patient hat wegen Darmträgheit wenig gegessen und getrunken, der Blutdruck sei schon zwei Tage eher niedrig. Da der Patient die letzten 24 h kaum Wasser gelassen habe, hat der diensthabende Arzt ihm einige Stunden zuvor 40 mg Furosemid gespritzt, dies habe aber zu keiner gesteigerten Diurese geführt.

Untersuchungsbefund

RR 70/45 mmHg, HF 120/min. Der Patient atmet flach, SaO_2 von 95 % ohne Sauerstoffzufuhr. **EKG:** bis auf eine Sinustachykardie unauffällig. Röntgen Thorax: ohne Auffälligkeiten. **Laborwerte:** Hb 15,5 g/dl, Hkt 58 %, Kreatinin 3,9 mg/dl, Harnstoff 199 mg/dl, pH 7,28, Kalium 5,9 mmol/l, Natrium 150 mmol/l.

1. **Welche Diagnose stellen Sie?**

2. **Was wissen Sie allgemein über Ätiologie und Inzidenz?**

3. **Welche Pathogenese liegt hier zugrunde? Welche Symptome erwarten Sie daher?**

4. **Welche Initialtherapie wählen Sie?**

5. **In welche Stadien lässt sich das Krankheitsbild einteilen?**

6. **Auch am nächsten Tag besteht keine Eigendiurese (Kalium 6,2 mmol/l, Harnstoff 234 mmol/l). Wie gehen Sie vor?**

1. Diagnose

Bei diesem Patienten besteht eine **akute Nierenschädigung (Acute Kidney Injury, AKI)** mit Verlust der Diurese, Anstieg von Kreatinin (Normwert < 1,3 mg/dl), Harnstoff (Normwert 25–33 mmol/l) und Kalium (Normwert 3,5–4,5 mmol/l) im Serum.

Als **akute Nierenschädigung** bezeichnet man eine prinzipiell reversible, akut auftretende Verschlechterung der Nierenfunktion. Die AKI hat eine Inzidenz von 30–50 % bei Intensivpatienten und erhöht die Mortalität auf der Intensivstation signifikant. 2017 wurde die AKD (Acute Kidney Disease) eingeführt, da viele Intensivpatienten nicht in die alte Nomenklatur gepasst haben, die nur zwischen AKI und CKD (Chronic Kidney Disease) unterscheidet. Die AKD ist dadurch gekennzeichnet, dass bei Intensivpatienten häufig Komorbiditäten bestehen, die die Nierenschädigung unterhalten. Heilen diese aus, kann sich die Niere auch nach längerer Zeit erholen.

2. Ätiologie

Die Ätiologie der akuten Nierenschädigung wird nach Lokalisation unterteilt in prä-, intra- und postrenale Genese (➤ Abb. 31.1). Die prärenale akute Nierenschädigung ist mit etwa 70 % das häufigste Nierenversagen, gefolgt vom intrarenalen (20 %) und postrenalen (10 %).

Prärenale Ursachen:

- Hypotonie (medikamentös, Schock jeder Ursache, Herzinsuffizienz)
- Volumenmangel (Blutung, Erbrechen, Diarrhö, Sepsis)
- Abdominelles Kompartmentsyndrom

Intrarenale Ursachen:

- Akute Tubulusnekrose durch Ischämie (z. B. Schock), Toxine (NSAR, Kontrastmittel), Verstopfung (Rhabdomyolyse, Hämolyse)
- Interstitielle Nephritis (parainfektiös [Hantavirus], allergisch [Penicillin])
- Rapid progressive Glomerulonephritis

Postrenale Ursachen:

- Postoperative **Blasenentleerungsstörungen**
- Verstopfte transurethrale oder suprapubische Blasenkatheter, Harnblasentamponade durch blutige Katheteranlage
- Prostatahyperplasie, Harnleitersteine, Tumoren oder sonstige Blutung

3. Pathogenese und Symptome

Auslöser ist in diesem Fall eine Hypovolämie. Da dieser Flüssigkeitsmangel für eine Minderperfusion der Niere verantwortlich ist und vor der Niere liegt, bezeichnet man diese Störung als **prärenales Nierenversagen.**

Die Niere kann ihre Perfusion durch Autoregulationsmechanismen in einem weiten Blutdruckbereich (MAD 50–200 mmHg) aufrechterhalten. Sinkt der arterielle Mitteldruck unter einen bestimmten Wert, sistiert die Diurese. Wichtigste **Symptome** sind die Anamnese (geringe Flüssigkeitszufuhr), schwere **Hypotonie** und eine daraus resultierende **Reflextachykardie.** Weitere Hinweise sind ein **hoher Hämatokrit** (Normwert 40–52 % bei Männern) als Zeichen des

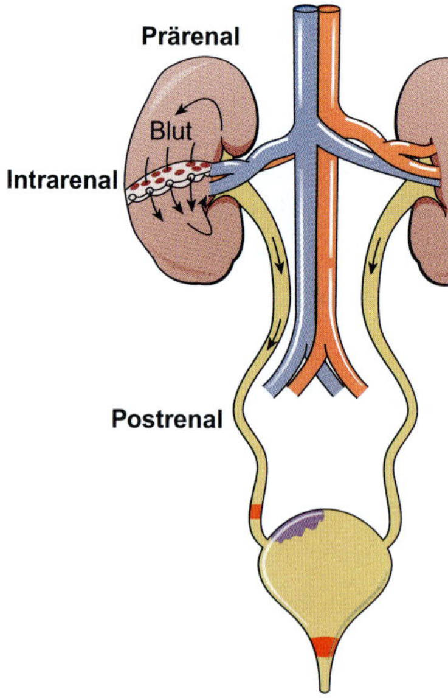

Abb. 31.1 Ursachen der akuten Nierenschädigung [L141]

„Eindickens" des Blutes und der Natriumanstieg auf > 150 mmol/l.

Der Anstieg von Serumkalium, Kreatinin, Harnstoff und die metabolische Azidose sind Zeichen der ausgefallenen Nierenfunktion und bereits ein Hinweis auf die Nierenschädigung.

Häufige Symptome sind Übelkeit und Juckreiz (Urämie), Herzrhythmusstörungen (Hyperkaliämie) und Bewusstseinsstörungen.

4. Initialtherapie

- **Volumengabe:** Kristalloidlösungen , da kolloidale Infusionslösungen schlechter filtriert werden und die Niere zusätzlich belasten.
- **Katecholamine:** zur Anhebung des arteriellen Mitteldrucks, wenn die Volumengabe allein nicht zum Blutdruckanstieg führt. Vasopressorische Substanz der Wahl ist Noradrenalin, das über einen Perfusor gegeben wird. Zusätzlich kann Dobutamin verabreicht werden, um die kardiale Pumpleistung und die Durchblutung des Splanchnikusgebiets zu verbessern.
- **Schleifendiuretika:** sind zunächst nicht indiziert, da sie in die Tubuli gelangen müssen, um eine Wirkung zu entfalten, was bei dem vorliegenden Blutdruck nicht möglich ist. Wenn Blutdruck und Volumenstatus optimiert und weitere mögliche Ursachen für die Nierenschädigung ausgeschlossen sind, ist ein „Startversuch" z. B. mit Furosemid 250 mg über 3 h eine Möglichkeit, um eine Eigendiurese zu initiieren.
- Zur Infusion von Katecholaminen und zur evtl. Messung des zentralen Venendrucks werden dem Patienten zeitnah ein **zentraler Venenkatheter** sowie eine **arterielle Kanüle zur exakten Blutdruckmessung** gelegt.

Nierenersatztherapie:

- Bei schwerer Azidose (pH < 7,1), Hyperkaliämie > 6 mmol/l, symptomatischer Hypervolämie (Lungenödem) und Hyperurikämie mit Vigilanzminderung besteht die Indikation zur Nierenersatztherapie.
- Dann kann man statt eines „normalen" ZVK primär einen **großlumigen Dialysekatheter (Shaldon-Katheter)** legen. Bevorzugter Anlageort ist die rechte V. jugularis interna (guter Dialysefluss, da Katheter nicht gebogen wird).

5. Einteilung

Es gibt weltweit etwa 29 verschiedene Definitionen des Begriffs „akutes Nierenversagen". Um dieses häufige Krankheitsbild richtig erfassen zu können, haben sich mehrere Arbeitsgruppen um eine einheitliche Definition bemüht. Das derzeit am häufigsten verwendete Diagnosetool ist der **AKIN-Score des Acute Kidney Injury Network** (➤ Tab. 31.1).

Hier werden Urinproduktion und Kreatinin zur Einteilung herangezogen.

Bei Ihrem Patienten ist nach AKIN-Kriterien das Stadium 3 erreicht. Es muss also unverzüglich eine Therapie eingeleitet werden, um weiteren Schaden zu verhindern und möglichst die Nierenfunktion wiederherzustellen.

Tab. 31.1 AKIN-Score (nach Acute Kidney Injury Network) [F821-006]

Stadium	Kriterium Serumkreatinin	Kriterium Harnzeitvolumen
1	Anstieg des Serumkreatinins ≥ 0,3 mg/dl oder > 150–200 % (1,5- bis 2-Faches vom Ausgangswert)	< 0,5 ml/kg/h für mind. 6 h
2	Anstieg des Serumkreatinins auf > 200–300 % (2- bis 3-Faches vom Ausgangswert)	< 0,5 ml/kg/h für mind. 12 h
3	Anstieg des Serumkreatinins auf > 300 % vom Ausgangswert oder ≥ 4,0 mg/dl und ein akuter Anstieg von ≥ 0,5 mg/dl	< 0,3 ml/kg/h für mind. 24 h oder Anurie für > 12 h

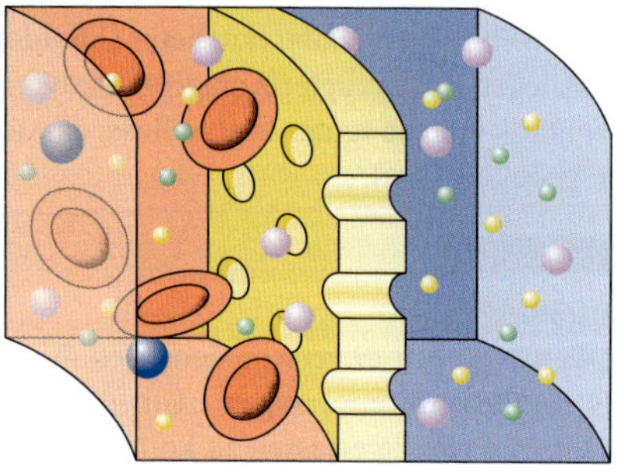

Abb. 31.2 Prinzip einer semipermeablen Membran [L141]

6. Weitere Therapie

Da der Patient trotz Volumengabe und Kreislaufunterstützung immer noch anurisch ist und zusätzlich noch eine bedrohliche Hyperkaliämie hat, ist jetzt die Indikation zur Anwendung eines **Nierenersatzverfahrens** zu stellen. Mittlerweile hat sich auf Intensivstationen die **kontinuierliche Hämodiafiltration (CVVHDF)/Hämodialyse (CVVHD)** weitgehend durchgesetzt. Dabei wird das Blut kontinuierlich mit etwa 100–200 ml/min an einem semipermeablen Dialysefilter entlanggepumpt (➤ Abb. 31.2). Kleinere Moleküle wie Harnstoff, Kreatinin, Medikamente und Wasser werden entlang des Konzentrationsgefälles durch den Filter getrieben und mit der Dialyseflüssigkeit entfernt. Größere Moleküle wie Blutzellen und Eiweiße bleiben im Blut zurück. Nach dem Filter wird dem Blutstrom ggf. die entzogene Flüssigkeit wieder zugesetzt.

Ob der Patient mit intermittierender Hämodialyse (iHD, 3–4 h) oder einer kontinuierlichen venovenösen Hämodiafiltration (CVVHDF, > 8 h) behandelt wird, hat auf die Mortalität keinen Einfluss. Neuere Studien zeigen allerdings einen Vorteil der kontinuierlichen Verfahren bezüglich der renalen Erholung. Bei kreislaufinsuffizienten Patienten haben kontinuierliche Nierenersatzverfahren den klaren Vorteil, dass sie besser vertragen werden. Ein starker Abfall des Blutdrucks mit Steigerung des Katecholaminbedarfs, wie bei einer intermittierenden Dialyse häufig beobachtet, kommt bei der CVVHD(F) selten vor.

MERKE

- **Zwingende Dialyseindikationen:** Hyperkaliämie > 6,0 mmol/l, Hypervolämie mit Lungenödem, Urämie mit zentralnervösen Symptomen, schwere Intoxikation (Toxin Dialysabel)
- **Kontraindikationen für die Dialyse:** extreme Hyper- oder Hyponatriämie, Hirnödem

ZUSAMMENFASSUNG

Die akute Nierenschädigung (AKI) ist bei Intensivpatienten ein häufiges Krankheitsbild (bis zu 50 %) mit hoher Mortalität. Es gibt prä-, intra- und postrenale **Ursachen** für ein Nierenversagen. Die **Stadieneinteilung** erfolgt unter Berücksichtigung des Serumkreatinins, der Urinproduktion pro Zeit oder des Abfalls der GFR (AKIN-Score). Wichtig für eine mögliche Erholung der Nierenfunktion sind die rechtzeitige Identifikation und der zeitnahe Therapiebeginn. Vor Beginn einer medikamentösen oder apparativen **Therapie** müssen erst die Ursachen für eine Nierenschädigung behoben werden. Die Therapie erfolgt zunächst konservativ bzw. operativ entsprechend dem Auslöser. Bei kritischen Veränderungen von toxischen Metaboliten oder Elektrolyten muss die Nierenfunktion zeitweise über ein Nierenersatzverfahren ersetzt werden.

32

Wöchnerin mit Kopfschmerzen

Philipp von Freyberg, Jens Vater

Anamnese

In Ihrer Anästhesiesprechstunde stellt sich eine 23-jährige Frau vor. Sie hat vor vier Tagen ein gesundes Kind entbunden. Aktuell klagt sie über Kopfschmerzen, die seit 2 Tagen bestehen. Diese würden wenige Minuten nach dem Aufstehen aus dem Liegen beginnen und wären beim Laufen und Stehen am stärksten. Liegen verschaffe ihr eine deutliche Linderung. Da sie stillt, hat sie bisher auf Kopfschmerztabletten verzichtet.

Untersuchungsbefund

175 cm große, zierliche Frau, Körpergewicht 70 kg. Die allgemeine körperliche Untersuchung ergibt keine Auffälligkeiten. Keine Hinweise auf eine Reizung der Meningen, keine Sensibilitätsstörungen, kein Kraftverlust in den Extremitäten, kein Wirbelsäulenklopf- oder Stauchungsschmerz. Am Rücken auf Höhe der Beckenkämme findet sich ein im Durchmesser 0,5 mm messender hoher Wundschorf.

1. **Wie lautet die wahrscheinlichste Diagnose? Erläutern Sie diese!**
2. **Welche Differenzialdiagnose muss zwingend ausgeschlossen werden?**
3. **Welchen pathophysiologischen Hintergrund hat diese Form des Kopfschmerzes? Wie lässt sich daher das Risiko reduzieren?**
4. **Welche Begleitsymptome und Komplikationen können auftreten?**
5. **Welche konservativen therapeutischen Möglichkeiten gibt es?**
6. **Welche interventionellen Therapiemöglichkeiten gibt es?**

1. Diagnose

Das von der Frau beschriebene Leitsymptom ist der typische lageabhängige Kopfschmerz mit einer **Schmerzzunahme im Stehen oder Sitzen** und Linderung durch Liegen. Vor dem Hintergrund der Anamnese (Wöchnerin, Wundschorf am Rücken, lageabhängige Kopfschmerzen) vermuten Sie ein **postpunktionelles Liquorunterdrucksyndrom** nach geburtshilflicher Periduralanästhesie. Alternativ könnte es sich auch um die Komplikation einer Spinalanästhesie zur Sectio caesarea handeln, Sie haben aber keine entsprechende Narbe am Bauch gesehen.

Nach geplanter oder akzidenteller Duraperforation tritt der postpunktionelle Kopfschmerz in mehr als 90 % der Fälle **innerhalb von 24–72 h** auf und hält im Mittel **4–7 Tage** an. Die Beschwerden können gelegentlich auch bis zu 1 Jahr oder länger anhalten. Die Schmerzintensität kann von einem leichten Druckgefühl bis zu unerträglichen Kopfschmerzen variieren. Häufig sind die Symptome aber so einschränkend, dass die Patientinnen nicht in der Lage sind ihre Kinder zu versorgen, was eine zusätzliche psychische Belastung darstellt. Man spricht vom immobilisierenden Schmerz.

2. Differenzialdiagnosen

Nur ein kleiner Prozentsatz (1,5–4,7 %) der Kopfschmerzen nach rückenmarksnaher Regionalanästhesie ist durch ein postpunktionelles Liquorunterdrucksyndrom (PPS) bedingt. Deshalb kommt der differenzialdiagnostischen Evaluation eine besondere Bedeutung zu. Neben benignen Ursachen für die Kopfschmerzen (z. B. hypertensive Kopfschmerzen, Exazerbation chronischer Kopfschmerzen) müssen unbedingt schwerwiegende Ursachen ausgeschlossen werden. Dies ist i. d. R. durch sorgfältige Anamnese und klinische Untersuchung möglich. Eine infektiöse **Meningitis** geht häufig mit Fieber/Schüttelfrost, Leukozytose, Nackensteifheit und Vigilanzminderung einher. Eine **Subarachnoidalblutung** (i. d. R. Ruptur zerebrales Aneurysma) zeigt sich mit plötzlich einsetzenden, massiven und quälenden Kopfschmerzen, gefolgt von einer komatösen Vigilanzstörung. Sinus-Venen-Thrombosen sind schwer zu differenzieren, allerdings bei Manifestation mit fokal neurologischem Defizit, Krampfanfall und Vigilanzstörung klar abgrenzbar. Auch die Präeklampsie/Eklampsie stellt bei der Schwangeren eine Differenzialdiagnose dar. Das Subduralhämatom grenzt sich durch fehlende Lageabhängigkeit der Kopfschmerzen, fokal neurologische Defizite und Vigilanzveränderungen vom PPS ab. Symptome, die **nicht** mit dem PPS vereinbar sind und als Red Flags angesehen werden müssen, sind **seitenbetonte fokale neurologische Defizite, Fieber**/Schüttelfrost, **Krampfanfälle** und **Vigilanzstörungen.**

Typische Anamnesebefunde für das postpunktionelle Liquorunterdrucksyndrom:

- Z. n. **rückenmarksnaher** Regionalanästhesie/**Punktion**
- **Verzögertes** Einsetzen der Symptome in Bezug auf die Punktion, allerdings meist innerhalb von 48 h
- **Lageabhängiger beidseitiger** Kopfschmerz

3. Pathomechanismus

Die typischen Symptome werden durch einen **Liquorunterdruck** verursacht. Dieser Unterdruck wird durch den Abfluss von Liquor aus dem Spinalraum in den Epiduralraum durch ein Duraleck hervorgerufen. Das Loch in der Dura ist geplant (Spinalanästhesie) oder akzidentell (Periduralanästhesie) durch den Anästhesisten verursacht worden. In Abhängigkeit von der Größe des Duralecks, dem intrathekalem hydrostatischen Druck und der Liquorproduktionsrate (ca. 0,35 ml/min bzw. 500 ml/d) können die Liquorverluste die Neuproduktion übersteigen und führen so zu dem Liquorunterdruck mit den entsprechenden Symptomen.

Folgen der Verminderung des Liquorvolumens im Intrathekalraum sind:

- **Kaudalverlagerung** des **Gehirns** und **Rückenmarks,** was zu einem Zug an den schmerzempfindlichen meningealen Strukturen führt. Dies wird durch eine aufrechte Körperhaltung verstärkt, sodass bereits ab einem Liquorverlust von 10 % lageabhängige Symptome auftreten können.

- Um das intrakranielle Volumen und damit den intrakraniellen Druck konstant zu halten, reagiert der Körper auf die Abnahme des intrazerebralen Liquorvolumens mit einer kompensatorischen **zerebralen Vasodilatation** (Monro-Kellie-Doktrin).

Präventive Maßnahmen zur Risikoreduktion eines Liquorunterdrucksyndroms:

- Nadeln mit **kleinem Durchmesser** verwenden (25-G-Kanüle für Single-Shot-Spinalanästhesie).
- Bevorzugte Verwendung **atraumatischer Nadeln** (Whitacre- und **Sprotte-Nadel**).
- Bei Verwendung traumatischer Nadeln (Quincke-Nadel) den Schliff vertikal ausrichten (Nadel um 90° drehen), um die kraniokaudal verlaufenden Durafasern nicht zu durchtrennen, sondern nur auseinander zu drängen. Zusätzlich sollte der Mandrin vor Entfernen der Punktionsnadel wieder eingeführt werden.

4. Begleitsymptome und Komplikationen

Zu den **Begleitsymptomen** zählen **Übelkeit, Brechreiz und Schwindel.** Außerdem können Nackensteifigkeit, Fotophobie und Ataxie auftreten. Seltener tritt eine **vorübergehende Hirnnervenlähmung** auf. Hier ist vorwiegend der **N. abducens** (Doppelbilder durch Ausfall des M. rectus lateralis am Auge) aufgrund seines langen Verlaufs an der Schädelbasis betroffen. Daneben kann es aber auch zu passageren Funktionseinschränkungen der Nn. oculomotorius, trochlearis, facialis, trigeminus und vestibulocochlearis kommen. Symptome sind u. a. Sehstörungen bis hin zum Visusausfall, Nystagmus und akustische Sensationen wie Tinnitus und Hypakusis.

Außerdem kann der postpunktionelle Kopfschmerz **Komplikationen** nach sich ziehen. Eine Bettlägerigkeit schränkt die Patienten sehr ein, erfordert einen erhöhten Pflegeaufwand und bedingt unter Umständen einen verlängerten Krankenhausaufenthalt. Durch die Immobilisation steigt das Risiko für eine **tiefe Beinvenenthrombose.** Post partum kann die Versorgung des Neugeborenen durch die Mutter erschwert oder sogar unmöglich sein. Die intrazerebralen Brückenvenen sind aufgrund der Pathologie dilatiert und weisen einen erhöhten intravenösen Druck auf. Durch die Kaudalbewegung des Gehirns reißen diese Brückenvenen nun leichter ein und können zu einem **subduralen Hämatom** führen.

5. Konservative/symptomatische Therapie

Die Symptome können mit einem hohen Leidensdruck und einer erheblichen Leistungseinschränkung einhergehen, sodass in diesen Fällen eine zeitnahe Therapie erforderlich ist. Die konservativen Maßnahmen sollen die Kopfschmerzen überbrückend lindern, bis sich das Duraleck wieder geschlossen hat und die Symptome tolerabel oder verschwunden sind. Eine Spontanremission tritt in 50–80 % der Fälle innerhalb von 4–7 Tagen ein. Die Betreuung der Betroffenen und die Aufklärung über Ursache, Verlauf und Prognose sind wichtig, um Ängsten entgegenzuwirken.

Stufe 1

- **Flachlagerung,** bei besonders starker Symptomatik auch Trendelenburg-Lagerung, führt zu einer symptomatischen Besserung (prophylaktische Bettruhe vor Auftreten von Symptomen hat **keinen** Nutzen!). Die Betroffenen sollen aber angehalten werden, sich mehrfach täglich zu mobilisieren, soweit es die Beschwerden zulassen.
- **Thromboseprophylaxe** bei Immobilisation (ganztägige Flachlagerung erforderlich), insbesondere im Hinblick auf die postpartalen prokoagulatorischen Veränderungen.
- **Vermeidung einer Exsikkose** (Übermäßige Flüssigkeitszufuhr führt **nicht** zu einer vermehrten Liquorproduktion!).
- **Schmerztherapie** mit Nichtopioid- (z. B. Paracetamol, Ibuprofen) und ggf. zusätzlich Opioidanalgetika.

Stufe 2

- Bei weiterhin bestehenden Beschwerden können Methylxanthine (**Koffein** oder **Theophyllin**) eingesetzt werden. Koffein 3 × tgl. 200 mg bis 4 × tgl. 300 mg p. o. führt in 90 % der Fälle nach 4 Stunden zu einer Besserung. Sollte die Therapie mit 1000 mg Koffein pro Tag nicht wirksam sein, besteht die Indikation zur interventionellen Therapie.

Stufe 3

- **Gabapentin** (300 mg p. o. 1–4 × tgl.) oder **Hydrokortison** (10 mg p. o. 1–3 × tgl.) kommen zum Einsatz, wenn mit Methylxantinen keine ausreichende Wirkung erzielt werden kann.

6. Interventionelle/kausale Therapie

Die kausale Therapie des postpunktionellen Kopfschmerzes besteht im Verschluss des entstandenen Duralecks. Dies kann durch die epidurale Applikation verschiedener Substanzen oder eine neurochirurgische Operation erfolgen. Indiziert sind interventionelle Maßnahmen bei starken und länger andauernden Beschwerden (starke Kopfschmerzen ≥ 2 Tage, Kopfschmerzen ≥ 4 Tage ohne Besserungstendenz, Mobilität der Patientin erforderlich) trotz konservativer Therapiemaßnahmen.

Standard bei der epiduralen Substanzapplikation ist der **epidurale Eigenblutpatch,** der eine Erfolgsrate von 80–96 % aufweist. Die Anlage erfolgt i. d. R. durch 2 Personen. Eine Person bereitet die sterile Blutentnahme bei der Patientin vor (➤ Abb. 32.1), die zweite Person führt eine Periduralpunktion in gewohnter Weise auf Höhe des Duralecks (der vorherigen Punktionsstelle) durch. Dann werden 20 ml des steril abgenommenen Blutes der Patientin epidural appliziert. Bei Druckgefühl oder Schmerzen an Nacken, Rücken oder Gesäß wird die Applikation vorzeitig beendet. Nach dem Einspritzen wird die Patientin für 60 min flach auf dem Bauch gelagert, soweit möglich für die ersten 10 min in 30°-Kopftieflage. Das Blut verteilt sich i. d. R. über 4–5 spinale Segmente. Der rasche Wirkeffekt beruht auf einer **mechanischen Kompression des Durasacks,** wodurch der intrathekale Druck wieder ansteigt. Im zweiten Schritt wird der Liquorverlust durch **Verschluss des Duralecks** beendet. Dies erfolgt primär über eine gelatinöse Tamponade des Blutes und später durch Vernarbung. Nun kann die Liquorproduktion innerhalb weniger Stunden den Liquormangel wieder ausgleichen. In Einzelfällen kann auch die Wiederholung dieser Maßnahme im Verlauf notwendig sein. Kontraindikationen für eine epidurale Eigenblutinjektion sind eine Lokalinfektion an der Punktionsstelle, Septikämien, Infektionskrankheiten und Blutgerinnungsstörungen bzw. Antikoagulanzien-Einnahme. Falls ein Blutpatch nicht infrage kommt, kann alternativ die epidurale Applikation von NaCl oder Dextrane durch den Anästhesisten oder CT-gesteuert von Fibrinkleber durch den Radiologen erwogen werden.

Der **neurochirurgische operative Verschluss** ist nur nach vorheriger eindeutiger radiologischer Lokalisation des Duralecks möglich und zeigt eine Erfolgsrate von über 90 %. Als Verschlussmaterial werden intraoperativ Fibrinkleber, Clips und Nähte eingesetzt.

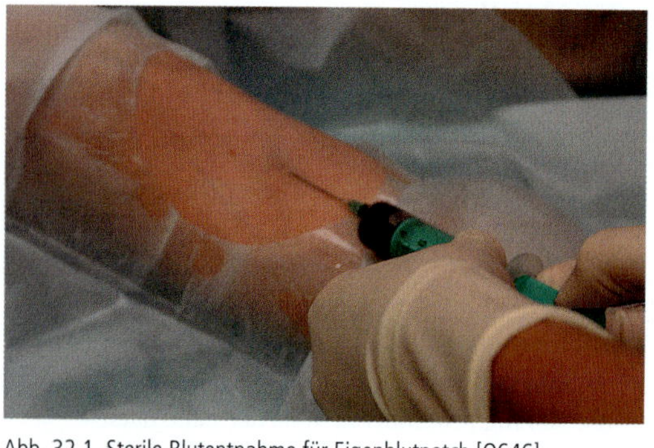

Abb. 32.1 Sterile Blutentnahme für Eigenblutpatch [O646]

ZUSAMMENFASSUNG

Das **postpunktionelle Liquorunterdrucksyndrom** (postpunktioneller Kopfschmerz) ist eine typische Komplikation nach beabsichtigter oder akzidenteller Duraperforation nach Spinal- oder Epiduralanästhesie sowie diagnostischer Lumbalpunktion. Ursache ist der **Liquorverlust** über die Perforationsstelle in der Dura. Je größer das Punktionsloch ist, desto größer auch die Wahrscheinlichkeit für einen postpunktionellen Kopfschmerz. Mit dem Ziel der Schmerzlinderung kommen zunächst **konservative Therapiemaßnahmen** zum Einsatz. Bei therapieresistentem postpunktionellem Kopfschmerz gilt der **epidurale Eigenblutpatch** als Methode der Wahl.

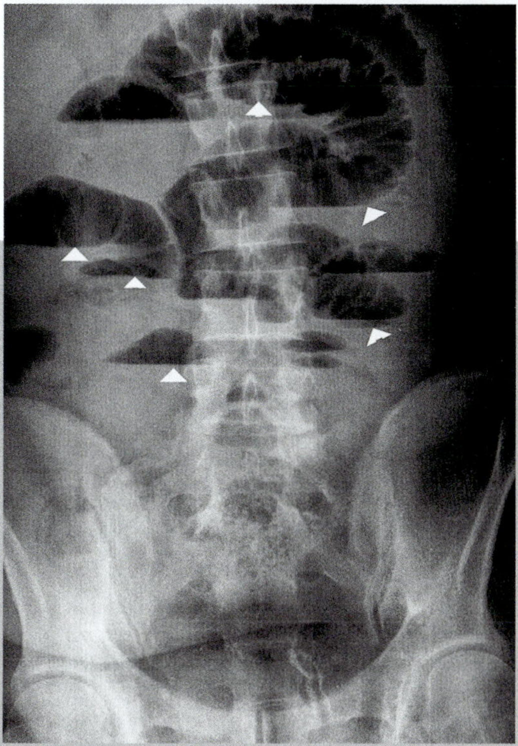

33

Akutes Abdomen

Ulrike Kaiser, Philipp von Freyberg

Anamnese

Ihnen wird abends im Dienst eine 17-jährige Frau als Notfall mit akutem Abdomen zur Laparotomie nachgemeldet. An Vorerkrankungen und Voroperationen sind eine Adnexitis vor 8 Monaten sowie eine Appendektomie vor 4 Monaten bekannt. Die Patientin klagt über Übelkeit und hat bereits mehrfach erbrochen. Die durch den chirurgischen Kollegen gelegte Magensonde fördert hellbraune, sämige Flüssigkeit. Übelkeit und Brechreiz bestehen weiter.

Untersuchungsbefund

Körpergröße: 168 cm, Körpergewicht: 62 kg, RR: 100/70 mmHg, Puls: 100/min.
Laborwerte: Hb 12,8 g/dl, Hkt 46 %, Leukozyten 10.200/µl, CRP 2,4 mg/l, Kalium 3,8 mmol/l.
Röntgen: Eine Abdomenübersichtsaufnahme im Stehen zeigt diesen Befund ➤ Bild [M500].

1. **Welche Diagnose stellen Sie? Befunden Sie dazu auch das Röntgenbild.**

2. **Welche Narkoseform wählen Sie und wodurch zeichnet sie sich aus?**

3. **Benötigen aspirationsgefährdete Patienten eine spezielle medikamentöse Prämedikation?**

4. **Wie verfahren Sie mit der Magensonde?**

5. **Welche Lagerungsmaßnahmen sind sinnvoll?**

6. **Was ist bei der Narkoseausleitung zu beachten?**

1. Diagnose

Das durch die Magensonde geförderte Sekret der Patientin ist hellbraun, was auf Dünndarminhalt aus distalen Dünndarmregionen schließen lässt. Die Vorgeschichte mit Adnexitis und Appendektomie gibt Hinweise auf mögliche intraabdominale Verwachsungen von Darmschlingen und Bildung von Strikturen bzw. Briden um den Darm. Diese können sich im Laufe von Monaten oder Jahren verengen oder durch die Peristaltik torquieren und den Darm abschnüren. Wird nicht umgehend operiert, sind eine Darmischämie und eine Perforation der Darmwand möglich. Eine Peritonitis wäre die unvermeidbare Folge. Im **Röntgenbild** sind kranial geblähte Dünndarmschlingen mit deutlichen halbmondförmigen Verschattungen zu sehen **(Spiegelbildung).**

Aus diesen Hinweisen ergibt sich der dringende Verdacht auf einen **Dünndarmileus.** Als Ursache liegen Adhäsionen/Verwachsungen nach Entzündungen und Operation am Unterbauch nahe (sog. **Brideileus**).

2. Narkoseform bei Ileus

Nicht nüchterne bzw. aspirationsgefährdete Patienten (➤ Kap. 63), die eine Allgemeinanästhesie benötigen, erhalten eine Rapid Sequence Induction (RSI). Als Synonyme werden Ileuseinleitung, Crush-Intubation, Blitz-Einleitung oder Rapid Sequence Induction and Intubation (RSII) verwendet. Der Unterschied zur normalen Anästhesieeinleitung mit endotrachealer Intubation besteht darin, dass nach Applikation der Narkosemedikamente **keine Zwischenbeatmung** bis zum Erreichen der adäquaten Narkosetiefe und Muskelrelaxation durchgeführt wird, um das Risiko einer Mageninsufflation mit sekundärem Erbrechen und Aspiration zu reduzieren. Um diese Zeitspanne von der Verabreichung der Medikamente bis zur Atemwegssicherung möglichst kurz zu halten, werden die Narkosemedikamente i. d. R. zügig hintereinander verabreicht und Muskelrelaxanzien mit einer kurzen Anschlagzeit verwendet. Dafür stehen lediglich **Succinylcholin** (1,5 mg/kg KG) und **Rocuronium** in hoher Dosierung (1,0 mg/kg KG) zur Verfügung. Des Weiteren muss mindestens eine **Absaugeinheit** eingeschaltet bereitliegen, in der Regel zusätzlich auch ein großlumiger Absauger vonseiten des OPs. Der Endotrachealtubus wird grundsätzlich mit **Führungsstab** gerichtet, um diesen bei Bedarf ohne Zeitverlust sofort nutzen zu können. Nach Positionierung des Endotrachealtubus wird der Cuff sofort mit 10 ml Luft zum Schutz vor Aspiration geblockt und erst in einem zweiten Schritt der Cuff-Druck auf die empfohlenen 20–30 cmH_2O reduziert.

WAS WÄRE, WENN ...

- ... es sich bei der Patientin um ein 3-jähriges Mädchen handeln würde?
  - **Neugeborene, Säuglinge** und **Kleinkinder** sind i. d. R. nicht so compliant, dass eine adäquate Präoxygenierung, wie bei einem erwachsenen einsichtigen Patienten, durchführbar ist. Hinzu kommt, dass Kinder in diesem Alter eine verminderte funktionelle Residualkapazität und einen höheren Sauerstoffverbrauch haben. Dies resultiert in einer deutlich geringeren Apnoetoleranz als bei Erwachsenen. Ein Sauerstoffsättigungsabfall kann bei kleineren Kindern schnell zu Bradykardie und Asystolie führen. Folglich ist das oberste Gebot bei der RSI von kleinen Kindern, eine Hypoxie zu vermeiden. Deshalb muss bei dieser Patientenklientel eine **Zwischenbeatmung** mit einer Druckbegrenzung von 10–12 cmH_2O **durchgeführt** werden.

MERKE

Im Rahmen einer Rapid Sequence Induction gilt, dass die Vermeidung einer Hypoxie von größerer Bedeutung ist als der Verzicht auf eine Zwischenbeatmung. Bei Kleinkindern ist deshalb die Zwischenbeatmung obligat. Aber auch bei **hypoxiegefährdeten** erwachsenen **Patienten** sollte die Oxygenierung durch eine **drucklimitierte Zwischenbeatmung** oder eine **maschinelle druckkontrollierte Ventilation** (inspiratorischer Spitzendruck < 15 cmH_2O, um eine Mageninsufflation zu vermeiden) sichergestellt werden.

3. Medikamentöse Prämedikation von aspirationsgefährdeten Patienten

Aktuell gibt es **keine Evidenz,** die einen Vorteil einer **routinemäßigen Verordnung** von Antazida, Metoclopramid oder H_2-Rezeptor-Antagonisten bei aspirationsgefährdeten Patienten belegen würde. Somit gibt es in Deutschland aktuell diesbezüglich auch keine Empfehlungen. In hausinternen Standards wird dies dennoch häufig z. B. bei Schwangeren vor einer geplanten Sectio, auch in Spinalanästhesie, empfohlen. In Skandinavien und Nordamerika dagegen werden Protonenpumpenhemmer (reduzieren das Risiko einer Pneumonie nach Aspiration, allerdings das Risiko einer Aspiration selbst nicht) oder H_2-Rezeptor-Antagonisten (reduzieren das Risiko von gastroösophagealem Reflux und von Aspirationen) präoperativ empfohlen. Bei hohem Risiko sollte auch unmittelbar präoperativ Natriumzitrat (reduziert die Azidität der Magensäure) verabreicht werden. Lediglich für Schwangere geben die Leitlinien der Europäischen Gesellschaft für Anästhesiologie (ESA) die Empfehlung, am Abend vorher sowie am Morgen des Kaiserschnitts einen H_2-Rezeptor-Antagonist zu verordnen. Bei nicht geplanten, dringlichen Kaiserschnitten sollte zum Zeitpunkt der Indikationsstellung 150 mg Ranitidin i. v. verabreicht und dies bei geplanter Allgemeinanästhesie um 30 ml Natriumzitrat 0,3 p. o. ergänzt werden.

4. Magensonde

Bei Patienten mit **Passagestörung des Magen-Darm-Trakts** sollte wegen des erhöhten Magenvolumens **präanästhesiologisch** eine **Magensonde** zur Drainage des Mageninhalts gelegt werden. Wichtig ist sich dabei vor Augen zu führen, dass feste Bestandteile des Mageninhalts durch eine Magensonde nicht abgesaugt werden können.

Häufig wird die Magensonde nach aktivem Absaugen vor Narkoseeinleitung wieder gezogen, damit sie nicht den oberen und unteren Ösophagussphinkter beeinträchtigt und als orale Schiene für Mageninhalt dient. Außerdem kann sie das Atemwegsmanagement und eine ggf. doch erforderliche Maskenbeatmung im Rahmen der RSI negativ beeinflussen. Demgegenüber gibt es aber auch Befürworter, die die Magensonde während der Narkoseeinleitung liegen lassen, um auch währenddessen aktiv über die Magensonde absaugen zu können.

In jedem Fall sollte für die Operation selbst eine Magensonde positioniert sein, da sich der Magen bei Ileuspatienten häufig während der OP mit Dünndarminhalt füllt und somit bei Extubation wiederum ein Aspirationsrisiko besteht. Wird die Magensonde nach der Operation nicht mehr benötigt, sollte sie – nach nochmaligem Absaugen – vor der Extubation gezogen werden.

5. Lagerungsmaßnahmen

Durch eine **Oberkörperhochlagerung (Anti-Trendelenburg-Lagerung)** bleibt der Mageninhalt aufgrund der natürlichen Schwerkraft eher im Magen und „läuft nicht einfach raus". Außerdem führt die Lagerung zu einer effektiveren Präoxygenierung von adipösen Patienten.

Die **Oberkörpertieflagerung (Trendelenburg-Position)** ermöglicht zwar dem Mageninhalt das einfachere Herauslaufen in die Speiseröhre, allerdings gelangt er nur gegen die Schwerkraft in die Lunge. Durch Drehen des Kopfs mit geöffnetem Mund (z. B. einhändig mit dem Kreuzgriff) kann der Mageninhalt über den Mundwinkel auslaufen oder abgesaugt werden, bevor es zu einer Kontamination der Lunge kommen kann. Allerdings sind die Präoxygenierung und die endotracheale Intubation in dieser Position erschwert. Eine ggf. erforderliche Maskenbeatmung bedarf höherer Beatmungsdrücke und geht damit mit einem erhöhten Risiko einer Mageninsufflation einher.

Die **Rückenlage** ist die am häufigsten angewendete Lagerungsform für eine Anästhesieeinleitung und ermöglicht somit das Arbeiten in einem routinierten Setting.

Für keine der verschiedenen Lagerungen konnte bisher ein Vorteil belegt werden, sodass aktuell alle 3 Techniken nebeneinander durchgeführt werden. Der Anästhesist sollte die Lagerung wählen, in der er eine schnelle Atemwegssicherung durchführen und bei

Problemen alternative Verfahren (z. B. Maskenbeatmung, extraglottische Atemwegshilfe) sicher anwenden kann.

6. Narkoseausleitung nach RSI

Vor Narkoseausleitung sollte das **Aspirationsrisiko reevaluiert** werden: Ist das Aspirationsrisiko durch den Eingriff geringer, gleich oder höher? Bei gleichem oder höherem Risiko sollte vor Ausleitung die **Magensonde nochmals aktiv abgesaugt** werden, um das Magenvolumen zu reduzieren. Des Weiteren sollte erst dann extubiert werden, wenn der Patient wieder über **suffiziente Schutzreflexe** verfügt, sodass er sich durch Husten oder Schlucken vor einer Aspiration schützen kann. Auch bei der Narkoseausleitung gibt es keine Evidenz dafür, welche der drei Lagerungen am vorteilhaftesten ist. Allerdings bietet sich auch hier, insbesondere bei adipösen Patienten, die **Oberkörperhochlagerung** an, da sie zusätzlich das Atmen nach der Extubation erleichtert.

ZUSAMMENFASSUNG

Bei erhöhtem Aspirationsrisiko muss die Atemwegssicherung im Rahmen einer **Rapid Sequence Induction and Intubation** erfolgen. Prinzipiell werden die Einleitungsmedikamente in schneller Abfolge appliziert, und nach Erreichen der Narkose- und Relaxationstiefe wird möglichst **ohne Zwischenbeatmung** endotracheal intubiert. Es gilt: Oxygenierung geht über Aspirationsschutz. Bei Kleinkindern und adipösen Erwachsenen wird aufgrund einer eingeschränkten Apnoetoleranz deshalb davon abgewichen und eine **spitzendruckbegrenzte Zwischenbeatmung** durchgeführt. Für eine routinemäßige spezielle medikamentöse Prämedikation gibt es aufgrund fehlender Evidenz aktuell keine generelle Empfehlung. Insbesondere bei Passagestörungen des Magen-Darm-Trakts muss vor Narkoseeinleitung eine **Magensonde** gelegt und der Mageninhalt abgesaugt werden. Häufig werden die Patienten zur RSII in einer **Oberkörperhochlagerung** positioniert. Vor Extubation sollte das Aspirationsrisiko dieser Patienten reevaluiert, die Magensonde erneut abgesaugt und nur bei vollständigen Schutzreflexen extubiert werden.

34

Cholezystektomie während der Schwangerschaft

Ulrike Kaiser, Jens Vater

Anamnese

Der Chirurg ruft Sie im Dienst in die Ambulanz, um eine junge Frau in der 33. SSW anzuschauen, bei der evtl. noch eine Cholezystektomie durchgeführt werden soll. Die Frau hat typische rechtsseitige Oberbauchschmerzen und erhöhte Leberwerte. Der bisherige Schwangerschaftsverlauf sei bis auf einen leichten Hypertonus unauffällig gewesen. Sie gibt an, seit ein paar Tagen Krämpfe in den Waden zu haben. Jetzt habe sie zusätzlich ein Schwindelgefühl und Übelkeit. Im Mutterpass werden eine normale Kindsentwicklung und eine regelrechte mütterliche Gewichtszunahme dokumentiert.

Untersuchungsbefund

Herzfrequenz 115/min, RR 165/95 mmHg. An Handrücken und Knöcheln deutliche Ödeme. Labor: Hb 11,3 g/l, Thrombozyten 89.000/µl, Leukozyten 13.000/µl, γ-GT 497 U/l, GOT 34 U/l, GPT 245 U/l, Kreatinin 1,3 mg/dl.

1. Wie lautet Ihre Diagnose? Welche Differenzialdiagnosen kommen in Betracht?

2. Welche weiteren Befunde erwarten Sie und wie wird dieses Krankheitsbild eingeteilt?

3. Wie behandeln Sie die Unterformen jeweils?

4. Mit welchen Medikamenten dürfen Sie in dieser Situation den Blutdruck senken und mit welchen nicht?

5. Welche Anästhesieformen kämen bei einer Sectio caesarea infrage? Begründen Sie.

Fall 34 Cholezystektomie während der Schwangerschaft

1. Diagnose

Bei der Patientin finden sich erhöhte Leberwerte, eine Thrombozytopenie, Zeichen der Hämolyse und ein Schwangerschaftshypertonus. Daher stellen Sie die Verdachtsdiagnose eines **HELLP-Syndroms** (**H**ämolyse, **E**levated **L**iver Enzymes, **L**ow **P**latelet Count).

Als **Differenzialdiagnosen** kämen infrage ➤ Abb. 34.1.

2. Symptomatik und Einteilung

Das **HELLP-Syndrom** ist eine typische, in der Schwangerschaft auftretende Laborkonstellation aus Hämolyse, erhöhten Transaminasen und Thrombozytopenie (< 100 g/l,) häufig assoziiert mit einer Präeklampsie (➤ Abb. 34.2).

Die typischen klinischen Symptome wie **rechtsseitiger Oberbauchschmerz** oder **epigastrische Schmerzen** (40–90 % der Patientinnen) sowie **Übelkeit und Erbrechen** sollten Anlass zur Laborkontrolle geben. Zur **Trias** aus Hämolyse, Leberwerterhöhung und Thrombozytopenie können noch Proteinurie (86–100 %), Hypertonie (82–88 %), Übelkeit und Erbrechen (29–84 %), Kopfschmerzen (33–61 %), Visusstörungen 10–20 % sowie Ikterus (5 %) hinzukommen.

Als **Präeklampsie** bezeichnet man die chronische oder Gestationshypertonie mit mindestens einer in der Schwangerschaft neu aufgetretenen Organmanifestation wie zum Beispiel Lunge, hämatologisches System, Leber, zentrales Nervensystem, Niere oder Plazenta (Wachstumsrestriktion).

Bei der **Eklampsie** handelt es sich um während einer Schwangerschaft auftretende tonisch-klonische Krampfanfälle ohne andere neurologische Ursache. Diese sind häufig mit einer Präeklampsie assoziiert.

Das **HELLP-Syndrom** wird auch als „Disease of the Theories" bezeichnet, da es noch keine gesicherte Ätiologie und Pathogenese gibt. Das führende klinische Symptom ist der **rechtsseitige Oberbauchschmerz,** der bei jeder Schwangeren ab der 18. SSW (aber auch frühere Erkrankung möglich) an ein HELLP-Syndrom denken lassen muss. Durch intravasale Gerinnung kommt es zu verminderter Leberperfusion und infolgedessen zum Verlust der Integrität der Leberzellen. Zusätzlich kann durch die Gerinnungsstörung ein subkapsuläres Leberhämatom entstehen, das bei Ruptur eine akute Lebensbedrohung darstellt. Laborchemische Hauptkriterien sind Thrombozytopenie und Hämolyse.

Akute Schwangerschaftsfettleber
- Häufigkeit: 1/13000 Schwangerschaften
- Ikterus
- Fieber
- Leukozytose
- Hypoglykämie
- Syntheseleistungsstörung der Leber

Akute Virushepatitis

Häufigste Ikterusursache in der Schwangerschaft

Intrahepatische Schwangerschaftscholestase
- Häufigkeit 1/500–5000 Schwangerschaften
- Zweithäufigste Ikterusursache in der Schwangerschaft
- Leitsymptom Juckreiz

Thrombotische Mikroangiopathie
- Hämolytisch-urämisches Syndrom (HUS)
- Thrombotisch-thrombozytopenische Purpura (Morbus Werlhof)

Akute Pankreatitis

Erhöhte Transaminasen und Lipase

Abb. 34.1 Differenzialdiagnosen [O646/L231]

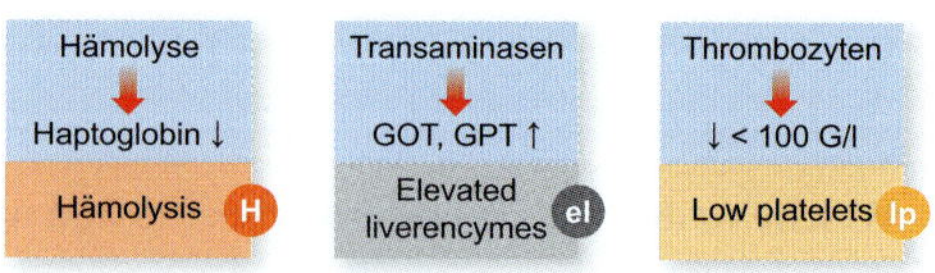

Gleichzeitig können folgende klinische Symptome auftreten:
- Rechtsseitiger Oberbauchschmerz/epigastrischer Schmerz
- Hypertonie
- Proteinurie und Oligurie (Urinproduktion < 500 ml/24 h)
- Neurologische Symptomatik (Kopfschmerz, Schwindel, Visusstörungen, Hyperreflexie)
- Lungenödem
- Disseminierte intravasale Gerinnung (DIC).

Beim HELLP-Syndrom können sowohl Proteinurie als auch Hypertonie fehlen (HELLP-Syndrom sine prae-eclampsia)

Abb. 34.2 Symptomatik des HELLP-Syndroms [O646/L231]

Eine Einteilung ergibt sich aus dem Schweregrad der **Thrombozytopenie.** Entscheidend ist dabei aber nicht die absolute Thrombozytenzahl, sondern die Dynamik des Thrombozytenabfalls:

- Grad 1: Thrombozyten < 50.000/µl
- Grad 2: Thrombozyten 50.000–100.000/µl
- Grad 3: Thrombozyten > 100.000/µl

Zeichen der **Hämolyse** sind erniedrigte Haptoglobinwerte als sensitivste Hämolysemarker. Das Gesamtbilirubin liegt > 1,2 mg/dl, das LDH > 600 U/l, wobei das LDH zwar kein hämolysespezifischer Parameter ist, die Höhe der LDH aber gut mit der Schwere des HELLP-Syndroms korreliert.

MERKE

- Das HELLP-Syndrom tritt bei 0,1–0,5 % aller Geburten auf. Bei Patientinnen mit vorbestehender Präeklampsie ist es mit 10–20 % vertreten.
- Es ist, neben der typischen Trias und einer Präeklampsie-Konstellation, in schweren Fällen mit einer Gerinnungsstörung (DIG) assoziiert.
- In 0–14 % der Fälle liegt keine signifikante Proteinurie vor und in bis zu 18 % der Fälle keine Hypertonie.

3. Therapie

Eine manifeste **Präeklampsie** sollte im Krankenhaus überwacht und behandelt werden. Erstmaßnahmen in der Klinik sind:

- Engmaschige Blutdruckkontrolle
- Urinteststreifen zur Diagnostik der Proteinurie
- Urinbilanzierung
- Laborkontrollen (➤ Tab. 34.1)
- Tägliche Gewichtskontrolle
- CTG-Kontrolle
- Neurologische Überwachung

Ein nachgewiesenes **HELLP-Syndrom** muss unter intensivmedizinischen Bedingungen überwacht werden. Die Laborwerte müssen alle 6–8 h kontrolliert werden. Ebenso sollte mindestens einmal täglich eine Abdomensonografie zum Ausschluss eines Leberhämatoms durchgeführt werden.

- **Blutdrucksenkung:** bei Werten > 170 mmHg systolisch und/oder > 110 mmHg diastolisch. Initiale Therapie unter CTG-Kontrolle und stationären Bedingungen, da eine starke Blutdrucksenkung zu einer Beeinträchtigung der uteroplazentaren Durchblutung führen und das Kind gefährden kann. Devise: Start low, go slow.
- **Anfallsprophylaxe:** Medikament der Wahl ist **Magnesiumsulfat.** Zunächst wird eine Loading Dose von 4–6 g über 20 min i. v. verabreicht, anschließend eine Dauerinfusion mit 1–2 g/h. Die regelmäßige Kontrolle des Magnesiumspiegels ist bei unauffälligem Verlauf nicht erforderlich.
  Kortikoidgabe: Es gibt keine Evidenz für den Nutzen zur Behandlung bei HELLP, aber (z. B. 12 mg Betamethason) zur Förderung der fetalen Lungenreife in der 24.–34. SSW, wenn die Entbindung 24–48 h abgewartet werden kann. Zur Therapie von Präeklampsie und HELLP sind Kortikoide nicht geeignet und sollen postpartal nicht angewendet werden.
- Die einzig **kausale Therapie des HELLP-Syndroms** ist die **Entbindung:** Bei stabilen Gerinnungs- und Kreislaufwerten der Mutter und stabilen Vitalwerten des Kindes kann eine normale vaginale Entbindung angestrebt werden. Wichtig zu wissen ist, dass die

Tab. 34.1 „Gestoselabor"

Parameter mit pathologischem Grenzwert	
▪ Hämoglobin > 13 g/dl (> 8,0 mmol/l) ▪ Hämatokrit > 38 % ▪ Thrombozyten < 100 Gpt/l ▪ GPT (ALT)/GOT (AST)/LDH (Anstieg über Normbereich) ▪ Bilirubin (indirekt) > 1,2 mg/dl (> 20,5 µmol/l) ▪ Harnsäure > 5,9 mg/dl (> 350 µmol/l) ▪ Kreatinin ≥ 0,9 mg/dl (≥ 79,6 µmol/l) ▪ Eiweiß im Urin ≥ 300 mg/g	▪ Haptoglobinabfall unter Normbereich ▪ Andere Blutgerinnungstests: ▪ Rapider D-Dimer-Anstieg ▪ Abfall AT-III u. a. ▪ PlGF Abfall unter gestationsaltersspezifischen Normwert ▪ sFlt-1/PlGF-Quotient > 85 (≤ 34. SSW)/> 110 (> 34. SSW)

Einleitung mit Oxytocin nur bei knapp 50 % der Schwangeren mit HELLP-Syndrom gelingt. Bei massiv gestörter Gerinnung, Lungenödem oder Krampfanfällen ist eine sofortige Entbindung per Kaiserschnitt indiziert. Bei Manifestation ab der 24+0 SSW bis zur 33+6 SSW kann unter kontinuierlicher Überwachung, bei Überwiegen der Vorteile für das Kind, ein konservatives Vorgehen vertretbar sein.

MERKE

Ein progredienter Abfall der Thrombozytenzahl muss, auch bei Normwerten, innerhalb weniger Stunden kontrolliert werden!

4. Blutdrucksenkung während der Schwangerschaft

- **Geeignete Medikamente:**
  - α-Methyldopa (250–500 mg p. o., 3–4 ×/d, max. 2 g/d); längste klinische Erfahrung, aber evtl. Zusammenhang mit Entwicklung oder Verschlechterung psychischer Erkrankungen.
  - Nifedipin (retadiert 20–60 mg p. o., max. 120 mg/d) in der Vermeidung von schweren Hypertonien α-Methyldopa überlegen. Off-label use!
  - Metoprolol (25–100 mg 2 ×/d)/Labetalol (in Deutschland nicht verfügbar). Betablocker sind mit der Entwicklung einer SGA (small for gestational age) assoziiert.
- **Eingeschränkt geeignete Medikamente:**
  - Amlodipin, Nimodipin und Verapamil sind in wenigen Studien untersucht.
  - Amlodipin erscheint bei Kontraindikation gegen Nifedipin als sicher.
  - Verapamil als Kalziumantagonist bei gewünschtem antiarrhythmischem Effekt
- **Ungeeignete Medikamente:**
  - Diuretika wegen einer möglichen Beeinträchtigung der uteroplazentaren Perfusion
  - ACE-Hemmer wegen der Gefahr eines akuten Nierenversagens beim Neugeborenen und teratogenen Effekten im 1. Trimenon
  - Angiotensinogen-1-Antagonisten wegen der Gefahr eines Oligohydramnions, einer Schädelknochenhypoplasie sowie ähnlicher Effekte wie die ACE-Hemmer
  - Alle anderen Antihypertensiva: ungenügende Erfahrung in der Schwangerschaft
- Zur **Akuttherapie der schweren Hypertonie** werden bevorzugt eingesetzt:
  - Nifedipin, initial 5 mg p. o., ggf. Wiederholung nach 20 min
  - Urapidil, initial 6,25 langsam i. v. (2 min) danach 3–24 mg/h (über Perfusor)
  - Dihydralazin: initial 500 ml Elektrolytlösung, dann 5 mg Dihydralazin i. v. (über 2 min), danach 2–20 mg/h (über Perfusor) oder 5 mg alle 20 min

5. Geburtshilfliche Anästhesie

Da Schwangere ein deutlich erhöhtes Risiko für Intubationsschwierigkeiten haben (und das Risiko bei Präeklampsie mit etwa 1 : 250 noch höher ist), sollte möglichst immer eine rückenmarknahe Anästhesie erfolgen. Zudem führen **Regionalanästhesieverfahren** nach derzeitiger Studienlage zu höheren kindlichen APGAR-Werten.

Bei noch akzeptablen Gerinnungswerten sollte die rechtzeitige Anlage einer **Katheter-PDA** erfolgen. Hiermit kann eine Spontanentbindung ohne Schmerzen stattfinden. Die PDA kann auch den erhöhten Blutdruck senken. Sollte eine Sectio erforderlich werden, kann der PDK einfach aufgespritzt werden.

Bei schweren Gerinnungsstörungen, Krampfanfällen und anderen Indikationen zur sofortigen Notsectio, ist eine **Vollnarkose** obligat. Diese wird wie üblich als RSI durchgeführt. Jedoch sollte bei Patientinnen mit HELLP-Syndrom ein starker Blutdruckanstieg vermieden werden, da dieser zu intrazerebralen Blutungen führen kann. Daher sollte die Hypnotikadosis ausreichend hoch gewählt werden. Unmittelbar nach Abnabelung sollte eine großzügige Schmerztherapie mit Opioiden erfolgen.

ZUSAMMENFASSUNG

Das HELLP-Syndrom gehört zu den hypertensiven Erkrankungen in der Schwangerschaft (HES), zu denen auch die Präeklampsie und die Eklampsie gehören. Die **laborchemischen Veränderungen** des HELLP-Syndroms sind Hämolyse, erhöhte Leberwerte und eine Thrombozytopenie. Führendes klinisches Symptom ist der rechtsseitige Oberbauchschmerz. Die einzige kausale **Therapie** ist die Beendigung der Schwangerschaft.

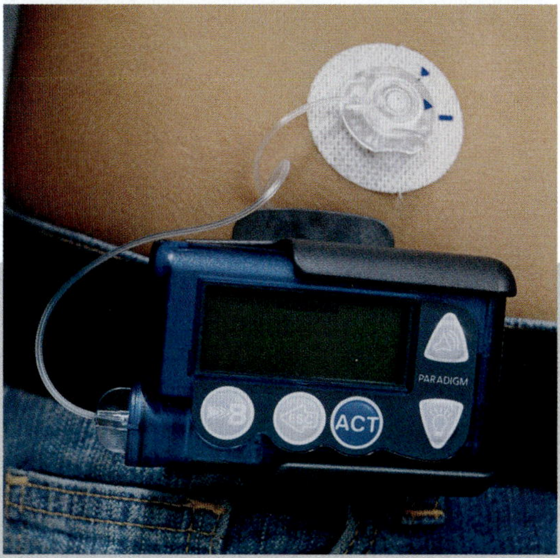

35 Bewusstlosigkeit und Krampfanfall

Lars Töpfer, Jens Vater

Anamnese

Sie werden als Notarzt auf einen Waldweg gerufen. Von Spaziergängern wurde beobachtet, wie ein junger Mann vom Rad stürzte und am ganzen Körper zuckend auf dem Boden lag. Der Patient ist schlank, trägt zum Teil Radlerkleidung und am Hosenbund ein kleines elektronisches Gerät (➤ Bild [O649]). Er hat weder Papiere noch ein Handy bei sich. Sie schätzen ihn auf Mitte 20.

Untersuchungsbefund

Der Patient ist nicht erweckbar, atmet spontan und zeigt keine Muskelzuckungen mehr. Sie bemerken eine oberflächliche Kopfplatzwunde okzipital und mehrere Schürfwunden an den Extremitäten. Am Bauch finden Sie eine Reihe Einstichstellen wie von Subkutanspritzen. Die Pupillen sind isokor und seitengleich reagibel auf Licht. Blutdruck, Herzfrequenz, Atemfrequenz und Sauerstoffsättigung sind im Normbereich. Das Blutzuckermessgerät zeigt 19 mg/dl an.

1. **Welche Ursachen für eine derart akute Bewusstseinsstörung gibt es?**
2. **Welche weiteren diagnostischen und therapeutischen Maßnahmen ergreifen Sie vor Ort?**
3. **Welche Verdachtsdiagnose stellen Sie aufgrund der erhobenen Befunde und welche Therapie leiten Sie ein?**
4. **Wie verhalten Sie sich auf dem Transport?**
5. **Welche Untersuchungen werden in der Klinik durchgeführt?**
6. **Welche Empfehlung geben Sie dem Patienten?**

1. Ursachen für akute Bewusstseinsstörungen

Die Erhebung einer Anamnese ist bei Bewusstseinsstörungen unter Umständen schwierig. Es ist daher sinnvoll, eine Systematik der wichtigsten Ursachen im Hinterkopf zu behalten, um diese mit der dargebotenen Klinik abzugleichen. Man unterscheidet mehrere Ursachengruppen:

- **Kardiozirkulatorische Ursachen und zerebrale Minderperfusion:** Hypotonie, Herzrhythmusstörungen, Asystolie, ischämischer Insult
- **Traumatologische Ursachen:** Schädelfrakturen, Commotio cerebri, Contusio cerebri, Compressio cerebri, epidurales oder subdurales Hämatom
- **Andere primär zerebrale Ursachen:** Subarachnoidalblutung
- **Metabolische Ursachen:** Hypoglykämie, diabetisches Koma (Hyperglykämie)
- **Neurologische Ursachen:** Epilepsie
- **Toxikologische Ursachen:** Drogen, Medikamente, Kohlenmonoxid

2. Sofortdiagnostik und Erstmaßnahmen

Bei einer primär nicht ansprechbaren Person wird zunächst nach dem **ABCDE-Schema** (➤ Kap. 16) vorgegangen:

- **Airway:** Atemwege und Indikation zur HWS-Immobilisation überprüfen → ggf. Guedel-/Wendl-Tubus oder Intubation, ggf. HWS-Schiene.
- **Breathing:** Atmung vorhanden? Inspektion, Auskultation, Palpation des Thorax → Pulsoxymetrie → ggf. O_2-Insufflation oder Beatmung, ggf. Anlage Thoraxdrainage.
- **Circulation:** Puls, Blutdruck, Rekapillarisierungszeit → EKG-Monitoring, Blutdruckmessung.
- **Disability:** Bewusstseinslage anhand der GCS, Pupillenreaktion, Reflexstatus, Hinweise für Stoffwechselentgleisung → Blutzuckermessung, bei der Untersuchung wird auch auf auffällige Gerüche (Foetor alcoholicus, Foetor hepaticus, Acetongeruch) geachtet.
- **Exposure, Environment:** Ganzkörperuntersuchung, zum Wärmeerhalt wird der Patient in den Rettungswagen verbracht.

Parallel dazu oder im Anschluss wird eine **Kurzanamnese** durchgeführt.

MERKE

Die Erstmaßnahmen sollten unbedingt so schnell wie möglich durchgeführt werden, da die Patienten je nach Auffindesituation, Jahres- oder Tageszeit rasch auskühlen. Liefern die ersten Untersuchungen keine sofort zu behebenden Befunde, kann die Rettung und Verbringung des Patienten in den warmen Rettungswagen auch das nächste Ziel sein, noch bevor alle Erstuntersuchungen durchgeführt sind.

3. Verdachtsdiagnose und Therapie

Aufgrund der beschriebenen Symptome und der Blutzuckerbestimmung liegt der V. a. eine **Hypoglykämie** nahe (➤ Tab. 35.1). Bei dem elektronischen Gerät, das der Patient trägt, handelt es sich um eine **Insulinpumpe,** wie sie v. a. von jungen Typ-1-Diabetikern verwendet wird. Um die weitere Insulinzufuhr zu unterbrechen, entfernen Sie die Applikationsnadel und verabreichen über einen gut laufenden venösen Zugang **50 ml 40-prozentige Glukoselösung** (= 20 g Glukose). Nach 5 Minuten kontrollieren Sie den Blutzucker.

Tab. 35.1 Typische Symptome einer Hypoglykämie

Art	Symptome
Autonom (treten zuerst auf)	▪ Schwitzen ▪ Zittern ▪ Heißhunger ▪ Herzklopfen
Neuroglykopenisch (treten bei weiter sinkenden Glukosespiegeln auf)	▪ Koordinationsschwierigkeiten ▪ Gedankenflucht, Logorrhö, Wortfindungsstörungen ▪ Ängstlichkeit, Reizbarkeit ▪ Doppelbilder, andere Sehstörungen ▪ Bewusstseinsstörung, Handlungseinschränkung, Bewusstlosigkeit, Krampfanfall
Allgemein	Unwohlsein mit Übelkeit oder Kopfschmerzen

Modifiziert nach: S3-Leitlinie Therapie des Typ-1-Diabetes, Version 5 (2023)

Gegebenenfalls muss die Gabe bis zum Erlangen des Bewusstseins bzw. der Normoglykämie wiederholt werden. Unter Glukosezufuhr klaren hypoglykämisch-komatöse Patienten rasch auf. Die Wirkung hält allerdings nur eine begrenzte Zeit an. Sind die Patienten nach der Therapie wach, erhalten sie daher eine kleine Mahlzeit. Andernfalls können einer laufenden Infusion mit Vollelektrolytlösung auch 12–16 g Glukose zugesetzt werden.

MERKE

Werden die Patienten mit Verzögerungsinsulinen oder wie Typ-2-Diabetiker mit insulinotropen oralen Antidiabetika (➤ Kap. 38) behandelt, kann eine wiederholte Glukosezufuhr notwendig sein. Wegen der langen Wirkdauer ist unbedingt auch eine Überwachung in der Klinik erforderlich.

4. Besonderheiten während des Transports

Als wahrscheinlichste Ursache für den Krampfanfall und den Fahrradsturz muss die Hypoglykämie angenommen werden. Dennoch dürfen bis zum Beweis des Gegenteils ein weiteres Trauma oder eine andere Ursache nicht gänzlich ausgeschlossen werden. Der Patient hat sich im Rahmen des Unfalls auch eine Kopfplatzwunde zugezogen. Als Notarzt müssen Sie als Nebendiagnose mit einem **Schädel-Hirn-Trauma** rechnen. Während des Transports ist somit nicht nur eine wiederholte Messung des Blutglukosespiegels und ggf. eine Glukosegabe notwendig, sondern auch eine **regelmäßige Wiederholung der Untersuchung nach dem ABCDE-Schema.** Zusätzlich sollte man auch ein Augenmerk auf alle Schädelöffnungen legen und auf eine mögliche serös-blutig-tingierte Sekretion aus Nase, Gehörgang und Mund als Hinweis auf eine Schädelbasisfraktur richten. Der Transport erfolgt auf einer **Vakuummatratze** mit angelegter **HWS-Schiene,** die beide bereits zur Verbringung in den Rettungswagen angelegt worden sind.

5. Diagnostik in der Klinik

Die Aufnahme in die Klinik erfolgt wegen der initialen Bewusstlosigkeit und des Unfallmechanismus über den **Schockraum.** Zum Ausschluss eines Schädel-Hirn-Traumas und eventueller okkulter Verletzungen werden in der Klinik eine **Sonografie von Thorax und Abdomen** (bei Verfügbarkeit natürlich auch bereits im Rettungswagen) sowie eine **Computertomografie** zumindest des Schädels durchgeführt. Nach dem Unfall wird der Patient für wenigstens **24 h überwacht,** um sekundäre Hirnschäden und weitere Hypoglykämien auszuschließen. In diesem Fall zeigte sich in der cCT erfreulicherweise ein Normalbefund.

6. Empfehlungen für den Patienten

Gerade bei sportlichen Typ-1-Diabetikern ist auf die **regelmäßige Nahrungszufuhr** während des Sports zu achten. Bei körperlicher Aktivität erhöht sich die **Insulinempfindlichkeit der Muskulatur.** Wenn die **Insulindosis** vorher nicht **reduziert** wurde und/oder ausreichend zusätzliche Kohlenhydrate zugeführt wurden, kann es wie im hier geschilderten Fall zu einer **Hypoglykämie** kommen. Andererseits kann sich bei zu stark reduzierter Insulinzufuhr unter längeren körperlichen Aktivitäten eine diabetische Stoffwechselentgleisung mit **Ketoazidose** entwickeln. Eine Übersicht über mögliche Ursachen für eine Hypoglykämie bei Patienten mit Typ-1-Diabetes zeigt ➤ Tab. 35.2. Für den **Notfall** sollten diese Patienten immer eine **Ration** mit schnell (Traubenzucker, Honig) und langsam verfügbaren Kohlenhydraten (Müsliriegel, Vollkornbrot) und ausreichend (zuckerhaltige) Getränke mit sich führen.

Die seit einigen Jahren verfügbaren Geräte zur **kontinuierlichen Glukosemessung** (Continuous Glucose Monitoring, CGM, ➤ Abb. 35.1) ermöglichen eine nahezu lückenlose Kontrolle des Zuckerhaushalts über **Messung der Glukosekonzentration** im Interstitium des Unterhautfettgewebes. Eine Veränderung der interstitiellen Glukosekonzentration ist ca. 10 Minuten nach der Veränderung im Blut messbar. Bei der Versorgung von Patienten mit Typ-1-Diabetes sind sie weitgehend Therapiestandard. Die Insulintherapie kann so im Tagesverlauf besser auf besondere sportliche Aktivitäten und Belastungssituationen angepasst werden und den Patienten durch automatisierte War-

Tab. 35.2 Ursachen für Hypoglykämien bei Patienten mit Typ-1-Diabetes

Ursache	Beispiele
Insulinüberdosierung	▪ Insulindosierung zu hoch ▪ Insulininjektion zur falschen Zeit ▪ Spritzen einer falsche Insulinsorte
Erniedrigte exogene Glukosezufuhr	Vergessene oder ausgelassene Mahlzeiten
Erhöhter Glukoseverbrauch	Nach Sport
Erniedrigte endogene Glukoseproduktion	▪ Nach Alkoholkonsum ▪ Bei Niereninsuffizienz
Erhöhte Insulinsensitivität	▪ Während der Nacht ▪ Nach verbesserter glykämischer Kontrolle ▪ Nach verbessertem körperlichen Trainingszustand
Erniedrigte Insulinclearance	Bei Niereninsuffizienz

Modifiziert nach: S3-Leitlinie Therapie des Typ-1-Diabetes, Version 5 (2023)

nungen vor Hypoglykämien bewahren. Automatische Insulin-Dosiersysteme (AID) steuern die Insulinzufuhr in Abhängigkeit von den CGM-Messwerten automatisch.

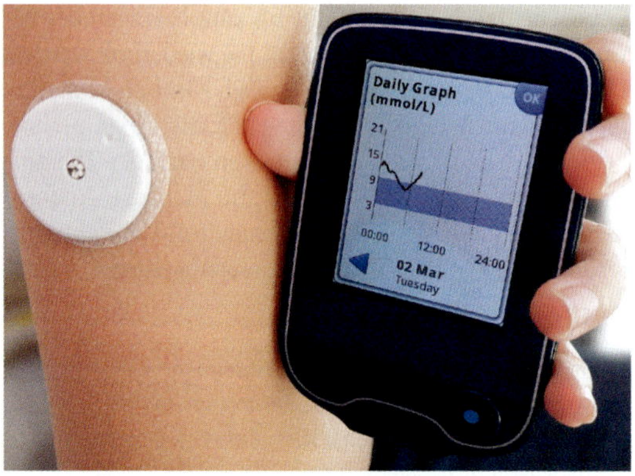

Abb. 35.1 Kontinuierliche Glukosemessung. Der Sensor misst die Glukosekonzentration in der interstitiellen Flüssigkeit im Subkutanraum und kann für mehrere Tage in situ verbleiben. [J751-128]

ZUSAMMENFASSUNG

Symptome einer akuten Hypoglykämie sind Bewusstseinsstörung und Krampfanfall. Die **Diagnostik** erfolgt mittels Blutzuckerbestimmung. Zur **Therapie** wird Glukose über einen gut laufenden venösen Gefäßzugang gegeben und eine etwaige Insulinzufuhr durch Pumpen unterbrochen. Hochprozentige Glukose wird so lange als Bolus verabreicht, bis die Patienten aufklaren. Wegen der Langzeitwirkung von Verzögerungsinsulinen muss eine weitere Glukosesubstitution über Infusion erfolgen. Dies gilt auch für Patienten mit einem Diabetes mellitus Typ 2, die insulinotrope orale Antidiabetika einnehmen. Bei **Typ-1-Diabetikern** ist unbedingt auf ein Gleichgewicht zwischen Kalorienzufuhr, Kalorienverbrauch und Insulingabe zu achten.

36

Präoperative Evaluation

Patrick Keppeler, Philipp von Freyberg

Anamnese

In die Anästhesieambulanz kommt eine 71-jährige rüstige Patientin zur Vorbereitung auf ihre laparoskopische Cholezystektomie. Die Patientin soll morgen früh um 10.30 Uhr an 2. Stelle operiert werden. Sie nimmt wegen eines Bluthochdrucks Ramipril. Die Patientin hat bei einer vorhergehenden Narkose auf Cefuroxim mit einem großflächigen Exanthem reagiert. Sie raucht ca. 16 Zigaretten pro Tag und trinkt gelegentlich Wein. Die Narkosen hat die Patientin bisher immer gut vertragen, allerdings ist sie diesmal wegen der Narkose sehr nervös und hat etwas Angst.

1. **Welche Punkte muss die Anamnese beinhalten?**
2. **Welche körperlichen Untersuchungen müssen Sie durchführen?**
3. **Welche weiterführenden Untersuchungen sind erforderlich?**
4. **Welche ASA-Klassifikation würden Sie der Patientin zuordnen?**
5. **Erklären Sie die Klassifikation nach Mallampati und Patil! Wie zuverlässig sind diese Scores?**
6. **Die Patientin ist wegen der Narkose sehr nervös und ängstlich. Welche Möglichkeiten haben Sie?**

1. Anamnese

Bei jedem Patienten müssen eine Anamnese und eine körperliche Untersuchung durchgeführt werden. Bei der **Anamnese** fragen Sie nach:

- Körpergröße und -gewicht
- Kardiovaskulären Erkrankungen und deren Symptomen (Angina pectoris, körperliche Belastbarkeit, Herzinsuffizienz)
- Asthma, COPD oder anderen Lungenerkrankungen, OSAS
- Erkrankungen des Magen-Darm-Trakts inklusive Refluxsymptomatik
- Problemen mit Leber oder Nieren (Zirrhose mit Gerinnungsstörung, Niereninsuffizienz)
- Krampfanfällen, Schlaganfall mit/ohne residuelle Sensibilitätsstörungen oder Paresen
- Muskelerkrankungen
- Blutungsauffälligkeiten und Bluttransfusionen
- Dauermedikation, v. a. Antikoagulanzien
- Voroperationen
- Rauchgewohnheiten, Alkohol- und Drogenabusus
- Allergien, insbesondere auf Antibiotika, Lokalanästhetika, Latex und Soja (Propofol)
- Problemen bei vorhergehenden Narkosen, wie schwierige Intubation, PONV und maligne Hyperthermie

2. Körperliche Untersuchung

Bei der körperlichen Untersuchung ist die Auskultation von Herz und Lunge bei allen Patienten obligat. Arrhythmische Herztöne können Hinweise auf eine signifikante Herzrhythmusstörung und Herzgeräusche auf relevante Herzklappendefekte geben. Eine präoperativ optimierbare Herzinsuffizienz kann durch Rasselgeräusche über der Lunge, ein durch ein Pleuraerguss abgeschwächtes basales Atemgeräusch und Unterschenkelödeme erkannt werden. Ein ausgeprägtes Giemen über der Lunge mit einer entsprechenden Anamnese kann die Progression einer obstruktiven Lungenerkrankung anzeigen und eine präoperative Therapieoptimierung erforderlich machen.

Sensomotorische Defizite (z. B. als Residuum eines Schlaganfalls) und eine Anisokorie (z. B. nach Augenoperation) sollten präoperativ erkannt und dokumentiert werden. Dies verhindert intra- und postoperative Fehlinterpretationen als neues Defizit.

Die Untersuchung des Intubationssitus anhand verschiedener Tests soll das Risiko für eine schwierige Maskenbeatmung und/oder Intubation eruieren. Bei Regionalanästhesien oder Gefäßpunktionen sind die Punktionsstellen zu beurteilen, z. B. hinsichtlich Infektionszeichen.

3. Weiterführende Diagnostik

In diesem Fall sind keinerlei weiterführende Untersuchungen erforderlich. Die früher praktizierten Routinediagnostiken, z. B. EKG oder Röntgen-Thorax-Aufnahmen ab einem bestimmten Alter, sind heute obsolet. Nur falls in der Anamnese und körperlichen Untersuchung ein Befund auffällt, der auf eine relevante, das perioperative Vorgehen beeinflussende Erkrankung hinweist, wird eine dafür spezifische weiterführende Diagnostik indiziert.

Zu den weiterführenden kardialen Diagnostiken zählen EKG, Echokardiografie, nichtinvasive kardiale Belastungstests (Belastungs-EKG, Dobutamin-Stressechokardiografie, Adenosin-Myokardszintigrafie) und Koronarangiografie (➤ Kap. 70).

Die pulsoxymetrisch bestimmte arterielle Sauerstoffsättigung wird für die Beurteilung des perioperativen pulmonalen Risikos häufig bestimmt. Weiterführende pulmonale Diagnostiken, wie z. B. arterielle Blutgasanalyse, Röntgen-Thorax-Aufnahme und Spirometrie, bedürfen dagegen einer klaren Indikation (➤ Kap. 65).

Auch die routinemäßige Blutabnahme und -analytik (Blutbild, Gerinnung, klinische Chemie) wird heute nicht mehr empfohlen. Ergibt sich anhand Anamnese und körperlicher Untersuchung ein Anhalt für eine spezifische Organerkrankung (Herz, Lunge, Leber, Niere, Blut) werden spezifische Parameter (Hämoglobin, Leukozyten, Thrombozyten, Natrium, Kalium, Kreatinin, ASAT, Bilirubin, aPTT, INR) indiziert. Die einzige Ausnahme hiervon sind elektive Eingriffe, bei denen der erwartete Blutverlust bei mehr als 10 % liegt, da hier im Rahmen des Patient Blood Management eine präoperative Anämiedetektion und -therapie angestrebt wird.

Die Sonografie der Halsgefäße ist nur bei Z.n. TIA/Schlaganfall innerhalb der letzten 6 Mon. empfohlen, wenn keine Intervention erfolgt ist oder erneut Symptome aufgetreten sind. Bei Patienten mit großen arteriellen Gefäßeingriffen, Kopf-Hals-Eingriffen und Eingriffen in sitzender Position kann eine Karotis-Doppler-Sonografie erwogen werden.

MERKE

Kommt der Anästhesist am Ende der präoperativen Evaluation zu dem Schluss, dass bei dem Patienten **keine** Hinweise auf eine relevante, das perioperative Prozedere beeinflussende Erkrankung vorliegt, dann sind **keine** weiterführenden Untersuchungen erforderlich.

4. ASA-Klassifikation

Klassifizierung, die von der American Society of Anesthesiologists (ASA) entwickelt wurde, um das Risiko für die perioperative Mortalität anhand der Vorerkrankungen eines Patienten abzuschätzen (➤ Tab. 36.1). Die Patientin ist als ASA II zu klassifizieren, da ihr Blutdruck mit der antihypertensiven Therapie gut eingestellt ist.

5. Untersuchungen zur Detektion des schwierigen Atemweges

Ein großer Zungengrund im Verhältnis zur Oropharynxhöhle führt zu einer erschwerten direkten Laryngoskopie. Dies kann anhand des modifizierten **Mallampati-Scores** beurteilt werden. Der Patient sitzt dem Untersucher aufrecht gegenüber und hält seinen Kopf in Neutralstellung. Dann öffnet er seinen Mund maximal weit und streckt die Zunge ohne Phonation heraus. Die Einteilung erfolgt anhand der sichtbaren Rachenstrukturen (➤ Abb. 36.1), wobei Mallampati III und IV häufiger mit einer erschwerten Maskenbeatmung und Intubation einhergehen.

Die **Klassifikation nach Patil** bestimmt den thyreomentalen Abstand, d.h. den Abstand zwischen Unterrand der Kinnspitze und dem Schildknorpel. Normal ist dieser > 7 cm. Bei geringeren Werten sind Intubationsschwierigkeiten zu erwarten.

Es gibt noch weitere Tests und eine Vielzahl von Scoring-Systemen, die aus einer Kombination verschiedener Tests Hinweise auf Intubationsschwierigkeiten herauszufiltern versuchen. Alle diese Tests und

Tab. 36.1 ASA Physical Status Classification System[1]

Klasse	Erläuterung
ASA I	**Normaler, gesunder Patient**
ASA II	**Patient mit leichter Allgemeinerkrankung** (z.B. aHT, DM und leichte Lungenerkrankung jeweils gut therapiert; Schwangerschaft; Nikotinabusus; regelmäßiger, aber nicht täglicher Alkoholkonsum; Adipositas mit BMI 30–40 kg/m²)
ASA III	**Patient mit schwerer Allgemeinerkrankung** (z.B. aHT oder DM jeweils nicht adäquat therapiert; COPD; anamnestisch KHK, Apoplex/TIA und PTCA mit Stent jeweils vor mehr als 3 Mon.; CIED; dialysepflichtige Niereninsuffizienz; Alkohol- oder Drogenabusus; Adipositas mit BMI > 40 kg/m²; Frühgeborene bis zur 60. postkonzeptionellen Wo.)
ASA IV	**Patient mit schwerer Allgemeinerkrankung, die eine ständige Lebensbedrohung darstellt** (z.B. Herzinfarkt, Apoplex/TIA oder PTCA mit Stent jeweils innerhalb der letzten 3 Mon.; schwere Herzklappenerkrankungen; Herzinsuffizienz mit stark eingeschränkter Pumpfunktion; Sepsis; akutes Nierenversagen)
ASA V	**Moribunder Patient, der ohne Operation nicht überleben wird** (z.B. schweres Polytrauma; rupturiertes Aortenaneurysma; Hirnblutung mit Hirndruckzeichen); Mesenterialischämie mit Organversagen
ASA VI	**Hirntoter Organspender**

1 Modifiziert nach ASA Physical Status Classification System, 2014, der American Society of Anesthesiologists.
Eine Kopie des vollständigen Textes kann von der ASA, 1061 American Lane, Schaumburg, IL 60173–4973, bezogen oder online unter www.asahq.org eingesehen werden.

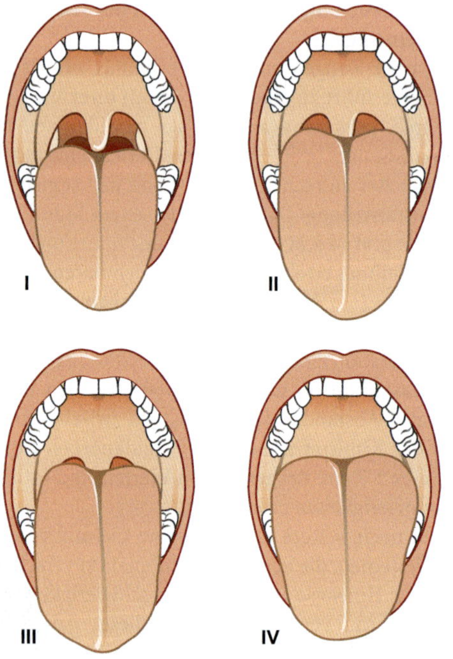

Abb. 36.1 Klassifikation nach Mallampati [L126]

Klassifikationen sind als Hinweise gut und wichtig. Bislang gibt es aber keinen evidenzbasierten, zuverlässigen Test. Wichtig ist, dass der Anästhesist bei Hinweisen auf eine schwierige Beatmung oder Intubation rechtzeitig alternative Wege sucht und den Patienten darüber aufklärt.

6. Kommunikative und medikamentöse Anxiolyse
Die nonverbale und verbale Kommunikation im Rahmen der präoperativen Evaluation mit der Patientin ist für den Anästhesisten essenziell. Durch die fachliche Kompetenz und das Erkennen von Ängsten und Sorgen der Patientin und das Eingehen darauf können Vertrauen geschaffen und falsche Ängste reduziert werden. Ist die kommunikative Anxiolyse nicht ausreichend, kann zusätzlich eine medikamentöse Prämedikation erfolgen. Üblicherweise werden hierfür orale Benzodiazepine verwendet. In Abhängigkeit von Alter und Vorerkrankungen kommen hierfür z. B. Midazolam, Oxazepam, Lorazepam oder Dikaliumclorazepat infrage.

ZUSAMMENFASSUNG

Die präoperative Evaluation basiert auf einer **Anamnese** und **körperlichen Untersuchung.** Ergeben sich hierbei keine Hinweise auf eine das perioperative Prozedere beeinflussende relevante Erkrankung, sind keine weiterführenden Untersuchungen erforderlich. Das perioperative Risiko wird anhand von kardialen und pulmonalen Risikoscores evaluiert und eine ASA-Klassifikation durchgeführt. In Zusammenschau mit der Anamnese und der Untersuchung zu Anästhesierisiken wird das für den Patienten beste Anästhesieverfahren ausgewählt. Durch eine offene und fachlich fundierte Kommunikation mit dem Patienten können Vertrauen geschaffen und Ängste genommen werden. Bei Bedarf kann eine medikamentöse Prämedikation zusätzlich erwogen werden.
Weiterführende Informationen können der frei verfügbaren Empfehlung auf der Homepage der DGAI entnommen werden (präoperative Evaluation erwachsener Patienten vor elektiven, nicht herzthoraxchirurgischen Eingriffen. Gemeinsame Empfehlung der DGAI, DGCH und DGIM. Anästh Intensivmed 2017; 58: 349–364. www.dgai.de).

37

Ambulantes Operieren

Nicole Herrmann

Anamnese

Sie sind Assistenzarzt in einem Krankenhaus der Regelversorgung und sind heute für die Prämedikationsambulanz zuständig. Ihnen wird ein Patient von den chirurgischen Kollegen vorgestellt, um eine Kniearthroskopie durchzuführen. Dieser Eingriff soll ambulant erfolgen.

Untersuchungsbefund

68-jähriger Patient, 168 cm, 80 kg, keine bekannten Allergien, Patient nimmt ein Blutdruckmittel, wie es heißt, kann er ihnen nicht sagen, des Weiteren noch ein Medikament, das zur Blutverdünnung dienen soll, welches, weiß er auch nicht. Er nehme diese Medikamente erst ein paar Monate und könne sich, durch die wechselnden Packungen aus der Apotheke, nicht erinnern. Er raucht ca. 20 Zigaretten am Tag und zum Abendessen trinkt er 2–3 Bier. Der Hausarzt habe bei der letzten Laboruntersuchung einen auffälligen Glukosewert festgestellt. Der Hausarzt wollte ihn nur beobachten und er benötige noch keine Behandlung. Er ist gut belastbar und ist beschwerdefrei.

Der Patient gibt ihnen später telefonisch folgende Medikamente durch: ASS 100 mg; Prasugrel 10 mg; Atorvastatin 20 mg; Metoprolol 47,5 mg und Candesartan 8 mg.

1. **Was sind die Voraussetzungen für eine ambulante Operation?**

2. **Wie beurteilen Sie die Möglichkeit der ambulanten Durchführung der Operation?**

3. **Was bedeutet diese Medikation für die geplante Operation?**

4. **Wie könnte der Operationstag ablaufen bei einem Patienten mit ASA I oder II?**

5. **Was muss nach der Operation beachtet werden?**

1. Voraussetzungen

Die Patienten müssen für einen ambulanten Eingriff sorgfältig ausgewählt werden. Die Operation sollte ein **minimales Risiko** für eine Komplikation haben. Die geeigneten Operationen sind in einem Katalog (gemäß § 115b SGB V) zusammengefasst. Auch Patienten können für eine ambulante Operation ungeeignet sein. Es ist auch die **soziale Komponente** in die Planung miteinzubeziehen, z. B. das häusliche Umfeld. Die Wohnung muss einen Mindeststandard erfüllen, z. B. Heizung, fließendes Wasser, Toilette, Strom und ein Telefon aufweisen. Diese Voraussetzungen sind zwar in Deutschland häufig gegeben, in sozialen Brennpunkten aber manchmal auch nicht. Die Sicherung einer **geeigneten Betreuung** für die ersten 24 h nach dem Eingriff kann häufig auch Probleme bereiten. Die Person soll in der Lage sein, in diesem Zeitraum Entscheidungen zum Wohle des Patienten fällen zu können. Der Transport nach Hause muss ebenfalls sicher gewährleistet sein. Der Patient darf 24 h nach dem Eingriff nicht aktiv am Straßenverkehr teilnehmen.

Es gibt auch **medizinische Aspekte.** Der Patient muss in der ASA-Klassifikation mit I bzw. II eingestuft sein. Bei einer ASA-III-Klassifikation muss auch die Art des Eingriffs berücksichtigt werden. Bei einer Katarakt-OP in Lokalanästhesie ist es durchaus möglich, diesen Eingriff ambulant durchzuführen. Anders wäre es mit einer Kniearthroskopie, bei der die Mobilität des Patienten zusätzlich noch deutlich eingeschränkt ist. Ein weiteres Ausschlusskriterium ist die Adipositas permagna mit einem BMI > 40. Das Alter allein ist hingegen kein Grund für die ambulante oder stationäre Durchführung einer Operation.

Durch eine **Grundsatzentscheidung des BGH** (Bundesgerichtshof) können ambulante Patienten relativ abgesichert auch erst am Operationstag vorbereitet und aufgeklärt werden, dies ist nur bis ASA II möglich. Der chirurgische Kollege muss die Vorauswahl treffen. Er muss auch die Beratung für die Medikamenteneinnahme sowie die Einstufung leisten. Dies kann ggf. problematisch sein, da eine falsche Einstufung rechtliche Konsequenzen mit sich bringen kann. Auch können notwendige Untersuchungen zur Risikoeinschätzung nicht veranlasst werden. Dies kann zu einer Verschiebung des geplanten Termins führen, natürlich verbunden mit wirtschaftlichen Einbußen oder mit einem nicht kalkulierbaren Risiko, mit dem die Anästhesie dann durchgeführt wird. Der operative Kollege übernimmt die volle ärztliche und rechtliche Verantwortung, wenn er sich gegen die Bedenken des Anästhesisten durchsetzt und den Eingriff ambulant durchführt. **Sorgfältig arbeiten ist oberstes Gebot!**

MERKE

Nicht alle Patienten sind für einen ambulanten Eingriff geeignet und es gibt auch während der Operation chirurgische Kriterien, die einen stationären Aufenthalt erforderlich machen. Das Wohl des Patienten muss zu jeder Zeit an erster Stelle stehen. Hat ein Mitglied des Teams Bedenken, sollte der Eingriff nicht ambulant durchgeführt werden.

2. Möglichkeiten der ambulanten OP-Durchführung

Da Ihnen der Patient einige Fragen nicht ausreichend beantworten kann, ist es schwer, eine abschließende Beurteilung zu erstellen. Sie bitten den Patienten, dass er Ihnen die Medikamentenliste später telefonisch durchgibt und Sie ihm dann den Einnahmeplan für den Operationstag mitteilen. Ansonsten haben Sie keine konkreten Argumente für eine stationäre Behandlung. Der BMI von 28,3, der erstmalig aufgetretene erhöhte Glukosespiegel und der anscheinend gut eingestellte Hypertonus sind keine Ausschlusskriterien für eine ambulante Operation, auch wenn wir schon an der ASA-III-Klassifikation dran sind. Die Qualitätskriterien bei der Auswahl des Narkoseverfahrens für einen ambulanten Eingriff unterscheiden sich nicht von denen eines stationären Eingriffs. Auch im ambulanten Setting können Sie Patienten die rückenmarksnahe und die Allgemeinanästhesie anbieten.

Ihr Patient findet die Spinalanästhesie sehr gut und würde diese bevorzugen. Sie weisen ihn darauf hin, dass es bei einigen blutverdünnenden Medikamenten einer speziellen Vorbereitung bzw. eines rechtzeitigen Absetzens der Medikamente bedarf. Zu den **Qualitäts-**

kriterien ist außerdem anzuführen, dass diese eine **sichere und einfache Durchführung** sowie eine **geringe PONV-Rate,** die Möglichkeit einer **adäquaten Schmerztherapie** und einer **frühen Mobilisation** umfassen sollen. Dies führt zu einer hohen Patientenzufriedenheit und steht nicht im Gegensatz zum wirtschaftlichen Aspekt. Viele Kliniken und Praxen scheuen sich, ein Regionalverfahren in den Alltag zu integrieren, da sie die verlängerte Aufenthaltszeit nicht in Kauf nehmen wollen. Fachgesellschaften fordern, dass die Blockade von Sensorik und Motorik vor Entlassung des Patienten rückläufig ist. Bei einer axillären Blockade reicht es durchaus, dass der Block rückläufig ist. So kann ein Patient mit einer motorisch noch nicht ganz aufgehobenen Blockade nach Hause entlassen werden. Allerdings müssen dem Patienten **klare Anweisungen** zur postoperativen Analgesie mit an die Hand geben werden. Denn lässt der Block nach, kommen meistens die Schmerzen. Nicht nur die medikamentöse Therapie, sondern auch sonstige Bewegungs- und Lagerungsverfahren sowie physikalische Maßnahmen wie z. B. Kälte sollten dem Patienten erklärt und **schriftlich** mitgegeben werden. Die **postoperative Schmerztherapie** hat einen sehr hohen Stellenwert in der ambulanten Versorgung.

MERKE

Bei der Auswahl des Narkoseverfahrens gibt es keine speziellen Ausschlusskriterien. Man kann somit jedes Verfahren wählen, mit dem der Anästhesist vertraut ist. Besondere Bedeutung hat es, den Patienten mit einem geeigneten postoperativen Analgesiekonzept vertraut zu machen. Dies trägt insbesondere zu einer hohen Patientenzufriedenheit bei.

3. Beurteilung der neuen Situation

Die durchgegebenen Medikamente lassen Sie an einen Myokardinfarkt denken. Nachdem Ihnen der Patient mitgeteilt hat, dass er die Medikamente noch nicht so lange einnimmt, müssen Sie davon ausgehen, dass er in den letzten 12 Mon. einen **akuten Myokardinfarkt** erlitten hat. Dies ist ein Kriterium der ASA-III-Klassifikation. Nun müssen Sie mit dem chirurgischen Kollegen eine praktikable Lösung finden und ggf. zum Wohle des Patienten auf die ambulante Durchführung der OP verzichten. Auch wenn das bedeuten würde, dass der Eingriff erst zu einem späteren Zeitpunkt stattfinden kann, da die Klinik vielleicht keine Kapazität hat.

MERKE

Lassen Sie sich nicht durch die Argumentation des chirurgischen Kollegen zu einem unnötigen Risiko verleiten. Sie allein verantworten das Risiko der Narkose mit möglichen Komplikationen und Nachteilen für den Patienten.

4. Ablauf

Der Patient kommt am Operationstag nüchtern zu Ihnen in die Klinik. Er hat nur die mit Ihnen besprochenen Medikamente eingenommen. Die Spinalanästhesie ist, da nur ASS 100 eingenommen wurde, möglich und wird vom Patienten immer noch bevorzugt. Der Patient kommt auf die Station und wird von der Aufnahmeschwester vorbereitet, der chirurgische Kollege kennzeichnet das zu operierende Bein. Ist der Patient an der Reihe, wird er vom zuständigen Anästhesisten abgerufen und von der Station in den OP gefahren. Bevor er in den OP eingeschleust wird, wird noch eine **Präventionscheckliste** abgearbeitet. Ist es der richtige Patient und ist der Eingriff richtig auf dem Protokoll vermerkt, sind alle Aufklärungen unterschrieben? Hat der Patient Allergien, hat er gegessen oder getrunken? Ist alles korrekt, kann der Patient in den OP geschleust werden. Dort erhält er wie gewünscht die Spinalanästhesie. Bei den zentralen Blockaden ist es wichtig, dass der Anästhesist den Operateur gut einschätzen und das Lokalanästhetikum an Art und Dauer des Eingriffs anpassen kann. Hier ist ein **festes Team** eindeutig von Vorteil. Es empfiehlt sich, ein lang wirksames und ein kurz wirksames Medikament im Programm zu haben, um die nötige Auswahl zu haben. Die Narkoseführung unterscheidet sich im Wesentlichen nicht von der einer stationären Versorgung. Nach der Operation wird der Patient in den Aufwachraum gebracht. Dort wird er eine gewisse Zeit überwacht und, wenn die Kriterien zur Entlassung aus dem Aufwachraum erfüllt sind, auf Station verlegt. Dort werden verschiedene Anforderungen wie z. B. die **Flüssigkeits- und Nahrungsaufnahme,** die **Mobilisation** und die **Fähigkeit des Wasserlassens** überprüft.

5. Entlassungsmanagement

Bevor der Patient nach Hause geht, müssen der Anästhesist und der chirurgische Kollege eine Visite durchführen und die Entlassungskriterien beachten und dokumentieren. Dazu zählen:

- Seit der letzten Opiatgabe müssen 2 h vergangen sein.
- Respiratorische und kardiozirkulatorische Situation müssen für mind. 1 h unauffällig sein.
- Der Patient muss zu allen Qualitäten (wie vor der Operation) orientiert sein, das heißt auch, dass alle Besonderheiten einer kognitiven Einschränkung im Vorfeld dokumentiert sein müssen.
- Es darf kein Harnverhalt bestehen und der Patient muss sich selbstständig anziehen und je nach Eingriff wie vorher laufen können. Wenn er wegen des Eingriffs eine Gehhilfe benötigt, muss er damit zurechtkommen.
- Er darf keine Schmerzen haben und muss sich wohl fühlen.
- Der Patient muss in der Lage sein, Flüssigkeit und Nahrung zu sich zunehmen.
- Er darf nach dem Eingriff kein Fieber entwickeln.
- Über einliegende Drainagen darf nur wenig Sekret abfließen und die Verbände müssen trocken sein. Alle nicht benötigten Katheter und Zugänge müssen entfernt werden.
- Wichtig ist, dass eine erwachsene Person zur Abholung bereitsteht und den Patienten sicher nach Hause bringt.
- Der Patient benötigt für 24 h exakte Anweisungen für die postoperative Medikamenteneinnahme und Verhaltensregeln. Diese sind ihm schriftlich auszuhändigen. Außerdem sollen auf dem Brief auch Kontaktdaten stehen, an die er sich im Notfall wenden kann.
- Am besten klärt man den Patienten in Anwesenheit der Begleitperson nochmals auf, dass er 24 h nicht aktiv am Straßenverkehr teilnehmen, keine Verträge unterschreiben und keine Maschinen bedienen darf sowie eine häusliche Betreuung benötigt.
- Er soll zudem keine zusätzlichen Medikamente, außer den verordneten, oder Alkohol und Drogen konsumieren.

MERKE

Es empfiehlt sich, eine Checkliste für das Entlassungsmanagement zu haben, damit alle wichtigen Punkte dokumentiert sind und nichts vergessen wird.

ZUSAMMENFASSUNG

Die Anästhesie bei einem ambulanten Eingriff ist meistens nicht die große Herausforderung, da es sich um ASA-I und-II-Patienten und um Operationen handelt, die eine minimale Komplikationsrate aufweisen. Vielmehr ist es eine Herausforderung, die nicht geeigneten Patienten in der Prämedikation zu erkennen und den ambulanten Eingriff auf stationär umzuplanen. Die Erhebung und **Dokumentation der Ausgangssituation** ist von entscheidender Wichtigkeit. Auch die schriftliche Anweisung, wie sich der Patient nach der Operation verhalten soll, sowie die **Hinweise auf die eingeschränkte Geschäftsfähigkeit** sind fester Bestandteil einer ambulanten Operation.

38

Totalendoprothese bei Diabetes mellitus

Lars Töpfer, Jens Vater

Anamnese

In Ihrer Prämedikationssprechstunde stellt sich ein 67-jähriger adipöser Patient (175 cm, 92 kg) vor, bei dem in einigen Tagen eine Hüfttotalendoprothese implantiert werden soll. Außer einer komplikationslosen Appendektomie im 16. Lebensjahr ist die OP- und Narkoseanamnese leer. An internistischen Vorerkrankungen bestehen ein nicht insulinpflichtiger Diabetes mellitus mit metabolischem Syndrom und ein arterieller Hypertonus. Der Patient überreicht Ihnen folgenden Medikationsplan: Metformin 850 mg 1–0–1, Glimepirid 3,5 mg 1–0–0, Acarbose 50 mg 1–1–1, Ramipril 5 mg 1–0–0, Metoprolol 47,5 mg 1–0–1. Nach ausführlicher Aufklärung über die Vorteile und Risiken der möglichen Anästhesieverfahren entscheidet sich der Patient für eine Intubationsnarkose.

Untersuchungsbefund

Die körperliche Untersuchung zeigt altersentsprechende Befunde.

1. **Welche seiner Dauermedikamente muss der Patient präoperativ absetzen? Warum?**
2. **Welche Alternativen zur BZ-Einstellung in der perioperativen Phase sehen Sie für den Patienten vor?**
3. **Welche Ratschläge zur präoperativen Nüchternheit geben Sie Ihrem Patienten?**
4. **Welche Blutuntersuchung sollte am OP-Tag stets veranlasst werden?**
5. **Mit welchen intraoperativen Stoffwechselsituationen müssen Sie rechnen und wie gehen Sie dann vor?**
6. **Welche Besonderheiten müssen Sie bei der Narkoseführung von Patienten mit Diabetes mellitus beachten?**

1. Absetzen der Dauermedikation

Die Empfehlungen zum perioperativen Umgang mit **oralen Antidiabetika** sind in ➤ Tab. 38.1 zusammengefasst.

Die Mehrzahl der **Antihypertensiva** kann grundsätzlich **perioperativ weitergegeben** werden, da unter der Therapie stabilere Verhältnisse vorliegen.

- **Betablocker** wie Metoprolol, sollten in jedem Fall auch perioperativ weitergegeben werden, da es bei

Tab. 38.1 Perioperatives Vorgehen bei der Einnahme von oralen Antidiabetika

Antidiabetikum	Empfohlenes Vorgehen	Besondere Risiken
Nicht insulinotrope Antidiabetika (kein Einfluss auf Insulinausschüttung, greifen an anderen Stellen in den Glukosestoffwechsel ein)		
Alpha-Glukosidase-Inhibitoren (z. B. Acarbose)	▪ Am OP-Tag pausieren ▪ Postoperativ bei normaler Nahrungsaufnahme wieder beginnen (bei Eingriffen am Magen-Darm-Trakt ggf. länger)	
Biguanide (Metformin)	▪ Ab dem Vorabend der OP pausieren ▪ Ausnahmen: – Große Operationen, Leber-/Niereninsuffizienz: 48 h vor dem Eingriff pausieren – Geplante i. v. Gabe von Kontrastmitteln: 24–48 h vor dem Eingriff pausieren ▪ Bei komplikationslosem Verlauf und normaler Nahrungsaufnahme wieder beginnen	▪ Können durch Hemmung von Enzymen der Atmungskette und der Laktatdehydrogenase eine **Laktatazidose** begünstigen ▪ Ggf. Kontrolle der Retentionswerte, da Kumulation bei Niereninsuffizienz
Glitazone (z. B. Pioglitazon)	Nicht pausieren	▪ Ödeme ▪ Kardiale Dekompensation
SGLT-2-Inhibitoren, „Glifozine", (z. B. Dapagliflozin)	▪ 24–48 h vor dem Eingriff pausieren ▪ Bei Risikoeingriffen (hoher Volumenumsatz) oder akut eingeschränkten Organfunktionen 72 h vor dem Eingriff pausieren	In seltenen Fällen **euglykämische Ketoazidose** (➤ Kap. 49)
Insulinotrope Antidiabetika (setzen Insulin aus den Betazellen des Pankreas frei)		
DPP-4-Inhibitoren (z. B. Sitagliptin)	Nicht pausieren	
GLP-1-Agonisten (z. B. Semaglutid)	▪ Bei täglicher Einnahme am OP-Tag pausieren ▪ Bei wöchentlicher Gabe 1 Woche vor dem OP-Tag pausieren	▪ Verzögerte Magenentleerung → **Aspirationsrisiko** wahrscheinlich erhöht ▪ Wenn präoperatives Absetzen nicht möglich oder trotz des Absetzens Übelkeit, Erbrechen, Bauchschmerzen → Behandlung wie nicht nüchterner Patient
Prandiale Glukoseregulatoren, „Glinide" (z. B. Repaglinid)	▪ Am OP-Tag pausieren ▪ Postoperativ bei normaler Nahrungsaufnahme wieder beginnen	
Sulfonylharnstoffe (z. B. Glimepirid, Glibenclamid)	▪ Am OP-Tag pausieren ▪ Postoperativ bei normaler Nahrungsaufnahme wieder beginnen	Wegen der langanhaltenden blutzuckersenkenden Wirkung besteht während der Nüchternheitszeit ein hohes Risiko für **Hypoglykämien**

Absetzen zu ausgeprägten Rebound-Effekten kommen kann.

- **ACE-Hemmer** wie Ramipril oder **Angiotensin-II-Rezeptor-Antagonisten** (ARB) verstärken allerdings Orthostasereaktionen insbesondere bei dehydrierten Patienten und können zu Blutdruckabfällen führen, die nicht gut mit den gängigen Katecholaminen, sondern ausschließlich mit Vasopressin zu behandeln sind. Vor allem bei Eingriffen mit zu erwartenden stärkeren Blutdruckabfällen, z. B. durch erhöhten intraoperativen Volumenumsatz, sollten ACE-Hemmer oder ARB am OP-Tag nicht verabreicht werden. Die Entscheidung zum Absetzen oder Fortführen der Medikation mit ACE-Hemmern oder ARB muss immer in Abhängigkeit vom Eingriff und dem Zustand des Patienten abgewogen werden. Im vorliegenden Fall ist es sinnvoll, Ramipril am OP-Tag zu pausieren, da Blutdruckabfälle während des vorgesehenen Eingriffs nicht untypisch sind.

MERKE

Die Empfehlungen für die perioperative Gabe von oralen Antidiabetika zeigen, wie komplex die Behandlung des Diabetes mellitus mit oralen Antidiabetika ist. Als **Faustregel** merken Sie sich einfach, dass viele orale Antidiabetika am OP-Tag abgesetzt werden sollten und die Therapie erst mit der normalen oralen Nahrungsaufnahme wieder aufgenommen werden sollte. Ausnahmen sind:

- GLP-1-Agonisten (wöchentliche Gabe), Metformin, SGLT-2-Inhibitoren: längere Pause wegen möglicher schwerer Komplikationen
- DPP-4-Inhibitoren, Glitazone: Fortführen der Therapie ohne Unterbrechung

2. Maßnahmen zur perioperativen Blutzuckerspiegeleinstellung

Zur **Vermeidung von hyperglykämischen Entgleisungen** können auch nichtinsulinpflichtige Diabetiker kurzfristig mit einem **Insulin** versorgt werden, wenn der Blutzuckerspiegel > 180 mg/dl steigt. Wegen der nur kurzen Anwendung kann ein an den Blutzuckerspiegel adaptiertes Korrekturschema mit Normalinsulin zum Einsatz kommen (➤ Tab. 38.2). Insulin kann sowohl intravenös als auch subkutan verabreicht werden. Die intravenöse Gabe zeigt einen schnelleren Wirkbeginn, aber eine kürzere Wirkdauer.

Tab. 38.2 Korrekturschema perioperative Insulingabe

Blutzuckerspiegel [mg/dl]	Insulin [IE]
> 180	3
> 210	4
> 240	5
> 270	6
> 300	7

3. Präoperative Nüchternheit bei Diabetikern

Grundsätzlich gelten für Diabetiker die gleichen Zeitintervalle für die präoperative Nüchternheit von **6 h für feste Nahrung** und **2 h für klare Flüssigkeiten** (Wasser, Tee, klare Säfte). Der Patient sollte angehalten werden, diese Zeit nicht nur einzuhalten, sondern auch zu nutzen, um eine intraoperative Hypoglykämie zu vermeiden und einen ausgeglichenen Flüssigkeitshaushalt anzustreben. Um **eine Hypoglykämie vor der Operation zu vermeiden,** darf der Patient z. B. bis 2 h vor Narkoseeinleitung gezuckerten Tee oder einen fettfreien Ernährungsdrink zu sich nehmen.

4. Blutuntersuchung am OP-Tag

Die Bestimmung des präoperativen **Nüchternblutzuckerspiegels** ist obligat. Bis zum Eingriff sollte der Blutzuckerspiegel im Abstand von 2–4 h kontrolliert werden. Auch im Rahmen der Narkoseeinleitung wird eine Kontrolle durchgeführt. Bei längeren Eingriffen oder nach der Gabe von Insulin sollten intraoperativ stündliche **Kontrollen** des Blutzuckers erfolgen und bei Bedarf Gegenmaßnahmen ergriffen werden. Postoperativ wird ein Kontrollintervall von 2–4 h empfohlen.

5. Gefahrensituationen beim diabetischen Patienten in Narkose

Unter einer Allgemeinanästhesie werden die vegetativen Zeichen einer drohenden Hypoglykämie unter Umständen zu spät oder nicht erkannt, da sich der Patient nicht äußern kann.

- Bei **drohender Hypoglykämie** (Blutzuckerspiegel je nach Patient < 80–110 mg/dl) kann man den laufenden Elektrolytlösungen hoch konzentrierte Glukoselösung (z. B. G 40 %, 10 ml = 4 g Glukose) zusetzen. Je nach Blutzuckerspiegel werden 8–20 g Glukose in 1 l Vollelektrolytlösung verdünnt.
- Bei **Hyperglykämien** kann die Gabe von Normalinsulin bereits während der Operation notwendig sein (➤ Tab. 38.2). Ziel ist dann ein Blutzuckerspiegel von 140–180 mg/dl. Nach Verabreichen von Insulinpräparaten ist eine regelmäßige Kontrolle des Blutzuckers zwingend notwendig.

MERKE

Von der Verwendung von 5-prozentigen Glukoseinfusionen sollte man absehen, da diese nur aus Wasser und Glukose bestehen: Die Glukose wird verstoffwechselt, das freie Wasser bleibt zurück und diffundiert in den Extravasalraum.

6. Anästhesiologische Besonderheiten

Längerfristig erhöhte Blutzuckerspiegel bei einem Diabetes mellitus führen zu einer Makro- und Mikroangiopathie sowie zur Polyneuropathie. Diese Komplikationen sind typischerweise stärker ausgeprägt je länger die Erkrankung besteht und je schlechter die Stoffwechseleinstellung ist. Patienten mit einem Diabetes mellitus haben ein erhöhtes Risiko für **vaskuläre Komplikationen** wie Myokardinfarkte, Schlaganfälle oder auch für ein postoperativ auftretendes akutes Nierenversagen. Perioperativ wird daher eine möglichst stabile hämodynamische Situation angestrebt. Besteht eine ausgeprägte autonome Neuropathie, kann es zudem zu starken **Blutdruckschwankungen** kommen. Die Indikation zur invasiven Blutdrucküberwachung ist bei größeren Eingriffen entsprechend großzügig zu stellen. Nicht selten leiden die Patienten unter einer autonomen Gastroparese mit **verzögerter Magenentleerung,** sodass das Aspirationsrisiko erhöht ist und eine RSI indiziert sein kann. Aus einer **Versteifung der Gelenke** (Stiff Joint Syndrome) können **Intubationsprobleme** und Schwierigkeiten bei der Lagerung resultieren. Das Risiko von **Lagerungsschäden** ist bei Diabetikern erhöht. **Störungen der Thermoregulation** treten ebenfalls auf. Die Körpertemperatur der Patienten sollte daher überwacht und einer Auskühlung entgegengewirkt werden.

Bei Patienten mit Diabetes mellitus Typ 1 ist es wichtig, dass es nicht zu einer längeren Pause der Insulintherapie kommt, da sonst die Entwicklung einer diabetischen Ketoazidose (➤ Kap. 49) droht. Häufig werden diese Patienten daher morgens operiert.

ZUSAMMENFASSUNG

Bei Patienten mit einem Diabetes mellitus gelten die gleichen **Karenzzeiten** für feste und flüssige Nahrung. Je nach Präparat, geplantem Eingriff und Zustand des Patienten werden **orale Antidiabetika** längere Zeit vor der Operation abgesetzt, die Gabe am OP-Tag pausiert oder unverändert fortgeführt. **Präoperativ** sollte eine Nüchternblutglukosemessung durchgeführt werden. Bei Patienten, die mit oralen Antidiabetika versorgt werden, erfolgt die **perioperative Blutzuckereinstellung** mit einem kurz wirksamen Insulin. Nach Bedarf sind engmaschige Kontrollen des Blutzuckerspiegels vorzunehmen. Bei Patienten mit Hyperglykämie wird perioperativ ein Blutzuckerspiegel 140–180 mg/dl angestrebt. Die **diabetesbedingten Begleiterkrankungen** haben einen Einfluss auf das anästhesiologische Management.

39

Tonsillektomie bei einem Kind

Ann-Kristin Reinhold, Jens Vater

Anamnese

Sie sitzen in der Prämedikationsambulanz und klären die Mutter der 3-jährigen Anna über die Narkose für die bevorstehende Tonsillektomie auf. Anna ist ein munteres Kind, das in der Spielecke herumtollt. Erkrankungen des Herz-Kreislauf-Systems, der Lunge, Nieren, Leber sowie Stoffwechselstörungen sind nicht bekannt, die frühkindliche Entwicklung verläuft bislang unauffällig. Die Anamnese bezüglich Blutgerinnungsstörungen und Muskelerkrankungen ist leer. Operiert wurde Anna bisher nicht, auch in der Familie gab es keinerlei Narkosezwischenfälle. Das einzige Problem sind rezidivierende Entzündungen der Tonsillen, die morgen operativ entfernt werden sollen.

Untersuchungsbefund

3-jähriges, gesundes Mädchen, normal entwickelt. Herz, Lunge, Abdomen klinisch unauffällig. Mallampati I, Tonsillen vergrößert, im Kopf-Hals-Bereich keine Lymphknoten tastbar. Temperatur: 36,9 °C.

1. **Wie lange vor dem Eingriff darf Anna nichts mehr essen?**
2. **Welche Möglichkeiten der Narkoseeinleitung gibt es? Wann ist welche Form indiziert und wie gehen Sie jeweils vor?**
3. **Nennen Sie anatomische und physiologische Besonderheiten, die bei Kindernarkosen von Relevanz sind.**
4. **Was sind typische Komplikationen bei Kindernarkosen? Wie lassen sie sich verhindern?**
5. **Welche speziellen Gefahren drohen bei HNO-Eingriffen?**

1. Nüchternheit

Generell soll die präoperative Nüchternheit gerade bei Kindern möglichst kurz gehalten werden, um Flüssigkeitshaushalt, Blutzucker, aber auch die Zufriedenheit der Kinder stabil zu halten. Daher sind die Karenzzeiten im Vergleich zu Erwachsenen modifiziert. So sollte eine vollwertige Mahlzeit bis sechs Stunden vor Narkoseeinleitung erlaubt sein. Eine kleine, leichte Mahlzeit (z. B. Marmeladentoast, Brei, Joghurt oder Banane) kann hingegen auch noch vier Stunden vor Einleitung eingenommen werden. Bezüglich Flüssigkeiten gilt: Neugeborene und Säuglinge sollen zum Trinken von Muttermilch bis drei Stunden vor Narkoseeinleitung ermuntert werden, bei Fertigmilch oder anderen nicht klaren Flüssigkeiten beträgt der Zeitraum vier Stunden. Alle Kinder sollen vor elektiven Eingriffen bis zu einer Stunde vor Narkoseeinleitung zum Trinken von klarer Flüssigkeit (Wasser, Tee oder verdünnter Fruchtsaft) ermuntert werden.

Demnach darf Anna z. B. bis vier Stunden präoperativ einen Joghurt essen und noch eine Stunde vor der Operation Tee trinken.

MERKE

Die Nahrungskarenz ist insbesondere bei Kindern möglichst kurz zu halten. Hierzu ist oft eine enge Kommunikation mit der Station bzw. den Eltern vonnöten.

2. Narkoseeinleitung

Kindernarkosen können intravenös oder inhalativ eingeleitet werden. Dies hängt von der Grunderkrankung und dem Vorhandensein eines intravenösen Zugangs ab:

- **Intravenöse Einleitung:** bei Kindern, die bereits einen i. v. Zugang haben oder bei denen man Atemwegsschwierigkeiten erwartet. Eine absolute Indikation besteht bei erhöhter Aspirationsgefahr. Um den Venenpunktionsschmerz zu mindern, sollte man rechtzeitig vor der Punktion EMLA®-Salbe-/Pflaster auftragen lassen. Als Induktionsnarkotikum wird meistens Propofol in Kombination mit einem Opioid wie Fentanyl, Sufentanil oder Remifentanil verwendet, ggf. plus ein Muskelrelaxans.
  Der Ablauf der intravenösen Einleitung bei Kindern entspricht dem bei Erwachsenen.
- **Inhalative Einleitung:** Nüchterne Kinder werden inhalativ eingeleitet, wenn kein i. v. Zugang vorhanden ist oder die Punktionsversuche frustran waren. Hierfür atmet das Kind über eine dicht sitzende Atemmaske ein Gemisch aus Sauerstoff und Sevofluran 8 Vol.-%. Wenn das Kind schläft, legt eine zweite Fachkraft den i. v. Zugang oder übernimmt die Maskenbeatmung. Zu diesem Zeitpunkt kann die Sevofluran-Konzentration auf etwa 3 Vol.-% reduziert werden. Solange das Kind spontan atmet, kommt es auch unter hohen Sevofluran-Konzentrationen zu keiner wesentlichen Kreislaufdepression. Sevofluran ist als einziges volatiles Anästhetikum zur inhalativen Einleitung geeignet, da es weder übel riecht noch die Atemwege reizt. Nach Anlage eines i. v. Zugangs werden rasch die weiteren Narkosemedikamente injiziert und die Atemwege gesichert. **Kontraindikation ist ein nicht nüchternes Kind.**

Generell ist vor Kindernarkosen eine **medikamentöse Prämedikation** z. B. mit Midazolam sinnvoll, um Stress und Angst während der Narkoseeinleitung zu vermeiden. Ob die **Anwesenheit eines Elternteils** während der Einschlafphase hilfreich ist, wird seit Langem kontrovers diskutiert. Die Ein- und Ausleitung sollte in einer **ruhigen Atmosphäre** stattfinden und eine Person sollte sich immer um das Kind kümmern. Das Kind darf nie unbeobachtet sein. Frühzeitig sollte man an den **Wärmeerhalt** denken und das Kind mit warmen Decken zudecken sowie den OP-Tisch und -Saal aufheizen. Bei der Tonsillektomie handelt es sich um einen elektiven Eingriff ohne erhöhtes Aspirationsrisiko, es sind also beide Einleitungsformen möglich, allerdings kann die Maskenbeatmung durch die vergrößerten Tonsillen (➤ Abb. 39.1) erschwert sein.

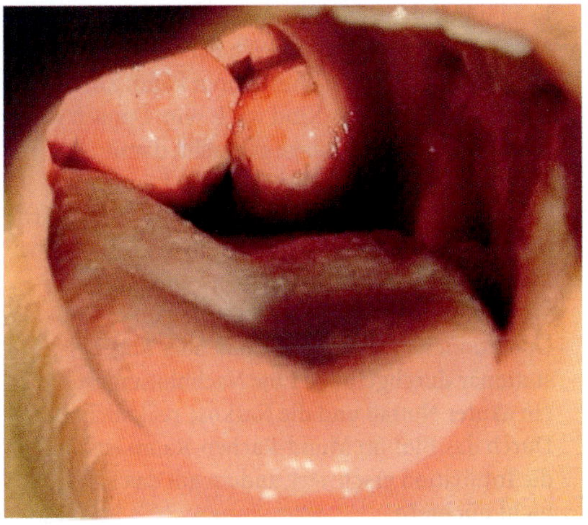

Abb. 39.1 Kissing Tonsils [G881]

3. Anatomische und physiologische Besonderheiten

- **Atemwege:** Die Intubation ist etwas schwieriger als bei Erwachsenen, da Kinder eine größere Zunge und eine weiche, u-förmige Epiglottis haben. Außerdem ist der Hinterkopf relativ groß, sodass es leichter zur Verlegung der oberen Atemwege kommt. Der Kopf wird deshalb zur Maskenbeatmung und Intubation bevorzugt in Neutralstellung oder in Schnüffelposition gelagert.
- Die **engste Stelle der Trachea** ist nicht wie bei Erwachsenen auf Stimmbandebene, sondern subglottisch. Auch wenn der Tubus problemlos die Stimmbänder passiert, kann er zu groß sein und starken Druck ausüben. Durch die Entwicklung von pädiatrischen Microcuff-Tuben® haben sich becuffte und geblockte Tuben auch für Neonate in den letzten Jahren durchgesetzt. Diese Tuben sind ab einer Größe von 3,0 mm ID verfügbar.
- **Beatmung:** Durch die verminderte funktionelle Residualkapazität kommt es während Apnoephasen trotz vorheriger Präoxygenierung schnell zu Sättigungsabfällen.
- Die **Dehnbarkeit der Lunge** (Compliance) ist vermindert und der Atemwegswiderstand erhöht, sodass oft höhere inspiratorische Beatmungsdrücke notwendig sind.
- Der **Hauptatemmuskel** bei Kindern ist das Zwerchfell. Durch einen luftgefüllten Magen, Meteorismus oder Ileus kann unter Spontanatmung eine Ateminsuffizienz auftreten, aber auch die Beatmung deutlich erschwert sein.
- **Herz-Kreislauf-System:** Die Regulation des Herzzeitvolumens erfolgt bei Säuglingen überwiegend über die Herzfrequenz. Durch die physiologische Hypertrophie im fetalen Blutkreislauf ist der rechte Ventrikel relativ steif und eine Steigerung des Schlagvolumens ist somit nur eingeschränkt möglich. Bradykardien sind daher zu vermeiden. Die Herzfrequenz ist im Vergleich zum Erwachsenen erhöht, der Blutdruck verringert. Eine intraoperative Hypertonie ist in aller Regel ein Zeichen für unzureichende Narkosetiefe.
- **Temperaturregulation:** Kinder kühlen durch die im Verhältnis zum Gewicht größere Körperoberfläche schneller aus. Bei Kindernarkosen sollte immer auf den Wärmeerhalt geachtet werden (z. B. durch warme Decken, WarmTouch™, angewärmte Infusionen, Aufwärmen des OP-Saals). Bei Säuglingen ist zudem das Kältezittern uneffektiv, die Wärmeproduktion findet im braunen Fettgewebe statt.
- **Flüssigkeitshaushalt:** Das intravasale Volumen von Kindern ist zwar im Verhältnis zum Körpergewicht etwas höher, absolut gesehen aber deutlich geringer als bei Erwachsenen. Durch eine inadäquate Infusionstherapie kann es somit leicht zu Hypo- oder Hypervolämie kommen. Altersabhängig kommen deshalb Spritzenpumpen oder Infusionssysteme mit Tropfenzähler zum Einsatz.

4. Typische Komplikationen

- **Postoperative Übelkeit und Erbrechen (PONV):** meist harmlos, aber sehr störend, daher bei entsprechender Disposition Prophylaxe z. B. mit Dexamethason und Ondansetron. Auch eine total intravenöse Anästhesie (TIVA) reduziert die Inzidenz von PONV.

- **Stridor:** durch den kleineren Trachealdurchmesser bereits bei geringer Sekretverlegung oder Schwellung der Schleimhaut, wenn durch einen zu dicken Tubus, erhöhten Cuff-Druck oder rabiate Intubationsversuche die Schleimhaut gereizt oder verletzt wird und anschwillt.
- **Agitation beim Aufwachen:** meist durch Schmerzen, Durst, Hunger, Angst und das Aufwachdelir nach Gasnarkose. Prophylaktisch wirken eine gute Prämedikation, eine ruhige freundliche Atmosphäre bei der Narkoseeinleitung und eine adäquate Analgesie. Zudem hat sich hier die TIVA bewährt.

5. Besonderheiten bei HNO-Eingriffen

- Durch **hypertrophierte Tonsillen** oder Adenoide kann der Atemweg erschwert sein.
- HNO-Kinder leiden häufig unter **chronischen Atemweginfekten,** sodass die Gefahr von Bronchospasmen erhöht ist.
- Anästhesist und Operateur konkurrieren um denselben Arbeitsplatz.
- Durch Fixierung des **Endotrachealtubus** an einem Zungenspatel, den der Operateur nach der Intubation platziert, können sich Tubuslage und -durchgängigkeit bei jeder Manipulation am Spatel ändern und müssen deshalb kontrolliert werden.
- Bei Eingriffen am Ohr kommt es regelmäßig zu **PONV,** deshalb sollte hier eine Prophylaxe in jedem Fall durchgeführt werden.
- Ein **Laryngospasmus** entsteht durch Wundblut oder Speichel nach Tonsillektomien, Tonsillotomien oder Adenektomien, die Richtung Epiglottis fließen. Vor der Extubation daher Mund und Rachen vorsichtig mit einem weichen Absaugkatheter absaugen. Keine Extubation in der Exzitationsphase, da dies ebenso wie Manipulationen im Mund-Rachen-Bereich bei flacher Narkose zu einem Laryngospasmus führen kann. Zur Extubation sollte das Kind wach sein. Danach wird es in die stabile Seitenlage gebracht, damit Wundsekret und Speichel abfließen können.
- **Nachblutungen** nach Tonsillektomien können früh innerhalb der ersten Stunden, aber auch noch eine Woche postoperativ auftreten, wenn sich der Wundschorf ablöst. Deshalb werden diese Operationen auch heute noch in aller Regel stationär durchgeführt. Eine Nachblutung ist meist ein akuter Notfall und die Narkose risikobehaftet: Durch das Blut im Mund-Rachen-Raum ist häufig die Intubation erschwert, zudem gilt das Kind als nicht nüchtern.

ZUSAMMENFASSUNG

Die **Einleitung** bei Kindernarkosen kann sowohl inhalativ als auch intravenös erfolgen. Die Intubation und Beatmung ist bei Kindern aufgrund der **anatomischen Besonderheiten** etwas schwieriger und bedarf einer gewissen Übung. Bradykardien sind zu vermeiden, da hierdurch das Herzzeitvolumen bei Säuglingen und Kleinkindern abfällt. An den **Wärmeerhalt** muss von Anfang an gedacht werden. Die Inzidenz der **postoperativen Agitation** lässt sich durch eine gute Prämedikation, eine ruhige Atmosphäre, Anwesenheit der Eltern und eine gute Schmerztherapie verringern. **Eingriffe im Hals-Nasen-Ohren-Bereich** bergen gewisse Risiken, da Operateur und Anästhesist um den Nasen-Rachen-Bereich konkurrieren und der Zugang zu den Atemwegen intraoperativ deutlich erschwert ist. **Nachblutungen** nach Tonsillektomien können auch noch in der Spätphase der Wundheilung auftreten und sind dann ein akuter Notfall.

40

Thorakoskopie mit Lungenbiopsie

Lars Töpfer

Anamnese

Auf dem heutigen OP-Programm steht ein 66-jähriger Patient mit einem suspekten Rundherd in der Computertomografie des Thorax. Geplant ist eine Thorakoskopie rechts mit Probeentnahme aus dem rechten Oberlappen, intraoperativem Schnellschnitt und ggf. Oberlappenresektion rechts. Im präoperativen Gespräch berichtet er, dass Treppenlaufen nur eingeschränkt möglich sei, da er eine ausgeprägte Gonarthrose habe, links stärker als rechts. Außerdem leide er seit Jahren an einem chronischen Husten mit Auswurf. Er rauche seit etwa 45 Jahren ein bis zwei Schachteln am Tag.

Untersuchungsbefund

66-jähriger Patient, adipös (178 cm groß, 102 kg schwer). Herz: Herztöne auskultatorisch rein, rhythmisch. Lunge: beidseits leises Atemgeräusch, stark verschleimt. Abdomen: weich, adipös, unauffällig. Extremitäten: ausgeprägte Varikosis.

1. **Welche weiteren Untersuchungsbefunde sollten Ihnen noch vorliegen?**
2. **Welche Form der Beatmung wählen Sie und warum?**
3. **Welchen Tubus benötigen Sie dazu? Zeichnen und erklären Sie seine Funktionsweise und den Ablauf der Beatmung.**
4. **Welche Ursache können intraoperative Sättigungsabfälle haben?**
5. **Wie behandeln Sie derartige Sättigungsabfälle?**
6. **Was versteht man unter dem Euler-Liljestrand-Reflex?**

1. Untersuchungsbefunde

Präoperativ sollte immer eine **Lungenfunktionsprüfung (Spirometrie)** durchgeführt werden, um die respiratorischen Reserven des Patienten und damit die Operabilität beurteilen zu können. Der relevanteste Parameter ist die forcierte exspiratorische Einsekundenkapazität (FEV_1). Häufig wird auch die Bestimmung der **Diffusionskapazität** (DL_{CO}) empfohlen. Große nicht ventilierte Lungenabschnitte können oft problemlos reseziert werden, während bei Patienten mit COPD und Lungenemphysem bereits kleine Eingriffe die respiratorischen Reserven überfordern können.

Eine **arterielle Blutgasanalyse** kann klären, ob schon vor dem resezierenden Eingriff eine Partial- oder Globalinsuffizienz vorliegt. Bei einer Partialinsuffizienz ist nur der arterielle Sauerstoffpartialdruck vermindert, während bei einer Globalinsuffizienz zusätzlich zum verminderten arteriellen Sauerstoffpartialdruck der CO_2-Partialdruck erhöht ist.

In der Regel liegt bei Patienten mit einer derartigen Anamnese vor der geplanten Operation eine **Röntgenaufnahme des Thorax** bzw. meist sogar ein **Thorax-CT** vor. Diese ermöglichen die Lokalisation des Befunds und zeigen weitere für die Narkose relevante Befunde. Mediastinale Raumforderungen und Trachealverschiebungen können z. B. die Platzierung des Tubus erschweren.

Da die Belastbarkeit dieses Patienten nicht sicher zu beurteilen ist und ein mittleres bis hohes OP-Risiko vorliegt, sollte ein **präoperatives EKG** durchgeführt werden. Dabei achtet man auf Zeichen der Rechtsherzbelastung und einer Ischämie. Vor allem bei Rauchern sind die Koronararterien häufig arteriosklerotisch verändert. Chronische Lungenerkrankungen können zu einem pulmonalen Hypertonus mit Rechtsherzbelastung führen. Ist eine Resektion von Lungengewebe geplant, kann durch die Reduktion des pulmonalen Gefäßquerschnitts die Rechtsherzbelastung bis hin zu einer akuten Rechtsherzdekompensation aggravieren. Bei bekannter Herzinsuffizienz mit Symptomverschlechterung innerhalb der letzten 12 Mon. oder bei neu aufgetretener Dyspnoe wäre darüber hinaus auch eine **Echokardiografie** indiziert.

2. Beatmung

Im vorliegenden Fall muss eine **Einlungenventilation** gewählt werden. Ihr Ziel ist es, die beiden Lungen voneinander zu trennen. Dies kann aus mehreren Gründen geschehen:

- Als **Kontaminationsschutz** der gesunden Lunge, um zu verhindern, dass Eiter, Krankheitserreger oder Blut in die gesunde Lunge gelangen, z. B. bei Bronchiektasen, Abszessen oder starken Blutungen aus der kontralateralen Lunge.
- Zur **Verbesserung der operativen Bedingungen:** thorakoskopische Eingriffe, Pneumektomie, Pleurodesen, Operationen an den großen Gefäßen, Ösophagusoperationen, ventrale Eingriffe an der Brustwirbelsäule und der oberen Lendenwirbelsäule.
- Zur **Kontrolle der Ventilationsverteilung,** um größere Luftleckagen zu vermeiden. Bei Lungentransplantation, Eröffnen großer Luftwege, Pneumothorax, bronchopleuralen Fisteln, großen unilateralen Lungenzysten.

3. Doppellumentubus

Der **Doppellumentubus** ist die am häufigsten verwendete Methode zur seitengetrennten Ventilation der Lunge. Im Prinzip handelt es sich hierbei um zwei Tuben, die aneinander fixiert sind. Ein Tubus endet in einem der beiden Hauptbronchien und der andere weiter proximal in der Trachea (➤ Abb. 40.1). Die beiden Enden können entweder über einen Konnektor verbunden und beide Lungen über ein Beatmungsgerät ventiliert werden, oder es kommen zwei Beatmungsgeräte zum Einsatz.

Die Größe von Doppellumentuben wird nicht wie bei den meisten anderen Endotrachealtuben anhand des Innendurchmessers in mm angegeben, sondern anhand des Außendurchmessers in Charrière (Ch). Die Größe richtet sich nach dem Durchmesser der Trachea. Die üblicherweise verwendeten Größen sind:

- Frauen: 37 Ch
- Männer: 39 Ch

Die Beatmung beider Lungen sollte so lange wie möglich, also bis kurz vor Eröffnung der Pleura durchge-

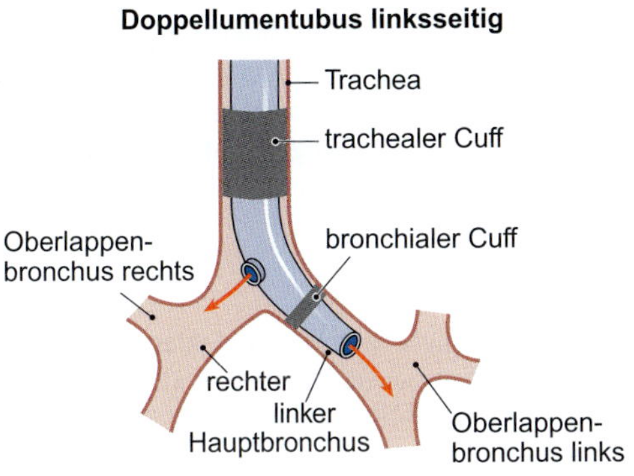

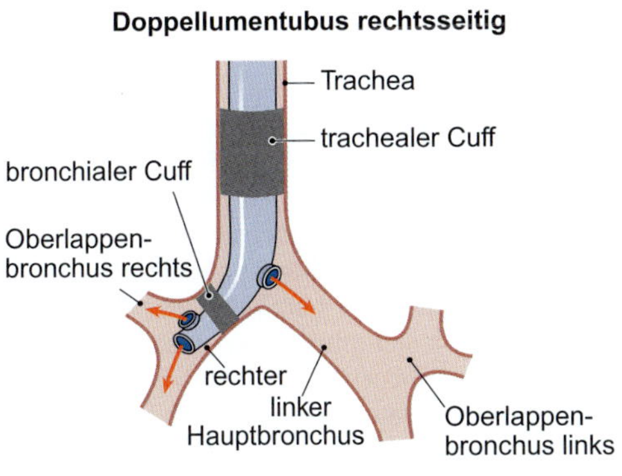

Abb. 40.1 Doppellumentubus. Da der rechten Oberlappenbronchus bereits kurz hinter der Carina abgeht, wird meistens ein linksbronchialer (auch: linksläufiger oder linksgängiger) Tubus verwendet. Ausnahme hiervon sind z. B. linksseitige carinanahe Eingriffe. [L141]

führt werden. Für die Phase der **Einlungenventilation** wird der Konnektor an der zu operierenden Seite abgeklemmt. Damit die Lunge zusammenfallen (also die Luft entweichen kann), diskonnektiert man zwischen der Abklemmung und dem Tubusende der OP-Seite. Die kontralaterale Seite wird zunächst mit reinem Sauerstoff (F_iO_2 = 1,0) beatmet und die inspiratorische Sauerstoffkonzentration dann in Abhängigkeit von der Sauerstoffsättigung (SaO_2) bzw. dem arteriellen Sauerstoffpartialdruck (paO_2) reduziert. Ziel ist i. d. R. eine $SaO_2 > 92\,\%$. Das Atemhubvolumen wird meist auf 4–6 ml/kg KG eingestellt, die Anwendung eines PEEP beugt der Ausbildung von Atelektasen vor und verhindert einen beatmungsassoziierten Lungenschaden. Weitere Möglichkeiten, die Lunge seitengetrennt zu beatmen, sind das Einbringen eines Bronchusblockers (Katheter mit aufblasbarem Cuff am Ende) oder die Verwendung eines Univent-Tubus (Endotrachealtubus mit zusätzlichem Lumen, in das ein Bronchusblocker integriert ist).

4. Sättigungsabfälle

Die häufigste Ursache für intraoperative Sättigungsabfälle während der Einlungenventilation ist ein **intrapulmonaler Shunt.** Die nicht ventilierte Lunge wird – wenn auch in reduziertem Ausmaß – weiterhin perfundiert. Dieses nicht oxygenierte Blut mischt sich dann in den Pulmonalvenen mit dem sauerstoffreichen Blut aus der ventilierten Lunge.

MERKE

Bei Auftreten eines Sättigungsabfalls sollten zunächst eine Hypoventilation oder ein niedriges HZV ausgeschlossen werden. Ansonsten kommen auch unter Einlungenventilation die **typischen Ursachen** für Sättigungsabfälle infrage, die mit dem englischen Merkspruch „DOPES" beschrieben werden:

- **D** = Dislocation (des schon liegenden Tubus)
- **O** = Obstruction (Verlegung durch Sekret oder Blut, Abknicken, Bronchospasmus)
- **P** = Pneumothorax
- **E** = Equipment (z. B. Konnektor nicht fest, Gerätedefekt etc.)
- **S** = Stomach (überblähter Magen)

5. Therapie

Die Therapie von intraoperativen Sättigungsabfällen erfolgt zunächst symptomatisch durch **Erhöhung der FiO_2** und **Optimierung der Beatmungseinstellungen.** Danach gilt es, möglichst schnell die **Ursache** für den Sättigungsabfall ausfindig zu machen und zu **beheben:**

- Fiberoptische Lagekontrolle des Tubus
- Ausschluss von Tubusobstruktion durch Sekret, Abknicken o. Ä.

Da allerdings eine der häufigsten Ursachen ein Rechts-Links-Shunt ist, findet sich nicht immer eine technische Erklärung.
Der nächste Schritt ist zunächst die **Insufflation von Sauerstoff** und dann die Anwendung **CPAP** in der nicht ventilierten Lunge sowie das **Anpassen des PEEP** in der ventilierten Lunge. Sind diese Maßnahmen nicht erfolgreich, kann versucht werden, die Oxygenierung durch **kurzzeitige Zweilungenbeatmung** (in Absprache mit dem Operateur) und **Rekruitmentmanöver** zu verbessern. Als Ultima Ratio bleibt schließlich das **Abklemmen der Pulmonalarterie** der nicht ventilierten Lunge durch den Operateur. Die Folge ist eine deutliche Erhöhung der rechtsventrikulären Nachlast.

6. Euler-Liljestrand-Reflex

Ein anderer Name für den Euler-Liljestrand-Reflex ist **hypoxisch pulmonale Vasokonstriktion** (HPV). Die Lunge ist das einzige Organ im Körper, bei dem eine Hypoxie nicht zu einer Zunahme der Perfusion durch Vasodilatation führt, um die Oxygenierung zu verbessern, sondern zu einer Perfusionsabnahme. Ein niedriger alveolärer Sauerstoffpartialdruck (paO_2) führt zu einer Vasokonstriktion in der abhängigen Lungenstrombahn. Die Folge ist eine Umverteilung des Blutflusses in besser ventilierte Lungenabschnitte. Das Ventilations-Perfusions-Verhältnis steigt und die Oxygenierung verbessert sich. Dennoch kommt es während der **Einlungenventilation** zu intrapulmonalen Shuntwerten von etwa 28 %, da die HPV nicht maximal ausgeprägt ist. Außerdem verschlechtert sich das Ventilations-Perfusions-Verhältnis schon durch die Narkose mit Muskelrelaxierung und Beatmung. In Rückenlage folgt die Perfusion der Schwerkraft, sodass die unten liegenden Lungenabschnitte vermehrt durchblutet werden. Die Ventilation dagegen findet durch Relaxierung des Zwerchfells und Verlagerung der Oberbauchorgane nach dorsal verstärkt in den oben liegenden Lungenabschnitten statt. Im Mittel resultiert daraus bei **Zweilungenventilation** ein Shuntanteil von 16 % (entsprechend höher bei Einlungenventilation).

MERKE

Die HPV kann durch verschiedene Faktoren vermindert werden: reaktive Sauerstoffspezies durch Sepsis oder Endotoxine, eine Alkalose, z. B. bei Hyperventilation, und eine Zunahme der pulmonalen Perfusion durch Steigerung des Herzzeitvolumens. Volatile Anästhetika vermindern die HPV nur, wenn klinisch unübliche Dosierungen (MAC ≥ 1) verwendet werden.

ZUSAMMENFASSUNG

Vor Thoraxeingriffen mit geplanter Resektion von Lungengewebe sollte immer eine Lungenfunktionsprüfung durchgeführt werden. Die häufigste Ursache für intraoperative **Sättigungsabfälle** ist ein ausgeprägter intrapulmonaler Shunt, der trotz HPV auftritt. Aber auch eine Dislokation und Obstruktion müssen bei einem Sättigungsabfall immer ausgeschlossen werden. Die **Therapie** intraoperativer Sättigungsabfälle erfolgt nach Ausschluss behebbarer Ursachen symptomatisch mit Erhöhung der inspiratorischen Sauerstoffkonzentration, Anpassung des PEEP in der ventilierten Lunge und Anwendung von CPAP in der nicht ventilierten Lunge. Als **Ultima Ratio** kommt das temporäre Abklemmen der Pulmonalarterie der OP-Seite durch den Operateur in Betracht. Die Betreuung von thoraxchirurgischen Patienten erfordert eine interdisziplinäre Zusammenarbeit zwischen Anästhesisten, Thoraxchirurgen und Intensivmedizinern von der OP-Planung bis zur Nachbetreuung.

41

Hexenschuss

Ann-Kristin Reinhold, Jens Vater

Anamnese

Der Rettungsdienst bringt einen 45-jährigen Mann (1,80 m, ca. 100 kg) in die Notaufnahme.
Nach eigenen Angaben habe er am Vortag im Garten mehrere große und ca. 50 kg schwere Pflanzgefäße versetzt. Dabei habe er schon einen stechenden Schmerz im Bereich der Lendenwirbelsäule verspürt, der aber nach einem warmen Bad und unter Eigenmedikation mit 800 mg Ibuprofen zunächst rückläufig gewesen sei. Heute Morgen habe er aber wegen erneuter Schmerzen nicht aus dem Bett aufstehen können. Außerdem fühle sich das linke Bein an, als ob es nicht zu ihm gehöre.
Aktuell beschreibt er einen dumpfen Dauerschmerz (NRS 7–8), bei Bewegung eher stechend und in das linke Bein bis in den Unterschenkel ziehend (hier NRS 9–10).
Vom Notfallsanitäter erfahren Sie noch, dass der Patient nur mithilfe eines Spineboards aus dem Haus zu transportieren gewesen sei, da er aufgrund der Schmerzen nicht habe stehen/gehen können.

Untersuchungsbefund

Nachdem Sie den Patienten zunächst über eine Kurzinfusion mit 2 g Metamizol und 7,5 mg Piritramid versorgt haben, können Sie folgenden Befund erheben:
Links paravertebraler Druckschmerz auf Höhe L4/L5 mit Parästhesie, Schmerzen und Parästhesien im lateralen distalen Oberschenkel Richtung Ferse nach medial ziehend, Sensibilitätsminderung über der Tibiakante links, Fersenstand nicht möglich, Zehenstand sicher, PSR +/+, TPR +/–, ASR +/+, positives Lasègue-Zeichen links.

1. **Welche Verdachtsdiagnose stellen Sie?**
2. **An welche Differenzialdiagnosen müssen Sie denken?**
3. **Was versteht man unter Red und Yellow Flags?**
4. **Wie unterscheidet man radikuläre und nichtradikuläre Schmerzen?**
5. **Wie sieht ein multimodales Therapiekonzept bei Rückenschmerzen aus?**

1. Verdachtsdiagnose

Die Symptome sprechen für einen **akuten Bandscheibenvorfall,** a. e. auf Höhe L4/L5 mit Einklemmung der Nervenwurzel L5.

Dass ein Bandscheibenvorfall so akut eintritt, gilt eher als Seltenheit. Die meisten Patienten leiden zuvor schon über längere Zeit rezidivierend an **Lumbalgie, Ischialgie** oder einer Kombination. Typisch sind hier ein muskulärer Hartspann und Schmerzen beim Husten und Niesen. Im späteren Verlauf treten dann ausstrahlende Schmerzen in das Bein der betroffenen Seite auf. Zu typischen **radikulären Symptomen** und **motorischen Ausfällen** kommt es meist erst im späteren Verlauf (➤ Abb. 41.1).

2. Differenzialdiagnosen

Insbesondere bei chronischen oder rezidivierenden Rückenschmerzen dürfen mögliche andere Ursachen (➤ Abb. 41.2) nicht außer Acht gelassen werden. Hierfür ist eine **interdisziplinäre Abklärung** notwendig!

Bei der **Spinalkanalstenose** kann es zum Auftreten der sog. **Claudicatio spinalis** oder neurogenen Claudicatio kommen. Die Claudicatio spinalis geht mit einem schmerzbedingten Hinken, ausgelöst durch eine **Nervenkompression,** einher. Ähnlich wie bei der gefäßbedingten Claudicatio intermittens kommt es beim Laufen zu zunehmendem Schmerz, Parästhesien und Lähmungserscheinungen. Typischerweise bessern sich die Schmerzen im Sitzen oder Liegen, nicht aber allein durch Stehenbleiben (Differenzialdiagnose zur Claudicatio intermittens). Erleichterung verschafft auch das **Aufheben der Lordose** durch Vornüberbeugen oder das Auflehnen auf einen Einkaufswagen.

3. Red und Yellow Flags

Zur Einschätzung des **Handlungsbedarfs und des Chronifizierungsrisikos** wurden **Red Flags** und **Yellow Flags** definiert (➤ Abb. 41.3). Bei den **Red Flags** handelt es sich um Begleitsymptome und Vorerkrankungen, die als Warnsignal für eine spezifische Ursa-

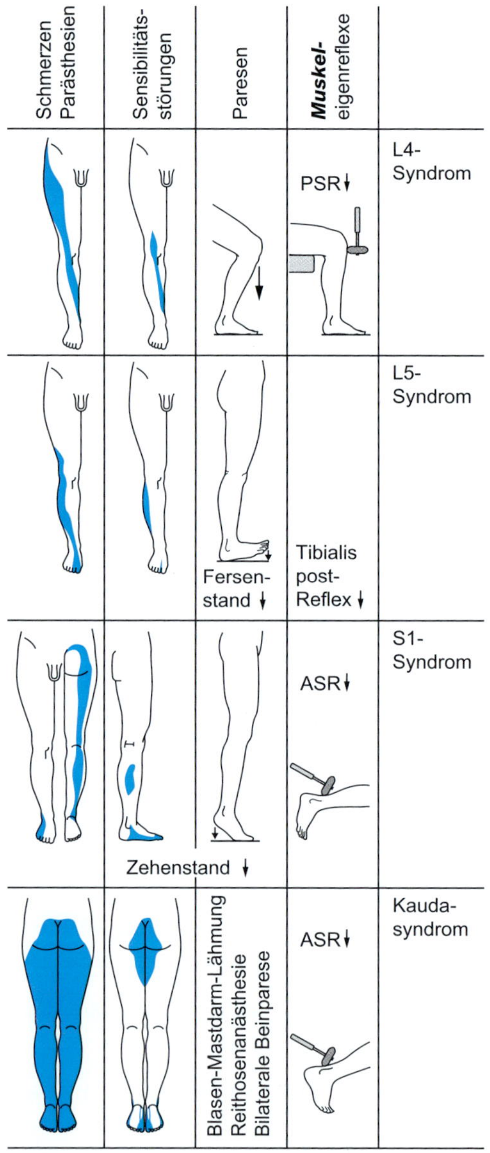

Abb. 41.1 Lumbale radikuläre Syndrome. Synopsis der Schmerzprojektionen, der somatomotorischen Ausfälle sowie der Reflexabschwächungen bei den häufigsten lumbalen/sakralen Wurzelkompressionssyndromen (nach Stöhr M, Riffel B: Nerven- und Nervenwurzelläsionen. Edition Medizin VHC Weinheim, 1988). [L127]

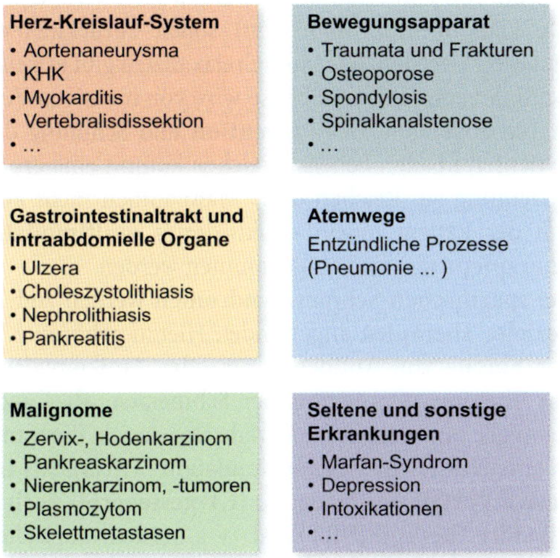

Abb. 41.2 Differenzialdiagnosen chronischer Rückenschmerz [O646/L231]

che des Rückenschmerzes stehen und einen dringenden Handlungsbedarf erfordern.

Zu einer vollständigen Anamnese gehört die Erfassung **psychosozialer Risikofaktoren (Yellow Flags)** immer dazu. Kognitiv-psychoemotionale und verhaltensbezogene Merkmale sind von entscheidender Bedeutung für den Übergang von akuten zu chronischen Verläufen und müssen frühzeitig erfasst werden.

4. Radikulärer und nichtradikulärer Schmerz

Der **radikuläre Rückenschmerz** (➤ Tab. 41.1) geht ursächlich von der entsprechenden Nervenwurzel des Spinalnervs aus und tritt typischerweise beim Bandscheibenvorfall auf. Diese Schmerzen strahlen charakteristisch oft in die Beine oder sogar Füße aus. Bewe-

Tab. 41.1 Radikulärer und nichtradikulärer Rückenschmerz

	Radikulärer Rückenschmerz	Nichtradikulärer Rückenschmerz
Häufigkeit	10 %	90 %
Schmerz	Beinschmerz > Rückenschmerz	Beinschmerz < Rückenschmerz
Ausbreitung	Dermatome mit Parese der Kennmuskeln	Ohne Bezug
Ausstrahlung	Nach distal	Lokal (oder distal)
Lokalisation	Meist einseitig	Ein- oder beidseitig
Linderung	Ruhe, Stufenlagerung	Bewegung
Verstärkung	Husten, Heben	Sitzen, Stehen
Typisch		Diskrepanz zwischen Befund und Schmerz

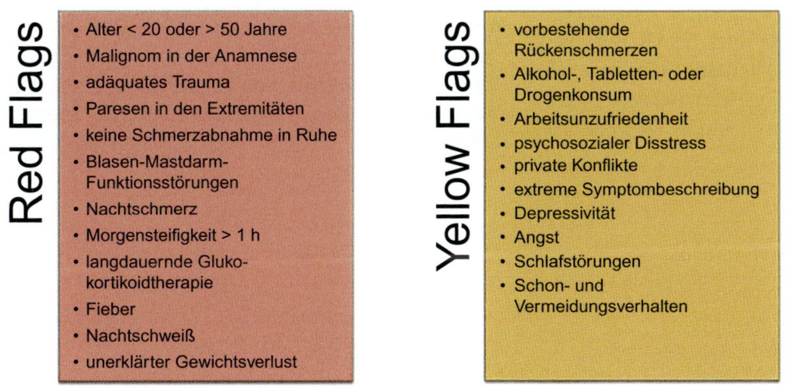

Abb. 41.3 Warnzeichen zur Diagnostik bei Rückenschmerzen [O646]

gung und Sitzen verschlimmert, Liegen reduziert die Schmerzen.

Die sog. **pseudoradikulären Rückenschmerzen** haben eine ähnliche Symptomatik, die Nervenwurzel ist hier aber nicht betroffen. Zwar besteht hier unter Umständen auch eine (nicht so ausgeprägte) Ausstrahlung in die Beine, der Ursprung des Schmerzes liegt aber in den Gelenken der Wirbelsäule. Aufgrund der ähnlichen Symptome wird ein Bandscheibenvorfall „vorgetäuscht".

Beim **nichtradikulären Schmerz** lassen sich die Schmerzen nicht eindeutig einem Versorgungsgebiet einer bestimmten Nervenwurzel der Wirbelsäule zuordnen. Meist finden sich Funktionsstörungen und Irritationen an anderen Strukturen (Muskeln, Bänder, Faszien), durch Druck auf diese lässt sich der Schmerz provozieren.

5. Multimodales Therapiekonzept

Bei der **Therapie** des Rückenschmerzes muss streng zwischen **nichtspezifischem Kreuzschmerz** und spezifischen Schmerzsyndromen unterschieden werden. Für beide Fälle liegen aktuelle Leitlinien zur Diagnostik und Therapie vor (www.awmf.org).

Bei **nichtspezifischem Kreuzschmerz** steht die symptomatische Therapie im Vordergrund. Hierzu zählen **Patientenedukation** und **Bewegungstherapie bzw. Reha**-Sport. Bei entsprechenden psychosozialen Risikofaktoren soll eine **Verhaltenstherapie** eingeleitet werden. Auch die medikamentöse Therapie ist symptomatisch und soll primär die körperliche Aktivität ermöglichen. Standardanalgetika sind **NSAR** (Diclofenac, Ibuprofen, Naproxen). Alternativ können auch **selektive COX-2-Hemmer** eingesetzt werden. Metamizol erhält nur eine Kann-Empfehlung, während der Einsatz von Paracetamol nicht empfohlen wird. **Opioide** (Tilidin, Hydromorphon) sollen zurückhaltend eingesetzt werden. Für Muskelrelaxanzien gibt es keine Leitlinienempfehlung. Ebenso wird von invasiven Verfahren abgeraten. Der **Prävention** und Schulung der Patienten in allen Lebensbereichen kommt eine große Bedeutung zu. Reichen diese Maßnahmen nicht aus, soll der Patient in ein strukturiertes **multimodales Therapieprogramm** aufgenommen werden.

Bei **spezifischen Schmerzsyndromen** werden zudem **gezielte Therapien** angewendet. Hierzu gehören z. B. der Einsatz von Antidepressiva oder Antikonvulsiva zur Therapie neuropathischer Schmerzen, aber auch manuelle und elektrische Verfahren, wie z. B. die transkutane elektrische Nervenstimulation (TENS). Als **invasive Verfahren** stehen die **(CT-gesteuerte) periradikuläre Therapie (PRT)** und – v. a. bei neurologischen Ausfällen – die operative Versorgung der Schmerzursache zur Verfügung. Bei der PRT werden Lokalanästhetika oder Kortikoide direkt an die lokal entzündete, komprimierte oder gedehnte Nervenwurzel gespritzt.

ZUSAMMENFASSUNG

Rückenschmerzen gehören zu den „Volkskrankheiten". Eine **genaue Ursachenabklärung** ist zwingend erforderlich, da Rückenschmerzen häufig auch Symptom einer schweren organischen oder psychosomatischen Grunderkrankung sein können. Bei der Therapie muss zwischen spezifischen und unspezifischen Schmerzen unterschieden werden. Bei **unspezifischem Rückenschmerz** ist einer Immobilisation zwingend entgegenzuwirken. Bei einem akuten Bandscheibenvorfall hingegen kann eine kurzzeitige Schonung sinnvoll sein. Bei persistierenden Beschwerden oder neurologischen Ausfällen ist beim **spezifischen Kreuzschmerz** auch eine kausale, z. B. interventionelle oder operative Therapie sinnvoll.

42

Postoperative Agitation

Ann-Kristin Reinhold, Ute Fetzner

Anamnese

Sie werden in den Aufwachraum gerufen: Ein Patient bewege sich nach einer Blinddarmoperation völlig agitiert im Bett und sei nicht zu führen. Als Sie in den Aufwachraum kommen, hören Sie schon, wie Herr R. laut darum bittet, endlich aus dem Zoo entlassen zu werden. Die Arme sind nach oben gestreckt und die Hände des Patienten greifen nach unsichtbaren Dingen in der Luft. Laut Prämedikationsprotokoll ist der 58-jährige Patient leicht adipös (175 cm, 88 kg), hat eine arterielle Hypertonie und an Voroperationen bereits eine Cholezystektomie und eine Leistenhernien-OP rechts. Medikamente nimmt er nicht regelmäßig ein. Das präoperative Labor zeigt als einzige Auffälligkeiten Leukozyten von 13,7/nl und ein CRP von 3,12 mg/dl. Die Narkose verlief als problemlose Intubationsnarkose mit 0,3 mg Fentanyl, 180 mg Propofol und 50 mg Rocuronium zur Einleitung, die Weiterführung mit Sevofluran, zum Hautschnitt mit erneuter Gabe von 0,1 mg Fentanyl. Die OP-Dauer betrug etwa 30 min. Am OP-Ende war bei suffizienter Spontanatmung eine problemlose Extubation möglich, intraoperativ wurden 1 g Metamizol sowie 5 mg Piritramid verabreicht. Flüssigkeitsbilanz: Ausfuhr 0 ml, Einfuhr ca. 300 ml Vollelektrolytlösung. Bei der Aufnahme im Aufwachraum war der Patient unruhig, nun ist er nicht mehr zu halten.

Untersuchungsbefund

Herz, Lunge und Abdomen klinisch unauffällig. RR jetzt 156/89 mmHg, HF 109/min, SpO_2 98 %, AF 17/min, Temperatur 37,1 °C. Haut: trocken, Gesicht gerötet. Pupillen: weit, isokor, Lichtreaktion positiv. Alle Extremitäten werden kräftig bewegt. Patient zeitlich, örtlich und situativ desorientiert. Die Frage nach Schmerzen verneint er.

1. **Welche Differenzialdiagnosen kommen infrage?**
2. **Welche Verdachtsdiagnose stellen Sie? Begründen Sie dies.**
3. **Welche Pathophysiologie wird für Ihre Verdachtsdiagnose angenommen?**
4. **Durch welche Medikamente kann Ihre Verdachtsdiagnose ausgelöst werden?**
5. **Wie behandeln Sie, sofern Ihre Verdachtsdiagnose zutrifft? Erläutern Sie die Wirkung des Medikaments.**

1. Differenzialdiagnosen

- **Opioidüberhang:** äußert sich durch eine Vigilanzminderung bis hin zum Koma, Miosis und Atemdepression. Die Agitation des Patienten, Atemfrequenz und die weiten Pupillen sprechen gegen diese Diagnose.
- **Restwirkung des Narkotikums:** kann sich durch Somnolenz sowie durch Desorientierung und Erregung äußern. Dagegen sprechen bei den verwendeten Anästhetika die Halluzinationen. Einzig bei Ketamin könnten akustische, visuelle und propiozeptive Halluzinationen auftreten, da es zu einer dissoziativen Anästhesie führt.
- **Relaxanzienüberhang:** äußert sich durch Unruhe, Tachykardie und Hypertonie sowie ggf. mit Tachypnoe und kleinen Atemzugvolumina, subjektiver Atemnot und Angst. Die vorhandene Muskelkraft lässt diese Diagnose unwahrscheinlich erscheinen.
- **Respiratorische Störungen** (Hypoxie, Hyperkapnie) können sich durch Unruhe und Tachykardie äußern sowie bei Hyperkapnie durch Vigilanzminderung mit Somnolenz bis zum Koma. Die gute periphere Sauerstoffsättigung sowie die laute Stimme sprechen gegen eine relevante Beeinträchtigung der Atmung. Endgültig ausgeschlossen werden kann die Differenzialdiagnose mit einer Blutgasanalyse.
- **Störungen des Wasser- und Elektrolythaushalts:** können je nach Ausprägung zu Desorientierung und Unruhe führen. Da der Elektrolythaushalt präoperativ unauffällig war und Infusionsmenge und -lösung nicht auf eine Störung hinweisen, ist diese Diagnose eher unwahrscheinlich. Elektrolytstörungen werden mittels Laborbestimmung bzw. Blutgasanalyse ausgeschlossen. Typischerweise treten sie bei der transurethralen Resektionen der Prostata durch Einschwemmen der Spüllösung, bei Eingriffen mit großem Volumenumsatz häufiger auf. All dies trifft auf Ihren Patienten nicht zu.
- **Akute neurologische Erkrankungen** können sich durch verschiedene neurologische Auffälligkeiten äußern, z. B. Somnolenz bis Koma, Halbseitensymptomatik, Blick- und Sprachstörungen sowie Wesensveränderungen. Isolierte Halluzinationen sind keine typischen Symptome einer zerebralen Blutung oder Ischämie, und der sonst unauffällige Untersuchungsbefund macht diese Differenzialdiagnose unwahrscheinlich.
- **Durch die Operation** kann es zu Veränderungen der Vigilanz und des Neurostatus kommen. Gerade intrakranielle Operationen und Eingriffe im Hals-Nasen-Ohren-Bereich mit der Gefahr der Unterbrechung der intrakraniellen Durchblutung (z. B. Karotisoperationen, Operationen an den Siebbeinzellen) sind mit diesem Risiko behaftet. Da Ihr Patient appendektomiert wurde, scheidet diese Ursache aus.

2. Diagnosestellung

Die Tachykardie, die Mydriasis, die warme trockene Haut, die Halluzinationen und die Agitation sprechen für ein **zentrales anticholinerges Syndrom (ZAS)** mit einer Erregung des zentralen Nervensystems. Dabei handelt es sich jedoch um eine **Ausschlussdiagnose,** sodass zuvor also alle anderen infrage kommenden Differenzialdiagnosen (s. o.) ausgeschlossen werden müssen. Für die Diagnosestellung sind außerdem mindestens ein zentrales und zwei periphere Symptome notwendig (➤ Tab. 42.1). Die zentralen Symptome können unterschiedlich ausgeprägt sein und **als Erregung oder Dämpfung des ZNS imponieren.** Dies erschwert die Diagnosestellung zusätzlich.

MERKE

Zentrale anticholinerge Syndrome, die mit einer Dämpfung des ZNS einhergehen, werden im Klinikalltag häufig übersehen, da die Patienten i. d. R. nicht auffallen. Daher wird die Inzidenz des ZAS oft unterschätzt. Sie liegt laut Literatur nach Allgemeinanästhesien bei 4–10 %.

Tab. 42.1 Symptome des zentralen anticholinergen Syndroms

Zentrale Symptome	Periphere Symptome
ZNS-Erregung	
Agitation	Mydriasis
Ataxie	Tachykardie
Hyperaktivität	Herzrhythmusstörungen
Schwindel	Trockene, rote Haut (v. a. Gesichtsrötung)
Erregbarkeit	Verminderte Speichelproduktion
Konvulsionen	Verminderte Schweißsekretion
Desorientierung	Harnretention
Halluzination	Reduzierte Darmmotilität
ZNS-Dämpfung	
Somnolenz	
Koma	
Störung des Kurzzeitgedächtnisses	
Zentrale Hyperpyrexie	

3. Pathophysiologie

Als pathophysiologisches Korrelat des zentralen anticholinergen Syndroms stellt man sich eine **Imbalance der exzitatorischen und inhibitorischen Neurotransmittersysteme im ZNS** vor. Direkte oder indirekte Acetylcholin-Rezeptor-Antagonisten verursachen durch eine verminderte Freisetzung von Acetylcholin im ZNS bzw. die Blockade zentraler muskarinerg-cholinerger Neurone einen relativen **Acetylcholinmangel.** Das Gleichgewicht der Neurotransmitter wird gestört und es kommt zum ZAS. Die genauen pathophysiologischen Abläufe werden allerdings bislang nur unzureichend verstanden.

4. Auslöser des ZAS

Auslöser des zentralen anticholinergen Syndroms können alle Medikamente sein, die die Blut-Hirn-Schranke überwinden und das Gleichgewicht der Neurotransmitter beeinflussen. Daher kommen **alle Anästhetika** (Injektionsanästhetika wie Propofol, Barbiturate und Ketamin, Inhalationsanästhetika und Lokalanästhetika) infrage, da die Beeinflussung der Zellkommunikation mit Modulation der inhibitorischen und exzitatorischen Neurone für die Wirkung der Anästhetika verantwortlich ist.
Außerdem kann das ZAS durch alle **im ZNS anticholinerg wirkenden Medikamente** ausgelöst werden, wie Anticholinergika (Atropin, Scopolamin, Pirenzepin), Neuroleptika (Phenothiazine, Butyrophenone), Opioide, Benzodiazepine, Antihistaminika (H_1- und H_2-Blocker), Alkohol und andere Rauschdrogen.

5. Therapie des ZAS

Die **Indikation** zur Therapie des zentralen anticholinergen Syndroms wird abhängig von der subjektiven Einschränkung des Patienten und der vitalen Gefährdung gestellt. Beim ZAS mit ZNS-Dämpfung wird häufig eher zugewartet, während die Indikation zur medikamentösen Therapie bei agitierten Patienten früher gestellt wird. Mittel der Wahl ist in beiden Fällen **Physostigmin (Anticholium®),** ein ZNS-gängiges indirektes Parasympathikomimetikum. Durch eine tertiäre Stickstoffverbindung ist es lipophil und kann die Blut-Hirn-Schranke im Gegensatz zu Neostigmin oder Pyridostigmin passieren. Physostigmin hemmt die Acetylcholinesterase reversibel und verlängert so die Wirkung von Acetylcholin.
Begonnen wird beim zentralen anticholinergen Syndrom mit 0,04 mg/kg KG i. v., häufig sind 2 mg bei Erwachsenen notwendig. Aufgrund der Halbwertszeit von Physostigmin kann eine Wiederholung notwendig werden. Die Sicherung der Diagnose erfolgt ex juvantibus, also durch Besserung der Symptome nach Physostigmingabe.

MERKE

- Die Nebenwirkungen von Physostigmin entstehen durch die periphere und zentrale Wirkung der erhöhten Acetylcholinkonzentration: Bradykardie, vermehrte Schleim- und Schweißproduktion, Bronchokonstriktion, Übelkeit, Erbrechen und Diarrhö.
- Kontraindiziert ist Physostigmin bei Asthma bronchiale, koronarer Herzkrankheit sowie mechanischer Obstipation bzw. mechanischem Harnverhalt.

ZUSAMMENFASSUNG

Beim **zentralen anticholinergen Syndrom (ZAS)** handelt es sich **pathophysiologisch** um ein Ungleichgewicht der inhibitorischen und exzitatorischen Neurotransmitter durch einen **relativen Acetylcholinmangel.** Als **Auslöser** kommen alle zentral anticholinerg wirkenden Medikamente infrage. Das zentrale anticholinerge Syndrom ist eine **Ausschlussdiagnose.** Die **Therapie** erfolgt mit **Physostigmin.**

43

Chronische Rückenschmerzen

Jens Vater

Anamnese

In Ihrer Schmerzambulanz stellt sich ein 72-jähriger schlank bis mager wirkender Mann vor. Er berichtet, er leide seit 3 Monaten unter einem dauerhaften drückenden, teils stechenden Schmerz in der Lendenwirbelsäule, der in den letzten Wochen an Stärke zugenommen habe. Zusätzlich habe er mehrmals am Tag – ebenfalls seit einigen Wochen – einschießende Schmerzen im Bereich der rechten Leiste und des Oberschenkels, die wie Stromschläge wären. Sie würden sowohl in Ruhe als auch unter Belastung auftreten. Gelegentlich knicke ihm zudem auch das Bein weg. Von einem niedergelassenen Orthopäden habe er wegen V. a. Bandscheibenvorfall Schmerzmittel und Krankengymnastik verordnet bekommen, das hätte aber an den Beschwerden nichts geändert. Vor 5 Jahren habe man ihm die die linke Niere entfernt, sonst sei er nie ernstlich krank gewesen. Die vegetative Anamnese ergibt einen Gewichtsverlust von 6 kg in den letzten Monaten, Abgeschlagenheit und häufiges nächtliches Schwitzen.

Untersuchungsbefund

Reduzierter AZ und kachektischer EZ, Akren warm, Schleimhäute blass. Herz: $^3/_6$ Systolikum über Pulmonalis, vesikulär Atmen. Abdomen: unauffälliger Untersuchungsbefund. Neurologische Beurteilung: keine Ausfallerscheinungen, keine Meningismuszeichen. Muskeln und Skelettsystem in reduziertem, aber noch altersentsprechendem Zustand. Keine Ödeme.

1. **Welche Verdachtsdiagnose stellen Sie?**
2. **Welche Diagnostik kommt in Betracht, um die Diagnose zu sichern?**
3. **Wie setzt sich eine Schmerztherapie nach dem Tumorschmerzmodell der WHO zusammen?**
4. **Welche speziellen Medikamente können gegen die einschießenden elektrisierenden Schmerzen eingesetzt werden?**
5. **Welches interventionelle Verfahren dient bei Knochenfiliae sowohl der Schmerztherapie als auch der Tumorbehandlung?**

1. Verdachtsdiagnose

Der Patient beschreibt ein **neuropathisches Schmerzsyndrom** mit einschießendem elektrisierendem Charakter und einen **chronischen Rückenschmerz** seit mehreren Monaten. Aufgrund der **B-Symptomatik** (Gewichtsverlust, Abgeschlagenheit, Nachtschweiß), der angegebenen Nephrektomie und des Alters des Patienten besteht V.a. eine **Knochenmetastase bei Nierenzellkarzinom.**

2. Diagnostik

Zu Diagnosesicherung und Staging werden neben der klinischen Untersuchung **bildgebende Verfahren** wie konventionelles Röntgen, Computertomografie, Kernspintomografie und Knochenszintigrafie eingesetzt. Die **histologische Diagnosesicherung** erfolgt per CT-gesteuerter Punktion des Knochenherds.

Bei Ihrem Patienten zeigt die Computertomografie osteolytische Herde im Bereich der LWS (hier nicht dargestellt) und der linken Beckenschaufel (➤ Abb. 43.1).

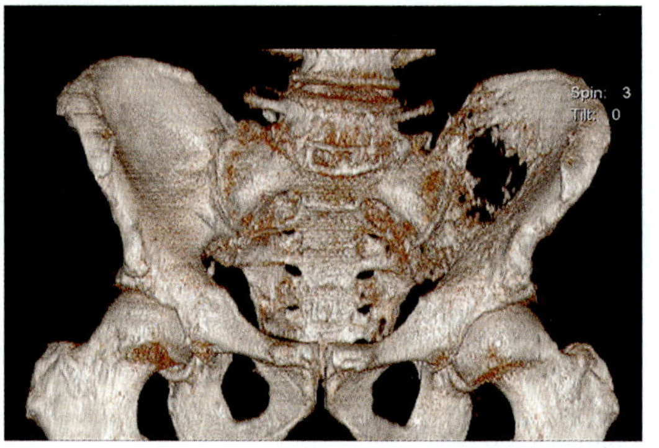

Abb. 43.1 Koronare Computertomografie in 3-D-Rekonstruktion mit osteolytischen Herden im Bereich der linken Beckenschaufel [O646]

3. Schmerztherapie nach WHO-Stufenschema

Nach dem **Tumorschmerzmodell der WHO** (➤ Abb. 54.1) wird die Schmerztherapie zunächst mit **Nichtopioidanalgetika** begonnen. Ist der Patient unter einem oder einer Kombination von zwei Analgetika unterschiedlicher Pharmakodynamik nicht ausreichend schmerzfrei, so kann auf Stufe 2 zusätzlich ein **niedrigpotentes Opioid,** wie Tilidin oder Dihydrocodein eingesetzt werden. Kann auch jetzt unter den empfohlenen Tageshöchstdosen keine Schmerzfreiheit erzielt werden, kommen **hochpotente Opioidanalgetika** im Austausch zu den niedrigpotenten zum Einsatz. Bei entsprechendem Bedarf an morphinartigen Schmerzmitteln stehen auch **transdermale Therapiesysteme** (Schmerzpflaster) zur Verfügung, die eine konstante Wirkstoffabgabe an den Patienten sicherstellen.

Neben den **Basisanalgetika,** die nach einem festen Dosierungsschema eingenommen werden, müssen dem Patienten zusätzlich immer auch **Rescue-Medikamente** zur Verfügung stehen, mit denen Durchbruchschmerzen und Schmerzspitzen abgefangen werden sollen. Hier ist eine schnelle Verfügbarkeit des Wirkstoffs entscheidend. Ein mögliches Therapieschema zeigt ➤ Tab. 43.1. Je nach Stufe des WHO-Schemas werden aus den entsprechenden Bereichen ein oder auch mehrere Wirkstoffe ausgewählt. Dabei ist darauf zu achten, dass keine unterschiedlich potenten Opioide miteinander kombiniert werden. Bei der Umstellung von einem auf ein anderes (höherpotentes) Opioid muss die relative Wirkstärke beachtet werden. Als Hilfsmittel stehen **Umrechnungstabellen,** Rechenschieber oder auch Smartphone-Apps zu Verfügung.

Zusätzlich zu den Schmerzmitteln werden die Patienten mit Adjuvanzien und ggf. auch Co-Analgetika versorgt. Als **Adjuvanzien** werden Medikamente verstanden, welche typische Nebenwirkungen der Therapeutika vermeiden oder abmildern sollen:

- **Protonenpumpenhemmer** (z. B. Pantoprazol, Omeprazol): Vermeidung von gastrointestinalen Nebenwirkungen bei der Anwendung von NSAIDs
- **Antiemetika** (z. B. Metoclopramid, Odansetron): Vermeidung von opioidinduzierter Übelkeit oder Erbrechen
- **Laxanzien** (z. B. Laktulose, Macrogol, Flohsamen): Vermeidung von opioidinduzierter Obstipation

MERKE
Niemals niedrig- und hochpotente Opioide kombinieren.

Tab. 43.1 Basisanalgatika und als Rescue-Medikation (blau) geeignete Analgetika

Medikament, Beispielpräparate		Dosis	Darreichungsform	Dosierungsintervall
Nichtopioidanalgetika				
Diclofenac				
	Voltaren resinat®	75 mg	Kaps., p.o.	12 h
	Voltaren dispers®	50 mg	Auflösetabl.	8 h
Metamizol				
	Novaminsulfon®	8–16 mg/kg KG	Tab./Tr., p.o.	4–6 h (max. 5 g/24 h)
	Novalgin®	8–16 mg/kg KG	Kurzinfusion	4–6 h (max. 5 g/24 h)
Niedrigpotente Opioide				
Tilidin/Naloxon		**Max. 600 mg/d**		
	Valoron N® ret.	50–100 mg	Tabl. p.o.	12 h
	Valoron N®	20–40 Tr.= 50–100 mg	Tr. p. o.	2–4 h
Tramadol		**Max. 400 mg/d**		
	Tramal® long	50–100 mg	Tabl. p.o.	12 h
	Tramal® Lösung	20–40 Tr. = 50–100 mg	Tr. p. o.	4–6 h
Hochpotente Opioide				
Morphin		**Max. 3000 mg/d**		
	Retard-Tabl.	Ab 30 mg	Tabl. p.o.	8–12 h
	Tabl.	5–10 mg	Tabl. p.o.	4 h
Tapentadol		**Max. 500–600 mg**		
	Palexia retard	50–250 mg	Tabl.	Beginn mit 2 × 50 mg
	Palexia Lösung	25–100 mg (1,25–5 ml)	Lös. z. Einnehmen	Alle 4–6 h
	Palexia	50 mg	Filmtabl.	Alle 4–6 h
Hydromorphon		**Keine Tageshöchstdosis**		
Palladon retard®		**4–24 mg**	**Tabl./Kaps.**	**Alle 12 h**
Palladon®		**1,3–2,6 mg**	**Hartkaps.**	**Alle 1–4 h**
Oxycodon (Naloxon)		**400 mg/80 + 40 mg**		
Oxygesic®		**5–80 mg**	**Tabl.**	**Alle 12 h**
Oxygesic®		**1–5 mg**	**i.v.**	**Nach NRS, z.B. als PCA**
Targin®		**5 + 2,5 mg – 40 + 20 mg**	**Tabl.**	**Alle 12 h**
Fentanyl				
	Durogesic®	12,5–150 µg/h	TTS	Wechsel alle 3 d
	Actiq®	200–1600 µg	Lutschtabl.	Bis 4 ×/d
Buprenorphin		**Max. 5 mg/d**		
	Temgesic® sublingual	0,2–0,4 mg	Tabl., s.l.	6–8 h
	Transtec®	35–70 µg/h	TTS	Wechsel alle 3 d

4. Pharmaka bei einschießendem oder elektrisierendem Schmerz

Je nach Charakter des neuropathischen Schmerzes kommen verschiedene **Co-Analgetika** zum Einsatz. Als Co-Analgetika werden Medikamente bezeichnet, die keine eigenen analgetischen Eigenschaften besitzen, aber zusammen mit Schmerzmitteln schmerzlindernd wirken:

- **Antidepressiva:** bei neuropathischen Schmerzen mit Dysästhesien (Brennschmerz) und depressiver Verstimmung.
  - **Amitriptylin:** leicht sedierend (abendliche Gabe), Wirkeintritt erst nach einigen Tagen
  - **Clomipramin:** leicht antriebssteigernd (keine abendliche Gabe)
- **Antiepileptika:** bei neuropathischen Schmerzen mit einschießend stechendem Charakter, z. B. Carbamazepin, Gabapentin, Pregabalin.
- **Glukokortikoide:** bei entzündlich bedingten Schmerzen oder perifokalem Ödem (Nerven-, Rückenmarkkompression), z. B. Dexamethason.
- **Bisphosphonate:** bei Knochenschmerzen durch Osteoporose, Knochenfiliae, z. B. Alendronsäure.
- **Hybridanalgetikum Tapdendatol:** seit 2010 in Deutschland zugelassen bei mittleren bis starken Schmerzen. Durch Wirkung am μ- und am Noradrenalin-Rezeptor ist ein Einsatz bei gemischtem Nozizeptor- und neuropathischem Schmerz möglich. Die relative Wirkstärke liegt zwischen Tramadol und Morphin. Tapendatol wird dennoch als WHO-Stufe 3 Opioid geführt.

5. Interventionelle Therapieverfahren

Die **Bestrahlung** von Knochenmetastasen führt zum **Untergang von Tumorzellen** sowie in der Folge zur **Schmerzlinderung.** Dies betrifft in erster Linie den primären **Knochenschmerz,** da durch die Bestrahlung die ungeordneten Umbauprozesse im Knochen unterbunden werden. Der sekundäre **neuropathische Schmerz,** der z. B. durch perifokale entzündliche Reaktionen am Knochen oder direkten Druck des Tumors auf Nervengewebe ausgelöst wird, kann durch die Bestrahlung ebenfalls gelindert werden.

ZUSAMMENFASSUNG

Für die **Schmerztherapie** bei chronischen und Tumorschmerzen gibt es ein gut funktionierendes Stufenkonzept. Das **Grundprinzip** besteht aus einer Basisschmerztherapie und einer Rescue-Medikation gegen sog. Durchbruchschmerzen oder Schmerzspitzen. Die Dosierungsintervalle der **Basistherapeutika** müssen an die Wirkdauer des Pharmakons angepasst sein. **Adjuvanzien** sind alle Medikamente, welche mögliche unerwünschte Nebeneffekte der Analgetika abmildern oder vermeiden helfen. **Co-Analgetika** können bei speziellen Schmerzproblemen die Wirkung der Analgetika verstärken, gehören aber selbst in andere Substanzklassen, z. B. zu den Antidepressiva.

44

Fremdblutsparende Maßnahmen

Jens Vater

Anamnese

In Ihre Prämedikationssprechstunde kommt ein 68-jähriger Mann. Vor 4 Jahren hat er wegen Koxarthrose in Spinalanästhesie eine Hüfttotalendoprothese erhalten. Aufgrund von Materialversagen soll nun ein kompletter Wechsel der Prothese erfolgen. Der Patient macht sich Sorgen, da ihn der aufklärende Chirurg bereits über ein vermehrtes Blutungsrisiko und den eventuellen Bedarf von Blutkonserven aufgeklärt hat. Er äußert Bedenken über die Gabe von Fremdblut wegen möglicher Nebenwirkungen und des Infektionsrisikos. Außerdem hatte er bei der letzten Operation Probleme mit dem langen Liegen auf dem OP-Tisch. In der internistischen Anamnese finden sich außer eines leichten und gut mit ACE-Hemmern eingestellten arteriellen Hypertonus keine Vorerkrankungen. Die Tumoranamnese ist ebenfalls leer.

Untersuchungsbefund

68-jähriger männlicher Patient in gutem AZ und leicht adipösem EZ (178 cm, 86 kg). Herz und Lungen auskultatorisch unauffällig. Keine peripheren Stauungszeichen oder Ödeme. **EKG:** Sinusrhythmus, Linkstyp, linksanteriorer Hemiblock, unspezifische Erregungsrückbildungsstörungen, im Rhythmusstreifen eine VES.

1. Welches Narkoseverfahren schlagen Sie dem Patienten unter Berücksichtigung seiner Erfahrungen und des Eingriffs vor?

2. Welche transfusionsspezifischen Risiken der Fremdblutgabe gibt es?

3. Welche präoperativen Möglichkeiten zur Einsparung von Fremdblut gibt es? Wie gehen Sie jeweils vor?

4. Welche Kontraindikationen sind bei diesen Verfahren zu beachten?

5. Welche intraoperativen Maßnahmen können zur Einsparung von Blutkonserven genutzt werden?

1. Narkoseverfahren

Bei einer TEP-Wechseloperation kann die Operationszeit > 3 h betragen. Diese Zeitdauer kann kaum ein Patient ruhig auf dem Operationstisch liegen bleiben. Auch eine zusätzliche Sedierung kann da nicht immer Abhilfe schaffen. Die Präparation und das Entfernen der Prothesenkomponenten legt Markraum und gut durchblutetes Weichteilgewebe frei. Dies kann intraoperativ auch zu starken und kreislaufwirksamen Blutungen führen. Durch die Sympathikusblockade im Rahmen der Spinalanästhesie könnten diese Blutungen noch verstärkt werden. Daraus folgt, dass für einen TEP-Wechsel die **Intubationsnarkose** das geeignetere Narkoseverfahren ist.

2. Transfusionsrisiken bei Fremdblutgabe

Sie können Ihrem Patienten durch die Information über einige wichtige Fakten zu Risiken und Nebenwirkungen der Fremdbluttransfusion die Angst vor einer Fremdbluttransfusion nehmen. Es werden 4 Gruppen von unerwünschten Ereignissen unterschieden:

- **Infektionen** können durch alle Gattungen von Krankheitserregern (Bakterien, Viren, Protozoen und Prionen) verursacht werden. Das Infektionsrisiko liegt dabei für bakterielle Infekte bei 1 : 150.000 und für die gefürchtete HIV-Infektion bei 1 : 13 Mio. Seit 2007 gibt es in Großbritannien keine neuen Verdachtsfälle der Creutzfeldt-Jakob-Erkrankung nach Transfusion (bis 2007: 4 Fälle).
  Ein nicht bezifferbares Risiko geht von bis dato nicht bekannten bzw. getesteten Erregern aus, was aufgrund des Globaltourismus zu regelmäßigen Sperrungen von Blutspendern führt. Aus diesem Grund werden die Auflagen des PEI zur Spendertestung regelmäßig angepasst und erweitert, zuletzt 2020 durch Einführung der Testung auf Hepatitis E (HEV) und das West-Nil-Virus (WNV).
- Jede Fremdblutgabe geht mit einer **Immunreaktion des Empfängers** einher (Immunsuppression). Außerdem werden die üblichen **Transfusionsreaktionen** unter den immunologischen Nebenwirkungen eingruppiert. Mit einer Wahrscheinlichkeit von 1 : 33.000 (bezogen auf die Zahl der Transfusionseinheiten) ist die akute hämolytische Transfusionsreaktion eines der häufigeren Risiken.
- Durch **Lagerung und Alterung der Konserven** sind Nebenwirkungen durch Chemokine oder Zytokine aus den Zellen sowie auf Stoffwechselprodukte möglich. Durch moderne Herstellungsverfahren besteht jedoch ein sehr geringes Risiko.
- Neben der **Verwechslung von Konserven** kommt es bei der Anwendung zu Reaktionen aufgrund von **Volumenüberladung, Hypothermie** oder **Infusion größerer Zitratmengen (Risiko: 1 : 1000–30.000).**
- Die am häufigsten beobachteten Nebenwirkungen sind allergische bzw. anaphylaktische Reaktionen des Empfängers auf Spenderproteine im Produkt und die febrile, nichthämolytische Transfusionsreaktion (FNHTR). Beide treten mit einer Wahrscheinlichkeit von 1 % auf.

3. Präoperative apparative fremdblutsparende Verfahren

Hier sind zwei Möglichkeiten zu nennen:

Präoperative Eigenblutspende. Bei elektiven Eingriffen kann bei entsprechender Eignung des Patienten einmalig oder auch mehrfach eine Vollblutkonserve von etwa 500 ml entnommen werden. Der Ablauf entspricht prinzipiell dem einer normalen Blutspende. Im Anschluss wird das Blut in Erythrozytenkonzentrat und Frischplasma separiert. Diese Konserven unterliegen anderen Sicherheitsrichtlinien und dürfen nur den Spendern zu Verfügung gestellt werden. Die Haltbarkeit beträgt etwa 40 Tage. Aufgrund des hohen personellen und organisatorischen Aufwands werden in den letzten Jahren kaum noch Eigenblutspendeprogramme durchgeführt.

Bei der **isovolämischen Hämodilution** wird dem Patienten direkt vor der Operation Blut entnommen. Zur Aufrechterhaltung der Normovolämie erhält er eine entsprechende Menge an Infusionslösungen zurück (➤ Abb. 44.1). Das Verfahren ist kostengünstig und intraoperativ geht lediglich verdünntes Blut verloren. Allerdings gibt es auch eine Reihe gravierender **Nachteile:**

- Die kardiale Belastung durch intraoperativ niedrige Hämatokritwerte und die Volumengabe ist nicht gering.

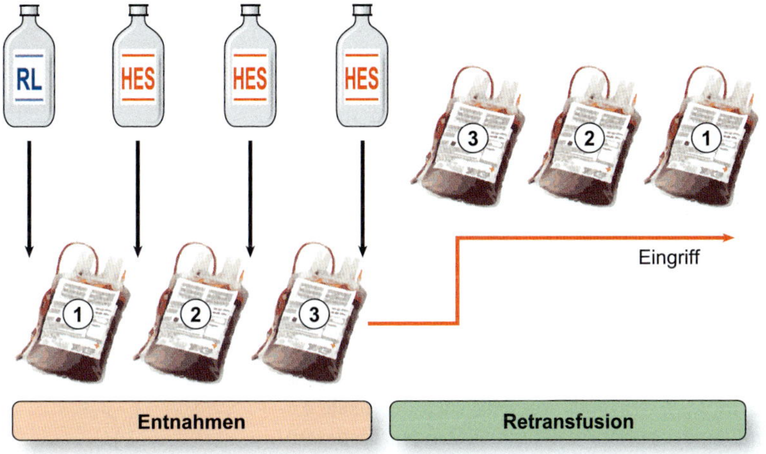

Abb. 44.1 Ablaufschema der akuten isovolämischen Hämodilution [O646/L141]

- Durch die Hämodilution kommt es zu Störungen der primären Hämostase.
- Der Nettoeinspareffekt ist mit durchschnittlich 0,5–1 Fremdbluteinheit im Vergleich zu Aufwand und Risiko zu gering.

Eine klinische Bedeutung hat dieses Verfahren nicht mehr.

Idealerweise sollten Patienten bei elektiven Eingriffen mit einem gutem Hämoglobinwert und entsprechender Eisenreserve ausgestattet sein. Im Rahmen des Patient Blood Management kann hier durch eine frühzeitige Eisensubstitution die Erythropoese angeregt werden.

4. Kontraindikationen Eigenblutspende und isovolämische Hämodilution

Einige der wichtigen Kontraindikation sind für **beide Verfahren** gleichermaßen gültig:

- Ischämiezeichen im EKG, instabile Angina pectoris oder Myokardinfarkt < 3 Mon.
- Herzinsuffizienz NYHA III
- Aorten-, Mitral- oder Karotisstenose
- Organfunktionsstörungen
- Infektionen

Für die **Eigenblutspende** gelten zusätzlich einige absolute Kontraindikationen:

- Akute Infektionen mit Risiko der hämatogenen Streuung oder Magen-Darm-Infekte, Diarrhö unklarer Genese
- Bekannte transfusionsmedizinisch relevante Erreger (HIV, HBV, HCV) oder andere durch Blut übertragbare Krankheiten
- Synkopen unklarer Genese
- Schwere COPD
- Gerinnungsstörungen
- Manifeste Epilepsie
- Renale Anämie oder Niereninsuffizienz
- Schwangerschaft

5. Intraoperative Methoden

Um einen möglichst geringen intraoperativen Blutverlust zu erzielen, müssen optimale Bedingungen für eine **gut funktionierende Hämostase** geschaffen werden. Die meisten Gerinnungsfaktoren sind Enzyme und benötigen ein ausgeglichenes Milieu. Dazu gehören Normothermie, ein ausgeglichener pH-Wert und normale bis hochnormale Kalziumspiegel (Gerinnungsfaktor IV). Daher ist ein gutes Wärmemanagement für die Zeit, während der sich ein Patient im OP aufhält von essenzieller Bedeutung. Aktiver (z. B. Warmluftgebläse, Wärmematten) und passiver Wärmeerhalt (Goldfolie, Decken) wirken dem raschen Auskühlen des Patienten und Perfusionsstörungen durch Zentralisation entgegen und können so einen wertvollen Beitrag zur Aufrechterhaltung der Normothermie und eines physiologischen pH-Werts beitragen. Bei kontrolliert beatmeten Patienten ist auf eine adäquate Einstellung der Beatmungsparameter zu achten und bei längeren Eingriffen ggf. auch eine arterielle Blutgasanalyse durchzuführen.

Durch **umsichtiges Operieren** und umfassende Blutstillung kann auch der Operateur den Blutverlust reduzieren. Die lokale Anwendung von Hämostyptika oder in der Gelenkendoprothetik auch die lokale Anwendung der antifibrinolytisch wirkenden Tranexamsäure können ebenfalls den Blutverlust minimieren.

Autotransfusion: Auch unter optimalen Bedingungen kommt es dennoch zu Blutungen. Dieses Wundblut kann unter Zusatz eines Antikoagulans (Heparin, ACDA-Lösung) direkt in ein steriles Auffangbehältnis gesaugt werden. Auch postoperatives Drainageblut lässt sich in diesen Behälter drainieren. Ist genug Blut im Sammelreservoir, wird es mittels einer Zentrifugenpumpe unter Zugabe einer sterilen Waschlösung gewaschen, von Zelltrümmern, Gewebefragmenten, Koageln und auch gelösten Stoffen (z. B. Heparin, aktivierte Gerinnungsfaktoren, Mediatoren) befreit und konzentriert. Innerhalb von 6 h nach Beginn der Sammelperiode muss das so hergestellte Erythrozytenkonzentrat wieder retransfundiert werden. Das Verfahren der maschinellen Autotransfusion (➤ Abb. 44.2) kann bei erhöhtem Blutumsatz (z. B. Gefäßoperation) nach dem Waschen auch zur direkten Retransfusion (Online-Autotransfusion) während der Operation eingesetzt werden.

Bei Tumoroperationen (z. B. radikale Prostatektomie) kann das „Cellsaver“-Blut nach Bestrahlung mit 50 Gy retransfundiert werden. Leukozytendepletionsfilter sind als mögliche neue Option in der klinischen Erprobung, um bei Tumoroperationen das Wundblut dem Patienten zurückgeben zu können.

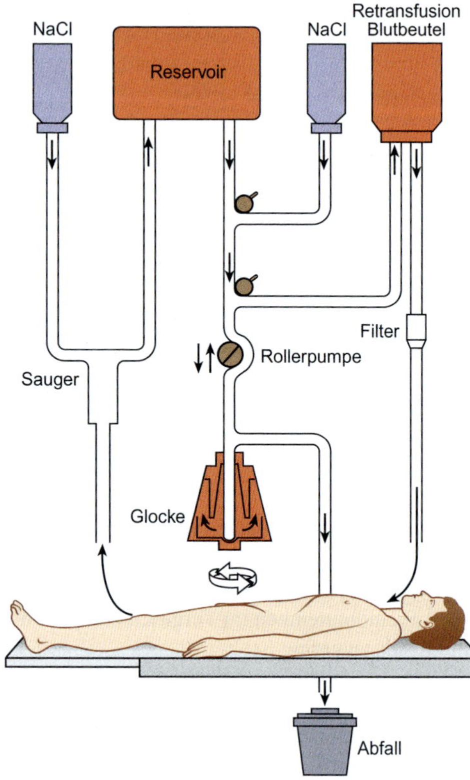

Abb. 44.2 Funktionsschema der maschinellen Autotransfusion [L126]

ZUSAMMENFASSUNG

Zur Einsparung von Fremdblutkonserven müssen alle beteiligten Disziplinen zusammenarbeiten. Die verschiedenen Verfahren kommen sowohl prä- als auch intraoperativ zum Einsatz. Durch Aufrechterhaltung der **Normothermie** und **Vermeidung von azidotischen Zuständen** kann die Hämostasefähigkeit unterstützt werden. Bei elektiven Eingriffen kann bei ausreichender Planungsphase eine **präoperative Eigenblutspende** durchgeführt werden. Die **maschinelle Autotransfusion** ist ein gutes und variabel einsetzbares Verfahren zum Auffangen, Aufbereiten und Retransfundieren von patienteneigenem Wundblut.

45

Einsatz der besonderen Art

Nicole Herrmann

Anamnese

Sie sind Notarzt auf einer Luftrettungsstation und bekommen einen Anruf von ihrer zuständigen Leitstelle mit der Frage, ob eine sekundäre Verlegung eines 66-jährigen Patienten aus einem Krankenhaus der Regelversorgung in ein Haus der Maximalversorgung zur Intervention möglich sei. Nach kurzer Rücksprache mit dem diensthabenden Piloten über die Wetterverhältnisse im Flugbereich sagen Sie zu.

Untersuchungsbefund

Von der Leitstelle erfahren sie, dass der leicht übergewichtige Patient eine diagnostizierte Aortendissektion und, soweit bekannt, keine Infektionen hat.

1. **Was ist Ihre erste Aufgabe?**
2. **Wie bereiten Sie sich auf den Transport vor?**
3. **Auf was achten Sie beim ersten Patientenkontakt?**
4. **Welche Besonderheiten sind auf dem Transport zu beachten?**
5. **Wie würden Sie den Patienten an den Weiterbehandelnden übergeben?**

1. Erste Aufgabe

Mit der Telefonnummer, die Ihnen die Leitstelle von der Quellklinik angegeben hat, kontaktieren Sie den abgebenden Kollegen und arbeiten ein strukturiertes **Arzt-Arzt-Protokoll** ab. In diesem werden nicht nur die Patientendaten wie Name und Geburtsdatum abgefragt, sondern auch das Gewicht und die Infektionsrisikogruppe. Sie stimmen sich nochmals mit der Quellklinik ab, auf welcher Station sich der Patient befindet und ob für den Transfer zum Landeplatz ein RTW benötigt wird. Weitere Informationen sind, seit wann sich der Patient in der Klinik befindet und ggf. seit wann die Intensivpflichtigkeit besteht. Über die Zielklinik werden noch weitere Einzelheiten abgefragt, z. B., auf welche Station der Patient verlegt werden soll, welcher Kollege der Ansprechpartner ist (möglichst auch Telefonnummer erfragen) und schließlich, von wem die Übernahme zugesichert wurde. Dann wird die genaue **Verlegungsdiagnose,** der **Verlegungsgrund,** relevante **Zusatzdiagnosen** sowie die **Dringlichkeit der Verlegung** erfragt. Je nach Dringlichkeit wird zu diesem Zeitpunkt über die Vertretbarkeit einer bodengebundenen Verlegung nachgedacht. Wenn eine luftgebundene Verlegung angestrebt wird, kann zu diesem Zeitpunkt mit der **fliegerischen Planung** der Verlegung begonnen werden. Diese beinhaltet die Flugstrecke, die benötigte Treibstoffmenge sowie ggf. die Einholung von Informationen über die Landeplatzsituation (v. a. bei unbekannten Kliniken). Als Arzt erörtern Sie nun mit dem Kollegen der Quellklinik die Details zur Situation des Patienten. Sie erfragen den neurologischen Status und das **Bewusstsein** mithilfe des GCS (➤ Tab. 16.1). Es erfolgt die strukturierte Abfrage nach der Atmung – spontan (mit oder ohne O_2) oder beatmet –, wenn ja, wie ist der Atemweg gesichert, wie lange besteht die Beatmungspflicht und welcher Beatmungsmodus wird verwendet. Nun widmen Sie sich dem Kreislauf des Patienten. Im besten Fall ist er ohne Therapie stabil. Besteht eine Katecholaminpflichtigkeit, benötigen Sie noch die Angabe, welches Katecholamin oder welche anderen kreislaufmodulierenden Medikamente in Verwendung sind und welche Dosierungen laufen (bitten Sie ggf. schon vorab um evtl. nötige Ersatzmedikamente für den Flug). Natürlich fallen in diese Kategorie auch sonstige Therapien, wie z. B. ein temporärer Schrittmacher. Nach diesen allgemeinen Fragen wird nun der intensivmedizinische Teil besprochen. Hierzu gehören die Nierenfunktion – Ausscheidungsmenge, evtl. bestehende Dialysepflichtigkeit – und die genauere infektiologische Anamnese mit Erreger, Besiedlungsort und einer bestehende Antibiotikatherapie. Zum Schluss wird noch die Instrumentierung des Patienten besprochen. Diese umfasst die Gefäßzugänge: Wie viele? Lage zentral oder peripher? Wie viele Perfusoren werden für den Transport benötigt? Geben Sie dem Kollegen stets noch einmal die Möglichkeit, Besonderheiten über den Patienten zu ergänzen. Nach Abschluss des Protokolls wird der Transport angenommen oder mit Begründung abgelehnt und auf ein ggf. besser geeignetes Transportmittel hingewiesen. Über den Ausgang des Arzt-Arzt-Gesprächs wird die Leitstelle informiert.

MERKE

Dem Arzt-Arzt-Gespräch kommt ein hoher Stellenwert zu. Ist man nicht gut vorbereitet, kann es vorkommen, dass ein Transport noch vor Ort abgelehnt werden muss. Man verliert kostbare Zeit und die Ressource RTH steht ggf. der Leitstelle für einen anderen Notfall nicht zur Verfügung. Es ist bei einem Transport mit einem RTH immer zu bedenken, dass in einem Helikopter nur begrenzt Platz vorhanden ist und manche Devices einfach zu groß für den RTH sind. Als Alternative besteht ggf. der Transport in einem ITH. Dieser bietet deutlich mehr Platz, benötigt aber etwas mehr Vorbereitungszeit als ein RTH.

2. Vorbereitung

Vor Abflug wird mit der Crew der Einsatz und das benötigte Equipment nochmals besprochen und ggf. die Leitstelle über benötigte Transportmittel an den Einsatzstellen informiert **(10-für-10-Prinzip).** Dieses kurze Briefing (10 s) hat das Ziel, dass alle Mitglieder

der Crew den gleichen Informationsstand haben. Hier werden Besonderheiten des Einsatzes untereinander abgestimmt und die kurzzeitige Zielsetzung (10 min), was man erreichen will oder wo eventuell Fallstricke in den jeweiligen Disziplinen bestehen, abgesprochen.

MERKE

Das 10-für-10-Prinzip ist ein in unterschiedlichen Situationen häufig angewandtes Kommunikationstool, um sich wieder auf das Wesentliche zu fokussieren.

3. Patientenkontakt

Beim ersten Kontakt mit dem Patienten verschaffen Sie sich einen kurzen Überblick über die Gesamtsituation und klären ab, ob der Patient Flug- oder Platzangst hat. Hierbei stellen Sie sich dem Patienten vor. Nun wird der Patient vom abgebenden Arzt an den Verlegungsarzt übergeben. Bestehen keine Fragen mehr, wird nochmals nach der Zielklinik gefragt (sind die erhaltenen Informationen korrekt?). Parallel dazu beginnt der Notfallsanitäter damit, das Monitoring für den Transport einzurichten. Die Perfusoren mit den Medikamenten werden nach und nach umgespannt und dabei nochmals die Laufrate und die Dosierung überprüft. Die Unterlagen werden noch einmal auf Vollständigkeit geprüft. Besonderes Augenmerk legen Sie in diesem Fall auf die Bildgebung. Diese sollte in Form einer CD den Unterlagen beiliegen. Die Instrumentierung sollte auf die Besonderheit des Transportmittels angepasst sein. Im vorliegenden Fall muss darauf geachtet werden, dass ein i. v. Zugang auch in der Enge der Kabine im Notfall gut zu erreichen ist. Es sollte vorausschauend geplant, evtl. Komplikationen, die während des Fluges auftreten könnten, durchgesprochen und ggf. eine Stressabschirmung mit Sedierung und Intubation noch in der Quellklinik durchgeführt werden. Dies erfolgt mit einer gewissen Nutzen-Risiko-Abwägung.

Benutzt die Quellklinik andere Materialien oder Begriffe, die Ihnen nicht bekannt sind, nutzen Sie die Gelegenheit, dies mit dem Kollegen zu besprechen. Es ist sehr wichtig, alle Funktionen des Tools oder Abkürzungen verstanden zu haben, denn auf dem Transport sind Sie auf sich gestellt. Auch unbekannte Diagnosen sollten Sie sich erklären lassen. Vergewissern Sie sich, dass Sie alles richtig verstanden haben.

MERKE

Nicht jeder Patient, der mit dem RTH transportiert wird, muss intubiert und sediert sein.

4. Besonderheiten

Beim Transport ist auf eine ausreichende Stressabschirmung des Patienten zu achten, dies wird natürlich erschwert, wenn der Patient Platz- oder Flugangst hat. Im vorliegenden Fall sollte der Blutdruck durch den Transport nicht unnötig ansteigen, um ein weiteres Fortschreiten der Dissektion zu verhindern. Vor dem Anlassvorgang muss der Patient noch über die Notwendigkeit eines Gehörschutzes und über die mangelnde Kommunikationsmöglichkeit während des Flugs informiert werden. Zudem sollte der Patient auf evtl. „normale" Bewegungen der Maschine während des Fluges hingewiesen werden, um ihm unnötige Ängste vorab zu nehmen und zusätzlichen Stress für den Patienten möglichst zu vermeiden. Die Indikation für eine Sauerstoffgabe wird eher großzügig gestellt. Ebenso wird die Gabe eines Antiemetikums erwogen. Nun wird nochmals das Monitoring überprüft und es erfolgt die Freigabe für den Startvorgang.

5. Übergabe

Sie fragen den aufnehmenden Kollegen, inwieweit ihm der Patient mit seiner Anamnese vertraut ist und knüpfen dann an das Bekannte an. Zur Orientierung dient erneut das ABCDE-Schema. Sie unterrichten den Kollegen über Besonderheiten beim Transport wie z. B. Blutdruckspitzen oder Blutdruckabfälle, aktuell bestehende Schmerzen und die bisher verabreichten Medikamente. Ist ihre Übergabe beendet wird der übernehmende Arzt in eigenen Worten kurz wiederholen, welche Informationen er dem Gespräch entnommen hat. Jetzt haben Sie noch die Möglichkeit, Missverständnisse zu korrigieren. Am Ende Ihrer Übergabe vergewissern Sie sich, dass der Kollege keine Fragen mehr hat und überreichen ihm Ihr Transportprotokoll und die mitgebrachten Unterlagen der Quellklinik. In der Zwischenzeit wird das Monitoring auf das der Zielklinik umgebaut. Vergessen Sie nicht, sich von Ihrem Patienten zu verabschieden. Am Ende des Einsatzes muss das eigene Equipment für den nächsten Einsatz vorbereitet werden.

ZUSAMMENFASSUNG

Gerade in der Situation einer Verlegung ist die Kommunikation ein wichtiger Bestandteil. Es kann z. B. durchaus vorkommen, dass die abgebende Klinik andere Materialien verwendet als die eigene Klinik. So besteht die Möglichkeit, dass Sie mit dem Umgang nicht vertraut sind. Scheuen Sie sich nicht, nachzufragen und um Erklärung zur Funktionsweise zu bitten, andernfalls würde dies eine Gefährdung des Patienten bedeuten. Fragen Sie so lange nach, bis Sie wirklich alles verstanden haben, denn im Einsatz sind sie auf sich allein gestellt. Auch ist es sehr wichtig, das gesamte Team zu informieren, wenn Sie sich in einer Situation, sei es technisch, fliegerisch oder medizinisch nicht wohlfühlen. Dann muss ggf. nochmals überdacht werden, ob der Einsatz unter den gegebenen Bedingungen realisierbar ist oder nicht.

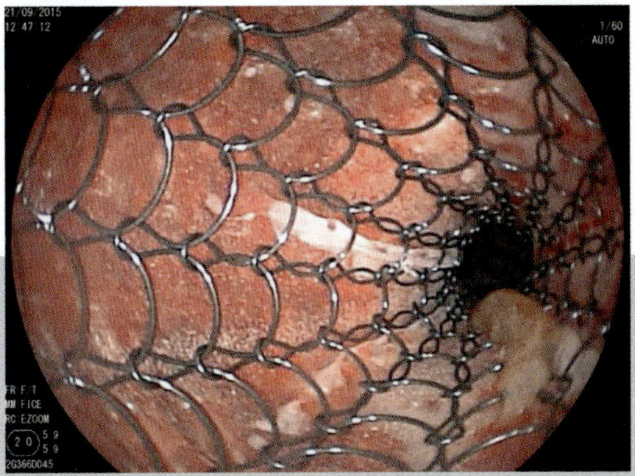

46

Ernährung bei Palliativpatienten

Ute Fetzner

Anamnese

Sie werden im Dienst auf eine periphere Station gerufen und von einem jungen Kollegen gebeten, sich einen Patienten „anzuschauen“ und zu entscheiden, ob er eine parenterale Ernährung, z. B. über einen ZVK, benötigt. Er führt Sie zu einem 75-jährigen Patienten, der an einem Adenokarzinom im distalen Ösophagus leidet. Er hat bereits Fernmetastasen und der lokale Befund ist fortgeschritten, sodass keine kurative Therapie mehr möglich ist. Der Patient leidet zunehmend unter Dysphagien (Schluckbeschwerden) und Pseudohypersalivationen (Sekretion großer Speichelmengen). Eine Bougierung mit Stentimplantation brachte nur eine kurzzeitige Besserung. Um die Überlebenszeit zu verlängern und die Lebensqualität zu steigern, ist eine Strahlentherapie (Brachytherapie) geplant (➤ Bild [G933]).

Untersuchungsbefund

Im Patientenzimmer finden Sie einen im Stuhl am Fenster sitzenden Patienten vor, der leicht kachektisch wirkt und sich mehrfach räuspert, Speichel in ein Taschentuch spuckt und es dann wegwirft. Sie stellen sich vor und er empfängt Sie freundlich und erzählt Ihnen, dass er in den letzten Monaten 15 kg abgenommen habe, obwohl er immer guten Appetit hatte. Größere „Brocken“ konnte er mit der Zeit immer schlechter schlucken. Seit Kurzem fällt ihm auch das Schlucken kleinerer Nahrungsmengen immer schwerer. Flüssige und breiige Kost hingegen werden noch gut vertragen. Auf die Frage, ob er denn jetzt Hunger habe, antwortet er rasch und lacht dabei gequält: „Ja, der Appetit ist nicht mehr so gut, aber da geht ja nicht mehr viel durch!“ (deutet dabei auf seinen Brustkorb und Magen)

1. **In welcher Phase der Erkrankung befindet sich Ihr Patient?**
2. **Wie kann man die Ernährung Ihres Patienten in dieser Situation verbessern? Ist der ZVK wirklich Mittel der ersten Wahl?**
3. **Wie kann man den Appetit Ihres Patienten verbessern?**
4. **Welche weiteren Ursachen für eine Dysphagie kennen Sie und welche therapeutischen Möglichkeiten stehen dabei zur Verfügung?**
5. **Welche Medikamente, die häufig in der Palliativmedizin verwendet werden, könnten die Schluckstörungen Ihres Patienten noch zusätzlich verstärken?**

1. Palliative Situation

Ihr Patient leidet an einem fortgeschrittenen, stenosierenden und metastasierenden Ösophaguskarzinom, welches bereits zu einer Passagestörung und Tumorkachexie geführt hat. Trotz der noch angestrebten Strahlentherapie zur Tumorreduktion ist keine kurative Therapie mehr möglich, sodass er sich in einem sog. „palliativen" Stadium befindet (➤ Kap. 68). **Cave:** Die Strahlentherapie kann den Allgemeinzustand des Patienten verschlechtern und ihn deutlich schwächen. Dies muss unbedingt vorher ausführlich mit dem Patienten inkl. Aufklärung der Risiken besprochen werden.

2. Ernährung und Ernährungstherapie

Ihr Patient hat aufgrund seines Ösophaguskarzinoms bereits eine deutliche Passagestörung, die Schluckbeschwerden (Dysphagie) hervorruft. Da er aber noch flüssige und breiige Kost zu sich nehmen kann, ist es sinnvoll, die enterale Ernährung, z. B. durch hochkalorische Trinknahrung („Astronautenkost") und passierte Kost, weiter zu unterstützen, da sie deutliche Vorteile gegenüber der parenteralen Ernährung bietet, z. B.:

- Vorbeugung der Darmzottenatrophie.
- Anregung der Darmmotilität.
- Schutz der Darmschleimhaut.
- Reduktion und Vorbeugung von pathologischer enteraler Besiedelung mit Krankheitserregern.
- Unterstützung des intestinalen Immunsystems.
- Die orale Nahrungsaufnahme kann die „Lebensqualität" verbessern.

Laut aktuellen Leitlinien der Deutschen Gesellschaft für Ernährungsmedizin (DGEM) wird bei unzureichender natürlicher Nahrungsaufnahme primär eine enterale Ernährung und nur bei deren Versagen, eine parenterale Ernährung, z. B. über einen ZVK, empfohlen.

Bei diesem komplexen Krankheitsbild ist es wichtig, dass Sie sich mit den mitbehandelnden Kollegen, Ernährungsberatern und Diätassistenten sowie dem Patienten und seinen Angehörigen besprechen und diese bei der Therapiefindung einbeziehen, denn z. B. eine frisch zubereitete Suppe oder Brühe der Ehefrau schmeckt Ihrem Patienten garantiert besser als die süße „Astronautenkost" und steigert zudem wahrscheinlich seinen Appetit.

MERKE

Vor der Anlage von Sonden oder Kathetern zur Ernährung muss geklärt werden, ob der Patient nicht essen kann oder nicht essen will. Die Anlage und Benutzung bedarf der Zustimmung des Patienten und kann von ihm jederzeit widerrufen werden.

3. Appetitsteigerung und Ernährungsoptimierung in der Palliativmedizin

Die **Gewichtsabnahme** und die **Appetitlosigkeit** Ihres Patienten sind tumorbedingt. Tumoren bilden proteolytische und lipolytische Faktoren, die zu Muskel- und Fettabbau und letztendlich zur **Kachexie** führen. Um einem weiteren Gewichtsverlust entgegenzuwirken, ist es sinnvoll, die Nahrungsaufnahme zu unterstützen, aber keinesfalls zu erzwingen. Essen soll trotz der Krankheit Spaß machen und zu keinem Stressfaktor werden. Ihr wichtigstes Instrument ist dabei das **direkte und einfühlsame Gespräch** mit Ihrem Patienten, denn man kann ihn **nichtmedikamentös** unterstützen, indem man z. B. ein „appetitliches" Ambiente schafft, die Lieblingsspeisen kocht und regelmäßig das Zimmer lüftet, um unangenehme Gerüche zu eliminieren. Bei Medikamenteneinnahmen wie Opiaten kann es zu **Mundtrockenheit** (Xerostomie) kommen. Gefrorene Obststückchen oder Saft- und Cola-Eiswürfel können hier leicht und lecker Abhilfe schaffen. Unter Chemotherapie oder Bestrahlung wird das Immunsystem geschwächt, was zu schmerzhaften **Pilzinfektionen** führen kann und somit die Nahrungsaufnahme erschwert. Eine professionelle Mundpflege und die Einnahme von Antimykotika sind dann meist unabdingbar. Bei der Mundpflege sollte unbedingt darauf geachtet werden, dass sie respektvoll und mit einer angemessenen Intensität, durchgeführt wird. Es macht Sinn die Angehörigen bei dieser Tätigkeit früh einzubeziehen, denn es schafft Nähe und Vertrautheit. Bei der Behandlung einer Tumorkachexie werden auch **Zusatzstoffe** und **Medikamente** verwendet. Die Gabe von **Vitaminen** und **Spurenelementen** wird dabei seit Längerem kontrovers diskutiert. Zum einen erhöht die Einnahme von Multivitaminpräparaten das Krebsrisiko und zum anderen mindert die hoch dosierte Gabe von Vitamin C und anderen Antioxidanzien die Wirkung von Chemotherapeutika. **Steroide** wie Dexamethason und Prednisolon wirken dagegen rasch appetitfördernd, wirken aber nur kurzzeitig. Sie werden je nach Literatur für 2–8 Wochen angewendet. **Progestagene** wie Megestat® sind deutlich teurer als Steroide, haben einen verzögerten Wirkeintritt (ca. 2 Wochen), aber eine deutlich länger anhaltende Wirkung, jedoch nur in Verbindung mit gleichzeitigem körperlichem Training. Des Weiteren ist das hohe Thromboserisiko bei der Einnahme von Progestagenen und deren eingeschränkte Zulassung bei Endometriumkarzinomen und verschiedenen Mammakarzinomen (off-label) zu beachten. **Fischöle** enthalten Omega-3-Fettsäuren, die diversen Studien zufolge einen positiven Effekt auf Chemo- und Bestrahlungstherapien haben und gleichzeitig aber deren Nebenwirkungen abschwächen. Bei Motilitätsstörungen des Darmes und verzögertem Transport der Nahrung helfen **Prokinetika** wie z. B. Metoclopramid.

4. Dysphagie

Bei der Dysphagie handelt es sich um eine Störung des Schluckaktes, die in den unterschiedlichen Phasen des Schluckvorgangs (oral, pharyngeal, ösophageal) auftreten kann. Sie ist ein Symptom, das nicht nur in der Palliativmedizin, sondern bei den unterschiedlichsten Erkrankungen auftreten und verschiedenste Ursachen (➤ Tab. 46.1) haben kann.

Die **Therapie** richtet sich nach der Grunderkrankung des Patienten bzw. nach der Ursache der Dysphagie und reicht von der Gabe abschwellender Medikamente bis hin zu endoskopischen Dilatationen/Stenteinlagen (wie im vorliegenden Fall) oder der Resektion von tumorösem Gewebe. Auch allgemeine Maßnahmen wie Mundhygiene und geeignete Nahrung (Diätberatung) sollten beachtet werden.

5 Medikamente, die Schluckstörungen begünstigen

Neben mechanischen Passagestörungen können auch die Nebenwirkungen von Medikamenten zu Schluckstörungen beitragen bzw. die Nahrungsaufnahme erschweren. Medikamente mit einer anticholinergen Wirkung (z. B. trizyklische Antidepressiva) führen zu trockenen Schleimhäuten bzw. Mundtrockenheit und begünstigen somit Schluckstörungen. Metoclopramid und Neuroleptika wirken als zentrale Dopamin-Antagonisten und können so Ösophagusspasmen hervorrufen. Sedierende Medikamente wirken aufgrund einer

Tab. 46.1 Ursachen für eine Dysphagie

Ursachen	Beispiele
Mechanisch	▪ Erkrankungen des HNO- und Mund-/Kiefer-/Rachenbereichs (z. B. Karzinome und Abszesse) ▪ Erkrankungen des oberer Gastrointestinaltrakts (GIT) ▪ Anatomische Fehlbildungen ▪ Trauma- und Operationsfolgen (z. B. Frakturen, Verätzungen, Teilresektion der Zunge, Strahlenfibrose) ▪ Sekretverlegungen ▪ Fremdkörper (z. B. Zahnprothesen, dislozierte Stents)
Neurologisch	▪ Zentrale Gehirnschädigungen (z. B. Hirnblutungen, zerebrale Ischämien) ▪ Periphere Nervenschädigungen (z. B. Diabetes mellitus, alkoholische Polyneuropathie) ▪ Neurodegenerative Erkrankungen (z. B. Morbus Parkinson, amyotrophe Lateralsklerose, Chorea Huntington) ▪ Neuromuskuläre Erkrankungen (z. B. Guillain-Barré-Syndrom, myotone Dystonie)
Psychogen/ psychosozial	▪ Angst (z. B. Phagophobie) ▪ Depressionen ▪ Soziale Isolation
Allgemein	▪ Körperliche Schwäche ▪ Demenz

Vigilanzminderung indirekt negativ auf den Schluckakt. Bei Palliativpatienten ist es besonders wichtig, die einzelnen „Therapiebausteine", also auch die Medikamente, regelmäßig zu reevaluieren, dem jeweils aktuellen Stand anzupassen und auf ein notwendiges Maß zu beschränken, um die Nebenwirkungen zu reduzieren.

ZUSAMMENFASSUNG

Der Wille bzw. der Wunsch des Patienten steht an erster Stelle, auch bei der Ernährung, bzw. beim Wunsch nach Essen und Trinken oder eben dem Verzicht darauf. Generell soll bei allen Patienten eine enterale Ernährung der parenteralen vorgezogen werden, da sie deutliche Vorteile bietet. Sondenkost oder parenterale Ernährung kann als potenziell lebensverlängernde, medizinische Maßnahme angesehen werden und bedarf der Zustimmung des Patienten und kann von ihm auch jederzeit widerrufen werden. Das Ernährungskonzept und alle anderen Therapien müssen regelmäßig reevaluiert und der Situation angepasst werden, um eine optimale und angepasste Ernährung gewährleisten zu können.

WAS WÄRE, WENN ...

- ... Ihr Patient sich bereits in seiner letzten Lebensphase befinden würde?
  - In diesem Fall muss man sich überlegen, ob die Nahrungs- und Flüssigkeitszufuhr dem Patienten wirklich hilft oder nur das Gewissen der Angehörigen oder des Arztes beruhigt.
- ... Ihr Patient einen Ileus entwickeln würde?
  - Dann sind Sie gezwungen, primär die Ileussymptomatik zu behandeln und das Ernährungskonzept anzupassen.

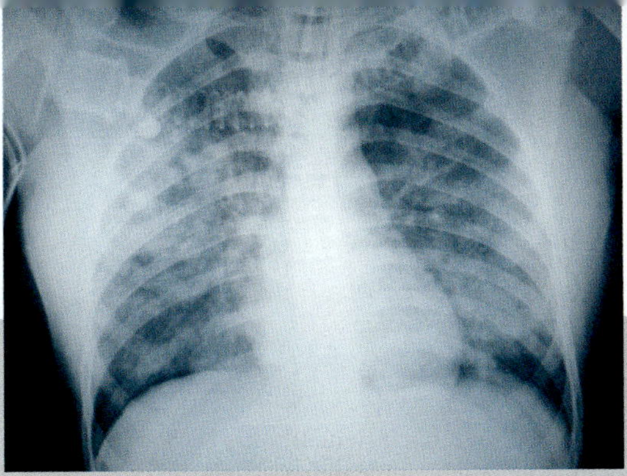

47

Postoperative akute Atemnot

Patrick Keppeler, Ute Fetzner

Anamnese

Von Normalstation wird Ihnen ein 81-jähriger Patient mit akuter Atemnot eingeliefert. Vor 1 Woche wurde er wegen einer hüftnahen Fraktur operiert. Die Operation sei problemlos verlaufen, es sei auch keine Bluttransfusion nötig gewesen. Aber die postoperative Mobilisation habe sich wegen starker Schmerzen und Kreislaufproblemen beim Aufstehen schwierig gestaltet. Der Patient hat einen medikamentös eingestellten Diabetes und eine Herzinsuffizienz.

Untersuchungsbefund

Körpertemperatur 39,3 °C, Herzfrequenz 118/min, RR 95/45 mmHg. Sauerstoffsättigung 82 % unter 6 l Sauerstoff über Maske. Der Patient ist darunter somnolent und tachypnoisch mit einer Atemfrequenz von etwa 30 Atemzügen pro Minute. Lungen: grobblasige Rasselgeräusche beidseits. Der Patient hustet gelbliches Sekret ab. Laborwerte: Leukozyten 28.000/µl, Hb 10,5 g/dl, PCT 12 ng/ml, Kreatinin 1,1 mg/dl, Thrombozyten 229.000/µl, Quick 79 %, PTT 38 s. Sie lassen ein Röntgenbild des Thorax anfertigen (➤ Bild [T197]).

1. **Befunden Sie das Röntgenbild. Wie lautet Ihre Diagnose? Begründen Sie.**

2. **Welche Differenzialdiagnosen gibt es?**

3. **Welche Maßnahmen ergreifen Sie?**

4. **Was ist das Tarragona-Prinzip?**

5. **Wie könnten derartige Erkrankungen verhindert werden?**

1. Röntgenbefund und Diagnose

Der Patient ist hypoton und tachykard, das sind klinische Hinweise auf eine **Hypovolämie.** Die Körpertemperatur ist erhöht bei 39,3 °C, im Labor zeigt sich eine Leukozytose von 28.000 Leukozyten/µl und der Patient ist tachypnoisch mit einer Atemfrequenz von 30/min. Es sind also **Sepsiskriterien** erfüllt, die zu schnellem Handeln zwingen. Auf dem Röntgenbild sieht man beidseits wolkige und fleckige Aufhellungen über der Lunge sowie rechts basal ein positives Bronchoaerogramm. Als Ursache der Sepsis kommt aufgrund des Befunds eine akute **nosokomiale Pneumonie** infrage. Als nosokomial (im Krankenhaus erworben) wird jede Pneumonie bezeichnet, die bei Patienten auftritt, die sich seit mind. 48 h im Krankenhaus oder einer Pflegeeinrichtung stationär befinden oder sie, je nach Definition, bis zu 7–14 d nach Entlassung erworben haben.

Kriterien für die Diagnosestellung sind:

- Nachweis eines neuen und persistierenden Infiltrats im Röntgenbild
  Plus zwei der drei folgenden Kriterien:
- Leukozytose ≥ 12.000/µl oder Leukopenie ≤ 4.000/µl
- Fieber > 38,3 °C
- Eitriges Bronchialsekret

MERKE

Nosokomiale Pneumonien sind die häufigste Todesursache unter den Krankenhausinfektionen. In Deutschland liegt die Inzidenz bei etwa 113.000 im Jahr und entspricht damit etwa dem europäischen Durchschnittswert.

2. Differenzialdiagnosen

Als Differenzialdiagnosen bei einer postoperativ akut auftretenden Dyspnoe, Hypoxämie und lauten Rasselgeräuschen sind in Betracht zu ziehen:

- **Kardiales Lungenödem:** Hier wäre kein Fieber vorhanden, außerdem hört man bei einer Pneumonie ein typisches, trockenes Auskultationsgeräusch („Schneeknirschen").
- **Akute Lungenarterienembolie:** Die Pathogenese nach einer Operation würde passen, jedoch wären hierbei keine Rasselgeräusche und kein Fieber vorhanden. Laborchemisch würde man eine Erhöhung der D-Dimere sehen, diese zeigt sich auch nach einer großen OP.

3. Akuttherapie

Primär gilt es, die schwere Dyspnoe zu bekämpfen und den Kreislauf zu stabilisieren, außerdem muss die Sepsis bekämpft werden:

- **Sauerstoffgabe:** durch **nasalen High Flow** (NHFC), **nichtinvasive Beatmung** (NIV) oder O_2-Maske.
- **Bekämpfung der Atemnot** mit milden Sedativa (z. B. Morphin)
- **Absaugen:** da das Trachealsekret ebenfalls zur Atemnot beiträgt. Dazu kann der Absaugkatheter (sofern der Patient keinen eigenen ausreichenden Hustenstoß produziert) „blind" über ein Nasenloch in die Trachea vorgeschoben werden. Ein Teil wird umgehend asserviert und zur Keimisolierung an das mikrobiologische Labor gesandt.
- **Intubation:** sollte nach Empfehlungen der Paul-Ehrlich-Gesellschaft nach Möglichkeit vermieden werden, da eine maschinelle Beatmung der größte Risikofaktor für eine Pneumonie ist. Wenn sich der Patient dennoch respiratorisch erschöpft hat (Abfall der peripheren O_2-Sättigung), in eine CO_2-Narkose zu entgleiten droht oder zu große Sekretmengen die Atmung verhindern, muss er **endotracheal intubiert** und vorübergehend maschinell beatmet werden. Nach Intubation sollte das eitrige Trachealsekret abgesaugt werden (möglichst gezielt bronchoskopisch), um eine gute Oxygenierung zu ermöglichen.
- **Erweitertes hämodynamisches Monitoring:** sollte mit ZVK und arterieller Blutdruckmessung wegen der Sepsis angelegt werden. Durch die arterielle Blutgasanalyse kann das Maß der Hypoxämie und einer evtl. metabolischen Entgleisung präzisiert werden.
- **Kreislaufstabilisierung:** Zunächst wird dem Patienten ausreichend Flüssigkeit infundiert, um

den arteriellen Mitteldruck zu heben und so die Perfusion von Nieren, Lunge und Gehirn sicherzustellen. Sollte das allein nicht ausreichen, werden Vasopressoren infundiert (z. B. Noradrenalin).
- **Antibiotika:** Nach Gewinnung ausreichender Proben zur Keimidentifizierung (Bronchialsekret, Blutkulturen, Urin) muss unverzüglich eine kalkulierte Antibiotikatherapie eingeleitet werden.

4. Tarragona-Prinzip

Das Tarragona-Prinzip beschreibt eine evidenzbasierte klinische Herangehensweise an eine Infektion. Dieses Vorgehen hat sich auf der Intensivstation etabliert.

- **Look at your patient:** Wichtig sind Anamnese (Risikopatient für Problemkeime oder multiresistente Keime) und die sofortige Identifikation des Infektionsherdes und dessen (ggf. chirurgische) Sanierung.
- **Listen to your hospital:** Jedes Krankenhaus hat seine eigene Resistenzstatistik, die bei Antibiotikagabe bekannt sein sollte, um eine von vornherein inadäquate Therapie zu verhindern.
- **Hit fast:** Mit jeder bis zur ersten Antibiotikagabe verstrichenen Stunde sinkt die Heilungschance rapide. Für Patienten im septischen Schock sind 5 % Mortalitätssteigerung pro Stunde beschrieben.
- **Hit hard:** Wichtig ist die Wahl der richtigen, breiten Antibiotikakombination zu Beginn der Therapie nach Gewinnung von Blutkultur, Trachealsekret oder Wundsekret. Eine Kombinationsgabe ist einer Monotherapie bei nosokomialen Infekten deutlich überlegen.
- **Get to the point:** Eine gezielte Dosierung ist wichtig, um ausreichende Gewebespiegel zu erreichen. Oft werden Antibiotika unterdosiert, da Hypotonie und Nierenfunktionsstörung in der Sepsis häufig zur Dosisreduktion führen. Mit frühzeitiger Volumentherapie (ggf. Katecholamingabe) ist dies ein vorübergehender Zustand. Zumindest die erste Dosis sollte eine volle Wirkdosis sein.
- **Focus, focus, focus:** Gezielte Antibiose nach Antibiogramm. Nach etwa 72 h sollte das Ergebnis der mikrobiologischen Untersuchung vorliegen und die Antibiotika dem Antibiogramm angepasst werden (Deeskalation). Erfolgt die breite Antibiotikatherapie zu lange, wird der Selektionsdruck auf die Keime erhöht und der Resistenzbildung Vorschub geleistet.

Nach 7–10 d sollte die Therapie beendet werden (Ausnahmen: Patienten mit langsamer Response auf die Therapie, Osteomyelitis, Endokarditis, nicht drainierbare Infektionsherde). Ist die Infektion nicht gebessert, sollte die Antibiotikagabe mind. 24 h ausgesetzt und im Anschluss nochmals verschiedene Proben (Blutkultur, Trachealsekret, Wundsekret) zur mikrobiologischen Untersuchung abgenommen werden.

5. Prophylaxemaßnahmen

Die Prophylaxe ist einfach und mit wenig Zeit- und Personalaufwand zu bewältigen.

- **Physiotherapeutische Maßnahmen:** frühzeitige Mobilisation, regelmäßiges Atemtraining, bei beatmeten oder immobilen Patienten Lagerungstherapie, Vibrationsmassage und Oberkörperhochlagerung (45°).
- **Medikamentöse Maßnahmen:** ausreichende Schmerztherapie, um bei operierten Patienten ein tiefes Durchatmen zu ermöglichen (neuere orale Opioide machen eine irrationale Angst vor einer Atemdepression überflüssig), Sekretolyse (N-Acetylcystein), Inhalationstherapie.
- **Händedesinfektion** des Personals (auch Ärzte) vor und nach jedem Patientenkontakt ist die wichtigste, aber immer noch die am stärksten vernachlässigte Maßnahme.
- **Weitere Maßnahmen:** Vermeidung einer (verfrühten) endotrachealen Intubation, rechtzeitige Extubation zur Vermeidung ventilatorassoziierter Pneumonien, wenig Flachlage bei Patienten mit Magensonde, da diese den gastralen Reflux erleichtern kann.

ZUSAMMENFASSUNG

Die nosokomiale Pneumonie ist, v.a. bei immunsupprimierten Patienten, eine häufige Begleiterkrankung. Die **Diagnose** erfolgt anhand festgelegter Kriterien. Essenziell für die erfolgreiche **Behandlung** sind die Gewinnung von Infektionsmaterial und die frühzeitige Antibiotikatherapie. Ateminsuffiziente Patienten brauchen atemunterstützende Maßnahmen (NIV), ggf. müssen sie intubiert und maschinell beatmet werden.

48

Postoperative Beinschwellung

Ann-Kristin Reinhold, Jens Vater

Anamnese

Frau K., eine 65-jährigen Patientin, unterzog sich aufgrund eines Tumors am sigmorektalen Übergang einer linksseitigen Hemikolektomie. Der postoperative Verlauf gestaltete sich zunächst problemlos, Frau K. wurde bereits früh postoperativ wieder mobilisiert. Die Thromboseprophylaxe erfolgte mit Enoxaparin 40 mg 1 × täglich. Vorerkrankungen: KHK mit zweifachem arteriokoronaren Venenbypass vor 6 Monaten, Z. n. Leistenhernienoperation vor 5 Jahren.

Untersuchungsbefund

Am sechsten postoperativen Tag fällt bei der Entlassungsuntersuchung eine Umfangszunahme des rechten Beins mit rötlich-livider Verfärbung auf. Frau K. gibt Druckschmerz in der rechten Wade an, die Dorsalflexion des Fußes ist schmerzbedingt nicht möglich. Die Tabelle zeigt die Laborwerte im Verlauf des Klinikaufenthalts (➤ Tab. 48.1).

Tab. 48.1 Laborwerte der Patientin

Parameter	23.4. (Aufnahme)	24.4. (OP-Tag)	25.4.	1.5.	Referenzbereich
Hb	11,3 g/dl	10,6 g/dl	9,9 g/dl	11,0 g/dl	12,3–15,2 g/dl
Thrombozyten	245×10^9/l	358×10^9/l	450×10^9/l	102×10^9/l	150–450 × 109/l
Leukozyten	$6{,}0 \times 10^9$/l	$8{,}1 \times 10^9$/l	$10{,}3 \times 10^9$/l	$5{,}6 \times 10^9$/l	4–10 × 109/l
Quick	100 %	95 %	103 %	105 %	70–120 %
PTT	26 s	24 s	22 s	25 s	< 38 s
PTZ	23 s	21 s	20 s	24 s	15–38 s
ATIII	85 %	80 %	86 %	85 %	75–125 %
Fibrinogen	2,3 g/l	4,5 g/l	6,3 g/l	3,1 g/l	1,5–5,5 g/l

1. **Welche Verdachtsdiagnose stellen Sie?**

2. **Welcher Pathomechanismus liegt dem Krankheitsbild zugrunde?**

3. **Welche Differenzialdiagnosen kommen in Betracht?**

4. **Welche diagnostischen Möglichkeiten (klinisch, laborchemisch) gibt es? Welche Vor- und Nachteile haben sie jeweils?**

5. **Welche therapeutischen Maßnahmen sind zu ergreifen?**

6. **Gibt es andere Erscheinungsformen des Krankheitsbilds?**

1. Verdachtsdiagnose

Der hochgradige Verdacht auf eine Thrombose und ein Thrombozytenabfall unter Heparintherapie legen eine **heparininduzierte Thrombozytopenie Typ II nahe (HIT II).** Anamnestisch hatte die Patientin im Rahmen der Bypass-OP und dem darauffolgenden Intensivaufenthalt Kontakt mit unfraktioniertem Heparin (extrakorporale Zirkulation, Antikoagulation).

2. Pathomechanismus

Unter Gabe von unfraktioniertem Heparin kommt es zur Bildung von Komplexen aus Plättchenfaktor 4 (PF4) und Heparinmolekülen mit sterischen Veränderungen am PF4. Der Plättchenfaktor wird bei HIT-Patienten daraufhin als vermeintlich körperfremdes Protein erkannt und mit Antikörpern markiert. **Thrombozyten** wiederum binden am Fc-Teil des **Antikörper-PF4-Heparin-Komplexes,** werden aktiviert und verklumpen untereinander. Dies führt zum vermehrten Auftreten von thrombotischen Ereignissen. Zudem werden die Thrombozyten durch Makrophagen in der Milz weiter eliminiert. Hatte der Patient bereits vorher Kontakt mit Heparin und Antikörper gebildet, kann dies ohne Latenzzeit und mit noch schnellerem Verlauf vor sich gehen (➤ Abb. 48.1).

3. Differenzialdiagnosen

Als Differenzialdiagnosen müssen sowohl andere immunologische als auch nicht immunologische Krankheitsbilder in Betracht gezogen werden (➤ Tab. 48.2).

4. Diagnostische Möglichkeiten

Die Diagnose HIT II wird v. a. klinisch mithilfe des sog. **4T-Tests** (➤ Tab. 48.3) gestellt. Daneben gibt es spe-

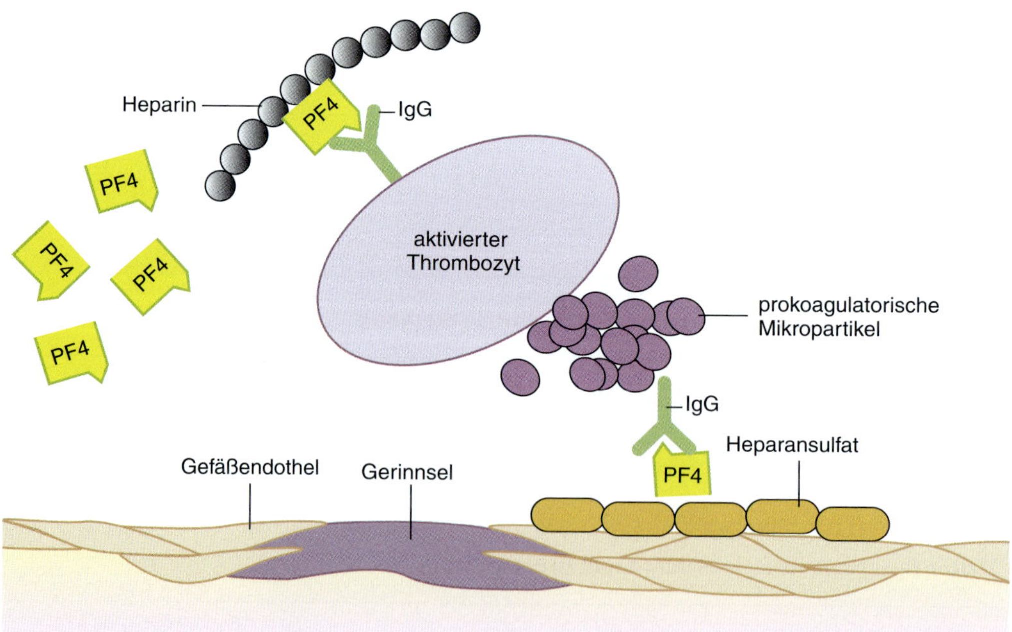

Abb. 48.1 Pathomechanismus der HIT II [O646/L141]

Tab. 48.2 Differenzialdiagnosen der HIT II

Differenzialdiagnose	Diagnostische Sicherung
EDTA-induzierte Pseudothrombopenie	Untersuchung von frischem EDTA-Blut, ggf. kapilläre Thrombozytenzählung, Begutachtung des Blutausstrichs (Aggregate im Randbereich), Messung mit Citratblut oder aus der ThromboExact®-Monovette
Verbrauch (Blutung, Sepsis, DIC)	Bestimmung von Fibrinspaltprodukten, Veränderungen in der plasmatischen Gerinnung
Antiphospholipidsyndrom	Bestimmung von spezifischen Antikörpern (z. B. Lupus-Antikoagulans)
Autoimmunthrombopenie	Nicht mit Heparingabe assoziiert
Medikamenteninduzierte Thrombopenie	Thrombozytenzahl meist $< 10 \times 10^9/l$
Hämatologische Erkrankung	Auffälliges Differenzialblutbild bis hin zur Panzytopenie
Lebererkrankung bzw. Hepatosplenomegalie	Leberwerte, Hepatitisserologie, Bildgebung
Thrombotisch-thrombozytopenische Purpura (TTP)	Hämolyse, Fragmentozyten, neurologische Symptomatik
Posttransfusionelle Thrombozytopenie	Antikörper gegen Fibrinogenrezeptor etwa 1 Wo. nach Bluttransfusion
HELLP-Syndrom	Hämolyse, Leberwerte, abdominale Beschwerden (Schwangerschaft!)

Tab. 48.3 4T-Test zur HIT-Diagnostik

HIT-Verdachtskriterium	2 Punkte	1 Punkt	0 Punkte
Thrombopenie	Niedrigster Wert ≥ 20/nl und Abfall um > 50 %	Niedrigster Wert 10–20/nl oder Abfall um 30–50 %	Niedrigster Wert < 10/nl oder Abfall um < 30 %
Tag des Auftretens	An Tag 5–10 oder Tag 1 nach früherer Heparintherapie (innerhalb von 30 d)	> 10 Tage nach Therapiebeginn oder < 1 Tag bei Therapie innerhalb der letzten 30–100 Tage	Vor Tag 5 ohne vorherige Exposition
Thrombosen oder andere Komplikationen	Gesicherte neue Thrombose, Hautnekrosen, anaphylaktische Reaktion nach Heparinbolus	Rezidivierende oder fortschreitende Thrombose, V. a. Thrombose, erythematöse Hautläsionen	Keine Komplikationen
Andere (o**t**her) Gründe für Thromboyztenabfall	Keine	Denkbar	Definitiv
Score			

zielle funktionelle Tests bzw. die Möglichkeit zum Nachweis der HIT-Antikörper. Ab 6 Punkten ist eine HIT II sehr wahrscheinlich, bei 4–5 Punkten liegt eine mittlere Wahrscheinlichkeit vor. Werte von 0–3 haben einen hohen negativen prädiktiven Wert. Die Wahrscheinlichkeit für relevante HIT-Antikörper liegt dann bei < 2 %.

Laboruntersuchungen sind nur bei entsprechend erhöhtem 4T-Score sinnvoll.

- **Antigentests (z. B. ELISA):** PF4-Heparin-Komplexe (Antigen) werden mit Patientenserum benetzt. Sind entsprechende Antikörper in der Probe vorhanden, kommt es zur Bindung. Anschließend werden die gebundenen Antikörper über eine zweite Reaktion sichtbar gemacht.
  - Vorteile: Alle relevanten Antikörper werden erfasst, bei negativem Test ist eine HIT nahezu ausgeschlossen (hohe Sensitivität). Der Test ist in vielen Laboren durchführbar.
  - Nachteile: Es werden auch andere Antikörper erfasst, d. h. 5–10 % der Ergebnisse sind falsch

positiv. Es wird nur die Bindung an PF4-Antigen nachgewiesen
- **Funktionelle Test, z. B. HIPA-Test** (heparininduzierte Plättchenaggregation): Patientenserum wird mit Heparin und fremden Thrombozyten versetzt. Bei positivem Testergebnis kommt es zu einer Thrombozytenaggregation und damit Trübung des Serums. Eine Alternative ist der **Serotoninfreisetzungstest.**
  - Vorteile: Ein positiver Funktionstest bildet besser als ein Antikörpernachweis die klinische Realität ab und ist daher spezifischer. Zudem wird die Bindung an verschiedene Antigene erfasst.
  - Nachteile: Intensivpatienten haben häufig Immunkomplexe im Blut, die Thrombozyten unabhängig von Heparin aktivieren. Die Tests sind zeit- und ressourcenaufwändiger, da Referenzlaboren vorbehalten.

5. Therapie

- Heparin muss bei Verdacht auf HIT II sofort abgesetzt und am Patientenbett ein Warnhinweis angebracht werden („Kein Heparin – HIT").
- Die Antikoagulation erfolgt mit nicht kreuzreagierenden Antikoagulanzien (➤ Tab. 48.4).
- **Keine** Thrombozytentransfusion innerhalb der ersten 48 h nach Absetzen von Heparin. Ausnahme: akute Blutung.

MERKE

- Bei HIT niemals niedermolekulare Heparine verabreichen.
- Bei HIT niemals hoch dosiert Vitamin-K-Antagonisten verabreichen. Der passagere Protein-C-Mangel führt zu Mikrothromben bei noch nicht ausreichender antikoagulatorischer Wirkung.

Tab. 48.4 Antikoagulanzien bei HIT II

Wirkstoff (Handelsname)	Wirkweise
Danaparoid (Orgaran®)	Heparinoid
Argatroban (Argatra®)	Direkter Thrombininhibitor; reversible Hemmung mit kurzer Halbwertszeit; hemmt alle Thrombinwirkungen (Fibrinbildung, Aktivierung Gerinnungsfaktoren [V, VII, XII], Thrombozytenaktivierung und -aggregation, hemmt Aktivierung von Protein C)
Fondaparinux (Arixtra®)	Pentasaccharid; off-label, Einzelfälle von HIT II beschrieben
Dabigatran (Pradaxa®)	Direkter Thrombininhibitor, NOAK; in Deutschland keine Zulassung für HIT-Therapie
Bivalirudin (Angiox®)	Hirudin; in Deutschland keine Zulassung für HIT-Therapie

6. Andere Erscheinungsformen

Die HIT I ist ein nichtimmunologischer Prozess durch direkte Interaktion von Heparin mit Thrombozyten, der unmittelbar nach Therapiebeginn einsetzt und fast ausschließlich unter therapeutischer Dosierung auftritt. Selten kommt es zu Thrombozytenzahlen < 100/nl. Der Effekt ist nach Absetzen voll reversibel und verläuft, im Gegensatz zur HIT II (Letalität 20 %), komplikationslos.

ZUSAMMENFASSUNG

Die HIT II ist ein relativ seltenes, aber dramatisch verlaufendes Krankheitsbild. Der **Pathomechanismus** beruht auf einer Antikörperbildung gegen PF4-Heparinkomplexe. **Leitsymptome** sind ein Thrombozytenabfall um mehr als 50 % zwischen dem 5. und 10. Therapietag sowie arterielle und venöse thrombotische Ereignisse unter Antikoagulation. Die **Diagnose** wird in den meisten Fällen klinisch gestellt, als Hilfsmittel dienen Scoring-Systeme. Die laborchemische Diagnose erfolgt mittels Funktions- bzw. Antigentest. Dringlichste **therapeutische** Maßnahme ist das Absetzen von Heparinen (UFH und NMH) und die Antikoagulation mit alternativen Pharmaka.

49

Postoperative Verwirrtheit und Hyperventilation

Lars Töpfer, Jens Vater

Anamnese

Sie werden zu einem 63-jährigen Patienten gerufen, der vor 3 Tagen laparoskopisch appendektomiert wurde. Abgesehen von starken postoperativen Schmerzen war der postoperative Verlauf unauffällig. Beim Morgendurchgang wurde der Patient jedoch von den Pflegekräften unruhig, agitiert und desorientiert neben dem Bett sitzend aufgefunden. Die zuständige Pflegekraft berichtet, dass der Patient in den letzten Tagen auffällig viel getrunken habe, häufig Wasser lassen musste und der Urin wasserhell gewesen sei. Im Aufnahmebogen sind keine Vorerkrankungen notiert.

Untersuchungsbefund

RR 100/60 mmHg, Puls 100/min, AF 24/min. Temperatur normal. Eine eingehende körperliche Untersuchung ist wegen der Unruhe und mangelnden Mitarbeit des Patienten nicht möglich. Der Patient wirkt exsikkiert und atmet vertieft.

1. **Welche Verdachtsdiagnose stellen Sie? Welche Ursachen kommen hier infrage?**
2. **Mit welchen schnell verfügbaren Tests sichern Sie Ihre Diagnose und welche weitere Labordiagnostik sollte erfolgen?**
3. **Welche Therapie veranlassen Sie?**
4. **Welche unterschiedlichen Formen dieses Krankheitsbildes gibt es und nach welchen Kriterien werden sie unterschieden?**
5. **Welche Pathophysiologie liegt den verschiedenen Formen jeweils zugrunde?**
6. **Zum Abschluss noch eine Frage, die sich vor ein paar Jahren noch um ein absolutes „Kolibri-Krankheitsbild“ gedreht hätte, das heute aber (etwas) häufiger vorkommt. Was wissen Sie über die euglykämische diabetische Ketoazidose?**

Fall 49 Postoperative Verwirrtheit und Hyperventilation

1. Leitsymptome

Neben den **unspezifischen Symptomen** Verwirrtheit, Exsikkose und Tachypnoe, die im Rahmen von vielen verschiedenen Erkrankungen auftreten können, bestehen als richtungsweisende Symptome zusätzlich **Polydipsie** und **Polyurie** (gehäuftes Wasserlassen, heller Urin). Außerdem haben Sie bei der klinischen Untersuchung eine vertiefte, normofrequente Atmung festgestellt. Diese sog. **Kußmaul-Atmung** (➤ Abb. 49.1) dient dem respiratorischen Azidoseausgleich durch vermehrte Abatmung von sauren Valenzen in Form von Kohlenstoffdioxid. Sie stellen daher die Diagnose eines **diabetischen Komas,** in diesem Fall bei Erstmanifestation eines Diabetes mellitus.

2. Diagnostik

Als **Point-of-Care-Diagnostik** können erfolgen:

- **Kapilläre Blutzuckerbestimmung** (bei Ihrem Patienten beträgt der Blutglukosewert 576 mg/dl, wobei einige Geräte stark erhöhte Werte oft nicht als Zahl, sondern nur durch die Angabe „high" oder ähnliches anzeigen).
- **Arterielle Blutgasanalyse:** zeigt beim diabetischen Koma eine respiratorisch teilweise kompensierte metabolische Azidose (bei Ihrem Patienten pH = 7,28, BE: –15 mmol/L, pO_2 90 mmHg, pCO_2 15 mmHg).
- **Qualitativer Urinschnelltest** mittels Teststreifen (bei Ihrem Patienten ist die Harnglukose dreifach positiv und das spezifische Uringewicht ist < 1,015).

Außerdem kann zur **weiteren Abklärung** der diabetischen Stoffwechsellage das glykosylierte Hämoglobin HbA_{1c} bestimmt werden, das eine Einschätzung der Stoffwechselsituation über einen Zeitraum von etwa 8 Wochen erlaubt. Es wird bei Diabetikern auch zur Langzeittherapieüberwachung herangezogen.

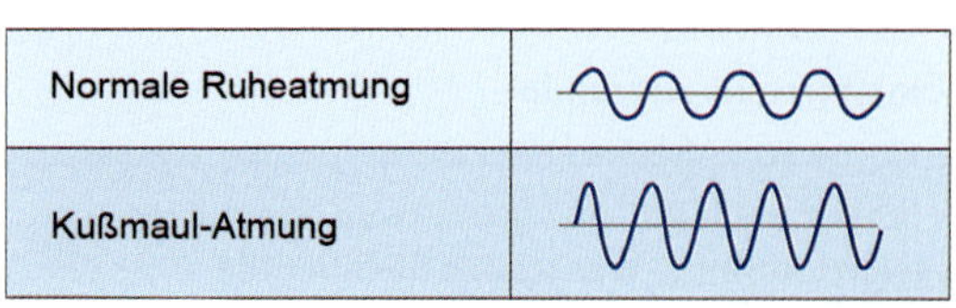

Abb. 49.1 Kußmaul-Atmung [A400]

3. Therapie

Die Therapie der hyperglykämischen Entgleisungen basiert auf drei Säulen: Flüssigkeitstherapie, Blutzuckerkontrolle mittels Insulinperfusor und Wiederherstellung der Homöostase (Azidose, Elektrolyte).

- **Intensivmedizinische Überwachung und Therapie:** Die Behandlung einer derart lebensbedrohlichen Störung muss auf der Intensivstation erfolgen.
- **Flüssigkeitstherapie:** Hyperglykämien entwickeln sich meist über mehrere Tage. Bis es zu relevanten Störungen kommt, entsteht durch die glukosurische Polyurie ein **Flüssigkeitsdefizit** von mehreren Litern. Dies muss über Stunden wieder ausgeglichen werden. In der ersten Stunde wird zunächst 1 l einer isotonen Vollelektrolytlösung infundiert. In den folgenden Stunden wird die Infusionsrate je nach klinischer Situation auf 100–500 ml/h reduziert. Oft besteht ein Gesamtflüssigkeitsdefizit von 6–8 l! Allein durch den Flüssigkeitsausgleich sinkt auch der Blutzuckerspiegel. Die Urinmenge sollte unbedingt ebenfalls bilanziert werden.
- **Blutzuckereinstellung:** Die Senkung des Blutzuckerspiegels erfolgt durch Infusion von **Altinsulin** über eine Spritzenpumpe. Bei Erwachsenen kann ein Initialbolus von 0,1 IE/kg KG i. v. verabreicht werden. Danach erfolgt eine kontinuierliche Infusion von 0,05 IE/kg KG. Dabei sollte der Blutzucker pro Stunde nicht um > 50 mg/dl und innerhalb des ersten Tages nicht < 250 mg/dl gesenkt werden. Um dies engmaschig zu überwachen, wird der **Blutzuckerspiegel** zunächst stündlich kontrolliert. Sinkt er zu stark, kann die zusätzliche Infusion von Glukose 5 % erforderlich werden.
- **Kaliumsubstitution:** Azidoseausgleich und Insulintherapie führen nach anfänglich nachweisbarer Hyperkaliämie durch eine Umverteilung des Kaliums nach intrazellulär zu einem Kaliumdefizit. Neben einem **EKG-Monitoring** muss folglich auch an eine ausreichende Kaliumsubstitution gedacht werden

- **Azidoseausgleich:** In den meisten Fällen ist keine Pufferung mit Bikarbonat notwendig, da durch die Verstoffwechslung der Ketonkörper Alkaliäquivalente entstehen, die eine ausreichende Pufferkapazität besitzen. Bei schwerer Azidose (pH < 6,9) und Hypotonie (durch vermindertes Ansprechen auf endogene Katecholamine) kann eine vorsichtige Pufferung mit Bikarbonat aber sinnvoll sein. Um eine zusätzliche Belastung durch vermehrte Atemarbeit zu verringern, wird **maximal die Hälfte** des berechneten **Bikarbonatdefizits** über 2 h ausgeglichen. Das Defizit berechnet sich wie folgt:

  Bikarbonatdefizit [mmol/l] = 0,5 × KG [kg] × (Ziel-Bikarbonat – gemessenes Bikarbonat [mmol/l])

MERKE

- Präklinisch erfolgen bei hyperglykämischen Entgleisungen weder eine Insulintherapie noch ein unkontrollierter Azidoseausgleich, da die Arrhythmiegefahr durch Kaliumverschiebungen erhöht ist.
- Die Volumensubstitution erfolgt nur mit Vollelektrolytlösungen. Bei Verwendung von hypotonen Infusionslösungen besteht die Gefahr eines Hirnödems.

4. Formen des hyperglykämischen Komas

Man unterscheidet zwei Formen (➤ Tab. 49.1) des hyperglykämischen Komas. Während bei Typ-1-Diabetikern eine Ketoazidose auftritt, liegt bei Typ-2-Diabetikern meist ein hyperglykämes hyperosmolares Syndrom vor. Die Letalität ist im letzteren Fall mit 15 % etwa dreimal so hoch wie bei der Ketoazidose.

5. Pathophysiologie

- **Diabetische Ketoazidose (DKA,** ➤ Abb. 49.2**):** Durch den ausgeprägten **Insulinmangel** beim Typ-1-Diabetes wird der **Energiebedarf** durch Steigerung der Lipolyse und Metabolisierung von Fettsäuren gedeckt. In der Leber entstehen aus Fettsäuren Ketone (Acetoacetat, β-Hydroxybutyrat). Die vermehrte Ausschüttung von antiinsulinären Hormonen wie Glukagon, Cortisol und Adrenalin, verstärkt die Bildung von **Ketonkörpern.** Stress und Infektionen können das Risiko einer Ketoazidose zusätzlich steigern.
- **Hyperglykämes hyperosmolares Syndrom (HHS):** Durch ausreichende **Restinsulinsekretion** wird eine metabolische oder **Ketoazidose** verhindert. Dennoch sind die periphere Glukoseverwertung vermindert und die Glukoseproduktion in Leber und Nieren gesteigert. Es besteht ein **relativer Insulinmangel** bei gleichzeitig gesteigertem antiinsulinärem Hormonspiegel.

Bei beiden Formen kommt es durch die hohen Blutglukosewerte zur **osmotischen Diurese** und anschließender **Hyperosmolalität des Plasmas.** Dies wird durch eine unzureichende Flüssigkeitszufuhr begünstigt, die bei älteren Patienten häufig vorliegt. Über die

Tab. 49.1 Unterschiede der beiden Formen des diabetischen Komas

Diabetische Ketoazidose (DKA)	Hyperglykämes hyperosmolares Syndrom (HHS)
Typisch für Diabetes mellitus Typ 1	Typisch für Diabetes mellitus Typ 2
Mäßig erhöhter Blutzucker (400–600 mg/dl)	Stark erhöhter Blutzucker (> 600 mg/dl)
Azidoseatmung mit Acetongeruch in der Ausatemluft (fruchtig, grüner Apfel)	Atmung normal
Starker Durst	(Altersbedingt) gestörtes Durstempfinden
Pseudoperitonitis	Hypovolämischer Schock durch Exsikkose
Ketonurie	
Übelkeit und Erbrechen	

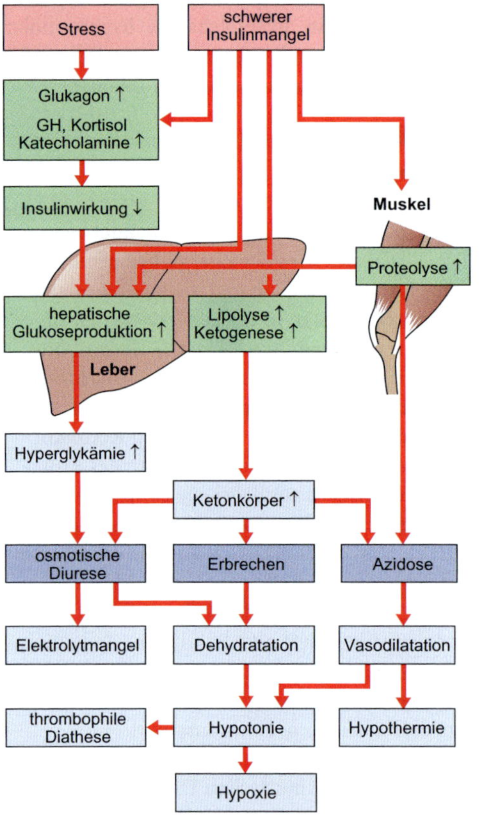

Abb. 49.2 Pathophysiologie der diabetischen Ketoazidose [L106]

Dehydratation kommt es in Begleitung der Ketonurie auch zum vermehrten **Verlust von Natrium und Kalium.**

6. Euglykämische diabetische Ketoazidose

Bei der euglykämischen diabetischen Ketoazidose liegen zwar die Symptome einer diabetischen Ketoazidose vor und sie ist ebenso lebensbedrohlich. Die Blutzuckerspiegel sind aber meist nur gering erhöht (< 250 mg/dl). Die Häufigkeit dieses seltenen Krankheitsbilds hat seit Einführung der **SGLT-2-Inhibitoren** (Sodium-Glucose-linked-Transporter-2-Inhibitoren, ➤ Kap. 38) zugenommen. SGLT-2-Inhibitoren werden zur Behandlung des Diabetes mellitus Typ 2, aber auch zur Therapie von Herzinsuffizienz und chronischer Niereninsuffizienz verordnet. Durch ihren Wirkmechanismus wird die Ketogenese gefördert. Kommen weitere katabole Bedingungen (z. B. eine schwere Erkrankung, Dehydratation, längere Nüchternperioden oder Entzündungsreaktionen) hinzu, wie sie typischerweise auch perioperativ bei umfangreichen Operationen auftreten, steigt das Risiko für eine euglykämische DKA. Die Therapie entspricht der Behandlung der DKA.

ZUSAMMENFASSUNG

Symptome der hyperglykämischen Entgleisung bei Diabetes mellitus sind Polyurie, Polydipsie und Verwirrtheit. **Ursachen** sind eine fehlende Insulinzufuhr oder ein erhöhter Insulinbedarf.

Man unterscheidet **zwei Formen** des hyperglykämischen Komas. Das Auftreten ist jeweils eher typisch für einen Diabetes mellitus Typ 1 oder Typ 2. Die Ketoazidose beruht **pathophysiologisch** auf einem absoluten Insulinmangel mit Verstoffwechslung von Fetten. Das hyperosmolare Koma wird bei ausreichender Restinsulinproduktion durch die harntreibende Wirkung der Glukose und Elektrolytverschiebungen bedingt. Bei der **intensivmedizinischen Therapie** des diabetischen Komas ist zunächst ein Ausgleich des Flüssigkeitsdefizits vorrangig. Danach erfolgt die vorsichtige Senkung des Blutzuckerspiegels sowie ggf. eine Kaliumsubstitution.

Die **euglykämische diabetische Ketoazidose** ist eine sehr seltene Form der Ketoazidose, die als Nebenwirkung einer Therapie mit SGLT-2-Inhibitoren meist in Verbindung mit schweren Erkrankungen oder großen Operationen auftreten kann.

50

Ein auffällig stiller Patient

Lars Töpfer

Anamnese

Sie sind Arzt im Aufwachraum. In der letzten Stunde waren Sie und die Pflegekräfte weitgehend mit der Behandlung eines Patienten, der postoperativ stark nachgeblutet hatte, beschäftigt. Währenddessen wurden Ihnen zahlreiche Patienten zuverlegt. Nachdem sich die Situation beruhigt hat, haben Sie nun Zeit, diese genauer zu untersuchen. Sie stehen am Bett eines 78-jährigen Patienten, der sich bei einem Sturz zu Hause eine Schenkelhalsfraktur zugezogen hatte, die akut endoprothetisch versorgt wurde. Aus den Unterlagen gehen an Vorerkrankungen eine arterielle Hypertonie, eine chronische Niereninsuffizienz, ein Parkinson-Syndrom und eine ausgeprägte Schwerhörigkeit hervor. Auf dem Anamnesebogen ist erfasst, dass der Patient eine Parkinson-Dauermedikation mit retardiertem und nicht retardiertem Levodopa erhält, worunter er durch das Parkinson-Syndrom im Alltag kaum beeinträchtigt sei. Außerdem hatte der Patient angegeben, täglich 4–6 Flaschen Bier zu konsumieren. Laborchemisch fallen lediglich eine Anämie (Hb 11 g/dl) und eine Hyponatriämie (Na^+ 129 mmol/l) auf. Bei dem Patienten wurde eine Intubationsnarkose mit Desfluran, Sufentanil und Cis-Atracurium durchgeführt. Der intraoperative Narkoseverlauf war unauffällig, abgesehen von wiederholten Hypotonie-Episoden, die letztlich mit einer kontinuierlichen Gabe von Noradrenalin behandelt wurden.

Untersuchungsbefund

Vitalparameter: HF 81/min., Blutdruck 130/75 mmHg, SpO_2 ohne Sauerstoff 96 %, Atemfrequenz 16/min. Sie sehen einen Patienten, der ins Leere starrt und ab und zu mit beiden Händen nach vermeintlichen Gegenständen in der Luft greift. Auf Ansprache reagiert er extrem verzögert und nur mit einem kurzen Nicken, das aber nicht zu den von Ihnen gestellten Fragen passt.

1. **Welche Verdachtsdiagnosen haben Sie?**

2. **Was versteht man unter einem Delir?**

3. **Ich dachte immer, ein Delir kann nur vorliegen, wenn der Patient extrem unruhig ist. Oder gibt es verschiedene Formen?**

4. **Ein Delir kann durch zahlreiche Ursachen hervorgerufen werden. An welche auslösenden Ursachen sollten Sie immer denken?**

5. **Wie beurteilen Sie das gewählte Narkoseverfahren im Hinblick auf die Prävention eines Delirs?**

6. **Gehen wir einmal weg vom Fallbeispiel. Was fällt Ihnen zum Stichwort Emergence Delir ein?**

1. Verdachtsdiagnosen

Zum jetzigen Zeitpunkt kommen die **zahlreichen Differenzialdiagnosen** einer akuten Bewusstseinsstörung infrage. Der Patient hatte intraoperativ offensichtlich häufigere Phasen einer Hypotonie, sodass Sie einen ischämischen Schlaganfall zumindest immer im Hinterkopf behalten sollten. Allerdings liegt dabei oft eine Halbseitensymptomatik (➤ Kap. 26) vor, sodass Sie diese Differenzialdiagnose hintanstellen.

Bedenken Sie aber, dass der Patient stark schwerhörig ist und aktuell keine Hörgeräte trägt. Manchmal erledigen sich unklare Situationen, wenn Sie sich von der Station die **Hilfsmittel** des Patienten wie Hörgeräte oder Brille kommen lassen. Im vorliegenden Fall zeigt sich aber auch nach Einsetzen der Hörgeräte keine Änderung der Symptomatik.

Sie gehen daher am ehesten von einem **Delir** aus.

2. Definition des Delirs

Es existieren mehrere Definitionen für das Delir. Typisch sind jedoch folgende **Kriterien:**

- Akuter Beginn (Stunden bis Tage).
- Fluktuierender Verlauf.
- Störung des Bewusstseins und der Aufmerksamkeit, zusätzlich können Wahrnehmung, Denken, Gedächtnis, Psychomotorik, Emotionalität und der Schlaf-Wach-Rhythmus gestört sein.
- Änderung der Kognition (Gedächtnis, Orientierung, Sprache, Auffassung).
- Dem Delir liegt eine organische Ursache zugrunde.

3. Formen des Delirs

Es wird zwischen dem **hyperaktiven** und dem **hypoaktiven** Delir unterschieden (➤ Tab. 50.1). Dabei tritt ein hypoaktives Delir deutlich häufiger auf (ca. 30 %) als ein hyperaktives (ca. 5 %). Noch häufiger sind aber **Mischformen** (ca. 65 %), bei denen es zu unvorhergesehenen Wechseln zwischen den beiden Ausprägungen kommt.

MERKE

Vor allem das hypoaktive Delir kann leicht übersehen werden. Da die Patienten i.d.R. ruhig im Bett liegen, fallen sie oft nicht auf. Dabei durchleben sie im Innern häufig schlimmste Situationen. Ein Screening auf ein Delir ist daher essenziell.

4. Ursachen

Ein Delir ist i. d. R. **multifaktoriell** bedingt und einige Ursachen lassen sich nicht vermeiden oder behandeln (➤ Abb. 50.1). Vermeidbare Ursachen sollten aber unbedingt behandelt werden. Im englischen Sprachgebrauch ist das Akronym **„I WATCH DEATH“** gebräuchlich, um sich die Ursachen eines Delirs zu merken (➤ Tab. 50.2).

Bei dem Patienten im Fallbeispiel liegt eine Hyponatriämie vor, die möglicherweise Folge des chronischen Alkoholabusus ist. Wahrscheinlich ist sie allein nicht Ursache des Delirs, sondern die Kombination aus operativem Eingriff mit Stressreaktion des Körpers, bestehenden Komorbiditäten einschließlich des Alkoholabusus und der Elektrolytstörung. Störungen im Na^+-Haushalt des Körpers sollten übrigens nur äußerst langsam (5–10 mmol/l/d) ausgeglichen werden, um eine zentrale pontine Myelinolyse zu vermeiden.

5. Anästhesieverfahren

Bei dem Patienten wurde eine **Allgemeinanästhesie** mit **kurz wirksamen Substanzen** und geringer Gefahr

Tab. 50.1 Typische Symptome bei der hypoaktiven und hyperaktiven Form des Delirs

Hypoaktiv	Hyperaktiv
• Antrieb ↑, unruhig, Bewegungsdrang • Halluzinationen • Empfindlichkeit gegenüber Umgebungsreizen ↑, schreckhaft • Gefühl, bedroht zu werden, kann zu Aggressivität führen • Gefahr der Selbstverletzung • Nesteln	• Antrieb ↓ • Schläfrig, Bewusstseinsstörung • Geringes Interesse an Umgebungsreizen, • Aufmerksamkeitsstörung • Verlangsamtes, teils inkohärentes Denken • Konzentrationsstörung

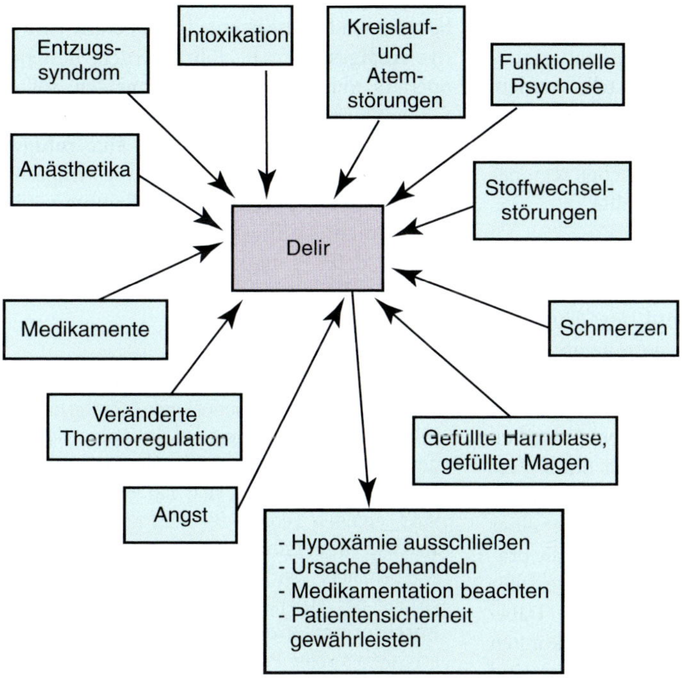

Abb. 50.1 Mögliche Ursachen für ein postoperatives Delir (From Nagelhout, J.J., Elisha, S. (2018). Nurse anesthesia, ed. 6, St. Louis: Elsevier.) [E1419]

Tab. 50.2 Mögliche Ursachen eines Delirs anhand des Merkspruchs „I WATCH DEATH".

Ursachen	Beispiele
Infection (Infektion)	Sepsis, Pneumonie, Harnwegsinfekt, HIV
Withdrawal (Entzug)	Alkohol, Benzodiazepine oder andere Sedativa
Acute Metabolic (akute metabolische Erkrankungen)	pH ↑ oder ↓, Exsikkose, Elektrolytentgleisung, insbesondere Na^+ ↓, Nieren- oder Leberversagen
Trauma (Verletzung)	Schädel-Hirn-Trauma, postoperativ, Brandverletzung
CNS Pathology (ZNS-Pathologie)	Intrazerebrale Blutung, Schlaganfall, Abszess, Tumor, Enzephalitis, Meningitis
Hypoxia (Hypoxie)	Anämie, Hypotonie, Herzinsuffizienz, pulmonale Ventilations-, Perfusions- oder Diffusionsstörung, CO-Intoxikation,
Deficiencies (Nährstoffmangel)	Vitamin B_1 (Thiamin), Vitamin B_{12}, Folsäure, Niacin
Endocrinopathies (Endokrinopathien)	Hypo-/Hyperglykämie, Hypo-/Hyperthyreose, Hyperparathyreoidismus, Morbus Addison, Morbus Cushing
Acute Vascular (akute Gefäßerkrankungen)	Hypertensive Enzephalopathie, Schlaganfall, Arrhythmie, Schock
Toxins or Drugs (Toxine oder Drogen/ Medikamente)	Medikamente, insbesondere Anticholinergika, Drogen, Lösungsmittel, Pestizide
Heavy Metals (Schwermetalle)	Blei, Mangan, Quecksilber

der Kumulation durchgeführt. Eine Alternative wäre eine rückenmarknahe **Regionalanästhesie** gewesen. Allerdings konnte kein Vorteil einer Regional- gegenüber einer Allgemeinanästhesie festgestellt werden. Entscheidend ist v. a. eine suffiziente **postoperative Schmerztherapie,** weshalb vor einer Allgemeinanästhesie auch die Möglichkeit einer zusätzlichen regionalen Katheteranalgesie bedacht werden sollte.

6. Emergence Delir

Der Begriff Emergence Delir wird im deutschen Sprachraum typischerweise für die postoperative Agitation und das Delir **bei Kindern** verwendet. Die Ursachen sind **multifaktoriell.** Häufig tritt es aber bei Kindern im **Vorschulalter** (3–6 J.) und bei Eingriffen im Kopf-Hals-Bereich auf. Das Risiko ist unter Verwendung der schnell abflutenden **Inhalationsanästhetika** Sevofluran und Desfluran höher als unter einer TIVA mit Propofol. Oft sind Kinder betroffen, die präoperativ sehr **ängstlich** waren. Das Emergence Delir kann sich in Form einer Agitation äußern. Dabei schreien die Kinder, schlagen um sich und können nicht getröstet werden. Dominiert eher das Delir, sind die Kinder desorientiert, nehmen ihre Umwelt nicht wahr und bauen z. B. auch keinen Augenkontakt zu Bezugspersonen auf. Obwohl das Krankheitsbild i. d. R. innerhalb von etwa 15 min **selbstlimitierend** ist, stellt es für Kinder und Eltern eine hohe Belastung dar, birgt überdies eine Verletzungsgefahr und ist eine Gefahr für den Operationserfolg. Es ist wichtig, den Eltern darzulegen, dass das Krankheitsbild nicht selten nach operativen Eingriffen auftreten kann und sich meist rasch bessert. Da Schmerzen als Auslöser der Symptomatik bekannt sind, sollte bereits intraoperativ eine präemptive **Analgesie** durchgeführt werden. Bestehen postoperativ Anhaltspunkte für Schmerzen, sollten diese z. B. mit Piritramid behandelt werden. Die postoperative **Anwesenheit der Eltern** und eine **ruhige Atmosphäre** im Aufwachraum können die Symptome ebenfalls verbessern. Bei ausgeprägter Symptomatik ist eine **medikamentöse Therapie** mit niedrig dosiertem Propofol (z. B. 0,5–1 mg/kg KG) indiziert. Clonidin, Dexmedetomidin oder Esketamin können ebenfalls vorteilhaft sein.

ZUSAMMENFASSUNG

Ein **Delir** liegt vor bei einer akuten Störung des Bewusstseins, der Aufmerksamkeit und der Wahrnehmung sowie ggf. psychomotorischen Störungen. Es beruht auf einer organischen Grundlage und hat typischerweise einen fluktuierenden Verlauf. Die Auslöser eines Delirs sind vielfältig. **Reversible Ursachen** sollten diagnostiziert und behandelt werden. Man unterscheidet das hypoaktive und das hyperaktive Delir. Häufiger sind allerdings **Mischformen** anzutreffen. Ist eine Operation erforderlich gibt es keine Präferenz für eine Regional- oder Allgemeinanästhesie. Bei einer Vollnarkose sollten möglichst kurz wirksame Medikamente eingesetzt und eine suffiziente postoperative Analgesie sichergestellt werden.

Das **Emergence Delir** ist eine Besonderheit der Kinderanästhesie. Auch hier gibt es beeinflussbare und nicht oder wenig beeinflussbare Risikofaktoren. Es ist i. d. R. selbstlimitierend, stellt aber eine Belastung für die Eltern und das Kind dar. Bei ausgeprägter Symptomatik ist eine medikamentöse Therapie indiziert.

51

Blutspenderausweis?

Jens Vater

Anamnese

Sie werden im Dienst von einem neuen Kollegen aus der Unfallchirurgie angerufen, weil am nächsten Morgen ein Patient mit rechtsseitiger hüftgelenknaher Fraktur noch auf den OP-Plan kommen soll.

Der Patient, Herr W., ist 78 Jahre alt, in altersentsprechendem Allgemein- und Ernährungszustand, kardial mit 4 MET belastbar. Wegen eines intermittierenden Vorhofflimmerns nimmt er Edoxaban ein. Vor 6 Jahren wurde Herr W. bei komplikativem Verlauf nach endoprothetischer Versorgung mehrfach an der linken Hüfte operiert und hatte damals auch einige Erythrozytenkonzentrate erhalten. Seitdem trage er einen „Blutspesnderausweis" im Geldbeutel (➤ Abb. 51.1). Vor 2 Jahren wurde er wegen eines Prostatakarzinoms operiert (➤ Tab. 51.1).

Ihr unfallchirurgischer Kollege hat nun einige Fragen zu den OP-Vorbereitungen, insbesondere wegen der Bereitstellung von Blutprodukten. Können Sie ihm helfen?

Tab. 51.1 Medikationsplan für Herrn W.

Medikament	Verordnung
Metoprololsuccinat 95 mg	1–0–1
ASS 100 mg	0–1–0
Edoxaban 60 mg	1–0–0
Ramipril 2,5 mg	1–0–1

1. **Müssen für die Operation Blutkonserven zur Verfügung stehen?**
2. **Welche Untersuchungen sind für die Bereitstellung von Blutprodukten notwendig?**
3. **Wie bewerten Sie den „Blutspenderausweis"?**
4. **Was müssen Sie vor einer Transfusion zwingend überprüfen?**
5. **Wie gehen Sie bei einer Transfusionsreaktion vor?**
6. **Welche Optionen der Fremdbluttransfusion gibt es, wenn keine Produkte mit identischer Blutgruppe verfügbar sind?**

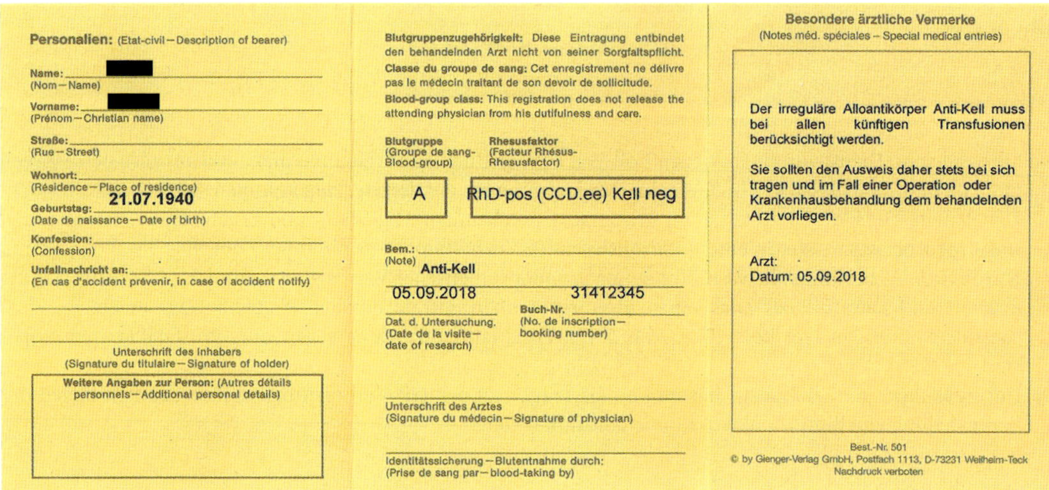

Personalien: (Etat-civil – Description of bearer)

Name: [redacted]
(Nom – Name)

Vorname: [redacted]
(Prénom – Christian name)

Straße:
(Rue – Street)

Wohnort:
(Résidence – Place of residence)

Geburtstag: 21.07.1940
(Date de naissance – Date of birth)

Konfession:
(Confession)

Unfallnachricht an:
(En cas d'accident prévenir, in case of accident notify)

Unterschrift des Inhabers
(Signature du titulaire – Signature of holder)

Weitere Angaben zur Person: (Autres détails personnels – Additional personal details)

Blutgruppenzugehörigkeit: Diese Eintragung entbindet den behandelnden Arzt nicht von seiner Sorgfaltspflicht.
Classe du groupe de sang: Cet enregistrement ne délivre pas le médecin traitant de son devoir de sollicitude.
Blood-group class: This registration does not release the attending physician from his dutifulness and care.

Blutgruppe (Groupe de sang-Blood-group)	Rhesusfaktor (Facteur Rhésus-Rhesusfactor)
A	RhD-pos (CCD.ee) Kell neg

Bem.: (Note) Anti-Kell

05.09.2018
Dat. d. Untersuchung. (Date de la visite – date of research)

Buch-Nr. 31412345
(No. de inscription – booking number)

Unterschrift des Arztes
(Signature du médecin – Signature of physician)

Identitätssicherung – Blutentnahme durch:
(Prise de sang par – blood-taking by)

Besondere ärztliche Vermerke
(Notes méd. spéciales – Special medical entries)

Der irreguläre Alloantikörper Anti-Kell muss bei allen künftigen Transfusionen berücksichtigt werden.

Sie sollten den Ausweis daher stets bei sich tragen und im Fall einer Operation oder Krankenhausbehandlung dem behandelnden Arzt vorliegen.

Arzt:
Datum: 05.09.2018

Best.-Nr. 501
© by Gienger-Verlag GmbH, Postfach 1113, D-73231 Weilheim-Teck
Nachdruck verboten

Abb. 51.1 „Blutspenderausweis" [O646]

1. Bereitstellung Erythrozytenkonzentrat

Je nach geplanter OP-Technik (Gelenkersatz per Duokopfprothese, pertrochanterer Femurnagel) sind entweder mindestens 2 Erythrozytenkonzentrate für den Patienten fest einzukreuzen oder wenigstens die Blutgruppe (AB0 und Rhesus) und ein Antikörpersuchtest anzufordern.

Aufgrund der Antikoagulation mit einem Nicht-Vitamin-K-abhängigen-oralen-Antikoagulans (NOAK), dessen Wirkung in Abhängigkeit der Nierenfunktion erst nach 2–6 Halbwertszeiten abgeklungen ist, muss mit einem erhöhten Blutverlust gerechnet werden. Bei der beschriebenen Tumoranamnese ist ein autologes Verfahren nur nach Bestrahlung möglich (➤ Kap. 44). Da Herr W. bereits mehrfach Fremdblutkonserven erhalten hat, besteht durchaus auch ein erhöhtes Risiko für einen irregulären Antikörper, der im Fall einer neuerlichen Transfusion berücksichtigt werden muss.

2. Blutgruppenbestimmung und Kreuzprobe

Es sind inzwischen 45 Blutgruppensysteme und über 350 Blutgruppenantigene nach ISBT definiert. Die drei wichtigsten, und transfusionsmedizinisch relevanten sind das **AB0-System,** das **Rhesus**- und das **Kell**-System. Bevor ein Patient ein Blutprodukt erhält, müssen diese drei wichtigen Blutgruppen bestimmt werden, um eine passende Konserve auswählen zu können.

In modernen automatisierten Laborgeräten werden die Blutgruppen mittels Gelkartentechnik bestimmt (➤ Abb. 51.2). Bei Problemen mit der Bestimmung legen die MTLA selbst Hand an und führen die Bestimmung auch im Röhrchen oder auf Tüpfelplatten aus.

Um auszuschließen, dass der Empfänger in seinem Plasma oder gebunden auf seinen Blutkörperchen Antikörper trägt werden zusätzlich ein **Antikörpersuchtest** (= indirekter Coombs-Test) und ein **direkter Coombs-Test** durchgeführt. Ist die Blutgruppe bekannt und liegen keine Antikörper vor (AKS und DCT negativ), kann eine Konserve für den Patienten ausgewählt und „verkreuzt" werden. Bei dieser **Verträglichkeitsprobe** wird das Empfängerplasma mit der ausgewählten Konserve gemischt. Kommt es hierbei zu einer Agglutination, ist die Konserve **nicht** verträglich und darf diesen Patienten nicht transfundiert werden.

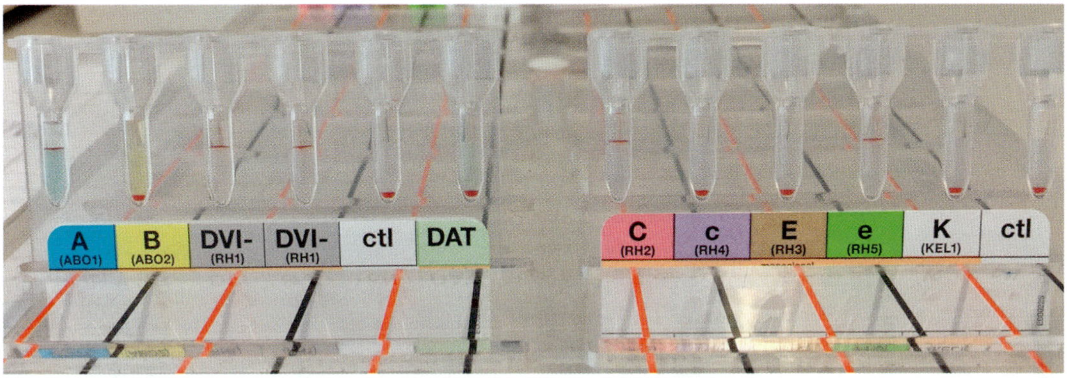

Abb. 51.2 Gelkarten [O646]

3. Irreguläre Antikörper

Der irrtümlich als „Blutspenderausweis" identifizierte Notfallausweis des Patienten weist ihn als Träger eines **antierythrozytären Alloantikörpers** aus.

Er wird – ähnlich wie der Ausweis zum schwierigen Atemweg oder ein Prothesen- oder Schrittmacherpass – ausgestellt, um den behandelnden Arzt v. a. in Notfallsituationen auf ein mögliches Problem aufmerksam zu machen.

Im Gegensatz zu den **Isoagglutininen,** die als reguläre Antikörper im Plasma vorkommen und gegen „fremde" AB0-Merkmale gerichtet sind, gibt es auch irreguläre antierythrozytäre Antikörper. Sie entstehen meist durch eine frühere Transfusion oder Schwangerschaft und sind gegen die Blutgruppenantigene eines anderen Blutgruppensystems – außer AB0 – gerichtet.

Irreguläre Antikörper aus dem Rhesus-System können z. B. einen **Morbus hämolyticus neonatorum** auslösen und zu akuten hämolytischen Transfusionsreaktionen führen.

Im vorliegenden Fall hat der Patient durch die früheren Transfusionen einen Antikörper gegen das Merkmal „K" aus dem Kell-System entwickelt. Dieser Antikörper muss, auch wenn er im Rahmen des AKS nicht mehr nachweisbar sein sollte, unbedingt beachtet werden. Sonst kann es zu einer Boosterungsreaktion des Empfängers kommen. Die Folge wäre eine **verzögerte hämolytische Transfusionsreaktion.**

Kälteagglutinine (Kälteautoantikörper, KAAK) gehören zur Klasse der IgM-AK und führen zu, in der Wärme reversibler, Agglutination. In der Folge kann es durch Hämolyse zu einer autoimmunhämolytischen Anämie (AIHA) kommen. Die Agglutinate können Mikroembolien v. a. in den Akren verursachen.

Wärmeagglutinine (Wärmeautoantikörper, WAAK) gehören zur Klasse der IgG-AK und haben ihr Reaktionsoptimum bei Körpertemperatur. Sie treten häufig im Rahmen von Lymphomen oder beim Lupus auf. WAAK können zu einer AIHA führen.

MERKE

Bei bekannten irregulären Antikörpern oder früheren Transfusionszwischenfällen, frühzeitig Kontakt mit der Blutbank aufnehmen, da die Austestung der Blutgruppe bzw. Antikörper und die Bereitstellung von verträglichen Konserven hier häufig mehr Zeit (bis zu 2 Tage!) in Anspruch nehmen kann.

4. Vorgehen bei einer Transfusion

Bevor eine für einen Patienten eingekreuzte Blutkonserve verabreicht werden darf, muss der transfundierende Arzt die **Indikation** für die Transfusion gestellt haben. Die **Konserve** selbst muss auf Unversehrtheit und Haltbarkeit **geprüft** werden. Die Verträglichkeitsprobe muss noch gültig sein, die Präparatnummer von Konserve und Begleitschein müssen übereinstimmen

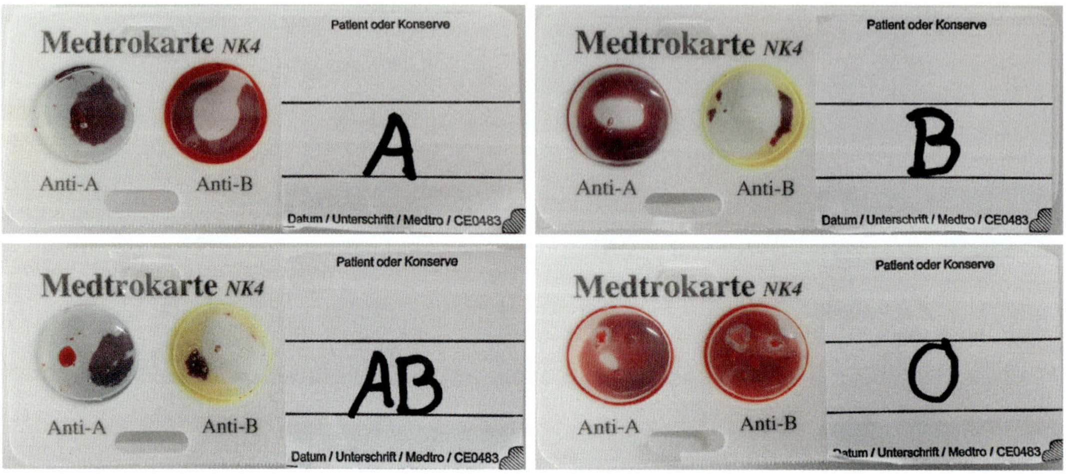

Abb. 51.3 Bedside-Test [O646]

und die Blutgruppe von Empfänger und Produkt müssen identisch/kompatibel sein.

Als letzter Sicherheitscheck erfolgt der **Bedside-Test** (➤ Abb. 51.3): einige Tropfen Empfängerblut werden auf einer Testkarte mit Anti-A- bzw. Anti-B-Serum gemischt und so dessen AB0-Blutgruppe nochmals getestet, um eine mögliche Verwechslung auszuschließen. Manche Bedside-Test-Karten enthalten ein zusätzliches Testfeld für das Rhesusmerkmal „D". Das Ergebnis des Bedside-Tests muss mit der zu transfundierenden Konserve übereinstimmen/kompatibel sein. Welche Konservenblutgruppen mit welchen Empfängerblutgruppen kompatibel sind zeigt ➤ Abb. 51.4.

MERKE

Der Bedside-Test heißt so, weil er **bettseitig beim Patienten** durchgeführt wird!

Eine Identitätsüberprüfung des Patienten ist obligat. Hierbei keine **Ja-Nein-Fragen** verwenden (nicht: Sind Sie Herr XY?), sondern: Wie heißen Sie? Wann sind Sie geboren?

Das **Unterlassen des Bedside-Tests** gilt (auch im Notfall bei vitaler Indikation) als **Kunstfehler!**

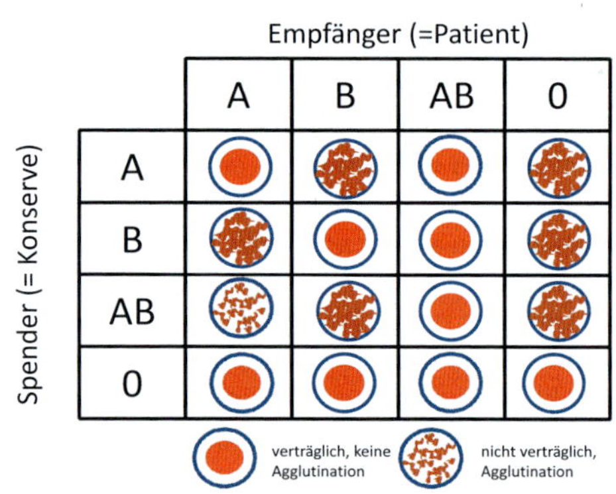

Abb. 51.4 Kompatible Blutgruppen im AB0-System [O646]

5. Vorgehen bei einem Transfusionszwischenfall

Grundsätzlich sind Reaktionen vom Sofort-Typ von verzögerten Reaktionen zu unterscheiden (➤ Tab. 51.2). Treten Symptome einer Transfusionsreaktion noch während der Transfusion auf, so ist diese sofort zu stoppen und gegen eine Elektrolytinfusion zum Offenhalten des Infusionszugangs auszutauschen. Die Konserve ist samt Transfusionsbesteck steril zu verschließen.

Tab. 51.2 Transfusionsreaktionen – Formen und Symptome (Auswahl!)

Typ	Symptome
Hämolytische Transfusionsreaktion	Schock, Verbrauchskoagulopathie, akutes Nierenversagen, retrosternale Schmerzen, Flankenschmerzen
Febrile nichthämolytische Transfusionsreaktion	Fieber, Schüttelfrost, Hypotonie, Juckreiz, Urtikaria, Dyspnoe
Pyrogene bakterielle Reaktion	Schock, häufig Hämolyse, Fieber, evtl. Sepsis

Die weitere **Therapie erfolgt symptomatisch:**

- Schocksymptome: Kreislaufunterstützende Maßnahmen
- Allergische Reaktion: Steroide und Antihistaminika, ggf. Adrenalin i. v.
- Schmerzen/Fieber: antipyretische Analgetika
- Monitoring der Vitalfunktionen, bei schweren Ereignissen Verlegung auf eine IMC/ITS

Zur weiteren Abklärung wird dem Patienten Blut (i. d. R. 9 ml EDTA-Blut) abgenommen und zusammen mit der Restkonserve und einem entsprechenden Protokoll zum Ereignis an die Transfusionsmedizin/Blutdepot/Labor gesandt. Die genauen örtlichen Gegebenheiten sind im QM-Handbuch Hämotherapie oder der transfusionsmedizinischen Dienstanweisung der Klinik hinterlegt.

Eine vollständige Übersicht zu den Transfusionsreaktionen findet sich auf der Internetseite des Paul-Ehrlich-Instituts (www.pei.de) in der aktuellen „Richtlinie Hämotherapie“.

6. Versorgung mit nichtblutgruppenidentischen Blutprodukten

Aufgrund steigenden Bedarfs an Blutprodukten bei gleichzeitig sinkenden Zahlen im Spendebereich durch Sperrungen von Spendern, nachlassender Spendebereitschaft und anderen Gründen ist eine vollständig blutgruppenidentische Versorgung der Empfänger im AB0-System und bei der Rhesusformel nicht immer gewährleistet. Die Blutdepots sind immer bemüht, jeden Patienten bestmöglich zu betreuen.

Im AB0-System kommen die Kompatibilitätsregeln (➤ Abb. 51.4) zum Einsatz. Die Rhesusformel kann insbesondere in Kliniken mit kleinen Blutdepots häufig nur eingeschränkt berücksichtigt werden. Eine Identische oder kompatible Versorgung ist hier besonderen Patientengruppen vorbehalten:

- Schwangere bzw. Frauen im gebährfähigen Alter
- Kinder
- (Hämato-)Onkologische Patienten bzw. Patienten mit einer langfristigen Transfusionsbedürftigkeit

Ein sehr häufiges Problem ist die Versorgung von Rh-D-negativen Empfängern, da nur ca. 15 % der kaukasischen Bevölkerung nicht Träger des Rhesusmerkmals D sind. Stehen für einen rhesusnegativen Patienten keine oder nicht ausreichend Rh-D-negative Produkte zu Verfügung, gibt es die Möglichkeit der sogenannten **Rhesusumstellung** bei Empfängern, die nicht zu einer der oben erwähnten Gruppen gehören. Bei vitaler Indikation sind im Rahmen der Notfalltransfusion Rhesusumstellungen sogar noch weiter fassbar. Seit 2017 gilt als „Notfallkonserve“ das Erythrozytenkonzentrat der Blutgruppe 0, ohne Berücksichtigung des Rhesusfaktors.

Das Immunisierungsrisiko bei einer Rh-D-inkompatiblen Transfusion liegt nach aktuellen Daten bei maximal 30 %. Die Patienten sind über die Umstellung aufzuklären und bei jeder erneuten Blutgruppenuntersuchung ist ein direkter Coombs-Test (DCT, DAT) mitzuführen. Der DCT weist eine Beladung der Erythrozyten mit Immunglobulinen (in der Regel IgG) und/oder Komplement nach. Bei einer beginnenden Alloimmunisierung ist diese zuerst über den Coombs-Test nachweisbar und erst später im Antikörpersuchtest sichtbar.

MERKE

Unter Rhesusmosaik-kompatibler Versorgung versteht man die Zuordnung eines Produkts mit einer nichtidentischen Rhesusformel, wobei der Patient über alle zu transfundierenden Blutgruppenantigene selbst verfügt (➤ Tab. 51.3).

Tab. 51.3 Beispiele für Rhesusmosaik-kompatible Versorgung

Rhesusformel Empfänger	Rhesusformel Erythrozytenkonzentrat
CcD.ee	CCD.ee oder ccD.ee
CcD.Ee	ccD.EE
Ccddee	ccddee

ZUSAMMENFASSUNG

Die wichtigsten Blutgruppensysteme sind **AB0, Rhesus und Kell.** Wegen Ihrer starken Antigenität müssen Konserven blutgruppenidentisch bzw. mindestens verträglich verabreicht werden, sonst kann es zu schweren (hämolytischen) Transfusionszwischenfällen kommen.
Im Rahmen der Blutgruppenbestimmung werden immer auch ein Antikörpersuchtest (indirekter Coombs-Test) und ggf. ein direkter Coombs-Test durchgeführt.
Bei der **Kreuzprobe** (= Verträglichkeitsprobe) wird die Verträglichkeit von Empfängererythrozyten und -plasma mit den zu transfundierenden Konservenerythrozyten überprüft.
Als letzte Identitätskontrolle dient der Bedside-Test.

WAS WÄRE, WENN ...

- ... der Patient vor einem elektiven Eingriff mit zu erwartendem vermehrtem Blutverlust stünde?
  – Ein elektiver Eingriff müsste bis zur Bereitstellung von verträglichen Erythrozytenkonzentraten in einer ausreichenden Anzahl verschoben werden. Aufgrund der Tumoranamnese ist eine maschinelle Autotransfusion nur nach Bestrahlung der Produkte mit 50 Gy zulässig.
- ... der Patient notfallmäßig sofort operiert werden müsste, weil Lebensgefahr besteht?
  – Bei vitaler Indikation können Erythrozytenkonzentrate mit negativer Kreuzprobe in der sensitiven Gelkartentechnik verabreicht werden. Die transfundierten Erythrozyten sollen dabei idealerweise nicht das zum irregulären Antikörper korrespondierende Antigen tragen, um eine Boosterung der Antikörperbildung zu vermeiden.
- ... der Patient kein Malignom in der Vorgeschichte hätte?
  – Eine gute Alternative zur Fremdblutgabe ist die Anwendung der maschinellen Autotransfusion, also das Auffangen, Waschen und Retransfundieren von Wundblut. Die Anwendung ist intra- und postoperativ möglich.

52

Kollaps beim CTG

Nicole Herrmann

Anamnese

Sie werden als diensthabender Anästhesist über den Notruf in den Kreißsaal gerufen. Dort finden sie eine junge leblose Schwangere vor. Die Hebammen und die Gynäkologin führen schon Basismaßnahmen zur Wiederbelebung durch.

Untersuchungsbefund

24-jährige Erstgebärende, keine Allergien bekannt, keine Medikamente, Schwangerschaft besteht noch. Die Patientin war bei einer Routineuntersuchung (CTG). Während der Untersuchung habe sie sich nicht wohlgefühlt und war kurze Zeit später bewusstlos geworden.

1. **Was sind die physiologischen Besonderheiten einer Schwangeren?**
2. **Nennen Sie die Besonderheiten einer Reanimation bei einer Schwangeren.**
3. **Erklären Sie das Vena-cava-Kompressionssyndrom.**
4. **Was sind mögliche Ursachen des Herz-Kreislauf-Stillstands und wie können sie behandelt werden?**
5. **Was ist die Ultima Ratio dieser Reanimation?**

1. Physiologische Besonderheiten

Die physiologischen Veränderungen in der Schwangerschaft umfassen das respiratorische, kardiovaskuläre, hämatologisch-hämostaseologische, gastrointestinale und das renale System. Im Einzelnen wird die **alveoläre Ventilation** um bis zu 50 % gesteigert, dies wird über die Zunahme der Atemfrequenz (ca. 15 %) und der Atemzugvolumina (ca. 40 %) realisiert. Gleichzeitig nimmt aber die **funktionelle Residualkapazität** um ca. 20 % ab. Mit diesen Mechanismen wird der erhöhte Sauerstoffverbrauch am Ende der Schwangerschaft sichergestellt. Der **Sauerstoffpartialdruck** verändert sich auf ca. 105 mmHg, der **Kohlendioxidpartialdruck** hingegen sinkt auf ca. 32 mmHg. Diese Veränderungen werden durch die progesteronvermittelte Stimulation des Atemzentrums initiiert. Im Laufe der Schwangerschaft passt sich das kardiovaskuläre System an die Besonderheiten und an die steigenden Bedürfnisse der Schwangeren und die des Fetus an. Dies bedeutet, dass ab Beginn der 8. SSW das **zirkulierenden Blutvolumen** bis zum Maximum in der 34. SSW zunimmt. Dieser Anstieg kann bis zu 50 % betragen. Da die Erythrozyten nicht im gleichen Umfang steigen, kommt es im Verlauf zu der typischen **Schwangerschaftsanämie** mit Hämoglobinwerten um ca. 11 g/dl. Beim **Herzzeitvolumen** gibt es zwei Möglichkeiten, die je nach Trimenon den Hauptanstieg bewirken:

- Im 1. Trimenon wird die Steigerung des Herzzeitvolumens überwiegend durch die Erhöhung des Schlagvolumens realisiert.
- Danach und bis zur 34. SSW erfolgt die Anpassung durch die Steigerung der Herzfrequenz.

Die **reduzierte Nachlast** trägt ebenfalls zu der Erhöhung des Herzzeitvolumens bei. Die Kontraktilität verändert sich kaum bzw. nimmt leicht ab. Während der Schwangerschaft verschiebt sich das Gerinnungsgleichgewicht in Richtung der **Koagulation,** um den Blutverlust unter der Geburt zu minimieren. Aus diesem Grund steigt auch die Inzidenz von Thrombembolien im Verlauf der Schwangerschaft. Es steigen die Konzentrationen der Gerinnungsfaktoren I (Fibrinogen) und VII sowie die Faktoren VIII, IX sowie der Von-Willebrand-Faktor an. Der Faktor II (Prothrombin) wird nur mäßig erhöht. Die antikoagulatorisch wirkenden Faktoren Protein C und Antithrombin sind meist unverändert, dagegen ist das Protein S oft deutlich vermindert. Die fibrinolytische Aktivität ist infolge der erhöhten Aktivität der Plasminogen-Aktivator-Inhibitoren reduziert. Wegen einer **schwangerschaftsinduzierten Hämodilution** haben 5–8 % aller Schwangeren eine **Gestationsthrombozytopenie.** Durch den Druck des graviden Uterus auf die Ureteren besteht eine physiologische Hydronephrose, dies wird durch die muskelrelaxierende Wirkung des Progesterons noch verstärkt. Eine Proteinurie ist bis zu einem Wert von 300 mg/d als physiologisch zu betrachten.

MERKE

In der Schwangerschaft kommt es zu einigen physiologischen Veränderungen, die notwendig sind, um den Organismus der Mutter auf die veränderten Bedürfnisse anzupassen.

2. Besonderheiten

Bei der Versorgung einer Schwangeren ist es wichtig zu wissen, dass bereits bei „normalen“ Kreislaufparametern eine fetale Hypoxie auftreten kann, da sich eine uteroplazentare Minderperfusion schon vor den klinischen Zeichen eines maternalen Schocks entwickelt. Da eine häufige Ursache eines kardiozirkulatorischen Problems das Vena-cava-Kompressionsyndrom darstellt, ist es wichtig, diese Ursache bei einer Reanimation möglichst auszuschließen und damit das Outcome deutlich zu verbessern. In der Praxis ist es schwierig, in einer 30°-Linksseitenlage eine suffiziente Herzdruckmassage durchzuführen. Aus diesem Grund kann eine **manuelle Linksverlagerung des Uterus** durch einen zusätzlichen Helfer sinnvoll sein. Dazu wird entweder von der rechten Seite der Uterus von sich weg oder von der linken Seite zu sich herangezogen. Wie bei jeder Reanimation ist es wichtig, eine klare Kommunikation zu verfolgen. Da diese äußerst seltene Art der Reanimation einer Schwangeren für alle Beteiligten eine Ausnahmesituation darstellt, ist es unter diesen Umständen eine große Herausforderung, effektiv und eindeutig zu kommunizieren. Es muss im Team eine rasche Entscheidung über eine Notsectio – unter laufender Reanimation – getroffen und konsequent umgesetzt werden. Fordern Sie **rechtzeitig Hilfe** für die Versorgung des Neugeborenen an. Eine weitere Besonderheit ist bei fortgeschrittener Schwangerschaft der etwas nach kranial korrigierte Druckpunkt der Herzdruckmassage. Diese Anpassung von ca. 2–3 cm wird durch den Zwerchfellhochstand nötig. Der **Gefäßzugang** sollte an der oberen Extremität oder über die V. jugularis externa erfolgen, da hierbei keine verzögerte Zirkulation durch das Cava-Kompressionssyndrom zu befürchten ist. Ist eine i. v. Applikation eines Zugangs nicht möglich, sollte die ossäre Punktion entgegen sonstiger Vorgehensweise am proximalen Humerus erfolgen (➤ Abb. 52.1). Bei der Atemwegssicherung sollte bei einer fortgeschrittenen Schwangerschaft ein etwa 0,5–1 mm kleinerer Tubus gewählt werden. Die **Atemwegssicherung** einer Schwangeren kann deutlich erschwert sein und benötigt im komplizierten Verlauf einen alternativen Atemweg, um die Oxygenierung zu gewährleisten. Es sollten auch unterschiedliche Hilfsmittel wie z. B. das Videolaryngoskop oder die Intubationslarynxmaske beherrscht werden. Es ist äußerst wichtig, dass in dem Team auf **Fixierungsfehler** – auf diesen richtet sich der Fokus der Aufmerksamkeit – geachtet wird und diese von jedem Mitglied des Teams ohne Scheu angesprochen werden.

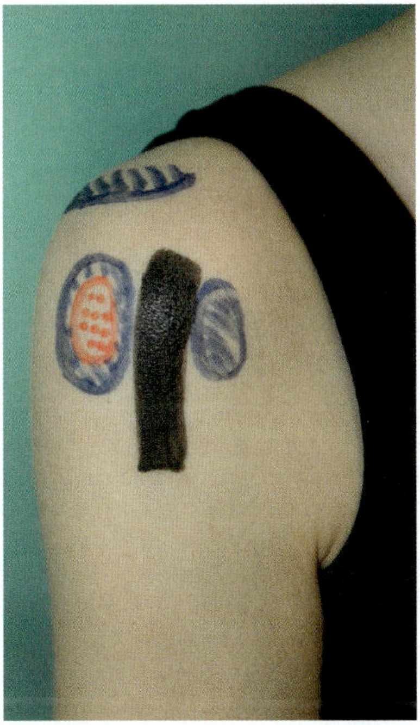

Abb. 52.1 Ossärer Zugang am proximalen Humerus: Schwarz hervorgehoben ist der Verlauf der langen Bizepssehne, blau die beiden Knochenhügel (Tuberculum majus vorne, Tuberculum minus hinten), das Gebiet zur sicheren Punktion wurde rot markiert. [M302]

MERKE

Auch bei normalen Kreislaufparametern kann es schon zu einer Unterversorgung des Fetus kommen. Das Cava-Kompressionssyndrom ist die häufigste Ursache und muss konsequent behandelt bzw. verhindert werden. Der Gefäßzugang sollte immer an der oberen Extremität gelegt werden. Die Kommunikation ist ein wichtiges Mittel, um möglichst schnell zu einer Entscheidung zu kommen und eventuelle Fixierungsfehler schnell zu korrigieren.

3. Vena-cava-Kompressionssyndrom

Durch eine **direkte oder indirekte Kompression** der V. cava inferior wird der venöse Rückfluss aus dem Becken und den Beinen massiv eingeschränkt. Die direkte Kompression wird durch den vergrößerten Uterus verursacht, die indirekte Kompression dagegen durch den gesteigerten intraabdominalen Druck. Mit einem Vena-cava-Kompressionssyndrom muss bereits ab der 16. SSW gerechnet werden. Die **Symptome sind relativ unspezifisch,** sie können von einem Unwohlsein bis hin zum Kreislaufstillstand alles umfassen. Aus diesem Grund sollte bei jedem Unwohlsein der Schwangeren sofort eine Linksseitenlage mit etwa 30° durchgeführt werden.

4. Ursachen

Es werden direkte und indirekte Ursachen unterschieden. Die direkten Ursachen haben unmittelbar etwas mit der Geburtshilfe zu tun. Bei den direkten Ursachen steht die **Thrombose** mit einer **Embolie** an erster Stelle. Weitere Ursachen können in einer **Urogenitalsepsis,** in einer **peripartalen Blutung** (postpartale Blutung bei Atonie oder Geburtstrauma, vorzeitige Plazentalösung oder Plazentaimplantationsstörung), einer **Prä-/Eklampsie, Hypertension, Fruchtwasserembolie** oder in **anästhesieassoziierten Komplikationen** begründet sein. Bei Letzteren ist an die **Lokalanästhesieintoxikation** zu denken. Diese wird durch eine **Lipid Rescue-Therapie** behandelt. Dazu werden als Startdosis 1,5 ml/kg KG einer 20 %-Lipidemulsion i. v. gegeben, gefolgt von einer kontinuierlichen Infusion mit 4,5 ml/kg KG/h. Einige Medikamente können durch ihre Wirkung ein Kreislaufproblem verursachen, wie z. B. Oxytocin, das negativ inotrop und vasodilatierend ist. Aus diesem Grund ist eine sofortige Beendigung der Zufuhr essenziell wichtig, wenn Kreislaufreaktionen auftreten. Wurde vor einem Kreislaufstillstand Magnesium verabreicht, sollte als Antidot 10 ml Kalziumchlorid 10 % gegeben werden. Wie bei jeder anderen Reanimation sollten Medikamente, die nicht zur Reanimation benötigt werden, als mögliche Ursachen einer Anaphylaxie sofort beendet werden. Die indirekten Ursachen sind mit Vorerkrankungen assoziiert. Diese **indirekten Ursachen** nehmen aktuell einen immer größeren Stellenwert ein, denn mit dem Fortschreiten der Reproduktionsmedizin und dem steigenden Durchschnittsalter der Schwangeren nimmt das Risiko einer relevanten Komorbidität deutlich zu.

MERKE

Es werden direkte und indirekte Ursachen unterschieden. Bei den direkten Ursachen ist der unmittelbare Auslöser die Geburtshilfe. Bei den indirekten Ursachen ist die Grunderkrankung der Mutterauslöser.

5. Ultima Ratio

Als Ultima Ratio wird die Notsectio unter Reanimation betrachtet. Diese Art der Sectio wird auch als **Perimortem-Sectio caesarea** bezeichnet. Dabei soll die Entscheidung innerhalb der ersten 4 min fallen. Die besten Chancen haben Mutter und Kind bei einer Entbindung innerhalb von 5 min. Dies ist in der Praxis jedoch leider nicht so häufig möglich. Die Entbindung verbessert den venösen Rückstrom von ca. 10 % auf ca. 30 %. Da das Überleben des Kindes direkt abhängig ist vom ROSC der Mutter, wird eine Schnittentbindung immer zugunsten der Mutter gestellt. Die Indikation zu einer Sectio wird in den ersten 20 SSW eher zurückhaltend gestellt, auch wenn die Prognose des Kindes sehr schlecht, die Größe des Uterus aber aller Wahrscheinlichkeit nach zu klein ist, um den venösen Rückstrom signifikant zu beeinträchtigen. Zwischen der 20.–24. SSW basiert die Entscheidung ausschließlich auf der Verbesserung des mütterlichen Reanimationsergebnisses. Ab der 24. SSW ist ein potenzielles Überleben des Kindes möglich und erfordert eine sofortige Versorgung durch ein neonatologisches Notfallteam. Steht kein Team zur Verfügung, darf die Reanimation der Mutter zu keiner Zeit vernachlässigt oder verzögert werden. Auch bei einer nicht reanimierbaren Mutter ist der Kaiserschnitt die einzige Möglichkeit, um das ungeborene Kind zu retten. Auch hier gilt: Je schneller entbunden wird, desto größer sind die Chancen der Vermeidung neurologischer Spätfolgen.

ZUSAMMENFASSUNG

Eine Reanimation allein ist schon eine belastende Situation für alle. Die Belastung wird größer, je jünger der Patient ist und potenziert sich weiter, wenn eine Schwangerschaft vorliegt. Hier ist es extrem wichtig, das Erlebte im Rahmen eines **Debriefings** aufzuarbeiten, damit man auch selbst mit der Situation abschließen kann. Auch wenn es schwerfällt, in einer solchen Situation die Entscheidung für eine Notsectio zu stellen: Das Kind hat auch keine Überlebenschance, wenn die Mutter nicht überlebt. Die Notsectio ist meist die einzige Chance für die Mutter, das Ereignis zu überleben.

53

Rentnerin mit Nasenbluten

Ute Fetzner

Anamnese

Sie werden als Notarzt an einem Sonntagnachmittag zu einem Kaffeekränzchen in eine Kleingartensiedlung gerufen. Die Notrufmeldung lautet knapp: starkes Nasenbluten, 67 Jahre, weiblich. Beim Eintreffen empfängt Sie und Ihr Rettungsteam eine kleine aufgeregte Gruppe Rentnerinnen. Am Ende des Tisches sitzt eine adipöse Dame mit hochrotem Kopf und einem kleinen blutigen Handtuch vor der Nase und schaut sie ängstlich an.

Untersuchungsbefund

Neben ihrer offensichtlichen Adipositas leidet die Patientin unter Bluthochdruck und einer Schilddrüsenunterfunktion. Die Medikamente fallen ihr gerade nicht ein, aber es sind 4 Präparate und 2 hat sie heute nicht eingenommen, da sie sonst zu oft zur Toilette gehen müsse und immer müde sei. Weitere Vorerkrankungen wie koronare Herzkrankheit (KHK), Myokardinfarkt, periphere arterielle Verschlusskrankheit (pAVK), Diabetes mellitus etc. werden verneint. Sie habe aber Kopfschmerzen und schwitze stark. Den Geburtstagssekt der Freundin hat sie noch nicht probiert, als plötzlich das Nasenbluten begann. Der Notfallsanitäter misst am linken Arm einen Blutdruck von 235/120 mmHg und am rechten Arm 230/120 mmHg. Im EKG zeigt sich ein Sinusrhythmus mit einer Frequenz von 87 Schlägen/min, die periphere Sauerstoffsättigung zeigt 98 % an. Lungen sind auskultatorisch bds. frei, ohne feuchte Rasselgeräusche. Sie etablieren einen i. v. Zugang und lassen den BZ-Wert bestimmen, der bei 135 mg/dl liegt.

1. **Welche Verdachtsdiagnose stellen Sie?**

2. **Welche weiteren Symptome können noch auftreten?**

3. **Wie therapieren Sie Ihre Patientin?**

4. **Woran müssen Sie bei einer Blutdruckdifferenz von mehr als 15/20 mmHg (syst./diast.) zwischen beiden Arme denken?**

5. **Nachdem der Blutdruck gesenkt, die Epistaxis sistiert und die Kopfschmerzen rückläufig sind, bereiten Sie den Transport der Patientin vor. Diese möchte aber nicht mit ins Krankenhaus zur weiteren Behandlung fahren, da es ihr jetzt gut gehe und sie gerne weiterfeiern möchte. Was tun Sie?**

1. Hypertensiver Notfall

Aufgrund des entgleisten Blutdrucks, der Epistaxis und der Kopfschmerzen handelt es sich bei der Patientin um eine Epistaxis, die durch einen **hypertensiven Notfall** ausgelöst wurde.

Dies ist eine potenziell lebensbedrohliche Erkrankung, bei der es zu einer hypertensiven Enzephalopathie, intra- und subarachnoidalen Blutungen, Linksherzdekompensation oder Myokardinfarkt kommen kann, um nur einige mögliche Komplikationen aufzuführen.

2. Klinische Symptome eines hypertensiven Notfalls

Neben der Blutdruckentgleisung, der Epistaxis als ein vaskuläres Symptom und den Kopfschmerzen als ein zerebrales Symptom, können weitere klinische Symptome, auch bei schwangeren Frauen auftreten. Sie sind in ➤ Tab. 53.1. zusammengefasst.

3. Therapie

- **Ruhe bewahren** und die Patientin verbal beruhigen, um einen weiteren Blutdruckanstieg zu vermeiden.
- Oberkörper hochlagern.
- Kopf leicht nach vorn beugen lassen, damit kein Blut verschluckt wird, was zu Übelkeit und Erbrechen führen kann.
- Feuchtes Tuch oder Coolpack in den Nacken legen lassen, damit sich die Blutgefäße in der Nase verengen und so die Blutung reduziert wird.
- Sauerstoffgabe bei Bedarf.
- Medikamentöse Therapie erfolgt nach der klinischen Symptomatik und unter Berücksichtigung der Begleiterkrankungen.
- Blutdrucksenkung um 20–25 % des Ausgangswertes (Ausnahme Schlaganfall; ➤ Kap. 26). Eine Blutdrucksenkung kann mit folgenden Medikamenten (➤ Abb. 53.1) erreicht werden.
- Engmaschige Vitalzeichenkontrolle, auch auf dem Transport.

MERKE

Kalziumantagonisten sind bei Angina pectoris und Myokardinfarkten **kontraindiziert** und können pathologische Blutdruckabfälle hervorrufen und zu weiteren ischämischen Organschäden führen. Sie werden daher **nicht mehr empfohlen.**

4. Differenzialdiagnosen bei Blutdruckdifferenz

Blutdruckdifferenzen zwischen beiden Armen kommen häufiger vor. Betragen sie mehr als 15/20 mmHg (syst./diast.), kann dies auf eine **periphere arterielle**

Tab. 53.1 Symptome bei hypertensivem Notfall

Ursache	Symptome
Zerebral/ neurologisch	▪ Kopfschmerzen ▪ Schwindel und Schweißausbrüche ▪ Übelkeit und Erbrechen ▪ Sehstörungen ▪ Krampfanfälle ▪ Somnolenz/Koma ▪ Schlaganfall, Insult mit Parästhesien und Paresen ▪ Intrakranielle Blutungen
Kardial	▪ Pektanginöse Beschwerden ▪ STEMI/NSTEMI ▪ Dyspnoe ▪ Herzinsuffizienz ▪ Herzrhythmusstörungen ▪ Kardiales Asthma
Vaskulär	▪ Epistaxis ▪ Gastrointestinale Blutung ▪ Minderdurchblutung der Organe
Renal	Nierenerkrankungen
Endokrin	Hormonelle Störungen
Patient	▪ Unregelmäßige Medikamenteneinnahme ▪ Alkohol- oder Drogenkonsum (besonders Amphetamine) ▪ Fette und reichhaltige Nahrung ▪ Stress
Gynäkologisch während der Schwangerschaft	▪ Kopfschmerzen und Schwindel ▪ EPH-Gestose/Eklampsie/HELLP-Syndrom ▪ Krampfanfälle ▪ Ödeme

Urapidil
• 10–20 mg i. v. Boli • Aufrechterhaltung im Verlauf durch Infusion/ Perfusor

Nitroglycerin
• (1–2 Hübe s. l.) bei Angina pectoris, Myokardinfarkt oder Linksherzinsuffizienz

Furosemid
• (40–60–80 mg i. v.) bei kardialer Dekompensation und Lungenödem

Sedierung
• Wenn notwendig und keine neurologischen Symptome bestehen

Abb. 53.1 Blutdrucksenkende Medikamente [P572/L231]

Verschlusskrankheit (pAVK) hinweisen. Große Blutdruckdifferenzen sind ein Indiz für eine **höhergradige Atherosklerose** in den proximalen Gefäßen, allen voran der **A. subclavia.** Auch eine **Aortenisthmusstenose, Aortendissektion** oder eher seltene **Vaskulitiden** wie die Takayasu-Arteriitis können Blutdruckunterschiede hervorrufen.
Ihre Patientin hat trotz der stressigen Ausnahmesituation nur einen marginalen Druckunterschied und eine KHK oder pAVK verneint, sodass die oben genannten Diagnosen eher unwahrscheinlich sind. Bei allen anderen Patienten sollte jedoch eine Abklärung erfolgen.

5. Transportverweigerung der Patientin

Bei Ihrer Patientin liegt eine potenziell lebensbedrohliche Erkrankung vor. Eine Transportverweigerung seitens der Patientin ist hier problematisch und Ihre Argumentationskunst und Ihr diplomatisches Geschick sind in diesem Fall gefragt!
Es gibt eine allgemeine **Hilfeleistungspflicht,** deren Umfang von den Kenntnissen und Fähigkeiten (insbesondere bei medizinischem Personal) und den körperlichen und geistigen Fähigkeiten abhängt.
Als **unterlassene Hilfeleistung** gilt hierbei gemäß § 323c StGB:
„(1) Wer bei Unglücksfällen oder gemeiner Gefahr oder Not nicht Hilfe leistet, obwohl dies erforderlich und ihm den Umständen nach zuzumuten, insbesondere ohne erhebliche eigene Gefahr und ohne Verletzung anderer wichtiger Pflichten möglich ist, wird mit Freiheitsstrafe bis zu einem Jahr oder Geldstrafe bestraft."
Für die Behandlung eines Patienten benötigen Sie jedoch seine **Einwilligung** (§ 630d BGB) und Sie müssen ihn vorher nach § 630e BGB über folgende Dinge **aufklären:**

- Art, Umfang und Durchführung einer Maßnahme
- Risiken der zu erwartenden Folgen der Maßnahme
- Notwendigkeit bzw. Dringlichkeit der Maßnahme und deren Eignung

Die **Hilfeleistungspflicht** besteht jedoch nicht mehr, wenn der Patient „aus freien Stücken" und ohne „pathologische" Einflüsse selbst entscheiden und handeln kann und auf die Hilfe **verzichtet.**
Hilfeleistung gegen den Willen des Patienten oder **ohne** seine **Zustimmung** kann den Tatbestand einer **„Körperverletzung"** oder **„Nötigung"** erfüllen.
Voraussetzungen für eine wirksame Ablehnung der Hilfeleistung sind:

- Volljährigkeit des Patienten.
- Geschäfts- und Einsichtsfähigkeit des Patienten: D. h., dass er generell und konkret in dieser Situation in der Lage ist, über seine Gesundheitsversorgung eine Entscheidung zu treffen.

Nichtig ist eine Willenserklärung – in diesem Fall die Ablehnung der Hilfeleistung – nach herrschender Rechtsprechung (Urteile) zu § 105 II BGB, wenn der Patient

- unter Drogen- oder starkem Medikamenteneinfluss steht,
- kurz zuvor bewusstlos war,
- kurz zuvor einen epileptischen Anfall hatte
- eine diabetische Stoffwechselentgleisung mit allen Stufen der Bewusstseinsstörung (Hypo- und Hyperglykämie) hat,
- sich im Fieberdelir befindet,

- unter einer höchstgradigen psychischen oder physischen Erschöpfung leidet,
- massive Schmerzen hat,
- schlafwandelt oder eine „Schlaftrunkenheit" vorliegt (örtlich, zeitliche, räumliche Desorientiertheit und/oder retrograde Amnesie).

In diesem Falle ist die **Verweigerung** (Ablehnung der Hilfeleistung) **nicht rechtswirksam** und der Patient muss, ggf. unter Zwang mittels Polizei versorgt und transportiert werden.

In Ihrem Fall war die Patientin nicht bewusstlos, ist weiterhin voll orientiert und fähig, frei ihren Willen zu äußern. **Primär sollten Sie behutsam, aber bestimmt versuchen, sie dazu zu bewegen, ihre Transportverweigerung aufzugeben und dies zu dokumentieren.** Kommt es dennoch zu einer Transportverweigerung, sind folgende Schritte sind zu beachten:

- **Dokumentation des Gespräches inkl.**
  - Befunden, Einschätzungen und Empfehlungen;
  - Aufklärung über gesundheitliche Folgen der Transport- und Behandlungsverweigerung (bis zum möglichen Tod);
  - **Einwilligungszustand der Patientin;**
  - Empfehlung zur zügigen Weiterbehandlung, z. B. durch den Hausarzt (ggf. diesen telefonisch informieren und eine Weiterbehandlung sichern);
  - **Verantwortungsübernahme der möglichen Folgen durch die Patientin, möglichst mit Unterschrift (kann verweigert werden);**
  - Dokumentation von Zeugenaussagen, insbesondere, wenn die Patientin die Unterschrift verweigert;
  - **Aufklärung, den Notruf jederzeit erneut wählen zu können!**

ZUSAMMENFASSUNG

Ein **hypertensiver Notfall** stellt eine potenziell **lebensbedrohliche Erkrankung** dar, mit einem breiten Spektrum an Symptomen, die schnellstmöglich erkannt und nach der klinischen Symptomatik und unter Berücksichtigung der Begleiterkrankungen behandelt werden müssen. Nach der initialen Notfallversorgung erfolgt die weitere Therapie auf einer geeigneten **Überwachungsstation.** Dort wird der **Blutdruck** weiter **langsam und kontrolliert gesenkt.** Die **Prognose** ist von der Funktionsfähigkeit der Organe und den Folgeschäden abhängig. Bei einer **Transportverweigerung** seitens des Patienten sollte man ihn unbedingt behutsam und ruhig über die Schwere und die Folgen seiner Erkrankung (inkl. Tod) aufklären und überzeugen, dem Transport und einer anschließenden Therapie zuzustimmen.

WAS WÄRE, WENN ...

- ... Ihre Patientin eine junge Frau mit Schwangerschaftshypertonie gewesen wäre?
  - Bei dieser Patientin muss man an die Therapieempfehlungen zur Gestose denken und danach handeln.

54

Postoperative Akutschmerztherapie

Jens Vater

Anamnese

Bei einem 68-jährigen Patienten wurde aufgrund einer fortgeschrittenen Gonarthrose des rechten Kniegelenks eine Totalendoprothese implantiert. Die Operation wurde auf Wunsch des Patienten in Spinalanästhesie durchgeführt, da er bereits im Vorjahr positive Erfahrungen mit dieser Anästhesieform gemacht hatte. Im Aufwachraum wirkt die Blockade noch sehr gut und der Patient wird bei komplikationslosem Verlauf auf die Station verlegt. Nach 4 Stunden klagt er über rasch aufgetretene sehr starke Schmerzen. Die Stationsschwester verständigt Sie als den zuständigen Arzt des Akutschmerzdiensts. Der Patient beschreibt den Schmerz als plötzlich einsetzend, patellaseitig betont, sehr stark (VAS 8–9) mit teilweise dumpf drückendem, bei Bewegung auch stechendem Charakter. Die chirurgische Anordnung auf dem OP-Protokoll umfasst folgende Medikation: Diclofenac 50 mg 1–0–1, Tramadol-Tropfen bei Bedarf 20° bis 4 × täglich.

Untersuchungsbefund

68-jähriger Patient in gutem AZ und EZ, körperliche Untersuchung von Herz, Lungen und Skelettsystem mit altersentsprechend unauffälligem Befund. Verbände und Drainagen unauffällig. Periphere Durchblutung, Sensibilität und Motorik der operierten Extremität ohne pathologischen Befund.

1. **Welche Informationen gehören zu einer Befunderhebung in der Schmerztherapie?**

2. **Hätte das rasche Einsetzen des Schmerzes verhindert werden können?**

3. **Wie sollte ein auf die Situation angepasstes Schmerztherapieschema aussehen?**

4. **Welche zusätzlichen Möglichkeiten zur Schmerztherapie gibt es in dieser Situation?**

5. **Was versteht man unter patientenkontrollierter Analgesie?**

1. Schmerzanamnese

Zu einer vollständigen Schmerzanamnese (für den akuten Schmerz) gehören die Fragen nach:

- **Schmerzintensität,** z. B. auf der visuellen Analogskala zwischen 0 (kein Schmerz) und 10 (maximal vorstellbarer Schmerz)
- **Schmerzlokalisation**
- **Schmerzcharakter:** dumpf, drückend, stechend, einschießend, elektrisierend, brennend
- **Schmerzverlauf:** gleichbleibend, pulsierend, kolikartig, plötzlich oder schleichend

Neben dem Gespräch gehören auch in der Schmerzmedizin die Inspektion und die symptombezogene Untersuchung zum vollständigen Befund dazu. Eine mögliche chirurgische Komplikation (Hämatom, Nervenschaden, Druckstelle etc.) muss immer und v. a. frühestmöglich ausgeschlossen werden.

MERKE

- Den Patienten mit seinem Schmerz immer ernst nehmen!
- Bei vermeintlich erhöhtem Bedarf an Analgetika auf Ursachensuche gehen und Dosen an den individuellen Bedarf anpassen.

2. Verhindern von raschem Schmerzbeginn

Meistens klingt die Wirkung der Spinalanästhesie langsam ab. Es kommt aber durchaus immer wieder zu **On-off-Phänomenen,** bei denen die Wirkung der Spinalanästhesie innerhalb kurzer Zeit nachlässt und der Patient starke Schmerzen verspürt.

Um den Schmerz gar nicht erst so stark werden zu lassen, empfiehlt es sich, bereits bei Nachlassen der Spinalanästhesie **überlappend mit peripheren Analgetika einzusteigen.** Diese können ihre Wirkung voll entfalten, während die Nervenblockade nachlässt. So kann bereits der erste aufflammende Schmerz mit **geringen Analgetikadosen** zufriedenstellend behandelt werden. Voraussetzung ist natürlich, dass die Patienten in regelmäßigen Abständen nach ihrem Schmerzempfinden befragt und der klinische Verlauf der Spinalanästhesie erfasst wird.

3. Schmerztherapieschema

Das seit den 1980er-Jahren etablierte **Modell der WHO zur Tumorschmerzbehandlung** kann auch zur Therapie von **postoperativen Schmerzen eingesetzt** werden. Hierbei werden auf drei Ebenen Nichtopioidanalgetika und wenig- bzw. hochpotente Opioidanalgetika miteinander kombiniert und ggf. durch Adjuvanzien ergänzt. **Adjuvanzien** haben die Aufgabe, mögliche unerwünschte Wirkungen der Schmerzmittel abzuschwächen oder zu verhindern.

Während das Stufenmodell bei chronischem oder Tumorschmerz im Krankheitsverlauf und mit zunehmendem Schmerz von unten nach oben durchschritten wird, kann im Rahmen der **postoperativen Schmerztherapie** mit fortschreitender Heilung deeskaliert werden (➤ Abb. 54.1).

Entscheidend ist eine **sinnvolle Kombination** von verschiedenen Analgetikatypen und Medikamenten mit unterschiedlichem Wirkmechanismus. Die **Dosierung** muss gewichtsadaptiert und an das „Trauma“ angepasst erfolgen. Bei den **Dosierungsintervallen** muss die Wirkdauer beachtet werden. Es macht wenig Sinn, ein Medikament mit einer durchschnittlichen Wirkdauer von 6 h nur 2 ×/d (also alle 12 h) zu verabreichen.

Im vorliegenden Fall wäre bei fehlenden **Kontraindikationen** eine balancierte Kombinationsschmerztherapie aus einem (oder zwei) Nichtopioiden als Basistherapie und einem Opioid als Rescue-Medikation bei Schmerzspitzen sinnvoll (➤ Tab. 54.1).

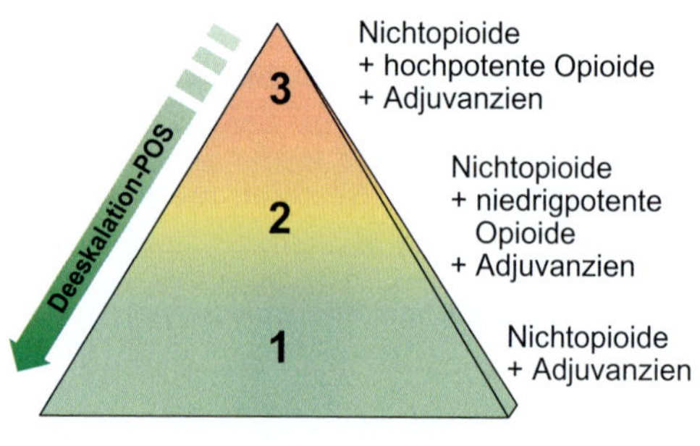

Abb. 54.1 Postoperative Schmerztherapie [O646/L141]

Tab. 54.1 Medikamente zur postoperativen Schmerztherapie

Medikament	Applikationsform	Applikationszeit	Einzeldosis
Diclofenac	p.o.	1–0–1	75 mg
Parecoxib	Kurzinfusion	1/24 h	40 mg
Metamizol	Kurzinfusion	1–1–1–1	1 g
	Tropfen p.o.	1–1–1–1	40° = 1 g
Oxycodon + Naloxon (z.B. Targin®)	Tabletten	1–0–1	10 + 5 mg
Tilidin + Naloxon	Tabletten	1–0–1	100 + 4 mg
Bedarfsmedikationen			
Piritramid	Kurzinfusion PCIA		3,75–7,5 mg 1–3 mg/h + Patientenbolus 2 mg
Oxycodon	Kurzinfusion PCIA		5 mg3 mg/h + Patientenbolus 2 mg
Tilidin/Naloxon	Tropfen p.o.		20° = 50/4 mg

Zusätzlich sollte ein **Magenschutzpräparat** (z.B. Pantoprazol 20–40 mg) verordnet werden. Opioide führen gelegentlich zu Übelkeit, Erbrechen und Obstipation. Hier sollten immer zusätzlich **Antiemetika** (z.B. Ondansetron) und **Laxanzien** (z.B. Laktulose) gegeben werden.

MERKE

- Niemals niedrig- und hochpotente Opioide kombinieren!
- Die weitverbreitete Angst vor **Atemdepression** oder gar Atemstillständen bei der Anwendung von Opioidanalgetika auf peripheren Stationen ist unbegründet. Die Morphinabkömmlinge wirken nur dann dämpfend auf das Atemzentrum, wenn sie trotz Schmerzfreiheit weiter verabreicht werden.

4. Weitere Möglichkeiten der Schmerztherapie

Da insbesondere Opioidanalgetika häufig zu Kreislaufreaktionen, Schwindel und Müdigkeit führen, was einer frühen Mobilisation und funktionellen physiotherapeutischen Behandlung entgegensteht, ist nach orthopädischen Eingriffen an den Extremitäten sowie nach großen abdominalen Eingriffen der Einsatz eines **Regionalanästhesieverfahrens** die bessere Alternative. Viele Eingriffe lassen sich bereits primär unter zusätzlichem Einsatz eines **Schmerzkatheters** durchführen. Regionalanästhesieverfahren dienen nicht nur einer optimierten Schmerztherapie und Mobilisationsfähigkeit, sie verbessern die Gewebeperfusion und somit die Wundheilung und optimieren, im Fall der Periduralanästhesie, die Darmperistaltik.

Im vorliegenden Fall hätte statt der Spinalanästhesie auch eine gezielte **Leitungsanästhesie** von N. femoralis und N. ischiadicus durchgeführt werden können. Lässt sich der Patient mit dem oben dargestellten Schmerzschema nicht ausreichend zufriedenstellen, ist bei patellaseitig betontem Schmerz auch postoperativ noch die Anlage eines **Femoraliskatheters** möglich (➤ Abb. 54.2). Lege artis erfolgt die Anlage unter sonografischer Kontrolle bei gleichzeitiger Nutzung eines Nervenstimulators.

5. Patientenkontrollierte Analgesie

Unter **patientenkontrollierter Analgesie (PCA)** versteht man **pumpengestützte Verfahren,** bei denen sich der Patient seine Bedarfsmedikation gegen Schmerzspitzen selbst durch Drücken eines Freigabeknopfs anfordern kann. Um eine Überdosierung auszuschließen, sind die Pumpen mit mechanischen Sperrsystemen versehen. Außerdem können auch Maximaldosen für verschiedene Zeitintervalle program-

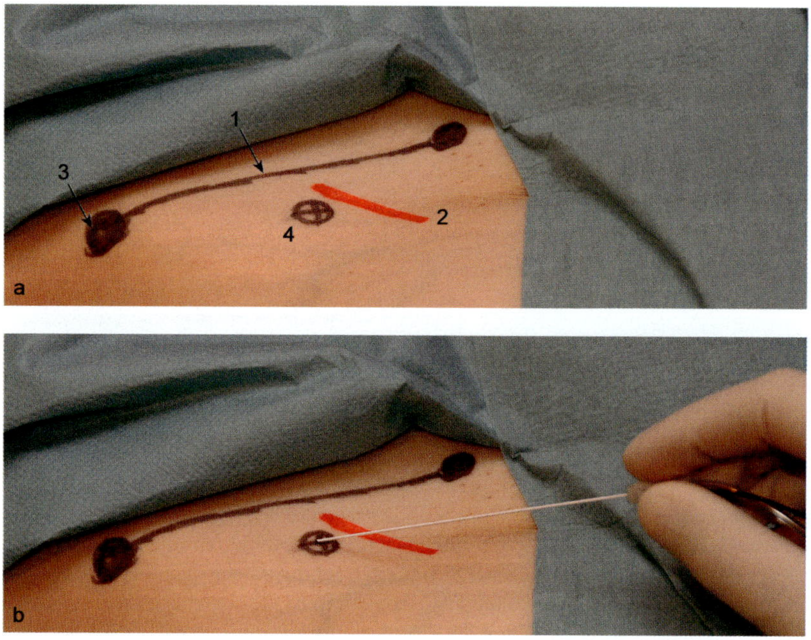

Abb. 54.2 Anatomische Landmarken (a) und Punktionstechnik (b) zur Anlage eines Femoraliskatheters (1: Leistenband; 2: Arteria femoralis; 3: Spina iliaca ant. sup.; 4: Punktionsort) [O646]

miert werden. Neben der **i. v. PCA (PCIA)** können auch **periphere Leitungsanästhesien** und Periduralkatheter (= **PCEA,** Patient Controlled Epidural Analgesia) mit solchen Schmerzpumpen gekoppelt werden. Die **Basisschmerztherapie** wird bei der PCA über zusätzliche Nichtopioide und eine ggf. einzustellende kontinuierliche Rate aus der PCA-Pumpe geführt.

ZUSAMMENFASSUNG

Eine gezielte **Schmerzanamnese** ist nicht nur bei chronischem Schmerz wichtig. Sie umfasst Intensität, Art und Dauer des Schmerzes. Zur **postoperativen Schmerztherapie** können neben verschiedenen Analgetika auch Regionalanästhesieverfahren eingesetzt werden. Die Kombination von Analgetika mit verschiedenen Wirkmechanismen reduziert Nebenwirkungen und fördert Synergieeffekte. Zusätzlich zu den **Analgetika** sollten immer **Adjuvanzien** eingesetzt werden, um Nebenwirkungen zu vermeiden. Die **patientenkontrollierte Analgesie** ist ein gutes und sicheres Instrument, mit dessen Hilfe sich die Patienten ihre Bedarfsmedikation bei Schmerzspitzen selbst dosieren können.

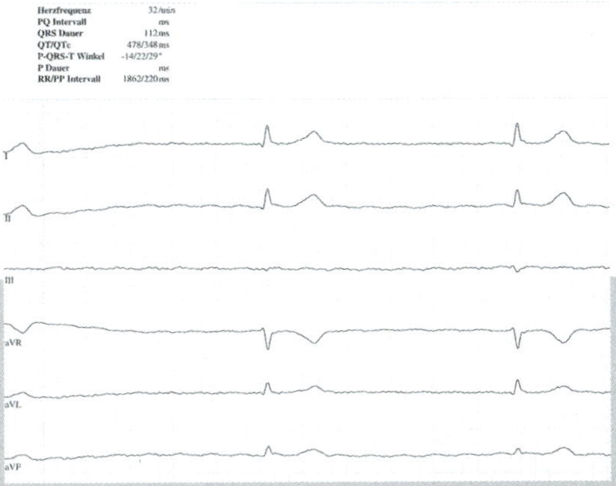

55 Durchfall mit Folgen

Ute Fetzner

Anamnese

Als diensthabender Intensivmediziner übernehmen Sie von der Notaufnahme eine somnolente 76-jährige Patientin mit seit 3 Tagen anhaltenden Diarrhöen bei Clostridien-Infektion. Als Vorerkrankungen sind ein Hypertonus, eine absolute Arrhythmie bei Vorhofflimmern (AA bei VHF) und ein tablettengeführter Diabetes mellitus bekannt.

Untersuchungsbefund

Die Patientin ist stark exsikkiert. Reagiert auf laute Ansprache adäquat, RR 115/55 mmHg, Herzfrequenz 32/min, SaO_2 97 %. Die Hausmedikation enthält folgende Präparate: ein orales Antidiabetikum, einen ACE-Hemmer, einen Betablocker, ein Digoxin-Präparat, ASS und ein Vitamin-D-Präparat. In der Notaufnahme wurde bereits ein EKG mit einer Schreibgeschwindigkeit von 50 mm/s abgeleitet und liegt der Akte bei (➤ Bild [P572]). Auf Nachfrage erzählt Ihnen die Patientin, dass sie sich von Tag zu Tag abgeschlagener und müder fühlt und selbst der Toilettengang sehr anstrengend ist und ihre Nachbarin den Rettungsdienst alarmiert hat.

1. **Welche Diagnose stellen Sie? Befunden Sie dazu auch das EKG.**

2. **Welche Ursachen für eine bradykarde Rhythmusstörung kennen Sie?**

3. **Welche weiteren Symptome und klinischen Probleme können im Verlauf noch auftreten?**

4. **Welche therapeutischen Maßnahmen ergreifen Sie?**

5. **Beschreiben Sie kurz, wie Sie einen transkutanen Schrittmacher, z. B. im Notarztdienst, einsetzen würden.**

1. EKG-Befund und Diagnose

Im EKG sehen Sie einen **bradykarden Rhythmus,** passend zum Palpationsbefund. Des Weiteren erkennt man ein **Vorhofflattern.** Aufgrund des Flüssigkeitsverlustes durch die Übelkeit und das Erbrechen durch die Clostridien-Infektion ist es am wahrscheinlichsten, dass es zu einer Kumulation der antiarrhythmischen Medikamente gekommen ist und sie deshalb diese **bradykarde Rhythmusstörung** hat. Von einer Bradykardie spricht man bei einer Herzfrequenz < 50–60/min (je nach Definition). Behandlungsbedürftig sind nur Patienten mit schwerwiegenden klinischen Beeinträchtigungen, wie Hypotonie (< 90 mmHg), Bewusstseinsstörung, Zeichen kardialer Dekompensation.

2. Ursachen bradykarder Rhythmusstörung

Schlägt ein Herz in Ruhe < **50–60 ×/min,** bezeichnet man dies allgemein als **Bradykardie.** Ausnahmen sind z. B. Leistungssportler, deren Herzfrequenz trainingsbedingt deutlich niedriger ist. Wenn das Herz zu langsam schlägt, wird der Körper nicht mehr ausreichend mit Sauerstoff und Nährstoffen versorgt.
Ursachen für eine Bradykardie:

- **Sinusbradykardie,** eine verminderte Sinusfrequenz verursacht durch:
  - Hypothyreose
  - Erhöhten Vagustonus
  - Sick-Sinus-Syndrom
  - Hypothermie
- **Erregungsrückbildungsstörungen**
  - AV-Block
  - Sinuatrialer Block
  - Bradyarrhythmia absoluta bei Vorhofflimmern
- **Medikamente**
  - Betablocker
  - Kalzium-Antagonisten vom Diltiazem- und Verapamil-Typ
  - Herzglykoside wie Digoxin und Digitoxin
  - Antidepressiva
- **Vorerkrankungen**
  - Koronare Herzerkrankung
  - Herzinfarkt
  - Herzinsuffizienz
  - Kardiomyopathie
  - Myokarditis
- **Störungen im Elektrolythaushalt**
- **Drogen und Alkohol**

3. Symptome

Bradykardien sind meist symptomlos. Gut trainierte Sportler haben oft eine niedrige Herzfrequenz, die sie jedoch nicht spüren und die sie im Alltag nicht beeinträchtigt. Wenn die Herzfrequenz jedoch so niedrig ist, dass es zu einer verminderten Pumpleistung im Körperkreislauf kommt und dadurch der Sauerstoffbedarf v. a. des Gehirns nicht mehr ausreichend gedeckt wird, kann dies zu folgenden, teils auch unspezifischen **Symptomen** führen:

- Kopfschmerzen
- Schwindel
- Sehstörungen
- Übelkeit und Erbrechen
- Bewusstlosigkeit
- Angst und Nervosität
- Leistungseinschränkungen

4. Therapie

Nur gering eingeschränkte Patienten werden zunächst beobachtet, auch um die Ausscheidung bradykardisierender Medikamente abzuwarten.
Eine akut behandlungsbedürftige Bradykardie wird gemäß den derzeit geltenden Leitlinien (➤ Abb. 55.1) zunächst mit Atropin 0,5 bis max. 3 mg i. v. behandelt. Führt dies zu keinem Erfolg, können folgende Alternativen verwendet werden:

- Adrenalin 2–10 µg/min (zunächst als i. v. Bolusgabe, auch als Perfusor möglich)
- Dobutamin 125–250 mg/24 h bei Zeichen der Herzinsuffizienz
- Glukagon bei Intoxikationen: Betablocker und/oder Kalzium-Kanal-Blocker

Führt die medikamentöse Therapie zu keinem Erfolg und ist der Patient weiterhin instabil, muss ein **transvenöser passagerer Herzschrittmacher** gelegt wer-

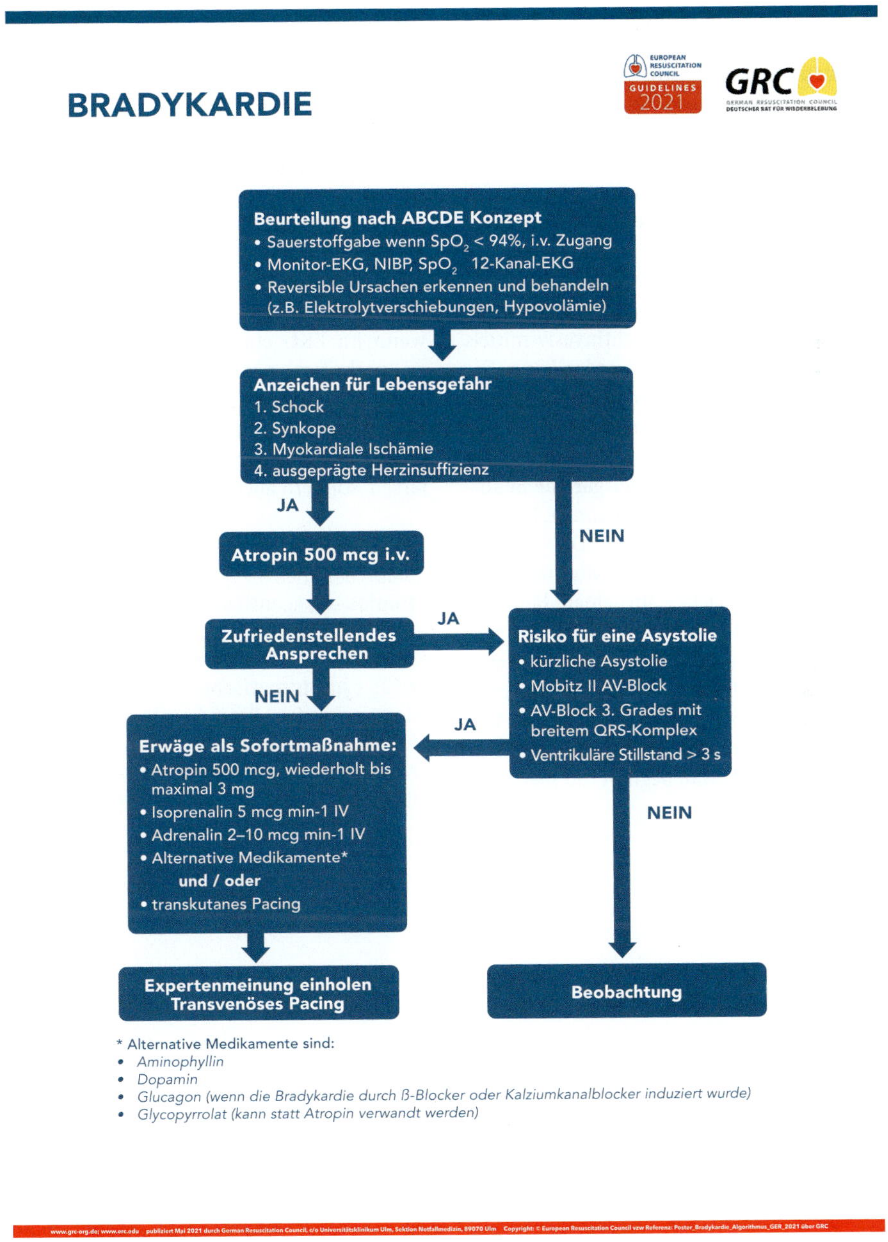

Abb. 55.1 Bradykardie-Algorithmus [F781–035]

den, über den das Herz bis zum Abbau der auslösenden Medikamente oder der Implantation eines permanenten Schrittmachers stimuliert wird.

5. Transkutaner Herzschrittmacher

Der transkutane Herzschrittmacher kann im Notfall bei **symptomatischen Bradykardien** oder **höhergradigen AV-Blockaden** eingesetzt werden. In den, im Rettungsdienst eingesetzten Monitoren/Defibrillatoren ist i. d. R. eine **externe Schrittmacherfunktion** integriert, sodass diese schnell und nichtinvasiv mittels großer **Klebeelektroden** verwendet werden kann. Die Position der Klebeelektroden ist je nach Hersteller und Gerät unterschiedlich. Die Platzierung muss vor Therapiebeginn kontrolliert werden, da es andernfalls zu schmerzhaften Muskelzuckungen oder gar zur Behinderung der Spontanatmung kommen kann (z. B. Elektroden zu weit bauchwärts platziert). Die Anwendungsdauer liegt meist zwischen Minuten und Stunden. Ist der Schrittmacher für einen längeren Zeitraum notwendig, sollte ein transvenöser oder permanenter Schrittmacher in Betracht gezogen werden.

Das **Funktionsprinzip** ist einfach. Der Schrittmacher gibt über die Klebeelektroden einen **elektrischen Impuls** ab, wobei die **Frequenz** (70–100/min) durch den Anwender eingestellt wird. Man beginnt mit niedrigen **Stromstärken** (10–20 mA) und erhöht sie langsam (40–90/100 mA), bis es zur Stimulation des Herzmuskels und damit zur Kontraktion mit Blutauswurf kommt. Da die elektrischen Impulse durch eine dickere Schicht von Gewebe erfolgen als z. B. bei einem transvenösen Schrittmacher, benötigt man daher eine höhere Stromstärke. Die neuen Geräte halten i. d. R. zwei **Betriebsarten** vor. Zum einen die **kontinuierliche Stimulation** und zum anderen einen **Demand-Modus.** Beim Demand-Modus ist eine EKG-Ableitung zwingend notwendig, da eine Stimulation erst erfolgt, wenn im EKG eine vorher festgelegte Herzfrequenz unterschritten wird.

Die Muskelkontraktionen verursachen oft unangenehme Schmerzen, sodass es ratsam ist, dem Patienten nicht nur eine ausreichende **Sedierung** zukommen zu lassen, sondern auch eine adäquate **Analgesie!**

ZUSAMMENFASSUNG

Bradykarde Herzrhythmusstörungen sind **meist symptomlos** und können unterschiedlichste Ursachen haben. Gering eingeschränkte Patienten werden primär beobachtet und kreislauftechnisch überwacht. Patienten mit einer **symptomatischen Bradykardie** werden nach dem geltenden **Bradykardie-Algorithmus** (ILCOR-Richtlinien) behandelt. Im Notfall kann ein **transkutaner Herzschrittmacher** unter einer guten Analgosedierung zur Therapie eingesetzt werden.

56

Psychiatrischer Ausnahmezustand

Lars Töpfer

Anamnese

Sie werden als Notarzt in die Wohnung eines jungen Paares gerufen. Das Einsatzstichwort lautet „psychiatrischer Notfall". Bei Ihrer Ankunft treffen Sie die Lebensgefährtin des Patienten aufgelöst vor der gemeinsamen Wohnung an. Sie berichtet, dass ihr Freund seit Langem wegen einer Schizophrenie in Behandlung sei. Seit sie vor Kurzem zusammengezogen seien, habe er seine antipsychotische Medikation abgesetzt. In den letzten Tagen sei er zunehmend aggressiv gewesen und schon bei kleinsten Anlässen „aus der Haut gefahren". Jetzt habe er geäußert, dass er sich selbst hasse, wertlos sei und es ihr ohne ihn besser gehen würde.

Untersuchungsbefund

Beim vorsichtigen Betreten der Wohnung sehen Sie einen 25-jährigen Mann, der lautstark schreiend im Zimmer herumläuft und dabei wiederholt mit den Fäusten kräftig gegen die Wand schlägt. Ein umgestürztes Bücherregal und mehrere zersplitterte Gläser liegen auf dem Boden. Als der Patient Sie bemerkt, brüllt er Ihnen zitternd und schweißgebadet zu, dass Sie nicht näher kommen sollen, da er sonst aus dem Fenster springen werde.

1. **Ist die Symptomatik im beschriebenen Fall typisch für einen akuten Erregungszustand?**
2. **Aufgrund der fremdanamnestischen Angaben liegt der Auslöser für die Symptomatik nahe. Woran sollten Sie aber auch immer denken?**
3. **Wie gehen Sie in der geschilderten Situation vor?**
4. **Welches sind die Medikamente, die am häufigsten bei akuten Erregungszuständen zum Einsatz kommen?**
5. **Der Patient hat sich durch Ihre Gesprächsführung beruhigen lassen. Aufgrund der weiterhin ausgeprägten Symptomatik haben Sie sich für eine zusätzliche medikamentöse Therapie entschieden. Hierunter lässt er sich ohne Widerstand in den Rettungswagen transportieren. Worauf achten Sie während des Transports?**
6. **Welches sind die 3 häufigsten Ursachen, die sich hinter dem Stichwort „psychiatrischer Notfall" verbergen?**

1. Symptomatik

Der Patient zeigt typische Symptome eines akuten Erregungszustands. Dieser äußert sich beispielsweise in:

- Psychomotorischer **Unruhe,** Antriebssteigerung, Bewegungsdrang;
- Gereiztheit, **Aggressivität,** Enthemmung, Übermachtsfantasien, gewalttätigem Verhalten, Zerstörungswut;
- **Kontrollverlust,** d. h. schon durch geringe Reize ausgelöste Aggressivität;
- Angst, Panik, **Wahn, Halluzinationen,** Orientierungsstörungen, formalen Denkstörungen;
- **Vegetativer Begleitsymptomatik:** Schwitzen, Tachykardie, Hypertonie, Hyperthermie.

2. Differenzialdiagnosen

Psychische Erkrankungen wie eine Schizophrenie (z. B. erregte Katatonie), Manie oder agitierte Depression sind häufige Ursachen für akute Erregungszustände, oft wie im vorliegenden Fall im Zusammenhang mit einer Änderung der Medikation. Nicht selten lösen aber auch **Intoxikationen** oder ein **Entzug** von Alkohol, Drogen oder Medikamenten derartige Symptome aus. Hier sind Fremdanamnese und die Auffindesituation (z. B. Flaschen, Spritzen, Medikamentenschachteln) oft wegweisend bei der Ursachensuche. Nicht selten können auch **hirnorganische Psychosyndrome** wie Subarachnoidalblutung, Schlaganfall, Enzephalitis, Hirntumor, Demenz oder ein stattgehabter Krampfanfall Auslöser eines akuten Erregungszustands sein. Soweit möglich sollten auch weitere **organische Störungen** immer ausgeschlossen werden. Dies können z. B. Hypoglykämie, Hyperthyreose oder eine Leber- und Niereninsuffizienz sein.

In der präklinischen Akutsituation können Sie den Großteil dieser Differenzialdiagnosen nicht ausschließen. Sie müssen aber selbst bei scheinbar offensichtlichem Auslöser daran denken, dass auch andere Ursachen vorliegen könnten.

MERKE

Patienten können in einem akuten Erregungszustand bisweilen immense Kräfte entwickeln. Der **Eigenschutz** steht daher immer im Vordergrund. Versuchen Sie, sich nie allein mit dem Patienten und immer in der Nähe von Fluchtwegen aufzuhalten. Außerdem sollten v. a. bei aggressiven Patienten frühzeitig weitere Kräfte bzw. die Polizei hinzugezogen werden.

Zu beachten ist, dass sich auch nach einer allmählichen Beruhigung der Situation ohne sichtlichen Anlass wieder eine plötzliche Eskalation ergeben kann.

3. Therapeutisches Vorgehen

Nach Sicherung des **Eigenschutzes** sollten Sie versuchen, den Patienten anzusprechen und einen Gesprächskontakt aufrechtzuerhalten. Versuchen Sie dabei, eine möglichst ruhige Atmosphäre zu schaffen und dem Patienten gegenüber respektvoll, empathisch und gleichzeitig klar aufzutreten. Durch deeskalierendes Einwirken **(Talking Down)** gelingt es häufig, die Situation zu beruhigen und ein Vertrauensverhältnis zu dem Patienten aufzubauen. Dabei sollten Sie vermitteln, dass Notarzt und Rettungsdienstpersonal keine Bedrohung für den Patienten sind, sondern zur **Lösung des gesundheitlichen Problems** beitragen wollen.

Sofern es in der jeweiligen Situation sinnvoll und ungefährlich erscheint, kann die Anwesenheit oder das Einbeziehen einer vertrauten Person hilfreich sein.

Ist es Ihnen gelungen, ein Vertrauensverhältnis aufzubauen, könnten Sie beispielsweise schildern, dass eine weitere psychiatrische Behandlung aus Ihrer Sicht unbedingt notwendig ist, da Sie sonst die Befürchtung haben, dass der Patient sich oder andere verletzen könnte. Benennen Sie die nächsten Schritte klar. Achten Sie dabei auf **Zeichen einer plötzlichen Eskalation** und seien Sie auf unerwartete Handlungen des Patienten vorbereitet.

Nehmen Sie die **Ankündigung eines Suizids** wie im Fallbeispiel angedeutet oder entsprechende Handlungen unbedingt ernst, auch wenn der Patient diese im Gespräch herunterspielt!

Wie bei jedem Notfallpatienten sollten Sie auch Patienten mit einem akuten Erregungszustand zumindest

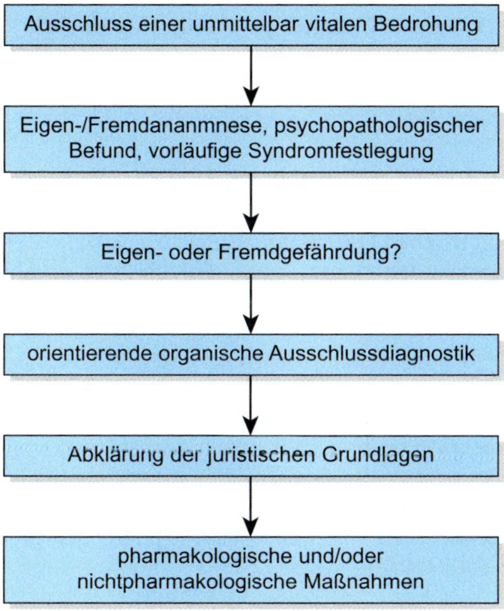

Abb. 56.1 Strukturiertes Vorgehen in psychiatrischen Notfallsituationen [L231]

orientierend nach dem **ABCDE-Schema** untersuchen, da lebensbedrohliche Verletzungen vorliegen können, die auf den ersten Blick nicht offensichtlich sind.
Ein strukturiertes Vorgehen in psychiatrischen Notfallsituationen ist in ➤ Abb. 56.1 dargestellt.

4. Medikamentöse Therapie
Auch wenn sich ein Teil der Patienten mit einem akuten Erregungszustand durch ein deeskalierendes Einwirken tatsächlich beruhigen lässt, müssen nicht selten unterstützend Medikamente verabreicht werden. Das grundsätzliche Ziel ist dabei nicht, den Patienten derart stark zu sedieren, dass er alles Weitere über sich ergehen lässt. Idealerweise lässt sich eine **Kooperationsfähigkeit** herstellen. Dies ist zugegebenermaßen in der Akutsituation und mit den präklinisch i. d. R. zur Verfügung stehenden Medikamenten nicht immer möglich.
Vor einer medikamentösen Therapie, die gegen den Willen des Patienten als Zwangsbehandlung durchgeführt wird, muss eine Eigen- oder Fremdgefährdung vorliegen. Außerdem muss immer der zu erwartende Nutzen gegen den möglichen Schaden abgewogen werden.
Im Rettungsdienst beschränkt sich die Auswahl an antipsychotisch wirksamen Medikamenten meist auf zwei Substanzgruppen, die ggf. auch kombiniert verabreicht werden können (➤ Tab. 56.1).
Bei Patienten mit einem akuten Erregungszustand ist es mitunter schwierig oder unmöglich, Medikamente i. v. zu verabreichen. Die in ➤ Tab. 56.1 genannten Präparate können auch p. o. oder i. m. verabreicht werden. Lorazepam-Schmelztabletten können darüber hi-

Tab. 56.1 In der präklinischen Notfallmedizin häufig eingesetzte Medikamente zur Behandlung eines akuten Erregungszustands

Substanzgruppe	Indikation	Besonderheiten
Benzodiazepine (z. B. Diazepam, Lorazepam, unter Abwägung: Midazolam [Cave: off-label])	Angst, akute Suizidalität, leichte psychomotorische Unruhe	• Hypotonie und Atemdepression möglich • Lorazepam steht auch als Schmelztablette zur bukkalen Anwendung zur Verfügung (z. B. Tavor® Expidet) • Midazolam kann auch nasal verabreicht werden • Bei der Gabe von Midazolam sollten die im Vergleich stärker sedierende Wirkung und die höhere Gefahr einer Atemdepression berücksichtigt werden
Antipsychotika (z. B. Haloperidol)	Psychose, Delir, schwere psychomotorische Unruhe	• Nur noch zur i. m. Gabe zugelassen • Verlängerung der QTc-Zeit möglich • Bei hohen Dosen Gefahr extrapyramidalmotorischer Störungen

naus auch bukkal verabreicht werden und lösen sich nach Gabe sehr schnell auf.
Zu beachten ist die Zeit bis zum Wirkeintritt. So kann es selbst bei i. v. Applikation bis zu 10 min dauern, bis eine ausreichende Beruhigung des Patienten erreicht ist.
Wegen seines schnellen Wirkbeginns und seiner hohen Potenz wird mitunter auch die Gabe von Ketamin empfohlen, das sowohl i.v. als auch i.m. oder nasal verabreicht werden kann.

5. Besonderheiten des Transports

Der Patient sollte wie jeder Notfallpatient **klinisch** sowie – abhängig vom Zustand des Patienten – auch **apparativ** (Pulsoxymetrie, Blutdruckmessung, EKG) überwacht werden. Wenn Sie Medikamente verabreicht haben, kann das Erreichen des Wirkmaximums zu einer **tiefen Sedierung** mit **Bradypnoe** und Hypoxämie sowie zu einer **Hypotonie** führen. Sollte der Erregungszustand durch eine **organische Ursache** wie eine Subarachnoidalblutung hervorgerufen worden sein, kann sich die Vigilanz des Patienten auch zügig verschlechtern. Vor allem nach Gabe von Antipsychotika ist eine EKG-Überwachung sinnvoll, da eine Therapie mit Haloperidol durch Verlängerungen der QTc-Zeit schwerwiegende Herzrhythmusstörungen hervorrufen kann.
Auf dem Transport sollte auch überlegt werden, wie der Patient weiter **von Reizen abgeschirmt** werden kann. Dies kann z. B. bedeuten, den Transport ohne Sonderrechte durchzuführen.
Es ist empfehlenswert, den Patienten **im Zielkrankenhaus anzukündigen,** damit dort eventuell erforderliche Vorbereitungen getroffen werden können. Bei der Auswahl des Zielkrankenhauses sollten Sie außerdem berücksichtigen, dass in psychiatrischen Fachkliniken oftmals keine Möglichkeit besteht, somatische Verdachtsdiagnosen abzuklären. Nehmen Sie im Zweifelsfall vorab Kontakt zum Zielkrankenhaus auf.

6. Häufigste Ursachen psychiatrischer Notfälle

- Intoxikationen
- Erregungszustände
- Suizidalität

ZUSAMMENFASSUNG

Ein akuter Erregungszustand kann bei bestehenden **psychiatrischen Erkrankungen** ebenso auftreten wie bei **Intoxikationen** bzw. einem **Entzug** oder **organischen Erkrankungen.** Dem **Eigenschutz** kommt eine hohe Bedeutung zu. Durch eine geschickte Gesprächsführung mit **Talking Down** können viele Situationen entspannt werden. Zusätzlich stehen mit **Benzodiazepinen und Antipsychotika** medikamentöse Therapien zur Verfügung, die je nach vorherrschender Symptomatik eingesetzt werden, wobei beide Substanzgruppen auch kombiniert werden können. Auch bei klar ersichtlichem Auslöser sollte immer an mögliche **andere Ursachen** gedacht werden.

WAS WÄRE, WENN …

- … der Patient einer Behandlung und einem Transport nicht zustimmen würde?
  - Dann hätte die Indikation für eine Einweisung nach dem „Psychisch-Kranken-Gesetz" **(PsychKG)** bestanden. Dabei handelt es sich in Deutschland um ein **Landesgesetz,** d. h., es unterscheidet sich in Einzelheiten in jedem Bundesland. Bei bundesländübergreifend tätigen Rettungsdiensten sollte der Notarzt die Unterschiede der landesspezifischen Voraussetzungen kennen. In der Regel muss für eine derartige „Zwangseinweisung" eine **Eigen- oder Fremdgefährdung** in erheblichem Maße vorliegen. Eine Nichtbehandlung würde eine **unmittelbare Gefahr** darstellen. Zudem muss der Patient in seiner freien Willensbestimmung und **Urteilsfähigkeit eingeschränkt** sein. Eine gute Dokumentation ist in diesen Fällen essenziell.

57

Laparoskopische Tubensterilisation

Philipp von Freyberg

Anamnese

Sie sind im gynäkologischen OP-Saal eingesetzt. Ihre nächste Patientin ist 42 Jahre alt und kommt zur geplanten laparoskopischen Tubensterilisation. Laut Anästhesieprotokoll sind die Blutwerte normal. Die Patientin hat keine Allergien und nimmt keine Dauermedikamente.

Die Gynäkologen operieren unter Anlage eines Kapnoperitoneums (Insufflation von Kohlendioxid in den Bauchraum) und in Trendelenburg-Lagerung. Der Eingriff dauert etwa 20 min.

Untersuchungsbefund

Bei der körperlichen Untersuchung ergeben sich keine Auffälligkeiten. Größe 162 cm, Gewicht 70 kg, Mallampati 2, Mundöffnung > 4 cm, gute HWS-Reklination. ASA I.

1. **Für welche Narkose hätten Sie die Patientin aufgeklärt und warum?**
2. **Welche für die Anästhesie relevanten pathophysiologischen Veränderungen treten bei einem Kapnoperitoneum auf?**
3. **Welche Besonderheiten ergeben sich für die Narkoseführung bei laparoskopischen Operationen?**
4. **Im Rahmen der Operation kommt es zu einer Hypoxämie. Wie gehen Sie vor, um die Ursache herauszufinden?**
5. **Nennen Sie typische Komplikationen im Rahmen einer Anästhesie bei Kapnoperitoneum und deren Therapie!**

1. Narkoseverfahren

Laparoskopische Eingriffe am Abdomen erfordern eine **Allgemeinanästhesie.** Die Atemwegssicherung erfolgt in den meisten Fällen durch eine endotracheale Intubation, da diese den besten Aspirationsschutz und eine sichere Ventilation auch bei hohen Beatmungsdrücken garantiert. Nach einer individuellen Nutzen-Risiko-Abwägung dürfen auch Larynxmasken der 2. Generation (= Larynxmaske mit integriertem Magensondenkanal) in Kombination mit einer Magensonde zur Atemwegssicherung bei laparoskopischen Eingriffen eingesetzt werden, allerdings sind hier der Aspirationsschutz und die maximalen Beatmungsdrücke (adipöse Patienten, ausgeprägte Trendelenburg-Lagerung) reduziert.

Insbesondere bei Oberbauchoperationen wird i. d. R. eine **Magensonde** gelegt, um das Magenvolumen zu reduzieren. Bei Unterbaucheingriffen, wie einer laparoskopischen Tubensterilisation, kann durch die Anlage eines **Blasenkatheters** das Harnblasenvolumen reduziert und dadurch ein übersichtlicherer Operationssitus geschaffen werden.

2. Pathophysiologische Veränderungen bei Kapnoperitoneum

Die pathophysiologischen Veränderungen im Rahmen eines Kapnoperitoneums sind von mehreren Faktoren abhängig, v. a. von der Höhe des **intraabdominalen Drucks,** der **Lagerung** des Patienten, vom Ausmaß der **CO_2-Resorption** und von den **Kompensationsmechanismen des Patienten** (junge gesunde Patienten kompensieren besser als alte kranke Patienten).

Durch die **Narkoseeinleitung** kommt es zu einem Abfall des systemvaskulären Widerstands (SVR), des Schlagvolumens (SV) und des mittleren arteriellen Blutdrucks (MAP). Der Körper versucht dies über eine Steigerung der Herzfrequenz (HF) zu kompensieren. Während der **Anlage des Kapnoperitoneums** kommt es primär durch „Ausquetschen" der Splanchnikusvenen zu einem vermehrten venösen Rückstrom mit Steigerung des SV. Dies und der Anstieg des SVR durch direkte Kompression der Arterien im Abdominalbereich führen zu einem initialen MAP-Anstieg. Im **weiteren Verlauf** führt die Kompression der Splanchnikusvenen zu einem verminderten venösen Rückstrom mit konsekutiver Abnahme des Schlagvolumens. Dies und eine weitere Zunahme des SVR durch Ausschüttung vasoaktiver Hormone (z. B. Adrenalin, Noradrenalin, Vasopressin) führen zu einem sekundären Abfall des Herzminutenvolumens (HMV). Der erhöhte intrathorakale Druck und die Hyperkapnie können zu einem erhöhten pulmonalvaskulären Widerstand führen. Diese gesteigerte rechtsventrikuläre Nachlast kann insbesondere bei Vorschädigung des rechten Herzens das HMV noch weiter reduzieren. Eine manifeste hyperkapnische Azidose kann eine periphere Vasodilatation verursachen, was einen Abfall des systemischen Blutdrucks indizieren kann.

Durch operative Manipulationen, wie z. B. Dehnung des Peritoneums, kann eine **vagale Reaktion** ausgelöst werden, die zu Hypotensionen und bradykarden Herzrhythmusstörungen bis hin zur Asystolie führen kann. Durch die kraniale Verlagerung des Zwerchfells kommt es zu **Kompressionsatelektasen** der basalen Lungenabschnitte. Dies erhöht den alveolären Totraum und reduziert die **funktionelle Residualkapazität,** ggf. mit Auswirkung auf die Oxygenierung. Des Weiteren nimmt die **Lungencompliance** ab, sodass höhere Beatmungsdrücke erforderlich sind. Kann die CO_2-Resorption nicht durch die Beatmung kompensiert werden, dann resultiert eine **hyperkapnische Azidose** mit allen entsprechenden Folgen.

3. Narkoseführung bei laparoskopischen Operationen

Bei der Beatmung sind die volumen- (VCV) und die druckkontrollierte (PCV) Beatmung gleichwertig, allerdings ist die PCV bei adipösen Patienten vorteilhaft. Um das resorbierte CO_2 über die Beatmung wieder zu entfernen ist bei Kapnoperitoneum eine **Steigerung des Atemminutenvolumens** (AMV) um 20 % und bei Kapno**retro**peritoneum eine Steigerung um bis zu 50 % des AMV erforderlich. Dies sollte aus Sicht einer lungenprotektiven Beatmung primär über die Atemfrequenz erfolgen, ggf. sekundär auch über eine Steigerung des Atemzugvolumens. Bei manchen Patienten kann eine permissive Hyperkapnie (zeitweise Tolerierung erhöhter CO_2-Werte) erfolgen, wenn die Vorteile des minimalinvasiven operativen Vorgehens überwiegen und der Patient hierdurch nicht gefährdet wird. Durch die Wahl eines **PEEP** (Positive End-Expiratory Pressure) zwischen 5 und 20 cmH_2O können Atelektasen reduziert, die funktionelle Residualkapazität gesteigert und somit eine bessere Oxygenierung erreicht werden. Durch den PEEP fällt der intraalveoläre Druck am Ende der Ausatmung nicht auf null ab, sondern bleibt auf einem positiven Druckniveau. Hierdurch sollen Atelektasen durch die Kranialisierung des Zwerchfells reduziert bzw. bereits atelektatische Lungenareale für den Gasaustausch wiedereröffnet werden.

Während der Operation, aber insbesondere zu Beginn der Operation beim Einbringen der Trokare, ist eine **tiefe Narkose mit guter Analgesie** und ggf. Relaxierung erforderlich. Fängt der Patient an zu Pressen kann es zu einer akzidentellen abdominalen Organverletzung kommen.

Durch den Einsatz von **Dexamethason** kann das hohe PONV-Risiko nach laparoskopischen Eingriffen um ca. 50 % reduziert werden und entfaltet gleichzeitig eine koanalgetische Wirkung. Eine weitere wichtige Möglichkeit zur Reduktion von PONV und postoperativen Schmerzen ist die **Entfernung des CO_2** am Ende der Operation. Hierzu sollte der Patient am Operationsende in einer 30°-Trendelenburg-Lagerung positioniert und anschließend eine fünfmalige manuelle pulmonale Rekrutierung (manuelles „Blähen der Lunge“) durchgeführt werden. Ein vorheriges aktives Absaugen des Gases über den noch liegenden Trokar ist durch den Operateur zusätzlich möglich.

4. Ursachenabklärung einer Hypoxämie

Zur Ursachenabklärung einer Hypoxämie während einer Beatmung empfiehlt die Deutsche Gesellschaft für Anästhesie und Intensivmedizin den DOPES-Algorithmus. DOPES ist das Akronym für

- **D**islokation (des Tubus)
- **O**bstruktion (des Tubus z. B. durch Sekret oder Abknicken)
- **P**ulmonale Störungen (z. B. Pneumothorax, Bronchospasmus, Embolie, Atelektasen)
- **E**quipmentversagen (z. B. Beatmungsschlauch-Diskonnektion, Beatmungsgerät-Defekt)
- **S**pezielle Ursachen (z. B. geblähter Magen, Rechts-Links-Shunt, pulmonalarterielle Hypertonie)

Wird dieser Algorithmus strukturiert abgearbeitet, dann können auch die meisten Komplikationen im Rahmen eines laparoskopischen Eingriffs erkannt und therapiert werden.

5. Komplikationen bei Kapnoperitoneum

Sekundäre bronchiale Intubation: Im Rahmen der Kranialisierung des Zwerchfells bei Kapnoperitoneum/Trendelenburg-Lagerung kommt es auch zu einer Kranialisierung der Carina um bis zu 3 cm. Hierdurch kann es durch die Fixierung des Tubus am Mund zur sekundären einseitigen (i. d. R. rechtsbronchialen) Intubation mit einseitiger Lungenbelüftung und Hypoxämie kommen. Das tritt v. a. bei primär tiefer Tubuslage bzw. bei Kleinkindern (kürzere Trachea) auf. Der Nachweis erfolgt mittels Lagekontrolle (Auskultation, Thoraxexkursionen, Tubustiefe, ggf. Bronchoskopie). Prophylaktisch sollte der Cuff knapp unterhalb der Stimmbänder platziert werden und nach Anlage des Pneumoperitoneums eine erneute Auskultation erfolgen. Die Therapie besteht in der Korrektur der Tubuslage.

Pneumothorax/Spannungspneumothorax: Kommt es an den Durchtrittsöffnungen des Zwerchfells oder durch angeborene/iatrogene Verbindungen zu einem Luftübertritt von Abdomen in den Pleuraspalt, bildet sich ein Pneumothorax aus. Dies führt zu Hypoxämie, Anstieg des endtidalen CO_2, einer reduzierten Lungencompliance (erhöhte Beatmungsdrücke) und einem verminderten Atemminutenvolumen. Beim Spannungspneumothorax kommt zusätzlich eine hämodynamische Instabilität hinzu. Der Nachweis erfolgt radiologisch mittels Durchleuchtung oder Lungensonografie. Ein kleiner, nicht relevanter Pneumothorax erfordert häufig keine Therapie. Bei atemmechanischer oder hämodynamischer Relevanz ist dagegen das Kapnoperitoneum sofort abzulassen und eine Thoraxdrainage anzulegen.

Hautemphysem: Durch Fehllage des Hilfsmittels zum Einbringen des CO_2 oder Lücken im Bauchfell oder Zwerchfell kommt es zur CO_2-Anreicherung in der Subkutis. Durch die Resorption des CO_2 steigt das endtidale CO_2 an, es kommt aber nicht zu einer Hypoxämie oder Beatmungsproblemen. Der Nachweis erfolgt anhand des typischen Tastbefundes (Knistergefühl bei Palpation der Haut), der sowohl am Körperstamm als auch an den Halsweichteilen oder Extremitäten auftreten kann. Zusätzlich sollte allerdings immer ein Pneumothorax ausgeschlossen werden. Für die Operation kann eine passagere Erhöhung des Atemminutenvolumens zur Normalisierung des CO_2 erforderlich sein. Ansonsten erfolgt eine konservative Therapie, denn das Hautemphysem resorbiert sich häufig innerhalb weniger Tage.

Gasembolie: Durch akzidentelle intravasale Gasinsufflation bei der Anlage des Kapnoperitoneums oder durch Verletzung intraabdominaler venöser Gefäße kann es zu relevanten Gasembolien kommen. Symptome einer CO_2-Aufnahme über die Gefäße sind anfangs ein schneller Anstieg des endtidalen CO_2 und ein plötzlicher Abfall der Sauerstoffsättigung. Bei weiterem Eindringen von Gas ins Gefäßsystem können ein deutlicher Blutdruckabfall, Herzrhythmusstörungen, Tachyarrhythmien und Bradyarrhythmien bis zum Herz-Kreislauf-Stillstand entstehen. Neben einer Hypoxämie sind hier ein plötzlicher Anstieg der Rechtsherzbelastung durch Verlegung der Lungenstrombahn und ein Abfall des Herzzeitvolumens durch Füllung der Herzhöhlen mit Gas ursächlich. Diagnostiziert werden kann dies durch akuten Abfall des endtidal gemessenen CO_2 und einen akuten Blutdruckabfall bei Ausschluss anderer Ursachen. Bei Auskultation hört man ein **„Mühlrad-Geräusch"**, das bei der Kompression der Luft im Ventrikel entsteht. Bei V. a. eine Gasembolie muss der Operateur sofort informiert werden. Weitere Maßnahmen sind:

- Sofortige Unterbrechung der Gaszufuhr.
- Entlüftung des Pneumoperitoneums, um weitere Gasaufnahme zu verhindern.
- Lagerung des Patienten in Linksseitenlage und Kopftieflage, um weitere Gasabschwemmungen aus dem Herz in die Lungenstrombahn zu unterbinden.
- Bei liegendem zentralen Venenkatheter versuchen, die Luft abzusaugen.
- Hyperventilation mit 100 % Sauerstoff, um das CO_2 zu eliminieren und eine Oxygenierung sicherzustellen.
- Ggf. Herz-Lungen-Wiederbelebung mit ECMO-Therapie als Ultima Ratio.

ZUSAMMENFASSUNG

Laparoskopische Eingriffe werden i. d. R. in **Intubationsnarkose** durchgeführt. Sie haben durch das **Kapnoperitoneum** und die **Trendelenburg-Lagerung** deutliche Auswirkungen auf die Beatmung und den Kreislauf des Patienten, was bei der Narkoseführung kompensatorische Maßnahmen erforderlich macht. Durch Maßnahmen zur Entfernung des CO_2 aus dem Bauchraum am Ende der Operation können sowohl die postoperativen Schmerzen als auch das PONV reduziert werden. Die Ursache einer Oxygenierungsstörung im Rahmen von Komplikationen bei laparoskopischen Eingriffen kann anhand des **DOPES-Algorithmus** strukturiert eruiert werden. Zu typischen Komplikationen zählen u. a. die sekundäre bronchiale Intubation, der Pneumothorax und die Gasembolie, sowie das Hautemphysem.

Herzalarm auf internistischer Station

Nicole Herrmann

Anamnese

Es ist 5.39 Uhr, Sie haben einen anstrengen Nachtdienst hinter sich und liegen seit einer Stunde im Bett. Über Ihr Diensttelefon kommt die Meldung „Herzalarm auf der kardiologischen Station 58". Auf der Station treffen Sie im Zimmer die Nachtschwester an, die gerade den Notfallkoffer aufmacht. Bei ihrem morgendlichen Rundgang habe sie den Patienten nicht ansprechbar im Bett angetroffen und sofort den Herzalarm ausgelöst. Die Schwester berichtet noch, dass bei dem Patienten Probleme mit dem Herzen bekannt seien, was genau wisse sie in der Aufregung nicht.

Untersuchungsbefund

Im Bett liegt ein etwa 75- bis 80-jähriger regloser Mann, der sehr selten nach Luft schnappt. Nachdem der Anästhesiepfleger mit dem Defibrillator eingetroffen ist, legen Sie die Pads auf und sehen diese Ableitung (➤ Bild [L141]).

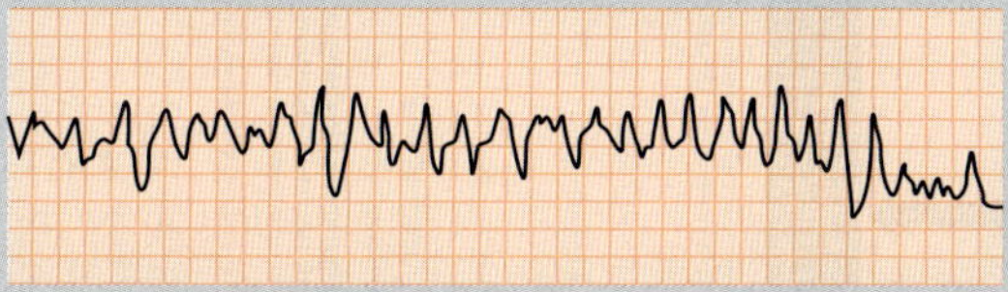

1. **Welche Maßnahmen ergreifen Sie vor Eintreffen des Defibrillators?**
2. **Wie beurteilen Sie das EKG und was tun Sie deswegen?**
3. **Welche weiteren Maßnahmen ergreifen Sie? Welchen besonderen Zugangsweg können Sie nutzen?**
4. **Welche Medikamente können Sie geben? Benennen Sie Indikationen, Wirkungsweisen und Dosierung.**
5. **An welche Ursachen und Therapiemöglichkeiten denken Sie bei längerer Reanimation (Stichwort: HITS)?**
6. **Wie sieht die Postreanimationsbehandlung aus und was versteht man unter milder therapeutischer Hypothermie?**

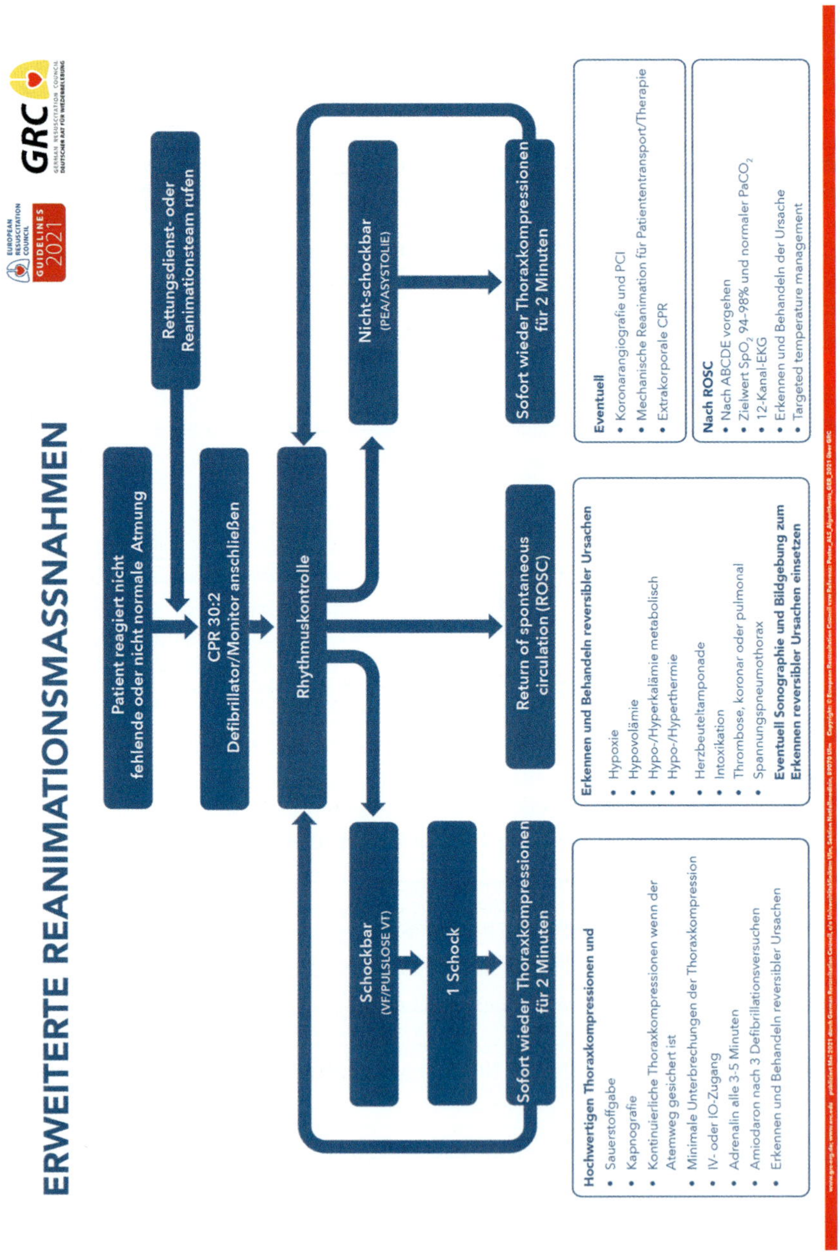

Abb. 58.1 Reanimationsalgorithmus [F781–035]

1. Erstmaßnahmen

Das sehr seltene Schnappen unseres Patienten ist keine normale suffiziente Atmung, sondern **Schnappatmung.** Der Patient hat ein Herz-Kreislauf-Versagen und ist somit reanimationspflichtig. Die Reanimation ist eine Notfallsituation, in der initial streng nach Algorithmus (➤ Abb. 58.1) vorgegangen wird.

Sie gehen nach dem **ABC-Schema** (Airway, Breathing, Circulation) vor. Zuerst beurteilen sie die **Vigilanz.** Sie sprechen den Patienten an, fassen ihn an und setzen schließlich einen Schmerzreiz. Reagiert der Patient nicht, kontrollieren Sie die **Atemwege** und entfernen eventuelle Fremdkörper aus dem Mundraum. Um zu verhindern, dass die zurückfallende Zunge die Atmung behindert, überstrecken Sie danach den Kopf und heben den Unterkiefer an. Jetzt kontrollieren Sie, ob der Patient mit freien Atemwegen **atmet.** Ist dies der Fall, bringen Sie den Patienten in die stabile Seitenlage. Wenn keine Atmung feststellbar ist, tasten Sie kurz den Puls des Patienten. Wenn noch ein **Kreislauf** vorhanden ist, beatmen Sie den Patienten, andernfalls beginnen Sie mit der **Basisreanimation,** bis ein Defibrillator verfügbar ist. Die wichtigste Maßnahme ist die **Herzdruckmassage,** um eine minimale Perfusion aufrechtzuhalten. Um diese minimale Perfusion zu erreichen, muss der Patient auf einer geeigneten Unterlage liegen. Da die Matratze im Patientenbett punktelastisch ist, würde diese bei einer Kompression des Thorax zu weit nachgeben, sodass eine effektive Druckmassage nicht möglich ist. Nach 5 Zyklen Basisreanimation (jeweils 30 Herzdruckmassagen und 2 Beatmungen) erfolgt der nächste diagnostische Block. Die Basismaßnahmen müssen durchgeführt werden, bis das technische Equipment bereitsteht, um in den Algorithmus Advanced Cardiac Life Support zu wechseln.

MERKE

Selbst für geübtes Personal ist es schwierig, in Stresssituationen die Pulskontrolle sicher durchzuführen. Deshalb wurde diese in der aktuellen Leitlinie nicht mehr aufgenommen. Stattdessen werden offensichtlich leblose Personen ohne suffiziente Eigenatmung sofort reanimiert.

2. EKG-Befund

Das über den Defibrillator abgeleitete EKG (➤ Bild) zeigt **Kammerflimmern.** Die Therapie der Wahl in dieser Situation ist die sofortige einmalige **Defibrillation** (biphasisch 120–200 J, monophasisch 360 J), **gefolgt von 2 min Basisreanimation** (ca. 5 Zyklen Herzdruckmassage und Beatmung im Verhältnis 30 : 2). Erst nach diesen Basismaßnahmen erfolgt die **erneute Rhythmusanalyse und Vitalparameterkontrolle.**

3. Weitere Maßnahmen

Parallel zu den Basismaßnahmen sollte dem Patienten ein **intravenöser Zugang** gelegt werden, um Medikamente (s. u.) verabreichen zu können. Zur Sicherung der Atemwege wird die **Intubation** vorbereitet. Über den Tubus können **einige Medikamente bei fehlendem i. v. Zugang auch endobronchial** verabreicht werden. Dies ist möglich mit **N**aloxon, **A**tropin, **D**iazepam, **E**pinephrin (= Adrenalin) und **L**idocain (Stichwort **NADEL**). Bei der endobronchialen Gabe benötigt man die 2- bis 3-fache i. v. Dosis. Das Medikament wird mit NaCl auf 10 ml verdünnt und mit 10 ml Luft über einen Absaugkatheter tief endobronchial verabreicht. Danach folgen zwei Beatmungen, damit sich das Medikament besser verteilt.

Nicht vergessen werden sollte eine **Fremdanamnese.** Manchmal ergeben sich hieraus therapeutische Konsequenzen, wie die notfallmäßige Durchführung einer Herzkatheteruntersuchung bei bekannter KHK, eine Lysetherapie bei tiefer Beinvenenthrombose und V. a. Lungenembolie, Blutzuckerkontrolle und -ausgleich, Antidotgabe oder ggf. auch ein Reanimationsabbruch.

4. Medikamente

- **Adrenalin** (z. B. Suprarenin®) ist das Medikament der Wahl bei Reanimationen, da es die peripheren Gefäße verengt. Außerdem wirkt es positiv inotrop, chronotrop und dromotrop und erhöht die ektope Erregungsbildung. Bei Kammerflimmern wird nach der zweiten erfolglosen Defibrillation alle 3–5 min 1 mg i. v. gegeben. Bei pulsloser elektrischer

Aktivität und Asystolie erfolgt die erste Adrenalingabe sobald der Patient einen Zugang hat.
- **Amiodaron** (z. B. Cordarex®) hemmt den Kaliumausstrom und verlängert die Refraktärzeit. Es ist bei supraventrikulären und ventrikulären Tachykardien und -arrhythmien sowie bei rezidivierendem Kammerflimmern indiziert. Die erste Gabe (300 mg als Bolus) erfolgt nach der dritten erfolglosen Defibrillation und einen weiteren Bolus von 150 mg nach der fünften erfolglosen Defibrillation.
- **Atropin** wirkt parasympatholytisch und ist in der Leitlinie von 2015 nicht mehr indiziert.
- **Vasopressin** ist während der Reanimation dem Adrenalin nicht überlegen, es kann jedoch alternativ noch gegeben werden.
- **Magnesium** kann bei einer Torsade-de-pointes-Tachykardie einmal mit einer Dosis von 2 g über 10 min gegeben werden.
- **Lidocain** ist während der Reanimation nicht mehr Mittel der Wahl. Steht Amiodaron nicht zur Verfügung, kann bei ventrikulärer Tachykardie, therapieresistentem Kammerflimmern oder pulsloser elektrischer Aktivität die Gabe von 1–1,5 mg/kg KG erwogen werden.
- **Lyse** nur bei Verdacht auf eine ursächliche Lungenembolie oder Thrombose der Koronararterien. Danach sollte die Reanimation noch für 60–90 min fortgeführt werden.

Nach 56 min beenden Sie in Absprache mit dem kardiologischen Oberarzt die Reanimation erfolglos. Der Patient hatte eine hochgradige diffuse KHK mit begleitender Herzinsuffizienz NYHA III. Alle bisherigen Interventionen (PTCA mit Dilatation) waren wenig erfolgreich, eine Bypassoperation war nicht möglich.

5. HITS

Bei längerer frustraner Reanimation sollte man verschiedene **reversible Ursachen** abklären und ggf. behandeln (HITS):
- **H**ypoxie: Kontrolle des Atemwegs und der Beatmungseinstellung.
- **H**ypovolämie: Ausschließen und ggf. Volumengabe.
- **H**ypoglykämie: Kontrolle des Blutzuckers und ggf. Glukosegabe.
- **H**erzbeuteltamponade: Punktion bei dringendem V. a. Herzbeuteltamponade.
- **H**ypothermie: Temperatur messen und Wiedererwärmung des Patienten.
- **H**ypo-/**H**yperkaliämie: präklinisch nicht zu verifizieren, innerklinisch Elektrolytausgleich.
- **I**nfarkt: Reperfusion durch PTCA od. Thrombolyse.
- **I**ntoxikation: Antidotgabe falls möglich.
- **T**hromboembolie: Thrombolyse bei V. a. Lungenembolie.
- **T**rauma: zügige Versorgung im Schockraum anstreben.
- **S**pannungspneumothorax: notfallmäßige Entlastung durch Punktion/Thoraxdrainage.
- **S**äure-Basen-Haushalt: Pufferung nach Blutgasanalyse.

MERKE

Hypoxie	**H**erzbeuteltamponade
Hypovolämie	**I**ntoxikation
Hypo-/Hyperglykämie/ metabolisch	**T**hrombose (kardial oder pulmonal)
Hypo-/Hyperthermie	**S**pannungspneumothorax

6. Postreanimationsbehandlung

Nach einem ROSC wird die Situation mithilfe des ABCDE-Schemas beurteilt. Wichtig ist eine adäquate Sicherung der Atemwege mittels Tubus und Kapnografie. Angestrebt wird eine **Normoventilation** mit einem SpO_2 zwischen 94–98 %. Außerdem wird ein sicherer i. v. Zugang gelegt. Wenn noch nicht erfolgt, wird ein 12-Kanal EKG geschrieben, um Hinweise auf einen Myokardinfarkt zu finden. Gibt es Zeichen hierfür, wird umgehend eine **Koronarangiografie** durchgeführt. Der systolische RR sollte im weiteren Verlauf > 100 mmHg betragen. Um dies möglichst konstant zu überwachen, ist die Anlage einer invasiven arteriellen Blutdruckmessung notwendig. Bei einem vermuteten **Volumenmangel** wird dieser mit Kristalloiden ausge-

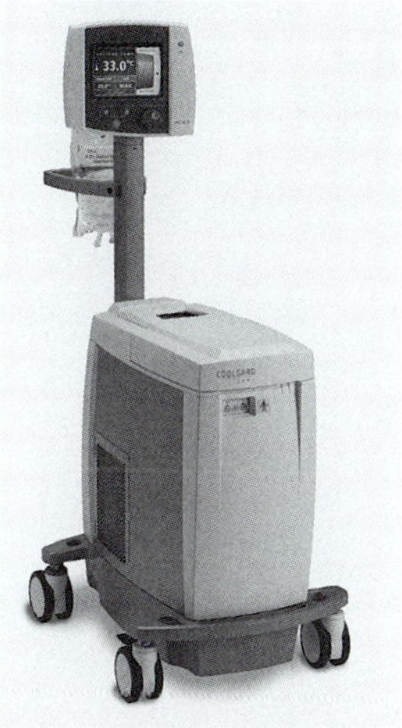

Abb. 58.2 Gerät zur therapeutischen Hypothermie [V672]

glichen. Auch muss erwogen werden, den Kreislauf mit Vasopressoren/Inotropika aufrechtzuerhalten. Ist die Ursache wahrscheinlich nicht kardial, gehört ein **CCT** und/oder **CT-Thorax** zur Routine dazu, um andere Ursachen zu identifizieren. Eine routinemäßige Anfallsprophylaxe sollte nicht erfolgen. Eine Thromboseprophylaxe und eine Prophylaxe gegen Stressulzera sollten hingegen durchgeführt werden. Der **Blutzuckerspiegel** soll zwischen 140–180 mg/dl liegen. Frühzeitig an eine niedrig laufende enterale **Ernährung** denken, diese kann nach dem Erwärmen des Patienten gesteigert werden.

Erfolgreich reanimierte Patienten, die das Bewusstsein nicht wiedererlangen, sollten bei stabilen Kreislaufverhältnissen zügig auf **32–36 °C Körperkerntemperatur** gekühlt werden. Dadurch lässt sich das neurologische Outcome deutlich verbessern, es überleben also mehr Patienten ohne wesentliches neurologisches Defizit. Die Number Needed to Treat (NNT) für diese Maßnahme beträgt lediglich 6: Durch die Anwendung dieser Maßnahme lässt sich von sechs Patienten einer retten bzw. das neurologische Outcome verbessern.

Einfach und sehr kostengünstig können Patienten durch die **Infusion von 4–8 °C kalter Elektrolytlösung** (initial 20–30 ml/kg) rasch abgekühlt werden. Zur Aufrechterhaltung der Körperkühlung können Coolpacks und Warm-/CoolTouch-Geräte (➤ Abb. 58.2) verwendet werden. Die **Wiedererwärmung** erfolgt nach ≥ 24 h mit einer Wiedererwärmungsrate von 0,25–0,5 °C/h auf Normothermie. Danach sollte Fieber für 72 h verhindert werden. Während der Kühlphase kann Kältezittern eine effektive Kühlung erschweren, die Patienten sollten deshalb tief analgosediert und ggf. relaxiert werden. Eine Aussage zur Prognose lässt sich anhand des Anstiegs der neuronenspezifischen Enolase (NSE) machen. Bei einem niedrigen Wert hat es auf die Prognose einen positiven Voraussagewert. Ist der Wert erhöht, kann nicht unbedingt auf die schwere der Schädigung geschlossen werden. Hierzu benötigt man noch andere Kriterien, z. B. ein CCT.

ZUSAMMENFASSUNG

Die Reanimation erfolgt streng nach **Algorithmus** (➤ Abb. 58.1). Nach **Kontrolle der Atemwege** und der **Vitalfunktionen** erfolgt bis zum Eintreffen eines Defibrillators eine **Basisreanimation.** Gleichzeitig sollte der Patient mit einem **i. v. Zugang** versorgt und **intubiert** werden. Steht ausreichend Personal zur Verfügung, sollte ein Arzt die **Fremdanamnese** erheben und ggf. daraus therapeutische Konsequenzen ziehen (z. B. Notfall-PTCA). Medikament der Wahl ist weiterhin **Adrenalin. Amiodaron** wird nach der 3. Defibrillation verabreicht. **Atropin** ist aus der Empfehlung genommen. Erlangt der Patient nach Rückkehr eines spontanen Kreislaufs das Bewusstsein nicht wieder, ist für ≥ 24 h eine **milde therapeutische Hypothermie** indiziert, um das neurologische Ergebnis zu verbessern. Bei längerer frustraner Reanimation sollten außerdem **reversible Ursachen abgeklärt** werden (HITS).

59

Akute Luftnot

Patrick Keppeler, Ute Fetzner

Anamnese

Sie kommen als Notarzt zu einer 76-jährigen Patientin mit schwerer Atemnot. Die Patientin gibt an, seit einigen Tagen schlechter Luft zu bekommen. Vor 2 Stunden habe plötzlich die jetzt vorhandene starke Luftnot eingesetzt. Auch könne sie nicht mehr flach liegen. Eine Erkältung habe sie in letzter Zeit nicht gehabt, auch kein Fieber. Laut dem ausliegenden Medikamentenplan nimmt sie einen niedrig dosierten Betablocker, ACE-Hemmer, ein Schleifendiuretikum und Digitoxin.

Untersuchungsbefund

RR 215/110 mmHg, HF 110/min, SaO_2 85 %. Die Patientin hustet hellrosafarbenes, schaumiges Sekret aus. Deutliche Lippenzyanose. Lungen: laute, feuchte Rasselgeräusche und leises Giemen. Herztöne sind wegen des lauten Atemgeräuschs nicht zu hören, keine Unterschenkelödeme.

1. Wie lautet Ihre Verdachtsdiagnose?

2. Welche Differenzialdiagnosen kommen am ehesten in Betracht?

3. Welche präklinischen Therapieoptionen haben Sie?

4. Welche Ursachen für diese Erkrankung gibt es? Was wissen Sie über die Pathophysiologie?

1. Diagnose

Die Patientin hat eine Dyspnoe, die sich über wenige Stunden entwickelt hat, hypertensive Entgleisung, feuchte Rasselgeräusche und schaumigen, fleischwasserfarbenen Auswurf. Dies sind die klassischen Zeichen eines **akuten hypertensiven kardialen Lungenödems,** verursacht durch eine sympathisch getriggerte, hypertensive Krise mit hoher Nachlast. Infolgedessen kommt es zur Ausbildung eines Lungenödems. Ein Lungenödem ist ein akutes Krankheitsbild, bei dem Blutplasma und Erythrozyten ins Interstitium oder in die Alveolen gelangen und den Gasaustausch behindern. Dadurch kommt es zu akuter Dyspnoe, Stress und weiterer Katecholaminausschüttung mit der Folge einer noch weiter zunehmenden Gefäßkontraktion, die die Dekompensation i. S. eines Teufelskreises noch protrahiert. Im amerikanischen Sprachgebrauch spricht man von einem SCAPE (Sympathetic Crashing Acute Pulmonary Edema).

Diese Diagnose wird gestützt durch die bereits bestehende medikamentöse Therapie einer Herzinsuffizienz (ACE-Hemmer, Betablocker, Digitoxin).

Dieses Lungenödem unterscheidet sich vom hydropischen Lungenödem bei dekompensierter Herzinsuffizienz mit Überwässerung und Ödembildung. Letzteres bildet sich über viele Tage und geht meistens mit hypotonen Blutdruckwerten einher.

2. Differenzialdiagnosen

Als Differenzialdiagnosen kommen in Betracht:

- **Lungenembolie:** Eine fulminante Lungenembolie, die eine so akute Dyspnoe auslöst, würde vermutlich mit einer ausgeprägten Hypotonie einhergehen. Tachykardie, blutiger Auswurf (Hämoptysen) und Rasselgeräusche wären aber auch möglich. Bei einer Echokardiografie würde man eine starke Vergrößerung des rechten Vorhofs erkennen.
- **Pneumonie:** Eine Pneumonie würde ebenfalls zu den beschriebenen Symptomen passen, ebenso wie das Alter der Patientin. Hierzu kämen aber typischerweise Fieber > 38 °C oder Hypothermie (< 35 °C), Schüttelfrost und eitriger Auswurf.
- **Akuter Asthmaanfall:** Ein akuter Asthmaanfall führt durch das Anschwellen der Bronchialschleimhaut eher zu einer akuten Rechtsherzbelastung (gestaute Halsvenen). Ein Giemen wäre zu hören, aber keine feuchten Rasselgeräuschen.
- **Aspiration:** Eine Aspiration führt auch zu einer akuten Dyspnoe mit grobblasigen Rasselgeräuschen. Bei einer wachen Patientin wäre ein Aspirationsereignis aber erinnerbar oder durch Fremdanamnese belegt. Zusätzlich wäre das Bronchialsekret eher wie Essensreste oder Magensekret gefärbt.
- **Pneumothorax:** Bei einem Pneumothorax würde das Atemgeräusch auf der betroffenen Seite komplett fehlen. Außerdem führt ein Pneumothorax nicht zu fleischwasserfarbenem Auswurf. Ursächlich wäre ein Trauma oder ein Lungenemphysem mit geplatzter Bulla denkbar, beides wäre anamnestisch sicher berichtet worden.

3. Therapie

Prinzipiell ist jede akute respiratorische Insuffizienz akut therapiepflichtig.

Nichtmedikamentöse Therapie:

- Oberkörperhochlagerung zur Verringerung der Vorlast und der Orthopnoe.
- Sauerstoffgabe über Maske mit maximalem Flow von 12–15 l, wenn die Dyspnoe noch moderat ausgeprägt ist. Ziel ist es, eine periphere Sauerstoffsättigung von > 90 % zu erreichen. Ggf. Anlegen einer CPAP-Maske, um die Flüssigkeit durch Überdruckbeatmung aus den Alveolen zu pressen. Dabei sind aber die Kontraindikationen für dieses Verfahren zu beachten (Wegfall der Schutzreflexe, Nichtnüchternheit). Bei schwerer Hypoxämie helfen nur die endotracheale Intubation und maschinelle Beatmung.

Medikamentöse Therapie:

- Eine der wichtigsten medikamentösen Therapieoptionen ist die moderate Gabe von **Morphin** i. v. zur Anxiolyse und Beruhigung des Patienten. Dadurch werden Angst und Stress vermindert, was

wiederum den myokardialen O_2-Verbrauch deutlich senkt.
- **Nitroglyzerin (Isosorbidnitrat, ISDN)** initial als Spray (2–3 Hübe) zur schnellen Nachlastsenkung und zum Durchbrechen des Sympathikotonus. Bei nicht ausreichender Wirkung ISDN als Perfusor (Nitro-Infus®) bis zur Stabilisierung des Blutdrucks.
- **Schleifendiuretikum** zur Entwässerung (z. B. Furosemid 60–80 mg i. v.), um die Vorlast zu senken, wenn Ödeme vorhanden sind.
- **Benzodiazepine** wie z. B. Midazolam (1–3 mg i. v.) können bei nicht ausreichender Sedierung zur weiteren Stressminderung eingesetzt werden.
- Behandlung von Herzrhythmusstörungen (V. a. Tachykardie wegen des erhöhten myokardialen O_2-Verbrauchs).

4. Ursachen und Pathophysiologie

Beim **kardialen Lungenödem** kommt es zum Linksherzversagen (das Blut wird nicht adäquat in den großen Kreislauf gepumpt) mit nachfolgendem Aufstau von Blut im kleinen Kreislauf. Durch den hohen Druck wird Wasser durch die Alveolarmembran ins Interstitium abgepresst. Das führt zu O_2-Diffusionsstörungen, Hypoxämie und Dyspnoe. Durch die Hypoxie kommt es zur Tachykardie, was die kardiale Pumpleistung noch weiter reduziert und den O_2-Verbrauch des Herzens erhöht. Bei progredienter Dekompensation gelangt mehr Wasser in die Alveolen, was das typische Rasselgeräusch verursacht. Sinkt die Auswurfleistung des Herzens weiter, kommt es zum kardiogenen Schock.

Kardiale Ursachen:
- Hypervolämie: übermäßige Flüssigkeitszufuhr, Absetzen des Diuretikums.
- Hypertensive Entgleisung: Dekompensation durch akute Nachlasterhöhung.
- Herzinfarkt: Untergang von Myokard führt zu akutem Pumpversagen.
- Herzrhythmusstörungen: Verkürzte Diastole bei Tachykardie reduziert die kardiale Füllung und konsekutiv die Auswurfleistung.
- Hochgradige Aortenstenose, Mitralinsuffizienz.

Nichtkardiale Ursachen
- Toxisches Lungenödem (Drogen, Medikamente, Rauchgas, Süßwasser): Zerstörung der alveolokapillären Membran.
- Anaphylaktische Reaktion (generalisiertes Ödem): erhöht die Permeabilität der Alveolarmembran.
- Im OP gelegentlich Unterdrucködem: Bei Tubusokklusion unter Spontanatmung baut sich in der Lunge ein Unterdruck auf, wodurch Wasser in die Alveolen gesogen wird.
- Reexpansionsödem nach zu schneller Entlastung eines großen Pleuraergusses durch Punktion.

ZUSAMMENFASSUNG

Das Lungenödem ist eine lebensbedrohliche Erkrankung, die sofortiges Handeln erfordert. Wichtigste **Therapieziele** dabei sind die Steigerung des Sauerstoffangebots, die Besserung der akuten Dyspnoe, die Normalisierung des Blutdrucks und ggf. die Steigerung der Diurese. Mögliche **auslösende Faktoren** müssen schnellstmöglich beseitigt werden.

60

Ambulante Arthroskopie bei ängstlichem Patienten

Ute Fetzner, Ulrike Kaiser

Anamnese

In Ihrer Prämedikationsambulanz sitzt ein 16 Jahre alter Fußballspieler zum Narkoseaufklärungsgespräch für eine geplante ambulante Arthroskopie. Der Patient hatte bisher keine Voroperationen, es sind keine Allergien und keine internistischen Erkrankungen bekannt. Regelmäßige Medikamenteneinnahme wird verneint. Er gibt an, nur an Wochenenden nach den Spielen etwas Alkohol zu trinken und 5–10 Zigaretten zu rauchen. Nach dem letzten Wochenende habe er zweimal zwei Kopfschmerztabletten eingenommen. Außerdem wolle er möglichst nichts mitbekommen und habe Angst vor Nadeln.

Untersuchungsbefund

Herz und Lungen auskultatorisch unauffällig. Laborwerte für kleines Blutbild und Gerinnung unauffällig.

1. Welche Narkoseformen kommen hier generell infrage?

2. Hat dieser Patient Risikofaktoren?

3. Zu welcher Narkose raten Sie dem Patienten?

4. Welche Vor- und Nachteile bietet dieses Verfahren?

5. Welche Option hätten Sie bei Kontraindikationen gegen eine normale Larynxmaske für diese Narkoseform?

6. Was ist ein Laryngospasmus?

1. Narkoseformen

Prinzipiell kann eine ambulante Arthroskopie unter Allgemeinanästhesie, Spinalanästhesie sowie einer Kombination peripherer Nervenblockaden erfolgen.

- **Allgemeinanästhesie:** Je nach Begleiterkrankungen kann jede Form mit Intubation und Larynxmaske (LMA) erfolgen oder bei sehr kurzen Eingriffen sogar eine Maskennarkose.
- **Spinal- und Periduralanästhesie** wurden bei ambulanten Operationen bislang eher vermieden, da durch die verlängerte Liegezeit bis zum vollständigen Abklingen der motorischen Blockade und möglicherweise lang anhaltenden Blasenentleerungsstörungen eine ungeplante stationäre Aufnahme nötig sein kann. Bietet eine Spinalanästhesie jedoch für den Patienten deutliche klinische Vorteile, kommen heutzutage kurz und ultrakurz wirksame Regionalanästhetika wie Takipril® und Ampres® beim ambulaten Operieren zum Einsatz.
  - **Takipril®** (Prilocain hydrochlorid), ein Amid das speziell für kurze chirurgische Eingriffe in Spinalanästhesie zugelassen ist, hat eine durchschnittliche Wirkdauer von 100–130 min, bei einer sensorischen Blockade bis Th 10.
  - **Ampres®** (Chloroprocain hydrochlorid) ist mit einer kurzen Anschlagzeit des Spinalblocks für ultrakurze ambulante Operationen (40 min) geeignet.
- **Kombination proximaler Nervenblockaden** der Nervi ischiadicus und femoralis kann ebenfalls einen ungeplanten stationären Aufenthalt erforderlich machen. Es ist zur Vermeidung hoher postoperativer Schmerzmittelgaben und zur Sicherstellung einer frühestmöglichen Mobilität empfehlenswert, empfiehlt sich aber wegen der aufwendigen Vorbereitung meist nur bei komplexen Knieoperationen (z. B. Knieendoprothese).

MERKE

Die Allgemeinanästhesie ist nach wie vor bei jedem operativen Eingriff das meistverwendete Anästhesieverfahren.

2. Risikofaktoren

Die bei diesem Patienten bestehenden Risikofaktoren sind sein Alter, der Nikotingenuss und die Kopfschmerztabletten:

- **Sehr junge Patienten** haben bei rückenmarknahen Anästhesieverfahren ein erhöhtes Risiko für **postpunktionelle Kopfschmerzen.** Das gilt sowohl für die Spinal- als auch für die Periduralanästhesie, bei der das Risiko der Duraperforation ebenfalls gegeben ist. Ferner kommt es gelegentlich bei jungen, schlanken Männern während der Anlage der Spinalanästhesie zur schweren **Bradykardien** bis hin zur kurzzeitigen **Asystolie.** Nach Abbruch der Maßnahmen und Flachlage der Patienten erholen sich diese i. d. R. schnell wieder, sodass die Operation problemlos weitergeführt werden kann. Die Ursache liegt vermutlich in einem vagalen Reiz.
- Aufgrund des **gelegentlichen Nikotin- und Alkoholgenusses** ist mit einem **erhöhten Bedarf an Opiaten und Hypnotika** zu rechnen. Ein Absetzen der Zigaretten präoperativ führt nach etwa 8 Stunden zur Erholung des Flimmerepithels der Bronchialschleimhaut, sodass die Schleimproduktion der Bronchien während der Narkose wieder einsetzt und das **erhöhte Schleimaufkommen** bei oder nach der Ausleitung zu pulmonalen Problemen führen kann.
- Die **Kopfschmerztabletten** könnten **Azetylsalizylsäure** (üblicherweise 200–500 mg) enthalten haben und somit gerinnungshemmend wirken, also als **Kontraindikation** sowohl **für Spinal- als auch Periduralanästhesie** gelten.
- Ein Anästhesieverfahren gegen den **Willen eines Patienten** gilt als Kontraindikation. Wenn ein Patient aus Angst vor Nadeln o. Ä. eine Vollnarkose wünscht, ist dies für den Anästhesisten bindend bzw. es müssten schwerwiegende Risikofaktoren dagegensprechen, um diese nicht einzusetzen.

3. Empfohlenes Narkoseverfahren

Rückenmarknahe Verfahren und Nervenblockaden wurden bei kurzen ambulanten Eingriffen aufgrund der relativ langen Wirkdauer und dem damit verbundenen langen Überwachungsbedarf nur ungern angewandt, was sich aber durch die Einführung der kurz und ultrakurz wirksamen Regionalanästhetika langsam ändert. In diesem Fall sprechen jedoch die Einstellung des Patienten und eine vermutete Einnahme von gerinnungshemmenden Medikamenten dagegen. Die Einstellung des Patienten, der Zeitfaktor des Eingriffs und die geplante ambulante Durchführung sprechen daher für eine **Allgemeinanästhesie mit Larynxmaske.**

Unter den drei Möglichkeiten der Beatmung bei Vollnarkosen scheidet die Maskennarkose wegen zu langer Operationsdauer aus. Sie eignet sich für sehr kurze Eingriffe. Der Anästhesist muss dabei die Beatmungsmaske über die gesamte Narkosedauer dicht über Mund und Nase halten um eine suffiziente Beatmung zu ermöglichen.

Die Intubation birgt ebenfalls Risiken und ist bei einer vermuteten OP-Dauer von etwa 30 min und einem nüchternen Patienten ohne Aspirationsrisiko nicht notwendig.

4. Vorteile des gewählten Narkoseverfahrens

Das **Einführen** einer Larynxmaske kann mit nur wenig Übung erlernt werden und gestaltet sich in den meisten Fällen einfacher als eine Intubation. Da kein Laryngoskop verwendet werden muss, ist die Gefahr von Zahnschäden deutlich geringer. Allerdings muss der Patient beim Einführen der Maske tief sediert sein, da es sonst zu Beatmungsproblemen durch „Pressen" des Patienten und zu Bissverletzungen am Anästhesisten kommen kann.

Aufgrund des größeren Durchmessers des Beatmungsschlauchs und somit eines geringeren Widerstands bei der Atmung ist das **„Spontanisieren" des Patienten** möglich, d. h. unter ausreichend tiefer Narkose kann der Patient an der Larynxmaske spontan atmen, was die Ausleitungszeit deutlich verkürzt.

Für den Fall einer unmöglichen Intubation oder unerwartet schwieriger Atemwege ist die Larynxmaske eine schnelle Möglichkeit der vorübergehenden Beatmung. Nach Einführen der Intubationslarynxmaske (z. B. Fastrach® und i-gel®) kann der Patient dann mit einem speziellen, für die Larynxmaske passenden Endotrachealtubus blind oder unter fieberoptischer Kontrolle über die i-gel® LMA intubiert werden, sodass die Atemwege gegen Aspiration gesichert sind.

5. Larynxmaske der zweiten oder dritten Generation

Trotz korrekter Lage der Larynxmaske kann eine Aspiration nicht sicher verhindert werden. Deshalb ist die klassische Larynxmaske für längere Operationen (> 2 h), Eingriffe in Bauch- oder Seitenlage und bei aspirationsgefährdeten Patienten kontraindiziert. Eine Weiterentwicklung, die diese Kontraindikationen relativiert, ist z. B. die i-gel®LMA (➤ Abb. 60.1), bei der ein spezieller Kanal für die Einführung einer Magensonde eingearbeitet ist. Nach Einführen der Magensonde kann in den Magen insufflierte Luft entweichen und auch Magensekret ablaufen. Mittlerweile werden auch laparoskopische Operationen und Operationen in Bauchlage mit Larynxmaske durchgeführt, wenn es die Druckverhältnisse bei der Beatmung zulassen. Nichtnüchternheit ist aber weiterhin eine absolute Kontraindikation.

Vorteile der LMA der 2. und 3. Generation:

- Ein großes Lumen dient dem Anschluss des Beatmungsgeräts.
- Ein kleineres Lumen ermöglicht bei korrekter Lage der LMA das Einführen einer Magensonde in den Ösophagus.
- Die i-gel® LMA hat einen integrierten Beißkeil, der eine Atemwegsverlegung verhindert und einen nicht aufblasbaren, gelartigen Cuff, der nicht umschlagen kann und sich durch die Körperwärme der Anatomie des Patienten optimal anpasst.
- Bei der schwierigen oder unerwartet schwierigen Intubation kann die i-gel® LMA unter fieberoptischer Kontrolle, ähnlich der Fastrach®, als Intubationshilfe eingesetzt werden.

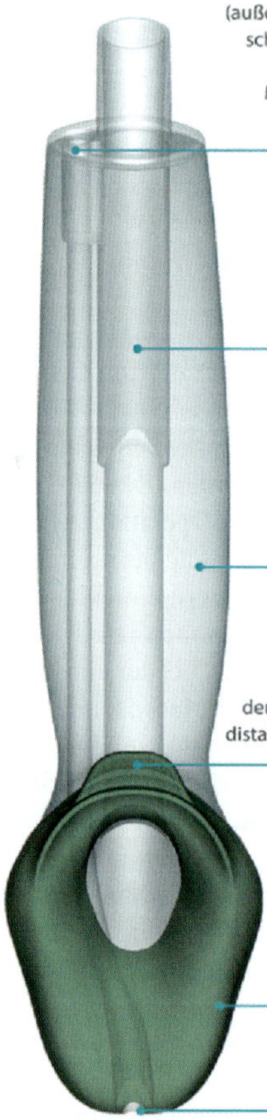

Abb. 60.1 i-gel® LMA [V592]

6. Laryngospasmus

Ein Laryngospasmus ist eine potenziell lebensbedrohliche Komplikation v. a. in der Einleitungs- und Ausleitungsphase von Vollnarkosen und mit Beginn des Schmerzreizes (= Schnittbeginn), z. B. bei liegender Larynxmaske und sehr flacher Narkose. Aufgrund des Reizes verkrampft sich die Kehlkopfmuskulatur reflektorisch, was zu einer Verengung des Larynx und einem Verschluss der Stimmritze führt. Die Passage für Luft oder einen Tubus, im Sinne einer Notfallintubation, ist in dieser Situation unmöglich. Das Narkosegerät zeigt in dieser Zeit keinen CO_2-Fluss an und es lässt sich kein Atemgeräusch auskultieren, allenfalls ein inspiratorischer Stridor. Bei Kindern ist der Pharynxbereich besonders empfindlich, daher ist eine tiefe Narkose vor Einführung der LMA wichtig.

Die wichtigsten Hilfsmittel gegen einen intraoperativen Laryngospasmus sind:

- Erkennen der Situation
- Ruhe bewahren

Oft genügt eine Überdruckbeatmung mit hoher Frequenz zur Überbrückung eines kurzzeitigen Spasmus oder der CO_2-Anstieg (hypoxische Relaxation), um den Krampf zu lösen. In schweren Fällen kann eine Muskelrelaxierung mit anschließender Intubation nötig werden.

ZUSAMMENFASSUNG

Die Larynxmaske eignet sich für kürzere Eingriffe. Aspirationsgefährdete Patienten müssen primär einen Tubus erhalten. Bei unmöglicher konventioneller Intubation stellt die LMA eine Notfallalternative dar. Das **Einführen** der LMA erfordert wenig Übung. Der Laryngospasmus ist eine **Komplikation** der LMA bei zu flacher Narkose.

61

Übelkeit bei einer Palliativpatientin

Ute Fetzner

Anamnese

Sie werden am frühen Abend auf eine periphere Station gerufen. Dort führt man Sie an das Bett einer 71-jährigen kachektischen Patientin, die unter massiver Übelkeit und Erbrechen leidet. Sie habe seit Jahren Brustkrebs, die Therapiemöglichkeiten seien ausgeschöpft und man befindet sich jetzt in einer „palliativen" Situation.

Untersuchungsbefund

Die wache und orientierte Patientin weist einen deutlich reduzierten Allgemeinzustand auf. Sie ist hypoton und tachykard (RR 90/55 mmHg, HF 110/min). Der Hautturgor der Patientin ist deutlich vermindert, an den Händen und Armen fallen Ihnen stehende Hautfalten auf. Des Weiteren klagt sie über rezidivierende Übelkeit und Erbrechen, welche sich nach der notwendigen Erhöhung der Opiatdosis verstärkt haben. Bei der weiteren klinischen Untersuchung sind Herz und Lungen auskultatorisch unauffällig. Das Abdomen leicht gebläht und die Darmgeräusche deutlich herabgesetzt.

1. **Welche Verdachtsdiagnose stellen Sie?**
2. **Nennen Sie weitere Ursachen für Übelkeit und Erbrechen.**
3. **Erklären Sie kurz, wie Übelkeit und Erbrechen entstehen.**
4. **Welche Therapiemöglichkeiten kommen für Ihre Patientin infrage?**
5. **Welche Gefahren bestehen, wenn das Erbrechen trotz Therapie anhält?**

1. Verdachtsdiagnose

Aufgrund des fortgeschrittenen Tumorleidens und notwendig gewordener Opiatsteigerung handelt es sich bei der Patientin am ehesten um eine **opiatassoziierte** Übelkeit mit Erbrechen. Bei den meisten Patienten entwickelt sich nach 8–10 Tagen eine gewisse Toleranz gegenüber den Opiaten und die Beschwerden klingen ab bzw. verschwinden ganz.

2. Ursachen für Übelkeit und Erbrechen

Übelkeit (Nausea) und Erbrechen (Emesis) können mannigfaltigste Ursachen haben. Dabei können unterschiedliche Faktoren (auch mehrere gleichzeitig) das Brechzentrum im Gehirn reizen (➤ Tab. 61.1).

MERKE

Die Inzidenz für Übelkeit und Erbrechen bei Palliativpatienten liegt zwischen 40 und 70 % und tritt nicht nur bei Patienten mit fortgeschrittenem Tumorleiden auf.

3. Physiologische Grundlagen von Übelkeit und Erbrechen

Der Brechreflex ist für den Menschen primär als Schutzreflex angelegt und soll vor der Aufnahme von Giftstoffen schützen. Die meisten Formen und Ursachen des Erbrechens heutzutage haben jedoch damit wenig zu tun.

Das **Brechzentrum** im Hirnstamm umfasst die **Formatio reticularis, Area postrema** und den **Nucleus tractus solitarii.** Das **Großhirn** (für das Ekelgefühl verantwortlich), die **Gleichgewichtsorgane** und das **Kleinhirn** (verantwortlich für die Übelkeit beim Karussellfahren) sowie **Hirnnerven** wie z. B. der Nervus vagus (sendet Informationen vom Gastrointestinaltrakt) bilden **afferente Verbindungen** zum Brechzentrum und versorgen dieses mit Informationen und Reizen aus den jeweiligen Gebieten.

Im Brechzentrum werden als Antwort efferente motorische und autonome Neurone aktiviert und lösen damit das Erbrechen aus (➤ Abb. 61.1).

Tab. 61.1 Ursachen für Übelkeit und Erbrechen

Gastrointestinal und abdominal	▪ Opstipation, Obstruktion ▪ Akute und chronische Magen-Darm-Erkrankungen, Erkrankungen anderer abdominaler Organe, Tumor, Aszites, Refluxerkrankung ▪ Nahrungsmittelunverträglichkeiten ▪ Reizdarm, Dumping-Syndrom nach Gastrektomie
Erkrankungen des zentralen Nervensystems (ZNS) und des Kopfes	▪ Meningitis, Hirnblutungen, erhöhter intrakranieller Druck, Hirntumor ▪ Migräne, Morbus Menière, Glaukom (-anfall), Neuritis vestibularis ▪ Sonnenstich, Hitzschlag
Metabolisch	Nierenversagen mit Urämie, Infektionen, Hyperthyreose, hohe Blutzuckerwerte bei Diabetes mellitus, Hyperkalzämie, Azidose, Morbus Addison
Medikamentös/Toxine	▪ **Opiate,** Antibiotika, NSAR, **Zytostatika,** Eisen- u. Kaliumpräparate, Herzglykoside, Dopamin-Antagonisten, Alkohol, Gifte ▪ Strahlentherapie ▪ Salmonellen- u. Lebensmittelinfektionen
Psychisch	▪ **Schmerz,** Angst, Aufregung, Erschöpfung, Ekel ▪ Essstörungen (Bulimie, Anorexie)
Herz-Kreislauf	Hyper- und Hypotension, Herzinsuffizienz, Myokardinfarkt
Gynäkologisch	Schwangerschaft, Menstruationsbeschwerden (in der Palliativmedizin marginal)

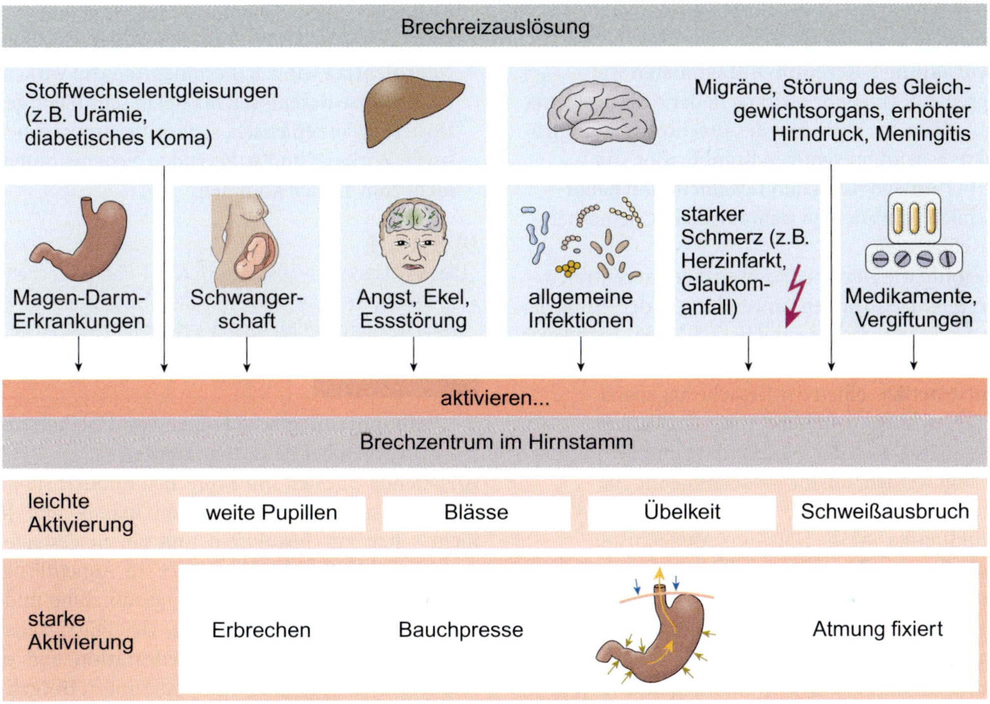

Abb. 61.1 Übersicht über Ursachen und Entstehung von Erbrechen. [L190]

4. Antiemetische Therapie in der Palliativmedizin

Bevor ein geeigneter und individueller Behandlungsplan für die antiemetische Therapie erstellt werden kann, ist eine ausführliche Anamnese mit Symptomerfassung notwendig.

Die **Prophylaxe** von Übelkeit und Erbrechen ist der wichtigste Therapieansatz und kann sich von einfachen Maßnahmen wie dem Lüften eines Zimmers, um eine Geruchsbelästigung zu vermeiden, bis zur Hirndrucktherapie erstrecken.

Hinzu kommen **allgemeine und nichtmedikamentöse Maßnahmen:**

- Anpassung/Optimierung des Umfelds (Musik, Gerüche, Stressoren entfernen)
- Ernährung an die Bedürfnisse anpassen (Konsistenz, Portionsgröße, Essintervall)
- Mundpflege
- Bequeme/optimierte Lagerung (insbesondere beim Essen)
- Bequeme Kleidung
- Entspannungstherapie
- Beschäftigung (Hobby, Spaziergänge)

Wenn möglich, sollten die **Ursachen** für Übelkeit und Erbrechen (➤ Tab. 61.1) **behandelt oder behoben werden.**

Für eine medikamentöse Therapie stehen folgende Präparate zur Verfügung:

- **Setrone** wie Ondansetron oder Granisetron sind 5-HT_3-Antagonisten und blockieren die Übertragung an den 5-HT_3-Rezeptoren im Gastrointestinaltrakt und der Chemorezeptortriggerzone. Die Stärke dieser Medikamente liegt deutlich auf der Seite der Prophylaxe, weniger in der Therapie des

Erbrechens. Die Nebenwirkungen, wenn sie auftreten, sind eher gering.

- **Neurokinin-1-Rezeptor-Antagonisten** wie Aprepitant (Emend®) wirken in der Area postrema und sollen das Entstehen des Brechreizes unterdrücken. Es wird präventiv in Kombination mit 5-HT_3-Antagonisten und Dexamethason hauptsächlich bei Patienten während einer Chemotherapie eingesetzt.
- **Steroide** wie Dexamethason wirken im zentralen Nervensystem, finden Anwendung in der Prophylaxe des Späterbrechens und bei erhöhtem Hirndruck oder intestinalen Obstruktionen.
- **Antiemetika** sollten der Ursache angepasst verabreicht werden. Dabei muss der Patient regelmäßig nach der Wirksamkeit und dem Erfolg befragt werden, um die Medikation und die Dosierung anzupassen.
- **Prokinetika** wie die Dopamin-Antagonisten Metoclopramid und Domperidon wirken peripher auf die Magenentleerung und steigern die Motilität des oberen Gastrointestinaltrakts und somit die Entleerung. Jedoch wirkt Metoclopramid auch antagonistisch auf die zentralen Dopamin-Rezeptoren, welche schwerwiegende extrapyramidalmotorische Reaktionen auslösen können (Antidot: Biperiden).
- **Antihistaminika** sind eine Gruppe von Medikamenten, die die H_1-Rezeptoren im Brechzentrum blockieren und wirken auch häufig sedierend. Zu ihnen zählen Dimenhydrinat und das Neuroleptikum Promethazin.
- **Anticholinergika** blockieren die muskarinerge Acetylcholin-Rezeptoren im Brechzentrum und unterdrücken somit den Brechreiz. Sie werden jedoch vielmehr in der Endphase des Lebens zur Reduktion des Speichelflusses aufgrund ihrer antisekretorischen Wirkung eingesetzt.
- **Neuroleptika** wie z. B. Levomepromazin wirken über diverse Rezeptoren bereits in sehr niedriger Dosierung antiemetisch, sodass die antipsychotische Wirkung und sedierenden Nebenwirkungen nicht zum Tragen kommen.

MERKE

Die wichtigste Therapie von Übelkeit und Erbrechen ist die Prophylaxe, die jedoch in der Palliativmedizin aufgrund der Komplexität häufig schwer umzusetzen ist.

5. Pathophysiologische Folgen von Übelkeit und Erbrechen bei Palliativpatienten

Anhaltende Übelkeit mit Erbrechen mindert subjektiv die Lebensqualität der Patienten massiv und führt nicht selten zu Unwohlsein und einem gesteigerten Schamgefühl. Klinisch kommt es zu Appetitlosigkeit und einer verminderten Nahrungsaufnahme und somit zu einer **Mangelernährung.** Der Flüssigkeitsverlust führt meist zu einer **Dehydratation** und einer **Elektrolytverschiebung,** die wiederum zu **Herzrhythmusstörungen** führen können. Der Mageninhalt, insbesondere der saure Magensaft, führt zur Reizung der Schleimhäute im Ösophagus, Mund- und Rachenraum und kann ein Mallory-Weiß-Syndrom zur Folge haben.

ZUSAMMENFASSUNG

Übelkeit und Erbrechen sind zwei einzelne Symptome, die bei Palliativpatienten jedoch oft zusammen auftreten. Die Ursachen sind mannigfaltig und das Hauptaugenmerk liegt auf der Prophylaxe. Auch bei guter Prävention ist eine antiemetische Therapie in vielen palliativmedizinischen Situationen notwendig und sollte regelmäßig überprüft und dem Bedarf angepasst werden.

62

Atemnot und Schwellung im Gesicht

Jens Vater

Anamnese

Sie werden an einem Sonntagnachmittag im Sommer als Notarzt zu einer jungen Familie gerufen, die zu Kaffee und Kuchen im Garten gesessen hat. Die Mutter berichtet, dass der 8-jährige Sohn gerade ein Glas Orangensaft getrunken und es dann schreiend und weinend zu Boden fallen gelassen habe. Im Anschluss sei es rasch zu einer Schwellung zunächst von Zunge und Oberlippe, dann des gesamten Gesichts gekommen. Zudem atme er zunehmend schwerer. Anfangs hätte er noch geschrien „Mami, Zunge piekt!" Bisher sei der Junge stets gesund gewesen und habe keine gesundheitlichen Probleme gehabt.

Untersuchungsbefund

Ängstliches Kind in altersentsprechendem Entwicklungszustand. Haut: an unbedeckten Körperstellen erythematös, keine Urtikaria. Gesicht: ödematöse Aufschwellung. Keine Atemnotzeichen wie Einziehungen, vermehrter Speichelfluss. Zunge stark gerötet und angeschwollen. Lungen: inspiratorischer Stridor, sonst vesikuläres Atemgeräusch.

1. **Welche Arbeitsdiagnose stellen Sie und mit welcher Komplikation müssen Sie rechnen?**

2. **Welche Pathophysiologie steckt hinter diesem Krankheitsbild?**

3. **Nennen Sie eine Stadieneinteilung des von Ihnen vermuteten Krankheitsbildes.**

4. **Wie gehen Sie direkt vor Ort vor und welche Notfalltherapie leiten Sie ein?**

5. **Ist in jedem Fall eine Klinikeinweisung notwendig?**

6. **Wie gehen Sie vor, wenn sich der Zustand des Jungen verschlechtert, und was müssen Sie beachten?**

1. Arbeitsdiagnose und Komplikation

Umfeld, Anamnese und Akutsymptome mit Anschwellung von zunächst Zunge und Lippe, dann Gesicht sowie die sich entwickelnde Atemnot mit inspiratorischem Stridor weisen auf eine **allergische Reaktion** hin, z. B. nach einem Stich durch einen stacheltragenden Hautflügler der Gattung Vespinae (Wespen) oder Apiformes (Bienen). In diesem Fall kann es sich auch um eine Sonderform, das histaminvermittelte allergische **Angioödem** (angioneurotisches Ödem, **Quincke-Ödem**) handeln. Diese hochakute ödematöse Schwellung im Gesicht mit Betonung um die Augen und an den Lippen kann sich auf die oberen Atemwege ausdehnen und zur Atemwegsverlegung führen.

2. Pathophysiologie

Bei der anaphylaktischen Reaktion handelt es sich in diesem Fall um eine toxinvermittelte Typ-1-Immunreaktion. Nach Antigenerkennung durch körpereigene IgE-Antikörper kommt es zur Mastzellaktivierung und Freisetzung u. a. von Histamin (➤ Abb. 62.1).

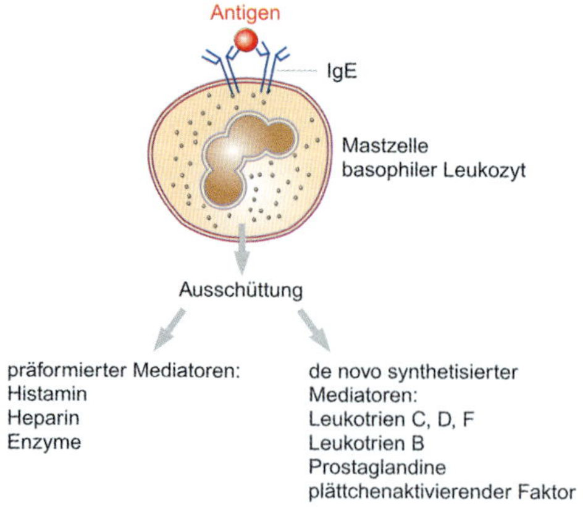

Abb. 62.1 Pathophysiologie der anaphylaktischen Reaktion [L253]

3. Stadieneinteilung

Je nach Ausprägung und Art der auftretenden Symptome lassen sich anaphylaktische Reaktionen in fünf Schweregrade einteilen (➤ Tab. 62.1).

4. Diagnostisches Vorgehen und Notfalltherapie

Um die Atemnot des Jungen nicht durch Aufregung zu verschlechtern, ist ein einfühlsames Auftreten elementar. Es folgt eine **orientierende körperliche Untersuchung** – am besten auf dem Schoß der Mutter – mit Auskultation der Lunge und optischer Inspektion des Mundes ohne Spatel oder anderer Instrumente. Jede zusätzliche Manipulation an der Mund- oder Rachenschleimhaut könnte zu einer weiteren Anschwellung und kompletten Verlegung der Atemwege führen. Dabei muss auf **Zeichen der Atemnot** wie Stridor, Nasenflügeln oder thorakale Einziehungen geachtet werden. Die **Therapie** erfolgt abhängig von der Symptomatik bzw. dem Schweregrad der allergischen Reaktion (➤ Abb. 62.2):

- **Basistherapie:** Beseitigung der Ursache, Sauerstoffgabe und Volumenzufuhr. Bei ausgeprägten anaphylaktischen Reaktionen kommt es zu massiven Volumenverteilungsstörungen (distributiver Schock).
- Mittel der ersten Wahl ist **Adrenalin** i. m./p. i. oder i. v. Die i. v. Gabe sollte nur von erfahrenen Notfallmedizinern vorgenommen werden.
- Zur **Membranstabilisierung** werden Glukokortikoide (z. B. Prednisolon 250–1000 mg i. v.) verabreicht. Der Effekt setzt bereits nach 10–30 min ein, während die antiinflammatorische Wirkung erst nach bis zu 2 h nachgewiesen werden kann.
- **Antihistaminika** gelten als Mittel der 2. Wahl, da die Histaminfreisetzung (Mastzelldegranulation) bereits abgelaufen ist. Allerdings können noch nicht aktivierte Histaminrezeptoren blockiert und so eine weitere Histaminwirkung verhindert werden. Für den Einsatz von H_2-Rezeptorblockern gibt es keine Evidenz. Gastrointestinale Reaktionen können aber ggf. abgemildert werden.

Tab. 62.1 Schweregradeinteilung zur Klassifizierung der anaphylaktischen Reaktion. Klassifizierung nach den schwersten aufgetretenen Symptomen, kein Symptom obligatorisch.

Stadium	Haut/Allgemeinsymptome	Abdomen	Atemwege	Kreislauf
0	Lokal, ohne klinische Bedeutung			
I	• Juckreiz • Flush • Urtikaria • Angioödem	Keine		
II		• Nausea • Krämpfe • Erbrechen	• Rhinorrhö • Heiserkeit • Dyspnoe	• Tachykardie (Anstieg > 20/min) • Hypotension (Abfall > 20 mmHg systolisch) • Arrhythmie
III		• Erbrechen • Defäkation	• Larynxödem • Bronchospasmus • Zyanose	Schock
IV		Erbrechen	Atemstillstand	Kreislaufstillstand

Mod. nach: Leitlinie zu Akuttherapie und Management der Anaphylaxie – Update 2021 (Allergo J Int 2021; 30: 1–25)

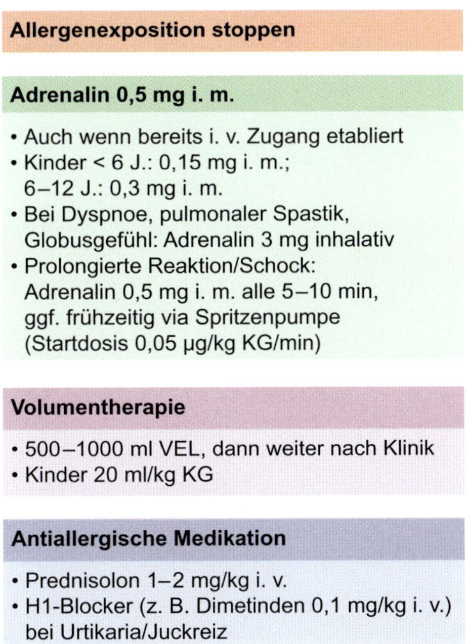

Abb. 62.2 Therapie der Anaphylaxie [P572/L231]

5. Klinikeinweisung

Das Kind sollte zur Überwachung auf jeden Fall in die nächstgelegene Kinderklinik gebracht werden. Bei jedem fünften Patienten kommt es auch nach initial suffizienter Therapie und Beschwerdebesserung (bis zur Symptomfreiheit) in den ersten 8 h zu einem biphasischen Verlauf mit erneuter Anaphylaxie ohne erneuten Antigenkontakt. Daher muss eine stationäre Überwachung für 6–12 h, in der Regel also bis zum Folgetag empfohlen werden.

6. Therapie bei Zustandsverschlechterung

Wie bereits oben beschrieben kann sich ein Quincke-Ödem auch rasch auf die oberen Atemwege ausweiten und zu einer starken Beeinträchtigung der Atemtätigkeit führen.

Da Kinder eine Hypoxämie weitaus schlechter kompensieren können als Erwachsene, muss daher frühzeitig an eine ausreichende **Sauerstoffzufuhr** gedacht werden. Ist diese mit normalen Mitteln (Maske, ggf. assistierte Beatmung) nicht mehr sicherzustellen, darf man den richtigen Zeitpunkt zur **Intubation** nicht verpassen, da diese sonst durch die massive Schleimhautschwellung nicht mehr möglich ist. Man muss davon ausgehen, dass man nur diesen einen Intubationsver-

such hat. Das Einführen des Laryngoskops stellt für die vulnerable Schleimhaut einen derart großen Reiz dar, dass sie innerhalb von wenigen Sekunden weiter anschwellen kann. Bei der Auswahl des **Endotrachealtubus** sollte man mindestens eine halbe Nummer kleiner wählen als berechnet. Vor der Intubation ggf. Adrenalin oder ein Steroid zum Inhalieren geben, um die Schleimhäute etwas zum Abschwellen zu bringen. Weitere Maßnahmen werden nur in vollständiger Reanimationsbereitschaft durchgeführt.
Für den Fall, dass die Intubation nicht möglich ist oder nicht gelingt, muss eine Alternative bereitgestellt sein. Bei zugeschwollenem Pharynx bleibt nur die **notfallmäßige Konio- oder Tracheotomie** als Ultima Ratio.

ZUSAMMENFASSUNG

Eine allergische Reaktion kann sehr schnell in einen anaphylaktischen Schock übergehen. Man unterscheidet fünf **Stadien** mit entsprechender Symptomatik und Therapieindikation. Beruhigendes Auftreten ist gerade bei Patienten im Kindesalter elementar. Volumen- und Sauerstoffgabe zählen zur **Basistherapie,** Kortikosteroide dienen der Membranstabilisierung. Mittel der ersten Wahl ist Adrenalin i. m.
Herstellen von **Intubations-,** (Tracheotomie-) und **Reanimationsbereitschaft.**

WAS WÄRE, WENN...

- ... während der Anaphylaxie oder unter Therapie mit Adrenalin AP-Beschwerden und/oder ACS-typische EKG-Veränderungen auftreten?
  – Dann liegt möglicherweise eine vasospastische Angina (Kounis-Syndrom) vor, bei der es unter Anaphylaxie zu koronarer Minderperfusion und durch die Vasospasmen zur Plaqueruptur kommen kann. Die Behandlung der Anaphylaxie steht primär im Vordergrund. Persistieren die ACS-Symptome nach erfolgreicher Durchbrechung der allergischen Reaktion, sollte zusätzlich wie bei einem ACS (➤ Fall 6) vorgegangen werden.

63

Präoperative Nüchternheit

Philipp von Freyberg

Anamnese

Eine 74-jährige Patientin stellt sich in Ihrer Prämedikationsambulanz vor. Sie soll nächste Woche eine Karpaltunneloperation an der linken Hand erhalten. In einem 7 Monate alten Arztbrief lesen Sie als Vorerkrankungen:

- KHK mit Z. n. PTCA und Implantation DES vor 7 Monaten
- Kardiovaskuläre Risikofaktoren: arterieller Hypertonus, fortgesetzter Nikotinabusus, Hypercholesterinämie
- Voroperationen: Appendektomie, Schilddrüsenresektion bei Struma multinodosa

Medikation: Clopidogrel 75 mg 1–0–0, ASS 100 mg 1–0–0, Bisoprolol 2,5 mg 1–0–0, Simvastatin 40 mg 0–0–1, L-Thyroxin 75 µg 1–0–0.

Die Patientin gibt an, dass sie mobil sei, sich selbst versorge und aktuell keine AP-Beschwerden habe.

Anästhesiologisches Prozedere

Die Patientin entscheidet sich nach dem Aufklärungsgespräch für eine Regionalanästhesie (Plexus axillaris) ohne Analgosedierung.

1. Welche Grenzen gelten für die präoperative Nüchternheit? Wann darf die Patientin postoperativ wieder trinken und essen?

2. Bei welchen Patienten besteht eine erhöhte Aspirationsgefahr?

3. Welche Auswirkungen hat die Nüchternheit auf die Auswahl des Narkoseverfahrens? Welches Narkoseverfahren würden Sie der Patientin bei einer akuten Unterarmfraktur konkret empfehlen, wenn die Patientin 2 h vorher zu Mittag gegessen hätte?

4. Auf was müssen Sie die Patientin bzgl. des perioperativen Nikotinkonsums hinweisen bzw. ab wann sollte die Patientin präoperativ nicht mehr rauchen?

5. Welche der Medikamente sollte die Patientin am Operationstag noch einnehmen? Welche Medikamente sollten perioperativ pausiert bzw. weiter eingenommen werden?

1. Perioperatives Nüchternheitsgebot

Das präoperative Nüchternheitsgebot ist ein zentraler Punkt des perioperativen anästhesiologischen Managements, da die Aspiration von Mageninhalt immer noch die häufigste letale Anästhesiekomplikation darstellt. Aus diesem Grund sind für die Aufnahme von Getränken und Nahrung bei disponiblen Eingriffen klare zeitliche Grenzen festgelegt, unabhängig davon, ob es sich um eine Sedierung, Regionalanästhesie oder Allgemeinanästhesie handelt. Bis **6 h** vor Anästhesieeinleitung dürfen **kleine Mahlzeiten** eingenommen werden, z. B. ein Marmeladebrot oder ein Glas Milch. **Klare Flüssigkeiten** sind fett-, partikel- und alkoholfreie Flüssigkeiten wie z. B. Mineralwasser, Limonade, Tee und Kaffee ohne Milch oder fruchtfleischlose Säfte. Davon können 1–2 Gläser bis **2 h** vor Anästhesieeinleitung eingenommen werden, da sie den Magen zügig passieren. Allerdings sollte auch darauf geachtet werden, dass die Nüchternheitszeiten nicht unnötig in die Länge gezogen werden, da dies zu Befindlichkeitsstörungen und erhöhten Magenrestmengen bei den Patienten führen kann.

Die Dauer- und Prämedikationsmedikamente dürfen mit einem Schluck Wasser bis kurz vor Anästhesieeinleitung eingenommen werden.

Die Nahrungsaufnahme nach einem Anästhesieverfahren ist bei einem wachen Patienten mit Schutzreflexen sofort möglich. Bei einer reinen Regionalanästhesie ist dies natürlich deutlich früher der Fall als bei einer Vollnarkose. Daneben sind selbstverständlich Einschränkungen der Nahrungsaufnahme aus chirurgischer Sicht zu berücksichtigen.

WAS WÄRE, WENN …

- … es sich bei der Patientin um ein Kind handeln würde?
  - Prinzipiell gelten für Kinder dieselben Nüchternheitsgrenzen wie für Erwachsene, wobei insbesondere bei dieser Klientel eine unnötig lange Nüchternheitsperiode vermieden werden sollte. Davon ausgenommen sind Neugeborene und Säuglinge (Kinder < 1 J.), die bis 4 h vor Anästhesiebeginn gestillt oder mit Flaschennahrung gefüttert werden dürfen.
  - Die Grenze für Kinder von 0–18 J. wurde deutlich liberalisiert, sodass jetzt die 6-4-3-1-Nüchternheitsregel gilt: vollwertige Mahlzeit bis 6 h, leichte Mahlzeit und nicht klare Flüssigkeit bis 4 h, Muttermilch bis 3 h, klare Flüssigkeit bis 1 h präoperativ empfohlen.

2. Aspirationsgefahr

Alle Patienten, bei denen die Nüchternheitsgrenzen nicht eingehalten werden können, haben eine erhöhte Aspirationsgefahr. Daneben besteht bei einer Reihe von Patienten auch trotz eingehaltener Nüchternheitsgrenzen ein erhöhtes Aspirationsrisiko. Dies kann bedingt sein durch:

- Blutungen im Nasopharynxbereich
- Neurologische Erkrankungen, Schluckstörungen
- Refluxösophagitis, Achalasie
- Erkrankungen des Magen-Darm-Trakts (Ileus, Pylorusstenose, Peritonitis, Hiatushernie, Entzündungen, Tumoren, Blutungen etc.)
- Medikamente (z. B. GLP1-Agonist nicht pausiert)
- Schwangerschaft (ab 2. Trimenon)
- Akutes Trauma, Schmerzen, Angst

3. Nüchternheit und Narkoseverfahren

Bei fehlender Nüchternheit oder erhöhtem Aspirationsrisiko ist bei fehlender Kontraindikation ein Regionalanästhesieverfahren zu bevorzugen. Ist dies nicht möglich oder lehnt der Patient dies trotz Erläuterung ab, ist eine Allgemeinanästhesie mit Rapid Sequence Induction (RSI) obligat (➤ Kap. 33).

Hätte sich die Patientin den Unterarm 2 h nach dem Mittagessen im Rahmen eines Sturzes gebrochen, sollte ihr für die Operation bei fehlender Nüchternheit ein Plexus-axillaris-Block empfohlen werden. Unter der Nutzen-Risiko-Abwägung stellt hier auch eine duale Thrombozytenaggregationshemmung mit ASS und Clopidogrel keine Kontraindikation dar. Bei einer Fraktur des Unterschenkels dagegen würde dies z. B. aber eine Spinalanästhesie verbieten.

4. Präoperative Nikotinkarenz

Rauchen führt zu einer **erhöhten Rate** an **perioperativen Komplikationen** und zu einer **erhöhten perioperativen Letalität.** Die Komplikationsraten für Infektionen, Wund- und Knochenheilungsstörungen sowie kardiale und pulmonale Probleme können durch eine Nikotinkarenz positiv beeinflusst werden. Die Normalisierung des Risikos für die unterschiedlichen Komplikationen erfordert dabei allerdings unterschiedliche **Mindestintervalle** eines Nikotinverzichts **(Stunden bis Jahre):**

- Risiko kardialer Ischämien mind. 12–48 h
- Wundheilungsstörungen mind. 2 Wo.
- Risiko pulmonaler Komplikationen mind. 4–8 Wo.

Im Prämedikationsgespräch sollten Sie deshalb die Patientin auf diese Tatsache hinweisen und ihr, insbesondere wegen des vorliegenden kardialen Risikos, zu einer präoperativen Nikotinkarenz für 48 h raten.

WAS WÄRE, WENN …

- … die Patientin noch 15 min vor der Operation geraucht hätte?
  - Ein präoperativer Zigarettenkonsum führt **nicht** zu einem erhöhten Aspirationsrisiko (Ösophagussphinktertonus normalisiert sich nach 5–8 min Nikotinverzicht), sodass eine elektive OP nicht abgesetzt werden muss.

5. Medikamenteneinnahme der Patientin

Die Patientin sollte ASS und Clopidogrel sowie Bisoprolol perioperativ auch am Operationsmorgen weiter einnehmen. L-Thyroxin kann pausiert werden. Die Einnahme von Simvastatin sollte bereits abends fortgesetzt werden. Das perioperative Management der Dauermedikation sollte jeweils individuell auf den Patienten und seinen klinischen Zustand abgestimmt werden. Die Empfehlungen können ➤ Tab. 63.1 entnommen werden.

ZUSAMMENFASSUNG

Die Patienten dürfen **feste Mahlzeiten** bis 6 h und **klare Flüssigkeiten** bis 2 h vor der Operation zu sich nehmen. Für Kinder gilt die liberalere 6-4-3-1-Nüchternheitsregel. Ist ein Patient nicht nüchtern oder aus anderen Gründen **aspirationsgefährdet,** sollte bei fehlender Kontraindikation eine **Regionalanästhesie bevorzugt** werden. Ist dies nicht möglich, ist eine **endotracheale Intubation** im Rahmen einer **Rapid Sequence Induction (RSI)** obligat.

Zur Reduktion von perioperativen Komplikationen sollten die Patienten eine **präoperative Nikotinkarenz** einhalten. Insbesondere bei kardialen Risikopatienten sollte die Karenzzeit mind. 48 h betragen.

Es gibt klare Empfehlungen, welche **Dauermedikation perioperativ fortgesetzt bzw. pausiert** werden soll, wobei ein individuell auf den einzelnen Patienten angepasstes Konzept erforderlich ist. Die Dauermedikation und die Prämedikationsmedikamente können bis kurz vor Anästhesieeinleitung mit einem Schluck Wasser eingenommen werden.

Tab. 63.1 Perioperatives Management der Dauermedikation

Psychopharmaka	
Fortsetzen:	▪ Trizyklische Antidepressiva, SSRI, SNRI, MAO-Hemmer, Lithium (bei akuter Nierenschädigung 72 h Pause), Neuroleptika, Antikonvulsiva ▪ CAVE: Wechselwirkung mit anderen Medikamenten: QT-Zeit-Verlängerung, Serotonin-Syndrom und Cytochrom-P450-Interaktion
Anti-Parkinson-Medikamente	
Fortsetzen:	▪ L-Dopa, Dopaminagonisten, MAO-B-Hemmer, COMT-Inhibitoren, NMDA-Antagonisten, Anticholinergika ▪ CAVE: vermeide Dopaminantagonisten (z. B. Metoclopramid, Droperidol)
Kortikosteroide	
Fortsetzen:	Dauermedikation fortsetzen, bei Therapie oberhalb Cushing-Schwellendosis für mehr als 5 d zusätzlich Stressdosis: ▪ Kleine OP: 25 mg Hydrocortison präoperativ ▪ Mittlere OP: 100 mg Hydrocortison/24 h ▪ Große OP: Hydrocortison am OP-Tag 100 mg/24 h, 1. POD 50 mg/24 h, 2. POD 25 mg/24 h
Analgetika	Fortsetzen; auch Buprenorphin fortführen, individuelles Konzept bei t. d. Opioiden
Koanalgetika	Fortsetzen: Antidepressiva, Gabapentinoide, Cannabinoide
Kardiovaskuläre Medikamente	
Fortsetzen:	Betablocker, Digitalis, Nitrate, Amiodaron, Kalzium-Antagonisten, I_f-Kanal-Inhibitor, Alpha-2-Rezeptor-Agonisten
Pausieren:	ACEI/ARB (OP-Tag, Ausnahme: reduzierte LVEF), ARNI (OP-Tag), Diuretika (erwäge Pause am OP-Tag v. a. bei Hypovolämierisiko)
Antidiabetika	
Fortsetzen:	Thiazolidindione (Glitazone) und DDP4-Inhibitoren (Gliptine)
Pausieren:	▪ SGLT-2-Inhibitoren (Gliflozine; mind. 24 h, 72 h bei hohem Risiko) ▪ GLP-1-Agonisten (Glutide; bei täglichem Dosierungsintervall am OP-Tag, bei wöchentlichem Dosierungsintervall 7 d, wegen erhöhten Aspirationsrisikos) ▪ Sulfonylharnstoffe (mind. 24 h) ▪ Glinide (mind. 24 h) ▪ Biguanide (Metformin; OP-Tag, bei hohem Risiko für Gewebehypoxie, Leber- oder Niereninsuffizienz 48 h) ▪ Alpha-Glucosidase-Hemmer (Acarbose; OP-Tag) ▪ Konventionelle Insulintherapie (OP-Tag) ▪ Intensivierte Insulintherapie (erwäge Reduktion Basalinsulin am Vorabend bzw. OP-Morgen um 50 % und kein Bolusinsulin am OP-Morgen) ▪ Insulinpumpentherapie (ggf. präop. Deaktivierung) ▪ CAVE: engmaschige Blutzuckerkontrollen erforderlich
HMG-CoA-Reduktase-Hemmer (Statine): fortsetzen	
Pulmonale antiobstruktive Therapie: fortsetzen	

Tab. 63.1 Perioperatives Management der Dauermedikation *(Forts.)*

Antikoagulation	
Vitamin K-Antagonist	▪ Niedriges und mittleres OP-Blutungsrisiko: fortsetzen ▪ Hohes OP-Blutungsrisiko: 5–8 d pausieren mit tgl. INR-Kontrollen, Bridging nur bei mechanischem Herzklappenersatz oder hohem Thrombembolierisiko erwägen
DOAK	▪ Niedriges OP-Blutungsrisiko: am OP-Tag pausieren ▪ Mittleres OP-Blutungsrisiko: mind. 24 h pausieren, je nach GFR und Wirkstoff ggf. bis 48 h ▪ Hohes OP-Blutungsrisiko: mind. 48 h pausieren, je nach GFR und Wirkstoff ggf. bis 96 h ▪ **Kein** Bridging (nur in sehr wenigen Ausnahmen)
Thrombozytenaggregationshemmung	
ASS	▪ Niedriges und mittleres OP-Blutungsrisiko: fortsetzen ▪ Hohes OP-Blutungsrisiko: 7 d pausieren
P2Y12-Inhibitor	Individuelle Abwägung, ggf. passageren Wechsel auf ASS erwägen
dTAH (ASS plus P2Y12-Inhibitor)	▪ Niedriges OP-Blutungsrisiko: fortsetzen ▪ Hohes OP-Blutungsrisiko: ASS fortsetzen und P2Y12-Antagonist je nach Wirkstoff 5–7 d pausieren ▪ Keine elektive OP innerhalb von 6 Mon. nach PCI bzw. innerhalb von 12 Mon. nach ACS ▪ „Zeitkritische" elektive OP bei niedrigem und mittlerem eingriffsbezogenen CV-Risiko frühestens 1 Mon. nach Beginn dTAH, bei hohem CV-Risiko frühestens nach 3 Mon. (in diesen Fällen individuelles Konzept: P2Y12-Inhibitor auf Clopidogrel wechseln oder ASS pausieren oder P2Y12-Inhibitor pausieren; beides pausieren nur bei **absoluter** Kontraindikation, also bei OP in geschlossenen Höhlen)

64

Intubationsschwierigkeiten

Patrick Keppeler, Nicole Herrmann

Anamnese

Sie lösen einen Kollegen zur Mittagspause ab. Er übergibt Ihnen schnell einen 43-jährigen Patienten zur laparoskopischen Cholezystektomie in Intubationsnarkose. Der Patient hat laut Prämedikationsprotokoll außer einem BMI von 38 kg/m^2 keine signifikanten Narkoserisiken. Laut Narkoseprotokoll ist der Patient ASA III, hat keine Allergien, nimmt keine Medikamente, raucht 5 Zigaretten am Tag und hat einen Mallampati 2. Die Vitalwerte vor der Einleitung waren RR 140/80 mmHg, Herzfrequenz 85/min, SaO_2 97 %.
Nach Gabe von Fentanyl und Propofol in typischer Dosierung beatmen Sie den Patienten mit der Maske und spritzen ihm das Muskelrelaxans, doch trotz mehrerer Versuche lässt sich der Patient nicht intubieren. Nach kurzer Zeit fällt die Sauerstoffsättigung unter 90 %.

1. Wie bezeichnet man eine solche Situation?

2. Was tun Sie in der akuten Situation?

3. Beschreiben Sie die Einteilung nach Cormack und Lehane.

4. Beschreiben Sie das weitere Vorgehen.

5. Wie identifizieren Sie bereits präoperativ mögliche Intubations- oder Beatmungsschwierigkeiten?

6. Wie hätten Sie verfahren können, wenn Sie gewusst hätten, dass der Patient schwierige Atemwege hat?

1. Unerwartet schwieriger Atemweg

„*Eine Intubation ist erst dann schwierig, wenn die direkte und vollständige Sicht auf den Kehlkopf trotz optimaler Beugung des Halses und Streckung des Kopfs, mehrerer Versuche, Einsatz unterschiedlicher Laryngoskopspatel, äußeren Drucks auf den Kehlkopfeingang, kompletter Muskelrelaxierung des Patienten und Hinzuziehen weiterer erfahrener Anästhesisten nicht erreicht werden kann.*“ Diese Definition des schwierigen Atemwegs von R. Larsen umfasst bereits die Diagnose und Therapie dieser nicht seltenen Anästhesiekomplikation (bis zu 8 % der Fälle).

Man unterteilt das Auftreten eines schwierigen Atemwegs nach dem Stadium der Anästhesie:

- Schwierige Laryngoskopie/Intubation (engl. cannot intubate situation)
- Schwierige Maskenbeatmung (engl. cannot ventilate situation)
- Unmöglichkeit von Maskenbeatmung und Intubation (engl. cannot intubate, cannot ventilate)

2. Akutmaßnahmen

Ist eine konventionelle Intubation nicht möglich, kann man sich mit kleinen Tricks den zweiten Versuch erleichtern:

- **Optimierung der Kopfposition:** Der Kopf muss zwingend erhöht liegen **(verbesserte Jackson-Position)**, ein Ablegen des Kopfes direkt auf den OP-Tisch sorgt zwar für eine bessere Streckung des Halses, verschiebt aber die Anatomie innerhalb des Halses so, dass man nur auf den Ösophagus sieht.
- Man kann den Kehlkopf mit dem **BURP-Manöver** (backwards, upwards, rightwards pressure) nach oben rechts hinten manövrieren und ihn so besser in das laryngoskopische Blickfeld rücken.

Gelingt die Intubation auch so nicht, ist von einer schwierigen Intubation auszugehen. Da die Maskenbeatmung problemlos war, stellen Sie die Sauerstoffversorgung des Patienten mit Maskenbeatmung sicher, bis ein erfahrener Kollege und geeignetes Equipment eintreffen.

MERKE

„Jeder Anästhesist weiß, dass Patienten nicht daran sterben, dass sie nicht intubiert werden konnten, sondern daran, dass sie nicht beatmet wurden.“ Williamson 1993

3. Einteilung nach Cormack und Lehane

Die Klassifikation von Cormack und Lehane (> Abb. 64.1) wurde 1984 eingeführt, um den laryngoskopischen Situs des Kehlkopfes während der Intubation zu beschreiben. Sie bezieht sich auf die Sichtbarkeit der Kehlkopfanteile. 1987 wurde die Klassifikation von Samsoon und Young modifiziert; diese Einteilung hat heute noch Gültigkeit.

- Grad I: alle Anteile des Kehlkopfs sichtbar
- Grad II: Epiglottis und hintere Kommissur der Stimmritze sichtbar
- Grad III: nur Epiglottis sichtbar
- Grad IV: nur weicher Gaumen sichtbar, keine direkte Laryngoskopie möglich

4. Vorgehen bei schwieriger Intubation

Wenn die Intubation nicht gelingt, der Patient aber mit der Maske sicher zu oxygenieren ist, kann man überlegen, die Operation in Maskennarkose durchzuführen. Dies ist hier nicht möglich.

Zunächst sollte ein erfahrener Kollege hinzugezogen werden. Zeitgleich sollte das Equipment für den schwierigen Atemweg bereitgestellt werden:

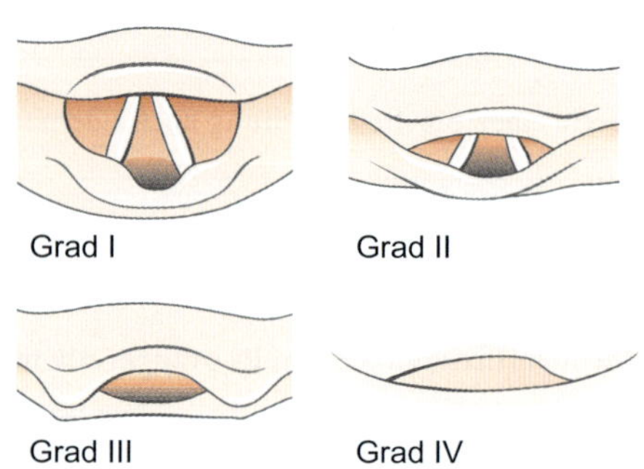

Abb. 64.1 Klassifikation nach Cormack und Lehane [L126]

- Heutzutage ist der Goldstandard bei schwieriger Intubation die **Videolaryngoskopie:** Durch eine am Spatelende befindliche Kamera wird der Situs auf einen Monitor projiziert und der Anästhesist kann mit einem auf einem Führungsstab aufgefädelten Tubus unter Kamerasicht intubieren. Zusätzlich gibt es für bestimmte anatomische Gegebenheiten gesondert geformte Spatel.
- **Fiberoptische Intubation:** Sie erfolgt, sofern die vorgenannten Hilfsmittel nicht zum Ziel führen. Im „Notfall" – bei einem bereits anästhesierten Patienten – erfordert dies große Erfahrung mit dem Verfahren.
- Larynxmaske (LMA): Zunächst wird die Larynxmaske ganz normal eingeführt, ggf. wird der Patient darüber beatmet. Muss dennoch intubiert werden, kann man den speziellen Endotrachealtubus durch die LMA hindurchschieben. Eine kleine Zunge in der ILMA hebt beim Durchtritt des Tubus die Epiglottis an, sodass dieser problemlos in die Trachea gleitet. Unter Fixierung des Tubus wird nun die Larynxmaske entfernt und der Patient beatmet.
- **Hebellaryngoskop nach McCoy:** Ein Hebel am Griff kippt die Spitze des Laryngoskops nach oben und hebt somit die Epiglottis an.
- **Notkoniotomie:** erfolgt bei schwerer Hypoxie und Versagen aller vorgenannten Verfahren.

In jeder Klinik sollten ein Algorithmus und ein Equipment „schwieriger Atemweg" vorhanden sein. ➤ Abb. 64.2 zeigt beispielhaft einen solchen standardisierten Algorithmus aus dem Krankenhaus.

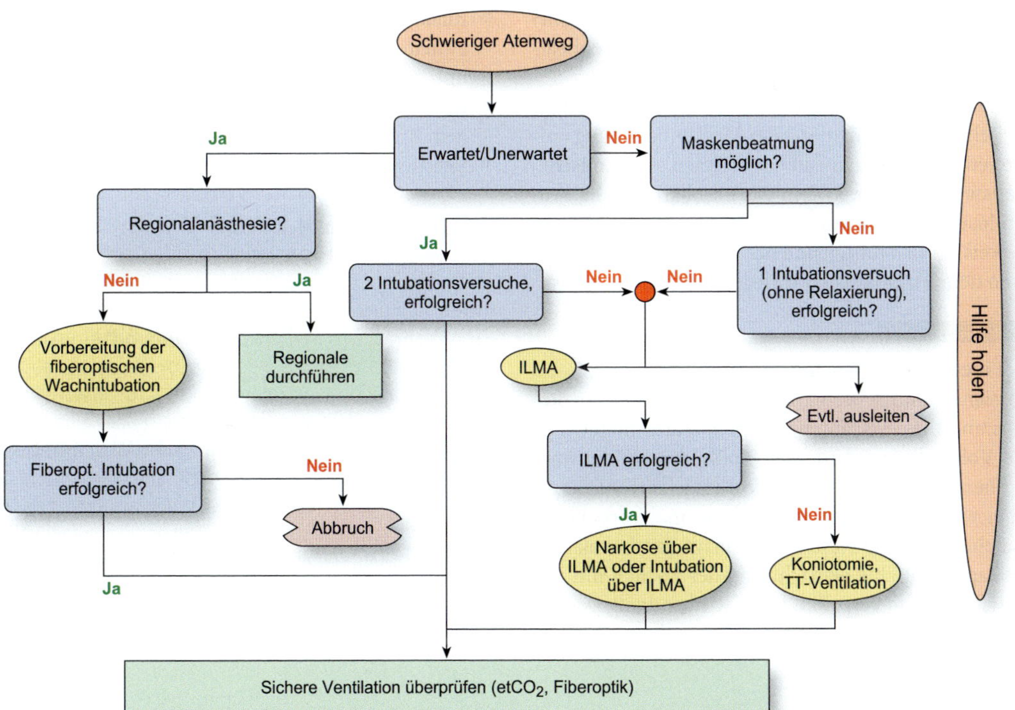

Abb. 64.2 Algorithmus „schwieriger Atemweg" [L141]

5. Präoperative Abklärung

Der prämedizierende Anästhesist kann aufgrund einfacher Parameter Hinweise auf eine erschwerte Atemwegssicherung eruieren:

- **Mallampati-Klassifikation** > 3 (➤ Kap. 36).
- **Patil-Klassifikation** < 7 cm (➤ Kap. 36).
- **HWS-Reklination unmöglich oder erschwert:** z. B. bei Stiernacken, Morbus Bechterew, Z. n. HWS-Operation, kann die Einstellung des Larynx bei der Intubation erschweren.
- **Mundöffnung** < **4 cm:** Bei so kleiner Mundöffnung ist das Einführen des Laryngoskops extrem erschwert. Bei einer kleinen Mundöffnung kann auch die Einführung eines Videolaryngoskops erschwert sein.
- **Unfähigkeit, das Kinn auf die Brust zu legen.**

Für jedes der oben genannten Kriterien wird ein Punkt vergeben. Bei mehr als 2 Punkten ist mit hoher Wahrscheinlichkeit mit Problemen bei der Maskenbeatmung oder der Intubation zu rechnen.

Einfacher ist es, wenn bei dem Patienten bereits früher eine schwierige Intubation oder Maskenbeatmung aufgetreten ist. In diesem Fall hat er einen sog. **Anästhesieausweis** erhalten, in dem das Problem und die Problemlösung dokumentiert werden. Der Patient soll den Ausweis bei sich führen und bei evtl. anstehenden Narkosen dem Anästhesisten vorlegen.

6. Fiberoptische Wachintubation

Am sichersten ist bei schwierigem Atemweg ein Regionalanästhesieverfahren, sofern operativ möglich. Ist eine Vollnarkose erforderlich, sollte der Patient über die fiberoptische Wachintubation aufgeklärt werden.

Dabei wird der Patient zunächst normal vorbereitet, zusätzlich wird die Nasenschleimhaut mit Lokalanästhetikagel gleitfähig gemacht und der Rachen mit Lokalanästhetikum besprüht. Dann wird er analgosediert (z. B. mit Propofol und Remifentanil), sodass der Patient noch Spontanatmung hat, aber eine **nasale Intubation** toleriert. Anschließend wird ein normaler Endotrachealtubus (ID ~7,0 mm) auf das Bronchoskop aufgefädelt. Schläft der Patient, wird das Bronchoskop über ein Nasenloch eingeführt und anschließend der Kehlkopfeingang fiberoptisch sondiert. Befindet sich die Spitze des Bronchoskops sicher in der Trachea, wird dem Patient die volle Einleitungsdosis Hypnotikum, Opioid und Muskelrelaxans injiziert und der Tubus in die Trachea vorgeschoben. Nach endoskopischer Lagekontrolle des Tubus wird das Bronchoskop aus dem Tubus entfernt und der Patient wie gewohnt beatmet.

Für die **Extubation** müssen folgende Voraussetzungen erfüllt sein:

- Vollständige Rückbildung der Muskelrelaxierung (TOF > 90 %).
- Rückkehr von Husten- und Schluckreflex.
- Patient ist wach (öffnet auf Ansprache die Augen und hebt den Kopf).
- Re-Intubationsbereitschaft mit im Saal bereitliegendem Bronchoskop.
- Verlängerte Beobachtungszeit im Aufwachraum.

ZUSAMMENFASSUNG

Das Auftreten eines schwierigen Atemwegs wird nach dem Stadium der Anästhesie eingeteilt. **Akutmaßnahmen** sind das BURP-Manöver und die verbesserte Jackson-Position. Des Weiteren sind **Hilfsmittel** verfügbar (z. B. Hebellaryngoskop nach McCoy, Videolaryngoskop und Intubationslarynxmaske). Bei zu erwartendem schwierigem Atemweg soll der Patient über eine Regionalanästhesie oder eine **fiberoptische Wachintubation** aufgeklärt werden. Die fiberoptische Wachintubation wird durch die Verfügbarkeit der Videolaryngoskopie zunehmend seltener, sollte aber immer noch regelmäßig geübt werden. Patienten mit einem schwierigen Atemweg dürfen nur vollständig wach und mit erhaltenen Schutzreflexen extubiert werden.

65

Prämedikation und Narkose bei pulmonalem Risikopatienten

Ute Fetzner

Anamnese

In Ihrer Prämedikationsambulanz stellt sich ein 69-jähriger Patient zum prästationären Narkosegespräch vor. Herr M. soll in 2 Wochen aufgrund einer Gonarthrose eine Hüftprothese rechts erhalten. Als Vorerkrankungen sind ein Hypertonus, ein tablettengeführter Diabetes mellitus, eine chronisch obstruktive Lungenerkrankung und eine benigne Prostatahyperplasie bekannt. Er raucht seit mindestens 35 Jahren 1 Päckchen Zigaretten am Tag. Die Hausmedikation beinhaltet folgende Medikamente: Ramipril, Furosemid, Metformin, Atrovent und Tamsulosin.

Untersuchungsbefund

Die Lungen sind auskultatorisch beidseits gut belüftet, mit deutlichem Giemen. Herr M. ist zurzeit pulmonal infektfrei. Das Herz ist auskultatorisch rhythmisch mit einer Herzfrequenz von 77 Schlägen/min und der Blutdruck lag bei 143/85 mmHg. Herr M. ist gut belastbar (wohnt im 3. Stock), benutzt jetzt aufgrund der Hüftbeschwerden den Aufzug.

1. **Welche weiteren Befunde würden Sie speziell zur pulmonalen Situation erheben?**
2. **Welche medikamentöse Prämedikation würden Sie empfehlen?**
3. **Welche Narkoseart würden Sie Ihrem Patienten empfehlen und warum?**
4. **Was ist bei einer Allgemeinanästhesie zu beachten?**
5. **Wie behandeln Sie einen perioperativen Bronchospasmus?**

1. Präoperative Befunderhebung

Um das Risiko pulmonaler Komplikationen peri- und postoperativ zu senken und so ein besseres Outcome für den Patienten zu erreichen, ist es notwendig, präoperativ die patienten- und operationsabhängigen Risikofaktoren zu identifizieren. Daraus lässt sich das individuelle Risiko abschätzen und Sie können Ihre Patienten optimal vorbereiten. Patienten mit obstruktiven Lungenerkrankungen wie COPD, Asthma bronchiale oder einem obstruktiven Lungenemphysem haben beispielsweise eine gesteigerte bronchiale Hyperreagibilität. Das Bronchialsystem reagiert gesteigert auf physikalische, chemische oder pharmakologische Reize. Oberbauch- und Thoraxeingriffe (auch in Kombination mit starken Zwerchfellreizen) sowie lange Operationszeiten erhöhen ebenfalls die pulmonale Komplikationsrate. Während des Prämedikationsgespräches sollten Sie daher an folgende Punkte denken:

- **Anamneseerhebung:**
  - Vorerkrankungen (auch nach neuromuskulären Erkrankungen fragen!)
  - Allergien und Nikotinkonsum
  - Hausmedikation
- **Klinische Untersuchung:**
  - Auskultation der Lungen (vesikuläres Atemgeräusch, Stridor etc.?)
  - Inspektion des Oberkörpers auf Deformitäten der Wirbelsäule und des Thorax
- **Arterielle Blutgasanalyse:** stellt keinen hohen prädiktiven Wert bezüglich der respiratorischen Komplikationen dar, kann aber gut als Referenzwert beim Weaning genutzt werden.
- **Thorax-Röntgenaufnahme:** ist zur Einschätzung der Schwere der Erkrankung wenig hilfreich, jedoch für die Abklärung von Differenzialdiagnosen.
- **Lungenfunktionstests** wie Spirometrie, Bodyplethysmografie, Bronchospasmolysetests.

Sie müssen entscheiden, welche weiteren Funktionsdiagnostiken oder präoperativen konsiliarischen Mitbeurteilungen anderer Fachgebiete (Kardiologie, HNO etc.) notwendig sind und veranlasst werden müssen. Dabei ist darauf zu achten, dass jede weitere Diagnostik nur indiziert ist, wenn sich aus den Ergebnissen eine Handlungskonsequenz ergibt, wie z. B. das Verschieben einer Operation, um die Eigenmedikation zu optimieren.

2. Medikamentöse Prämedikation

Das Ziel der medikamentösen Vorbereitung im Rahmen von Narkose und Operation sind Anxiolyse und Sedierung. Dadurch lässt sich der präoperative Stress für den Patienten reduzieren und die Reduktion von Komplikationen bewirken. Für lungenerkrankte Patienten sind folgende Medikamente und Verhaltensregeln geeignet:

- **Nikotinkarenz:** sollte mind. 2 Mon. präoperativ begonnen werden. Ist dies nicht möglich, muss jedoch mind. 12 h vor der Operation eine absolute Nikotinkarenz angestrebt werden, um den Carboxyhämoglobinspiegel zu senken (Kohlenmonoxid hat höhere Affinität zu Hämoglobin als Sauerstoff).
- **Benzodiazepine:** eignen sich gut, da sie den präoperativen Stress senken, zentral und direkt an der glatten Atemmuskulatur relaxierend wirken.
- **Inhalative β_2-Sympathomimetika:** sollten unbedingt präoperativ weiter angewandt werden.
- **Kortikosteroide:** Patienten, die bereits präoperativ mit Kortikosteroiden behandelt werden, sollten diese dann parenteral erhalten.

3. Regionalanästhesie bei Lungenerkrankungen

Die Auswahl des geeigneten Narkoseverfahrens bei lungenkranken Patienten wird immer wieder kontrovers diskutiert. Studien haben jedoch ergeben, dass die Anwendung eines Regionalanästhesieverfahrens, z. B. bei COPD-Patienten mit einer geringeren Gesamtmorbidität verbunden ist und es postoperativ zu weniger Pneumonien kommt. Auch die Anzahl ungeplanter postoperativer Intubationen aufgrund von Ateminsuffizienzen ist im Vergleich zur Allgemeinanästhesie geringer.

Da Ihr Patient an der unteren Extremität operiert wird, ist das operative pulmonale Risiko gering. Wenn es **keine Kontraindikationen** für ein **Regionalanästhesieverfahren** gibt, sollten Sie Ihrem Patienten dazu raten. Des Weiteren ist es wichtig, schon präoperativ ein besonderes Augenmerk auf die **postoperative Schmerztherapie** zu legen, denn ältere und lungenkranke Patienten profitieren potenziell von präoperativ angelegten **Schmerzkathetern** (besonders bei Thorax- und Oberbaucheingriffen). Für den Bereich der unteren Extremitäten wäre eine **CSE-Narkose** möglich. Bei der CSE (Combined Spinal and Epidural Anaesthesia) handelt es sich um eine Kombination von Spinal- und Periduralanästhesie. Der Schmerzkatheter kann bereits während der laufenden Operation zur Analgesie benutzt werden, wenn nötig.

MERKE

Eine hohe Regionalanästhesie (höher als Th5) führt zu Dyspnoe und Atemproblemen aufgrund einer Blockade der Bauchwand- und Interkostalmuskulatur.

4. Allgemeinanästhesie bei Lungenerkrankungen

Gibt es Kontraindikationen für ein regionalanästhesiologisches Verfahren, wozu auch die Ablehnung durch den Patienten zählt, muss die Operation in Allgemeinanästhesie durchgeführt werden. Dabei sind folgende Punkte zu beachten:

- Gute medikamentöse **Prämedikation:** s. o.
- **Einleitung:** Zur Einleitung sollte ein Hypnotikum gewählt werden, das möglichst nicht zu einer Histaminausschüttung führt, wie z. B. Propofol oder Ketamin.
- **Intubation:** Die Intubation ist ein sehr starker Reiz und kann einen Bronchospasmus aufgrund einer Reflexbronchokonstriktion auslösen. Um dies zu vermeiden, muss der Patient tief narkotisiert sein.
- **Narkoseaufrechterhaltung:** Propofol und Inhalationsanästhetika mit Ausnahme von Desfluran, haben gute bronchodilatative Eigenschaften und können so für eine TIVA (totale intravenöse Anästhesie) oder balancierte Anästhesie genutzt werden.
- **Muskelrelaxanzien:** lösen häufiger allergische Reaktionen aus. Succinylcholin sollte aufgrund der hohen Histaminausschüttung und des erhöhten Bronchokonstriktionsrisikos vermieden werden. Auch die Verwendung von lang wirksamen Muskelrelaxanzien muss gut abgewogen werden, denn auch die Antagonisierung kann zu einer Bronchospastik führen.
- **Narkoseausleitung und Extubation:** Ist bei einem Patienten bereits eine deutliche Neigung zu Bronchospasmen bekannt, kann eine Extubation unter suffizienter Spontanatmung in Narkose (**cave:** Keine Schutzreflexe! Nicht bei Reflux!) durch einen erfahrenen Anästhesisten erwogen werden.
- **Postoperative Überwachung und Analgesie:** Die postoperative Überwachung ist, im Vergleich zu pulmonal gesunden Patienten, meist verlängert. Opioide können atemdepressiv wirken und sollten vorsichtig dosiert werden. Je nach Operation ist daher eine Kombination mit einem Regionalanästhesieverfahren ratsam, um die Analgesie zu optimieren. Kommt es zu einer postoperativen Hypoxämie oder Ateminsuffizienz, ist an eine Sauerstoffgabe und ggf. eine nichtinvasive Beatmung wie z. B. Masken-CPAP zu denken.

5. Behandlung des perioperativen Bronchospasmus

Bevor ein Bronchospasmus suffizient therapiert werden kann, müssen **Differenzialdiagnosen** ausgeschlossen werden (➤ Abb. 65.1).

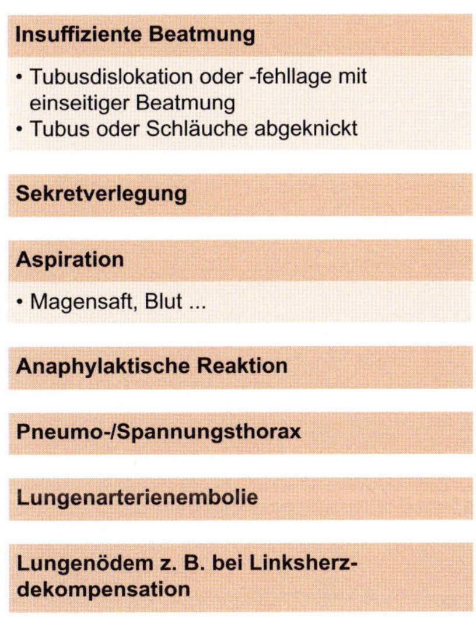

Abb. 65.1 Differenzialdiagnosen Bronchospasmus [P572/L231]

Die Hauptursachen für Bronchospasmen sind physikalische, chemische oder pharmakologische Reize. Erleidet Ihr Patient während der Einleitung oder im Verlauf der Narkose einen Bronchospasmus, ist schnelles Handeln gefragt und folgende Schritte sind zu beachten:

- **Basismaßnahmen:**
  - Manipulierende Maßnahmen sofort unterbrechen
  - Hilfe rufen und möglichst einen erfahrenen Anästhesisten hinzuziehen
  - Sauerstoffzufuhr auf 100 % erhöhen und vorsichtig manuell beatmen
- **Medikamentöse Therapie** bei schweren Bronchospasmen:
  - Bronchodilatierende Inhalationsanästhetika wie z. B. Sevofluran zur Vertiefung der Narkose nutzen. Auch ein Propofol-Bolus und anschließender Wechsel von TIVA auf eine balancierte Anästhesie ist möglich.
  - Inhalative Gabe von β_2-Sympathomimetika (z. B. Fenoterol), alternativ kann die Gabe i. v. erfolgen.
  - Adrenalin-Gabe endotracheal oder intravenös. Wirken über die β_2-Rezeptoren bronchodilatierend. **Cave:** Durch die Stimulation der α-Rezeptoren kommt es zu einer Vasokonstriktion und die Stimulation der β_1-Rezeptoren kann zu Tachykardien führen.
  - Theophyllin-Gabe ist eine Therapieoption, wenn der Patient im Operationssaal oder auf einer Intensivstation überwacht wird. **Cave:** diverse Nebenwirkungen und Kontraindikationen.

ZUSAMMENFASSUNG

Patienten mit Lungenerkrankungen haben ein erhöhtes Risiko für **pulmonale Komplikationen** peri- und postoperativ. Deshalb ist es wichtig, die **patienten- und operationsabhängigen Risikofaktoren** präoperativ zu identifizieren, den Patienten optimal vorzubereiten und die Narkose- und Operationstechniken bestmöglich anzugleichen.

Der **Bronchospasmus** ist ein lebensbedrohlicher Notfall, bei dem es zu einer Verkrampfung der Muskulatur in den Bronchien kommt und kann durch physikalische, chemische und pharmakologische **Reize** ausgelöst werden. Patienten mit einem **hyperreagiblen Bronchialsystem** haben ein erhöhtes Risiko.

66

Lichtempfindlichkeit und Brechreiz

Jens Vater

Anamnese

Aus der Notfallpraxis wird Ihnen in die Notaufnahme eine 30 Jahre alte Frau per Rettungsdienst eingewiesen, die seit dem Vortrag einen einseitigen pulsierenden Kopfschmerz angibt. Außerdem habe sie eine ausgeprägte Lichtempfindlichkeit und ständigen Brechreiz. Keine Bewusstseinsstörung oder Amnesie.

Auf der Einweisung hat der Hausarzt vermerkt: V. a. ICB, DD Hirntumor. Zwingend CT-Schädel.

Die Patientin hat am Vortag wegen der Kopfschmerzen einmalig 400 mg Ibuprofen eingenommen, jedoch ohne Linderung der Beschwerden.

Wegen des Vermerks auf dem Einweisungsschein ist die Patienten etwas ungehalten und äußert sich nicht besonders höflich über den einweisenden Kollegen, der ihr nur gesagt habe sie müsse sofort in Krankenhaus.

Untersuchungsbefund

30-jährige athletische Frau in leicht reduziertem AZ und schlankem EZ. Körperliche Untersuchung der wichtigen Organsysteme ohne auffälligen Befund. Die grob neurologische Untersuchung ergibt keine Meningismuszeichen, der Hirnnervenstatus ist unauffällig, keine peripher-neurologischen Auffälligkeiten. Lediglich bei der Untersuchung der Pupillenreflexe und des Augenhintergrunds gibt die Patientin an, dass dies sehr schmerzhaft sei. Kein Hinweis auf erhöhten Hirndruck.

1. **Welche Verdachtsdiagnose stellen Sie aufgrund der Symptomatik?**
2. **Gibt es eine Indikation zur CT-Untersuchung? Und wie reagieren Sie auf die Nachfrage des einweisenden Kollegen, wenn er sich nach den Befunden erkundigt?**
3. **Welche Formen dieser Erkrankung gibt es?**
4. **Welche therapeutischen Konzepte gibt es für das beschriebene Krankheitsbild?**
5. **Was sind typische Arten von Kopfschmerz?**

1. Verdachtsdiagnose

Die Befundkonstellation spricht für eine Mirgäneattacke. Mit 10 % der Fälle handelt es sich bei dieser Form des idiopathischen Kopfschmerzes um einen der häufigeren Vertreter.

2. CT-Diagnostik

Aufgrund der Gesamtkonstellation,

- Anamnese bzw. Verdachtsdiagnose,
- kein Fieber,
- kein neurologisches Defizit, insbesondere kein Meningismus oder klinischer Anhalt für einen raumfordernden Prozess,
- Alter der Patientin,

muss hier die Indikation für eine CT des Schädels sehr streng gestellt werden bzw. es liegt diese so nicht vor. Auf die Nachfrage des Zuweisers können Sie z. B. so reagieren: „Wir haben die Patientin einer gründlichen neurologischen Untersuchung unterzogen. Aktuell besteht kein Anhalt für einen raumfordernden Prozess oder eine Meningitis. Derzeit gehen wir vom Erstereignis einer Migräne aus und werden die Patientin zur weiteren Abklärung und Behandlung stationär aufnehmen. Nach Rücksprache mit dem zuständigen Radiologen und unserem Chefarzt sehen wir aktuell von einer CT-Untersuchung ab."

3. Formen der Migräne

Bei der Migräne, einem idiopathischen Kopfschmerzsyndrom, werden zwei Hauptformen unterschieden (➤ Tab. 66.1). Als Komplikation kann es zum Status migraenosus kommen.

4. Therapie

Bei der Therapie der Migräne werden Akuttherapie und Prophylaxe unterschieden. Auch der Schwergrad der Beschwerden beeinflusst die Behandlung.

Analgetika (Azetylsalizylsäure, NSAR) sind bei der Behandlung der Migräne wirksam. Alle leichteren bis mittelstarken Migräneattacken sollten zunächst mit diesen Substanzen behandelt werden. Bei einem Teil der Patienten mit schweren Migräneattacken können Analgetika ebenfalls effektiv sein. Als spezifische Migränetherapeutika kommen **Triptane** zum Einsatz. Sumatriptan – als subkutane Injektion – ist die wirksamste Therapie akuter Migräneattacken. Eletriptan und Rizatriptan sind die wirksamsten oralen Triptane. Der Effekt von Triptanen ist zu Beginn des Anfalls besser. Die Kombinationstherapie von Triptanen mit Naproxen ist wirksamer als die Monotherapie.

Lasmiditan (Serotonin-1F-Rezeptoragonist) kann zur Behandlung akuter Migräneattacken eingesetzt werden, hat keine vasokonstriktiven Eigenschaften und kann bei Patienten mit Kontraindikationen gegen Triptane zum Einsatz kommen. **Rimegepant,** ein CGRP-Rezeptorantagonist (calcitonin gene-related peptide), zeigt bei der Behandlung akuter Migräneattacken eine gute Verträglichkeit.

Antiemetika werden wirksam zur Behandlung von Übelkeit und Erbrechen während der Attacken eingesetzt.

Tab. 66.1 Formen der Migräne

	Migräne ohne Aura	Migräne mit Aura
Synonyme	Einfache Migräne, Hemikranie	Klassische Migräne, komplizierte Migräne
Dauer	Kopfschmerz: 4–72 h	▪ Aura: entwickelt sich über 5–20 min und hält ca. 1 h an ▪ Kopfschmerz: 4–72 h
Symptome	▪ Einseitige Lokalisation, pulsierender Charakter, mäßig bis starke Intensität ▪ Verstärkung durch körperliche Anstrengung ▪ Fotophobie, Fonophobie, Nausea	▪ Aura: homonyme Sehstörungen, halbseitige Sensibilitätsstörungen, Hemiparese, Dysphasie, vollreversibel ▪ Pochende, pulsierende oder hämmernde Kopfschmerzen

Neben der Akuttherapie besteht auch die Möglichkeit einer **Prophylaxe.**

Die Indikation für eine Prophylaxe steht hierbei in engem Zusammenhang mit dem Leidensdruck und der Einschränkung der Lebensqualität durch den Schmerz. Einen Einfluss haben hier:

- Dauer (Attacken > 72 h)
- Häufigkeit (> 3 Attacken/Mon.)
- Qualität der Attacken (komplizierte Attacken mit neurologischen Ausfällen von > 1 Wo. Dauer).

Die Wirksamkeit in der Migräneprophylaxe ist bei den Betablockern Metoprolol und Propranolol, dem Kalziumantagonist Flunarizin, den Antikonvulsiva Topiramat und Valproinsäure sowie Amitriptylin belegt. Die Auswahl des Prophylaktikums sollte sich an Attackenhäufigkeit (episodisch vs. chronisch), Begleiterkrankungen und individuellen Bedürfnissen des Patienten orientieren. Monoklonale Antikörper gegen CGRP (Eptinezumab, Fremanezumab und Galcanezumab) oder den CGRP-Rezeptor (Erenumab) sind bei der prophylaktischen Therapie der episodischen Migräne erfolgreich einsetzbar.

Ergänzend zur Pharmakotherapie sollten verhaltenstherapeutische Maßnahmen und Ausdauersport verordnet werden.

MERKE

- Leichte **und mittelschwere Migräneattacke:** Analgetikum + Antiemetikum oder Triptan + Antiemetikum
- **Mittelschwere und schwere Migräneattacke:** Triptan + Antiemetikum

5. Andere Arten von Kopfschmerzen

Wie uns die Pharmawerbung schon erklärt hat: „Es gibt über 200 Arten von Kopfschmerzen." Neben der Migräne gibt es noch einige Formen, deren typische Symptome und deren Behandlung Sie kennen sollten (➤ Abb. 66.1):

- Spannungskopfschmerz (die häufigste Art von Kopfschmerzen)
- Clusterkopfschmerz
- Medikamenteninduzierter Kopfschmerz
- Postpunktioneller Kopfschmerz (➤ Kap. 32)

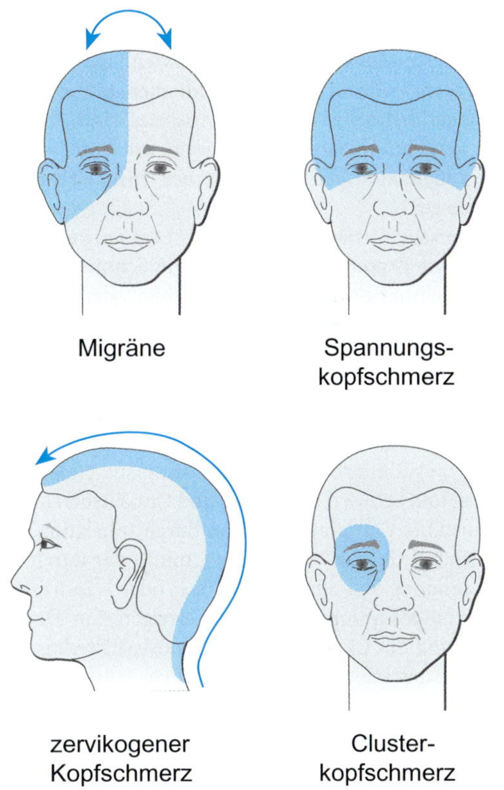

Abb. 66.1 Typische Kopfschmerzmuster [L157]

Die episodische Form des **Spannungskopfschmerzes** (Häufigkeit 15–20 %) dauert Minuten bis Tage an und tritt nur gelegentlich für 1–2 Tage auf. Bei mehr als 15 Attacken im Monat wird von der chronischen Form gesprochen. Es gibt Übergangsformen zur Migräne, wobei beide Kopfschmerzformen auch gemeinsam auftreten können. Episodische Verläufe werden mit klassischen Kopfschmerztabletten behandelt:

- Azetylsalizylsäure (1 g) oder
- Naproxen 500 mg und/oder
- Paracetamol 1 g.

Bei chronischem Spannungskopfschmerz werden trizyklische Antidepressiva, wie Amitriptylin, in einer Startdosis von 10 mg/d verordnet und zusätzlich verhaltenstherapeutische Maßnahmen empfohlen.

Der **Clusterkopfschmerz** (idiopathisch, Häufigkeit 0,04–0,09 %) tritt meist in Serienattacken über Wochen oder Monate auf. Eine jahreszeitliche Häufung gibt es im Frühjahr und Herbst. Männer sind sechsmal häufiger betroffen. Mögliche Auslöser sind Nitrate, Flackerlicht, Alkohol oder Histamin. Prodromi fehlen, die Patienten neigen zu motorischer Unruhe (Umherlaufen etc.).

Chronische Verläufe dauern > 1 J. ohne Remission oder mit Pausen von < 1 Mon. Die Schmerzen sind streng einseitig und orbital, supraorbital oder temporal lokalisiert, werden als bohrend, brennend und unerträglich empfunden und dauern zwischen 15 min und 3 h an. Mehrere Attacken pro Tag sind möglich.

Typische Begleitsymptome sind konjunktivale Injektionen, Lakrimation, Schwellung der Nasenschleimhaut und Rhinorrhö, Miosis, Ptosis, ipsilaterales Lidödem und Schwitzen im Stirn- und Gesichtsbereich.

Eine akute Clusterattacke kann durch Inhalation von Sauerstoff (8 l via Maske für 15 min) oder durch die Anwendung von Sumatriptan (s. c. oder Nasenspray) oder Lidocain (lokal intranasal) erfolgen. Zur Durchbrechung des Clusters wird hoch dosiert Prednisolon als Stoßtherapie eingesetzt. Analgetika, Antikonvulsiva und Neuroleptika sind unwirksam. Die Clusterprophylaxe kann mit Verapamil (3- bis 4-mal 80 mg/d) oder Prednisolon (60–100 mg/d, dann ausschleichen) erfolgen.

Beim **medikamenteninduzierten Kopfschmerz** handelt es sich um einen dumpf drückenden oder pulsierenden Schmerz, der durch Medikamentenüber- oder -fehlgebrauch ausgelöst wird und unmittelbar nach oder bei längerer Einnahme auftreten kann.

Auslösende Pharmaka gehören zur Gruppe der Nitrate, Kalziumantagonisten, nichtsteroidale Antirheumatika (NSAR) oder Immunglobuline. Nach Einnahme von Dipyramidol oder Theophyllin treten ebenso gehäuft Kopfschmerzen auf. Bei diesen Medikamenten kommt es i. d. R. nur zu kurzen Schmerzphasen. Der klassische chronische medikamenteninduzierte Kopfschmerz wird durch die regelmäßige Einnahme von Analgetika ausgelöst und auch als **Analgetikakopfschmerz** bezeichnet. Als Therapie steht nur der Entzug unter Symptomkontrolle zur Verfügung.

MERKE

Medikamenteninduzierter Kopfschmerz: diagnostische Kriterien

- Auftreten nach Einnahme täglicher Dosen eines bestimmten Pharmakons (häufig: Analgetika, Triptane, Ergotamin) über einen Zeitraum von 3 Mon.
- Chronischer Kopfschmerz (> 15 d/Mon.).
- Kopfschmerz verschwindet innerhalb 1 Mon. nach Absetzen des Auslösers, wird aber ggf. vom ursprünglichen Kopfschmerz abgelöst.

ZUSAMMENFASSUNG

Migräne ist eine häufige Kopfschmerzform und tritt sowohl mit als auch ohne Aura auf. Typisch ist der halbseitige Schmerz. Zur Therapie werden im Allgemeinen Analgetika, im Besonderen Triptane eingesetzt.

Die häufigste Art des Kopfschmerzes ist der Spannungskopfschmerz.

Eine akute Clusterkopfschmerzattacke wird mit hoch dosiertem Sauerstoff behandelt. Dieser periorbitale Schmerz geht häufig mit Lidschwellungen, Lakrimation oder Rhinorrhö einher.

WAS WÄRE, WENN …

- … die Patientin intermittierend bewusstlos gewesen wäre oder eine Amnesie vorläge?
  - … dann müsste nicht nur eine Synkopenabklärung (➤ Kap. 24) erfolgen, es wäre zum Ausschluss einer ICB auch eine CT-Diagnostik erforderlich.
- … die Patientin einen bilateralen Gesichtsfeldausfall hätte?
  - … dann müsste man auf eine intrakranielle Raumforderung im Bereich des Chiasma opticum denken, z. B. ein Hypohysenadenom.
- … die Patientin einen Meningismus hätte?
  - … dann müsste nach Ausschluss einer relevanten Hirndruckerhöhung eine Liquorpunktion zum Ausschluss einer Infektion oder SAB erfolgen.

67

Postoperative Atemnot und Kollaps

Jens Vater

Anamnese

Auf Ihre Intensivstation wird eine 56-jährige Patientin gebracht, bei der vor 2 Tagen wegen immobilisierenden Hüftschmerzen rechts bei ausgeprägter Koxarthrose eine Hüft-TEP-Implantation erfolgt ist. Der postoperative Verlauf gestaltete sich zunächst unauffällig. Heute sollte mit der Mobilisierung an der Bettkante begonnen werden. Dabei klagte die Patientin plötzlich über starke Atemnot und einen stechenden Schmerz in der Brust. Sie wurde zyanotisch und sank zu Boden. Die anwesende Krankengymnastin löste sofort stationären Reanimationsalarm aus, die Kollegen auf Station führten eine Intubation und kurzzeitige Reanimation durch und bringen die Patientin jetzt zur weiteren Beobachtung und Diagnostik auf Ihre Station.

Sonstige Erkrankungen: arterielle Hypertonie, tablettenpflichtiger Diabetes mellitus Typ 2 (Metformin 1000 mg 1–0–1, Sitagliptin 100 mg 1–0–0, Ramipril 10 mg 1–0–1). Z. n. Cholezystektomie vor 10 Jahren, Menopause seit 2 Jahren und seither Therapie mit einem Hormonersatzpräparat.

Untersuchungsbefund

56-jährige Patientin, Adipositas permagna (165 cm, 115 kg), Herz und Lungen auskultatorisch unauffällig, soweit pathognomonisch beurteilbar. Diskrete obere Einflussstauung, Zyanose an Kopf, Hals und Dekolleté, periphere Pulse schwach tastbar.

1. **Welche Verdachtsdiagnose stellen Sie? Begründen Sie. Welche Differenzialdiagnosen kommen in Betracht?**
2. **Welche Schweregrade unterscheidet man bei der Verdachtsdiagnose und welchen vermuten Sie hier?**
3. **Welche Diagnostik veranlassen Sie, um Ihre Verdachtsdiagnose zu erhärten? Was ist hierbei zu beachten?**
4. **Welche Notfalltherapie leiten Sie ein?**
5. **Was machen Sie als Nächstes, wenn Ihre Therapie greift?**
6. **Welche Diagnostik/Therapie schließen Sie an die Akutphase an?**

1. Verdachtsdiagnose und Differenzialdiagnosen

In Anbetracht der akuten Symptomatik mit **Atemnot, Zyanose und Kreislaufinsuffizienz** nach erstmalig postoperativer Mobilisation liegt der V. a. eine **fulminante Lungenembolie** nahe.

Anamnestische **Risikofaktoren** hierfür sind außerdem die deutliche Adipositas der Patientin, die bereits präoperativ bestandene Immobilisation und die Einnahme eines Hormonpräparats.

Als **Differenzialdiagnosen** kommen außerdem infrage:

- Akuter Myokardinfarkt
- Maligne Herzrhythmusstörungen
- Aortendissektion

MERKE

Die häufigste Ursache einer postoperativ plötzlich auftretenden Dyspnoe mit Thoraxschmerzen mit oder ohne Kreislaufschwäche ist eine akute Lungenembolie.

2. Schweregradeinteilung

Die Einteilung einer Lungenembolie nach Schwergerad zeigt ➤ Tab. 67.1.

3. Diagnostik

Der diagnostische Pfad hängt von der Kreislaufstabilität und der klinischen Vortestwahrscheinlichkeit für das Auftreten einer LAE ab. Zur Risikoeinschätzung wird der Wells-Score verwendet.

- **Fibrinspaltprodukte (D-Dimere):** Bestimmung aus Zitratplasma, weisen auf ein abgelaufenes oder bestehendes thrombembolisches Geschehen hin. D-Dimere sind **nur aussagekräftig,** wenn der **Test negativ** ist, da es im Rahmen vieler Erkrankungen auch ohne Thrombose zu erhöhten Werten kommen kann, z. B. bei Entzündungen, Infektionen, Malignomen, nach Operationen und Traumata (auch Reanimation) sowie im Rahmen einer disseminierten intravasalen Gerinnung (DIC). Bei hämodynamisch stabilen Patienten mit geringer bis mittlerer Vortestwahrscheinlichkeit sollen **keine** D-Dimere bestimmt werden.
- Als Bildgebung zur Sicherung der Diagnose eignet sich eine Computertomografie-Pulmonalis-Angiografie (CTPA, ➤ Abb. 67.1), alternativ eine Ventilations-Perfusions-Szintigrafie.

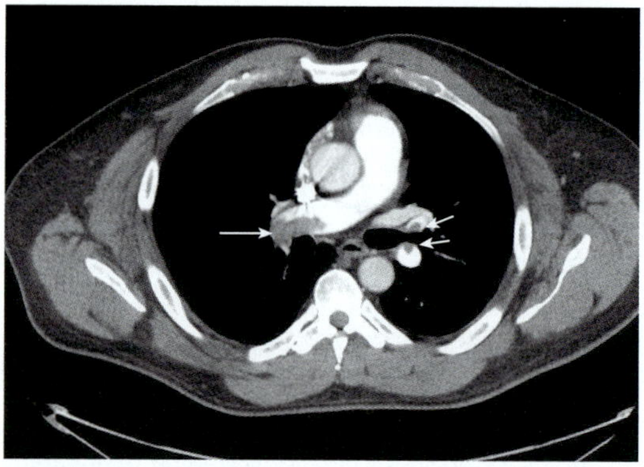

Abb. 67.1 Computertomografie mit beidseitiger Lungenembolie [G1403]

Tab. 67.1 Schweregradeinteilung und Klinik der Lungenembolie (nach Grosser).

Schweregrad	Verschluss	Klinik	Art. RR	paO_2 [mmHg]
I (mäßiggradig)	Periphere Äste	Leichte Dyspnoe, Thoraxschmerz	Normal	80
II (schwer)	Segmentarterien	Akute Dyspnoe, Tachypnoe, Tachykardie, Thoraxschmerz	Normal	70
III (massiv)	1 Pulmonalartierenast	Akute schwere Dyspnoe, Unruhe, Zyanose, Synkope, Thoraxschmerz	Erniedrigt	60
IV (fulminant)	Hauptstamm oder mehrere Lappenarterien	Zusätzlich Schocksymptome, evtl. Kreislaufstillstand	Schock	< 60

- Insbesondere bei instabilen Patienten sollte die Bildgebung so gewählt werden, dass eine schnelle Therapie möglich ist. Es wird empfohlen, einen Tripple-POCUS (transthorakale Echokardiografie, Beinvenensonografie und Lungensonografie) durchzuführen.

MERKE

Bei der Mobilisierung vom Bett auf die Untersuchungsliege zur Computertomografie kann weiteres thrombotisches Material abgeschwemmt werden.

4. Notfalltherapie

Vorrangiges Ziel der Akuttherapie ist die Stabilisierung des Kreislaufs, die Optimierung der Sauerstoffversorgung, die Vermeidung von Reembolien und ggf. die Eröffnung der Lungenstrombahn.

- Die in unserem Fall intubierte und beatmete Patientin wird auf der Intensivtherapiestation zunächst mit **100 % Sauerstoff** beatmet. Die Sauerstoffzufuhr wird in Abhängigkeit von peripherer Sauerstoffsättigung und den Ergebnissen der arteriellen Blutgasmessung im weiteren Verlauf reduziert.
- Nach primär erfolgreicher Reanimation (ROSC = Return of Spontaneous Circulation) werden zur Unterstützung des Kreislauf **Katecholamine** verabreicht, um einen ausreichenden mittleren arteriellen Druck zu erzielen.
- Bei hohem Risiko oder hämodynamisch instabilen Patienten besteht die Indikation zur systemischen Thrombolyse. Bei Kontraindikationen (➤ Tab. 67.2) oder Ausbleiben der Stabilisierung kommen invasive Verfahren (endovaskuläre, chirurgische Thrombektomie) zum Einsatz.
- Hämodynamisch stabile Patienten werden antikoaguliert, dies erfolgt in Abhängigkeit vom Risiko ambulanten oder stationär.

Im vorliegenden Fall wäre bei persistierender Kreislaufinstabilität mit Reanimationspflichtigkeit und wegen des Alters der Patientin dennoch eine Lysetherapie zu erwägen (Treat first what kills first!).

Tab. 67.2 Kontraindikationen der Fibrinolysetherapie

Absolute Kontraindikationen	Relative Kontraindikationen
Floride Magen- oder Darmulzera	Nierensteine
< 1–2 Wo. nach Trauma oder Operation	< 3 d nach i. m. Injektion
< 6 Mon. nach zerebralem Insult	Zerebralsklerose
Akute Kopfschmerzen oder Sehstörungen	Arterieller Hypertonus
Hämorrhagische Diathese	Malignom
Augenhintergrundblutungen	Z. n. Reanimation
Arterielle Fehlpunktion an schlecht komprimierbarer Stelle (A. subclavia)	Z. n. komplizierter Punktion zentralvenöser Gefäße

Wenn es die technischen Voraussetzungen der Klinik – Thoraxchirurgie vorhanden – und der Zustand der Patientin erlauben, kann eine **Notfallembolektomie** durchgeführt werden, um die Lungenstrombahn wieder zu eröffnen.

5. Weiteres Vorgehen

Bei effektiver Lyse wird sich rasch eine hämodynamische Stabilisierung einstellen. Wegen der vorangegangenen Operation muss eine engmaschige **Kontrolle von Hämoglobin und Gerinnungsparametern** sowie des **Lokalbefunds** (Oberschenkel) erfolgen. Hier ist insbesondere auf Frühzeichen eines Kompartmentsyndroms zu achten:

- Analgetikarefraktäre Schmerzen
- Periphere neurologische Ausfälle: Sensibilitätsstörungen und später auch motorische Schwäche
- Haut glänzend, spannt, ggf. Spannungsblasen

6. Weitere Diagnostik und Therapie nach der Akutphase

Zur Prophylaxe einer erneuten Venenthrombose werden **Kompressionsstrümpfe** angepasst. Die weitere **therapeutische Antikoagulation** erfolgt entweder „klassisch“ mit Vitamin-K-Antagonisten (z. B. Phen-

Tab. 67.3 Antikoagulation nach TVT oder Lungenembolie

Antikoagulans	Startdosierung	Erhaltungsdosierung
Phenprocoumon (Marcumar®)	6 mg/d für 2 d NMH, UFH parallel bis INR ≥ 2,0	Nach INR (2–3)
Apixaban (Eliquis®)	10 mg (1–0–1) für 7 d	5 mg (1–0–1)
Rivaroxaban (Xarelto®)	15 mg (1–0–1) für 21 d	20 mg (1–0–0)
Edoxaban (Lixiana®)	NMH oder UFH für 5 d	60 mg (1–0–0)
Dabigatran (Pradaxa®)	NMH oder UFH für 5 d	150 mg (1–0–1)
Gegebenenfalls Dosisanpassungen bei Nieren- oder Leberfunktionsstörungen beachten! Siehe hierzu die entsprechende Fachinformation!		

procoumon, Marcumar®) oder einem der neueren Nicht-Vitamin K-abhängigen oralen Antikoagulanzien (➤ Tab. 67.3) für 3–6 Mon.

Später kann ggf. noch ein **Thrombophilie-Screening** veranlasst werden, um eventuelle weitere hereditäre Risikofaktoren zu identifizieren. Bei rezidivierenden Thrombembolien ist interventionell die Implantation eines **Cava-Schirms** möglich.

MERKE

Die Heparinisierung darf erst nach einigen Tagen abgesetzt werden, wenn der therapeutische Bereich des Kumarins sicher erreicht ist, da die körpereigenen Vitamin-K-abhängigen antikoagulatorischen Faktoren (Protein C, Protein S) eine kürzere Halbwertszeit aufweisen als die Vitamin-K-abhängigen Gerinnungsfaktoren (II, VII, IX, X = 1972).

ZUSAMMENFASSUNG

Man unterscheidet inapparente, leichte, schwere und fulminante Lungenembolien je nach dem **Schweregrad** des klinischen Erscheinungsbildes und der Kreislaufdepression. Bei fulminanten Lungenembolien steht **therapeutisch** die rasche Thrombolyse z. B. mit Alteplase im Vordergrund. Zusätzlich muss eine therapeutische Antikoagulation z. B. mit Heparin erfolgen. Vor Mobilisierung muss eine therapeutische Antikoagulation und Kompression erfolgen.

WAS WÄRE, WENN ...

- ... vor der Lungenembolie die auslösende tiefe Venenthrombose entdeckt worden wäre? Wie wäre hier das Vorgehen?
  - Dann hätte man einen Kompressionsverband anlegen und mit der Antikoagulation, ggf. zunächst in reduzierter Dosis, beginnen müssen.
- ... es durch die Lysetherapie zu einer Einblutung im ursprünglichen Operationsgebiet kommt?
  - Bei ausgedehnten Hämatomen kann eine operative Hämatomausräumung notwendig werden. Bei Anzeichen für ein Kompartmentsyndrom muss ggf. eine Fasziotomie durchgeführt werden.
- ... die Thrombose/Lungenembolie während der Schwangerschaft/im Wochenbett aufgetreten wäre?
  - Während der Schwangerschaft soll die Antikoagulation mit Heparin (UFH, NMH) erfolgen. Während der Stillzeit ist die Anwendung von Coumadin und Acenocoumarol möglich.

68

Kurative und palliative Medizin

Ute Fetzner

Anamnese

Auf Ihrer Intensivstation liegt eine 65-jährige Patientin mit einem inoperablen Ovarialkarzinom. Die geplante sog. „Debulking"-Operation wurde nicht durchgeführt, da der Befund intraoperativ ein dtl. größeres Ausmaß zeigte. Es wurde lediglich ein Minimaleingriff mit einer Tumorreduktion durchgeführt. Am Folgetag visitieren Sie die Patientin zusammen mit einem gynäkologischen Kollegen, der ihr den Verlauf der OP und den Befund mitteilen möchte.

Untersuchungsbefund

Beim Betreten des Zimmers sitzt Ihre Patientin wach, kreislaufstabil und aufmerksam in ihrem Bett und ist mit der Morgentoilette beschäftigt. Sie lächelt Sie und Ihre Kollegen ängstlich an. Der Gynäkologe berichtet kurz und nüchtern von der OP und dem Befund. Er teilt ihr mit, dass es keine „kurative" Therapie seinerseits mehr für sie gäbe und dass es sich jetzt um eine „palliative" Situation handeln würde. Sie schaut Sie hilfesuchend an und fragt, was das bedeutet. Der Kollege antwortet kurz und knapp: „Wir können nichts mehr für sie tun." Daraufhin bricht sie geschockt in Tränen aus und sagt, dass sie nicht sterben will. Sie wird doch schließlich bald Oma und wird gebraucht. Der Kollege wird derweil in den OP gerufen. Sie bleiben mit einer Schwester bei der Patientin im Zimmer und versuchen, sie zu beruhigen und bieten ihr an, nach der Visite wiederzukommen und dann ausführlich mit ihr zu sprechen.

1. **Angenommen, Sie wären der gynäkologische Kollege, wie würden Sie der Patientin diese „schlechte" Nachricht überbringen?**
2. **Im zweiten Gespräch, kurz vor Verlegung auf eine periphere Station, fragt Sie die Patientin, was „kurativ" und „palliativ" bedeutet. Wie würden Sie der Patientin in kurzen Worten den Unterschied erklären?**
3. **Ihre Patientin hat Ihnen aufmerksam zugehört und möchte von Ihnen wissen, was die Palliativmedizin beinhaltet. Wie beantworten Sie ihre Frage?**
4. **Welche Versorgungsmöglichkeiten stehen Ihrer Patientin im Verlauf ihrer Erkrankung zur Verfügung?**
5. **Wie lassen sich Lebensqualität bzw. Bedürfnisse eines palliativen Patienten „ermitteln"?**

1. Kommunikation und Überbringen schlechter Nachrichten

Das Übermitteln „schlechter" Nachrichten bzw. die Aufklärung über eine schwerwiegende oder nicht heilbare Erkrankung, ist einerseits eine schwierige und oft belastende, andererseits jedoch eine der wichtigsten Aufgaben im ärztlichen Alltag. Jeder Patient hat ein Recht auf Information über seine Erkrankung, deren Verlauf und die Prognose. Das Informationsbedürfnis ist jedoch individuell sehr unterschiedlich. Wie viel Informationen ein Patient zu welchem Zeitpunkt haben möchte und ob diese auch an Angehörige oder Freunde weitergegeben werden dürfen (**cave:** ärztliche Schweigepflicht) ist sehr variabel. In der Regel sind dafür mehrere Gespräche notwendig. Wie sie verlaufen, hängt von vielen Einzelfaktoren ab und nicht jeder Arzt hat die gleichen **Kommunikationsfähigkeiten** oder „Übung" auf diesem Gebiet. Nicht nur der Patient, sondern auch der Arzt selbst kann Ängste vor der Übermittlung schlechter Nachrichten haben. Etwa die Angst, das Gespräch nicht gut zu führen, von zu vielen Emotionen „überrollt" zu werden oder ganz einfach, an seine eigene Sterblichkeit erinnert zu werden. Gerade am Anfang der ärztlichen Tätigkeit ist es daher sinnvoll, diese Arzt-Patienten-Gespräche vorzubereiten. Hierbei gibt das **SPIKES-Modell** von Buckman und Baile eine gute Hilfestellung.

- S steht für **Setting,** den Gesprächsrahmen: Für das Gespräch sollten Sie einen ruhigen und separaten Ort wählen. Auch auf einer Intensivstation ist das nicht immer möglich. Stellen Sie sich vor, falls die Patientin Sie noch nicht kennt. Während des Gesprächs sollten Sie sich auf „Augenhöhe" mit ihr befinden, also z. B. neben ihr sitzen und nicht vom Fußende aus auf sie herunterschauen. Sie haben Ihr bereits den Gesprächszeitpunkt bekannt gegeben, sodass ihr Zeit bleibt, um sich darauf vorzubereiten und ggf. Angehörige dazu bitten zu können.
- P steht für **Perception,** den Kenntnisstand des Patienten: Bevor Sie das Gespräch beginnen, sollten sie herausfinden was Ihre Patientin bereits über ihre Erkrankung weiß. Sie sollen dabei kein Fachwissen „prüfen", sondern möglichst durch eine offene Frage nach der eigenen Vorstellung zur Krankheit und deren Auswirkung auf die Zukunft fragen.
- I steht für **Invitation,** den individuellen Informationsbedarf des Patienten: Jetzt müssen Sie herausfinden, wie viel Information oder Aufklärung zu diesem Zeitpunkt von ihrer Patientin gewünscht wird, denn nicht jeder Patient möchte oder muss alle Details zu seiner Erkrankung erfahren, auch wenn es sein Recht ist. Sie können auch weitere Gesprächstermine in Aussicht stellen, um ihr dann weitere Informationen zu vermitteln, wenn sie Ihnen signalisiert, dass sie mehr wissen möchte, dafür jetzt aber noch nicht bereit ist.
- K steht für **Knowledge,** die Wissensvermittlung: Sagen Sie Ihrer Patientin, dass Sie eine schlechte Nachricht für sie haben. Nähern Sie sich dabei schrittweise z. B. der Diagnose und verwenden Sie kurze Sätze in einer gut verständlichen Sprache ohne verwirrende Fachbegriffe. Lassen Sie danach Ihre Patientin alles zusammenfassen und schauen Sie, ob es Verständnisprobleme gibt. Wichtig ist, dass Sie ihr zuhören, sie möglichst nicht unterbrechen oder belehren. Denn oftmals deuten Patienten Gesagtes anders, als es vom Arzt gemeint war.
- E steht für **Emotions,** die Emotionen, Gefühle und Reaktionen des Patienten: Es ist wichtig, die Gefühle eines Patienten zu erkennen, sie zu reflektieren, sie „auszuhalten" und nicht zu ignorieren. Versuchen Sie, Ihrer Patientin Verständnis für ihre Situation zu vermitteln und empathisch zu sein. Empathie muss nicht immer verbalisiert werden, sondern kann auch im Zuhören oder gemeinsamen Schweigen Ausdruck finden.
- S steht für **Strategy and Summary,** der Zusammenfassung und Strategieentwicklung: Zur Planung des weiteren Vorgehens muss Ihre Patientin ausreichend informiert sein. In der Regel können nicht alle Fakten beim Erstgespräch besprochen bzw. vom Patienten und seinen Angehörigen verstanden werden. Es ist daher sinnvoll, die wichtigsten Punkte des Gesprächs zusammen-

zufassen und einen weiteren Termin anzubieten, der möglichst zeitnah erfolgen sollte.

Das SPIKES-Modell ist ein gutes Konzept, um gerade am Anfang der ärztlichen Tätigkeit die Angst vor Arzt-Patienten-Gesprächen zu verlieren, indem man sie plant und strukturiert durchführt. Es lässt sich nicht in allen Gesprächen genauso anwenden und muss ggf. der Situation angepasst werden.

2. Kurative und palliative Medizin

Das Therapieziel der kurativen Medizin besteht darin, dass der Patient vollständig geheilt wird bzw. nach der Therapie gesundet ist (restitutio ad integrum). Bei der palliativen Medizin hingegen dienen die therapeutischen Maßnahmen nicht der Heilung, sondern der Linderung der Beschwerden und der Erhaltung der bestmöglichen Lebensqualität bei Erkrankungen, die nicht mehr heilbar sind und zum Tode führen werden. Dabei handelt es sich meist um Tumorerkrankungen, aber auch fortgeschrittene internistische oder neurologische Erkrankungen zählen dazu. Die verbleibende Lebensdauer variiert zwischen Monaten und Jahren, ebenso variabel verhält es sich mit den Symptomen und Bedürfnissen des Patienten.

MERKE

Durch die Palliativmedizin soll die Lebensqualität von lebensbedrohlich erkrankten Menschen verbessert bzw. erhalten werden und sollte schon in einem frühen Stadium und nicht erst in der Sterbephase begonnen werden.

3. Ziele und Aufgaben der Palliativmedizin

Das **Hauptziel** der Palliativmedizin ist nicht die Lebensverlängerung, sondern die **Optimierung der Lebensqualität** des Patienten mit einer lebensbedrohlichen Erkrankung und für dessen verbleibende Lebenszeit. Hierbei wird zum einen das Sterben als ein normaler Prozess angesehen, zum anderen jedoch das Leben ganz eindeutig bejaht. Der Tod soll weder beschleunigt noch verzögert werden. Der Patient und seine Angehörigen sollen unterstützt werden, damit er so aktiv wie möglich am täglichen Leben teilnehmen kann, auch in psychologischer, spiritueller Hinsicht und während der Zeit des Sterbens und Trauerns. Es ist sinnvoll, die Palliativmedizin frühzeitig einzubinden, sodass sie in Kombination mit anderen Therapieformen (Bestrahlung oder Chemotherapie) sogar eine Lebensverlängerung und gesteigerte Lebensqualität zur Folge haben kann.

Die **Lebensqualität** und die **Bedürfnisse** definieren sich für jeden Patienten individuell verschieden und beinhalten **physische, psychische, soziale und spirituelle** Aspekte. Aufgrund dieser Tatsache werden speziell ausgebildete Ärzte, Pflegekräfte, Physiotherapeuten, Sozialarbeiter, Seelsorger u. v. a. in diesen **multiprofessionellen Prozess** eingebunden. Um die weitere Versorgung der Patienten adäquat zu gewährleisten, gilt es, nach der Indikationsstellung eine umfangreiche Einschätzung der komplexen Bedürfnisse zu erstellen und regelmäßig zu reevaluieren.

MERKE

Die individuelle Lebensqualität wird durch den Patienten definiert und kann sich im Verlauf seiner Erkrankung ändern.

4. Ambulante und stationäre Versorgung

Je nach Bedarf und Wunsch des Patienten stehen unterschiedlichste Möglichkeiten zur palliativmedizinischen Versorgung des Patienten zur Verfügung.

- **Ambulant** im Rahmen der allgemeinen ambulanten Palliativversorgung **(AAPV)** durch Haus- und Fachärzte und spezielle Pflegedienste mit Weiterbildung. Des Weiteren durch die spezielle ambulante Palliativversorgung **(SAPV)** mit ebenfalls speziell ausgebildeten Ärzten, Pflegekräften und Koordinatoren mit 24-h-Bereitschaft und durch ambulante Hospizdienste und -initiativen.
- **Stationär** auf Palliativstationen im Krankenhaus in enger interdisziplinärer Zusammenarbeit von Ärzten, Pflegepersonal, Sozialarbeitern, Psychologen und Seelsorgern. Wenn eine Krankenhausbetreuung nicht indiziert ist und eine ambulante Betreuung bei einem Schwersterkrankten oder gar sterbenden Menschen nicht möglich ist, ist die

stationäre Unterbringung in einem Hospiz eine weitere Möglichkeit. Hier betreuen palliativ geschultes Pflegepersonal und ehrenamtliche Mitarbeiter die „Gäste".
- **Teilstationäre** Versorgung in Tageskliniken und -hospizen nimmt mit steigendem Bedarf in Deutschland zu.
- **Konsiliarisch** sowohl ambulant als auch stationär möglich.

Da der Fokus der Palliativmedizin nicht nur auf dem Patienten ruht, sondern gleichermaßen auch auf seinen **Angehörigen** und Freunden, ist es wichtig, auch diese zu entlasten und **Unterstützung** anzubieten. Dies kann durch Haus- und Familienpflege, Hausnotruf, Sozialstationen, Selbsthilfegruppen u. v. m. erfolgen.

5. Beurteilung der Lebensqualität und Ermittlung der Bedürfnisse

In der kurativen Medizin macht man die Ergebnisse medizinischen Handelns i. d. R. an Laborbefunden, Ultraschall-, CT- oder MRT-Untersuchungen u. Ä. fest. In der Palliativmedizin hingegen liegt das zentrale Augenmerk auf der **Lebensqualität** des Patienten und seiner Angehörigen. Die **Bedürfnisse** und **Wünsche** jedes Einzelnen sind sehr unterschiedlich und ändern sich im Laufe des Lebens bzw. während der Krankheitsstadien. Um den Behandlungsverlauf und die Veränderungen messen bzw. vergleichen zu können, ist es notwendig, die Lebensqualität zu messen. Es gibt mittlerweile mehr als 1000 Fragebögen oder Tests, jedoch keinen „Goldstandard".

Der **Karnofsky-Index** war einer der ersten Tests, mit dem der Allgemeinzustand bzw. die Lebensqualität eines Patienten eingeschätzt werden sollte. Hierbei wurde jedoch nur der körperliche Status durch **Fremdeinschätzung** auf einer Skala von 0 % (Patient ist tot) bis 100 % (Patient hat keine Einschränkungen) beurteilt.

Heutzutage wird die Lebensqualität deutlich ausführlicher und mittels **Selbsteinschätzung** ermittelt. Die Tests bzw. Fragebögen umfassen i. d. R. die **„physischen, psychischen, sozialen, spirituellen und verhaltens-/symptombezogenen"** Komponenten. Der **SEIQoL-Fragebogen** (Schedule for the Evaluation of **Individual Quality of Life**) wurde unter Berücksichtigung dieser fünf Faktoren entwickelt, um so die individuelle Lebensqualität zu ermitteln. Durch wiederholte Anwendung können dynamische Prozesse und individuelle Veränderungen gut dargestellt werden.

Allgemein anerkannt ist auch der **EORTC-QLQ-C30**-Fragebogen (European Organization for Research and Treatment Quality of Life Questionnaire), der 30 Fragen beinhaltet und für Krebspatienten mit unterschiedlichen Tumoren entwickelt wurde. Für Palliativpatienten gibt es eine auf 15 Fragen verkürzte Variante.

Wie die Lebensqualität, sind auch die **Bedürfnisse** eines Palliativpatienten keine festen Größen, sondern verändern sich genauso dynamisch und umfassen folgende Dimensionen:
- Eine körperlich-somatische Dimension,
- eine fürsorglich-pflegerische Dimension,
- eine psychologisch-soziale Dimension und
- eine spirituelle Dimension.

Jede dieser Dimensionen ist als gleichwertig anzusehen. Sie unterscheiden sich jedoch oft im Ausmaß ihrer Belastung bzw. interagieren miteinander und beeinträchtigen so den Patienten in unterschiedlichem Ausmaß. Der **Versorgungsbedarf** liegt also schwerpunktmäßig nicht bei einer bestimmten Dimension, sondern ist variabel, sodass er ebenfalls regelmäßig reevaluiert und individuell angepasst werden muss.

ZUSAMMENFASSUNG

Die **Übermittlung „schlechter" Nachrichten** ist eine der wichtigsten und belastendsten Aufgaben der ärztlichen Tätigkeit und erfordert ein hohes Maß an Einfühlungsvermögen und Kommunikationsfähigkeit. Das **SPIKES**-Modell bietet dabei ein gutes Konzept für die Gesprächsführung. Die **Palliativmedizin** definiert sich durch die **Behandlung von Patienten,** die an einer **unheilbaren** oder **fortgeschrittenen Erkrankung** mit begrenzter Lebenserwartung leiden. Das **Ziel** und die **Aufgabe** sind es, die **Lebensqualität** des Patienten zu **erhalten** oder zu **verbessern.**

69

Thorakaler PDK

Philipp von Freyberg

Anamnese

Sie führen das Prämedikationsgespräch bei einem 73-jährigen Patienten durch, der für sein Alter noch relativ fit ist und regelmäßig Sport treibt. Außer einem Bluthochdruck, der suffizient mit Ramipril therapiert ist, liegen keine Vorerkrankungen oder Allergien vor, weshalb Sie ihn als ASA II klassifizieren. Der Patient soll morgen eine Hemikolektomie rechts mit direkter Anastomose bei Kolontumor erhalten. Sie empfehlen dem Patienten eine Allgemeinanästhesie und einen thorakalen periduralen Schmerzkatheter zur perioperativen Schmerztherapie. Sie sollen am nächsten Tag selbst die anästhesiologische Betreuung durchführen.

1. **Über welche möglichen Komplikationen müssen Sie den Patienten im Rahmen des Prämedikationsgespräches bezüglich des thorakalen PDK aufklären?**
2. **Was müssen Sie bei der medikamentösen Prämedikation hinsichtlich des thorakalen PDK beachten?**
3. **Auf welcher Höhe würden Sie den thorakalen PDK anlegen und wie finden Sie diesen Zwischenwirbelkörperraum?**
4. **Welche Strukturen durchstechen Sie beim medianen Zugang? Gibt es einen alternativen Zugangsweg neben der Mittellinienpunktion?**
5. **Wie identifizieren Sie bei der Punktion den Periduralraum? Beschreiben Sie den technischen Ablauf des Punktionsvorgangs!**
6. **Was müssen Sie nach Anlage des PDK noch überprüfen, bevor Sie das Lokalanästhetikum und das Opiat für die Operation einspritzen?**

1. PDK-spezifische Komplikationen

Im Rahmen des Prämedikationsgespräches müssen Sie den Patienten über die verfahrensspezifischen Komplikationen einer Epiduralanästhesie aufklären:

- Blutung mit epiduralem Hämatom
- Infektion mit epiduralem Abszess, Meningoenzephalitis
- Subdurales Hygrom
- Nervenschäden mit motorischen und sensorischen Ausfällen, Blasen-Mastdarm-Störungen bis hin zur bleibenden Querschnittslähmung
- Rückenschmerzen
- Postpunktioneller Kopfschmerz
- Pneumothorax bei thorakaler Punktion
- Primäre oder sekundäre intrathekale Lage des Katheters mit totaler Spinalanästhesie
- Therapieversagen des Verfahrens

2. Medikamentöse Prämedikation

Im Rahmen der medikamentösen Prämedikation ist darauf zu achten, dass eine ggf. geplante präoperative Antikoagulation einen ausreichenden Abstand zur Punktion gemäß den Empfehlungen der Fachgesellschaft hat (➤ Kap. 77). Hier ist häufig ein entsprechender prophylaktischer Vermerk an die Stationspflege sinnvoll, z. B. „max. 3000 IE Certoparin s. c. spätestens 19 Uhr".

Bei dem Patienten sollte die antihypertensive Dauermedikation mit Ramipril am Operationstag pausiert werden. ACE-Hemmer können insbesondere in Kombination mit der durch die Epiduralanästhesie induzierte Sympathikolyse zu schwer therapierbaren intraoperativen Hypotonien führen.

3. Auswahl und Auffinden der Punktionsstelle

Die Auswahl der Punktionsstelle erfolgt in Abhängigkeit von der Lokalisation des chirurgischen Hauptstimulus, aber auch von der lokalen Tastbarkeit der Dornfortsätze und des Zwischenwirbelraums.

- Thoraxeingriff Th6–7
- Zwei-Höhlen-Eingriff Th7–9

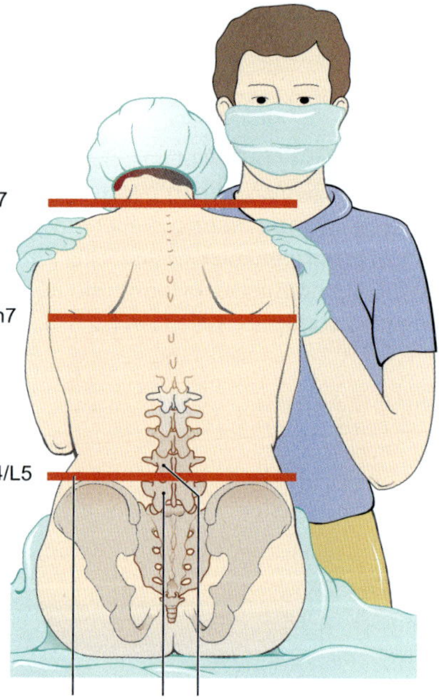

Abb. 69.1 Anatomische Hilfslinien für die rückenmarknahe Regionalanästhesie [L141]

- Oberbaucheingriff Th8–10
- Laparotomie/Unterbaucheingriffe Th10–12
- Untere Extremität L3–4

Als Orientierungslandmarken (➤ Abb. 69.1) dienen dabei folgende tastbare Knochenstrukturen, anhand derer Wirbelkörper identifiziert und anschließend nach kranial oder kaudal über die Dornfortsätze weiter abgezählt werden können:

- Vertebra prominens C7
- Verbindungslinie Unterrand Scapulae Th7
- Verbindungslinie Oberrand Cristae iliacae L4

4. Zugangsweg

Prinzipiell kann zwischen dem medianen und dem paramedianen Zugang unterschieden werden, die beide ihre Vorteile haben.

Beim **medianen Zugang** wird streng in der medianen Ebene zwischen zwei Wirbelkörpern punktiert. Der Vorteil dieses Zugangs besteht darin, dass man den Periduralraum in seiner größten Ausdehnung punktiert, was im thorakalen Bereich einer Tiefe von ca. 3 mm entspricht. Nacheinander werden folgende anatomische Strukturen passiert:

1. Haut
2. Subkutanes Fettgewebe
3. Ligamentum supraspinale
4. Ligamentum interspinale
5. Ligamentum flavum
6. Periduralraum

Der **paramediane Zugang** bietet v. a. Vorteile im thorakalen Bereich, wo die Dornfortsätze lang, steil und eng liegen. Es wird ca. 1 cm lateral des getasteten Dornfortsatzes eingestochen, das Ende der Nadel ca. 35° nach kaudal und 25° nach lateral abgekippt und dann Richtung Foramen intervertebrale bis in den Periduralraum vorgeschoben. Aufgrund des hier engeren Periduralraums besteht bei diesem Zugang ein höheres Duraperforationsrisiko.

5. Ablauf der Periduralkatheteranlage

Vor Beginn der Maßnahme muss das anästhesiologische **Mindestmonitoring** aus EKG, nichtinvasivem Blutdruck und Pulsoxymetrie angelegt werden. Des Weiteren ist ein funktionierender **intravenöser Zugang** mit Infusion erforderlich.

Eine gute **Lagerung** erleichtert die Punktion. Der Patient wird für die Punktion in eine sitzende oder seitlich liegende Position gebracht. Bei Seitenlagerung ist durch Unterpolsterungsmaßnahmen sicherzustellen, dass Schulter und Becken nicht verkippt sind und die Wirbelsäule nicht verdreht ist.

Nun folgt die **Identifikation der Punktionsstelle** anhand der oben genannten Landmarken sowie möglicher alternativer Punktionsstellen. Zum einfacheren späteren Auffinden können diese auch leicht seitlich am Körper des Patienten angezeichnet werden.

Die **Desinfektion** der Haut wird nun gemäß RKI-Richtlinien parallel zu den restlichen vorbereitenden Maßnahmen durchgeführt. Der durchführende Anästhesist hat eine OP-Haube, einen Mund-Nase-Schutz, einen sterilen langärmeligen Kittel und sterile Handschuhe zu tragen und unmittelbar vor Punktion eine hygienische Händedesinfektion durchzuführen. Das Assistenzpersonal muss einen Mund-Nase-Schutz und unsterile Handschuhe tragen. Auf einer sterilen Ablage wird das erforderliche Equipment vorbereitet und die Punktionsstelle anschließend mit einem sterilen Lochtuch abgedeckt.

Nach erneutem Tasten der Punktionsstelle erfolgt nun die **lokale Betäubung** der Einstichstelle und des Stichkanals, z. B. mit Mepivacain. Hier kann bereits mit der Nadel für die Lokalanästhesie eine erste taktile Sondierung und „Erkundung" der Stichrichtung erfolgen. Danach erfolgt die **Punktion mit der Tuohy-Nadel.** Dabei handelt es sich um eine Nadel mit einer gebogenen Spitze, über die ein Katheter eingeführt werden kann. Die Tuohy-Nadel wird bis in das Ligamentum interspinale vorgeschoben. Anschließend wird der Mandrin aus der Tuohy-Nadel entfernt und eine mit NaCl 0,9 % gefüllte Spritze aufgesetzt. Mit einer Hand wird die Nadel weitereingeführt, mit der anderen Hand wird ein leichter Druck auf den Spritzenstempel ausgeübt. Wichtig ist, dass die weiter einführende Hand auf dem Rücken des Patienten abgestützt wird, um einen unkontrollierten Nadelvorschub zu vermeiden. Sobald am Kolben der Spritze ein Widerstandsverlust (**„Loss of Resistance"** = LOR) festgestellt wird, ist der Periduralraum erreicht. Die Punktionstiefe wird anhand der Markierungen der Tuohy-Nadel abgelesen. Nun wird die Spritze entfernt und der Periduralkatheter über die Nadel eingeführt. Dies sollte ohne größeren Widerstand, Schmerzen oder Parästhesien erfolgen. Nun wird die Nadel entfernt, ohne den gerade eingelegten Katheter zu dislozieren. Der Katheter wird von der Tiefenlage her ggf. so weit herausgezogen, dass er auf Hautniveau ca. 3–5 cm tiefer als die vorher abgelesene Punktionstiefe mit der Tuohy-Nadel liegt. Nun wird der Adapter an den Katheter angeschlossen und eine Aspirationsprobe auf Liquor bzw. Blut durchgeführt (beim Aspirieren sollte der Stempel der Spritze nach dem Loslassen wieder in die Ausgangsstellung zurückgehen). Anschließend wird der Bakterienfilter angeschlossen, der Katheter mit Pflastern fixiert und

steril Verbunden. Wichtig ist eine Kennzeichnung der Zuspritzleitung als Periduralkatheter um eine akzidentelle Applikation von intravenösen Medikamenten zu verhindern.
Als alternative Möglichkeit zur Identifikation des Periduralraums kann der **„hängende Tropfen"** angewendet werden. Hier wird an den Konus der Tuohy-Nadel ein Tropfen NaCl 0,9 % angehängt, anstatt die Spritze mit NaCl 0,9 % aufzusetzen. Die Nadel mit dem hängenden Tropfen kann nun unter der Kontrolle von beiden Händen vorsichtig vorgeschoben werden, bis der Tropfen durch den negativen Druck im Periduralraum in die Nadel eingesaugt wird. Dann ist der Periduralraum erreicht und der Katheter kann eingelegt werden. Der Erfolg dieser Technik kann allerdings durch Druckveränderungen im Periduralraum, z. B. durch Husten, Pressen und tiefe Atemzüge, beeinträchtigt sein.

MERKE

Ein über die Tuohy-Nadel vorgeschobener Katheter darf wegen der Gefahr des Abscherens an der Nadelspitze **niemals durch die Nadel** wieder **zurückgezogen** werden. Bei Bedarf muss der Katheter **mit** der Nadel en bloc zurückgezogen werden.

6. Lagekontrolle

Bevor ein Periduralkatheter mit Lokalanästhetikum und Opiaten aufgespritzt werden darf, muss eine Lagekontrolle erfolgen. Das bedeutet man muss vor jedem Einspritzen oder Anschließen von Pumpen eine **Aspirationskontrolle** auf intravasale oder sekundäre intraspinale Lage durchführen. Des Weiteren muss nach Anlage des Katheters eine **Testdosis eines Lokalanästhetikums** eingespritzt werden, um eine spinale Lage/Wirkung des Katheters auszuschließen. Hierfür können zum Beispiel 3 ml Bupivacain 0,5 % isobar verwendet werden. Kommt es innerhalb von 5 Minuten zu keinen sensomotorischen Ausfällen, darf der Periduralkatheter befahren werden.
Für die postoperative Analgesie kann die Periduralanästhesie aus einer Kombination eines Lokalanästhetikums mit einem Opiat fortgesetzt werden, z. B. Ropivacain 0,2 % mit 0,5 µg Sufentanil/ml. Die Applikation kann kontinuierlich oder als patientenkontrollierte epidurale Anästhesie (PCEA) erfolgen. Bei der PCEA hat der Patient die Möglichkeit, sich bei Schmerzen selbstständig einen vordefinierten Medikamentenbolus über eine Schmerzpumpe epidural zu verabreichen, wobei eine einprogrammierte Sperrzeit eine Überdosierung verhindert. Die patienteninduzierten Bolusgaben können auch mit einer Dauerinfusion kombiniert werden, beispielsweise 4 ml/h Dauerinfusion, 4 ml Bolus, Sperrzeit 15 min.

ZUSAMMENFASSUNG

Die **Periduralanästhesie** stellt nicht nur in der Geburtshilfe eine einzigartige Schmerztherapiemöglichkeit dar, sondern kann auch bei **thorakalen und abdominalen Eingriffen** von großer Bedeutung sein. Je nach Ort der Operation muss anhand der knöchernen Leitstrukturen der entsprechende Zwischenwirbelraum für die Punktion identifiziert werden. Anschließend erfolgt unter sterilen Kautelen die Punktion über den i. d. R. **medianen Zugang** mittels der **Loss-of-Resistance-Technik.** Bevor der Periduralkatheter verwendet werden darf, muss mittels **Aspirationstest und Testdosis** eine intravasale und intraspinale Katheterlage ausgeschlossen werden.

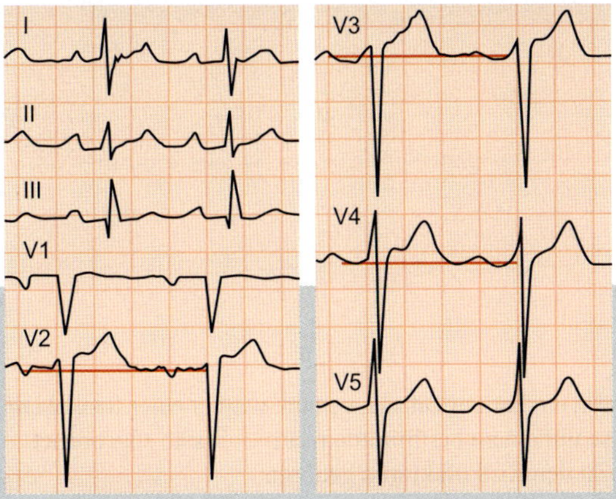

70

Präoperative Belastungsdyspnoe

Patrick Keppeler, Ute Fetzner

Anamnese

In die Prämedikationsambulanz kommt eine 74-jährige Patientin, die in 10 Tagen eine Knie-Totalendoprothese erhalten soll. Bekannte Vorerkrankungen sind eine arterielle Hypertonie und ein tablettenpflichtiger Diabetes mellitus. Die Patientin nimmt Metformin 2 × 500 mg, Metoprolol 2 × 25 mg und Ramipril 2,5 mg ein. Der mitgebrachte Thorax-Röntgenbefund ist unauffällig. Auf Nachfrage gibt sie an, seit etwa 3 Monaten bei leichter Belastung (ca. 3 Treppenstufen) Schmerzen hinter dem Brustbein und Atemnot zu haben, die sich erst nach einigen Minuten der Ruhe wieder zurückbilden würden. Von einer Bekannten habe sie einmal ein „rotes Spray" bekommen, das rasche Besserung gebracht habe. Bei einem Kardiologen sei sie nie gewesen.

Untersuchungsbefund

RR 135/80 mmHg, Herzfrequenz 68/min, Herz und Lungen: auskultatorisch unauffällig. Keine Allergien, keine Voroperationen. Die Patientin legt dieses EKG vor (➤ Bild [L141]).

1. **Befunden Sie das EKG. Stellen Sie in diesem Zusammenhang eine Diagnose für die Beschwerden der Patientin.**
2. **Welche gängige Einteilung wird für das Krankheitsbild verwendet?**
3. **Hat die Erkrankung Auswirkungen auf die Operation? Kann diese durchgeführt werden?**
4. **Welche Möglichkeiten der weiteren Diagnostik gibt es und in welcher Reihenfolge sollten sie eingesetzt werden?**
5. **Wie ist generell vor und während einer Narkose bei Patienten mit diesem Krankheitsbild zu verfahren?**
6. **Was müssten Sie präoperativ bedenken, wenn vor Kurzem eine kausale Therapie dieses Krankheitsbildes erfolgt wäre?**

1. EKG-Befund und Diagnose

Man sieht ein typisches „Hausarzt-EKG“, wie es im Rahmen der prästationären OP-Vorbereitung üblich ist. Die Patientin hat einen Sinusrhythmus (eine P-Welle ist vorhanden, auf jede P-Welle folgt ein QRS-Komplex), der Lagetyp ist ein Linkstyp. Auffällig sind die **ST-Segment-Hebungen in den Ableitungen in V_2, V_3 und V_4** im Sinne einer Minderdurchblutung der lateralen Herzwand. Zusammen mit der **Angina-pectoris-Symptomatik** bereits bei geringer Belastung (3 Treppenstufen) ergibt sich der dringende V. a. eine bisher nicht diagnostizierte **koronare Herzkrankheit.** Das von der Bekannten verabreichte Spray könnte ein Nitroglyzerinspray gewesen sein.

2. Einteilung

Die **koronare Herzkrankheit** bezeichnet die Arteriosklerose der Herzkranzgefäße, aus der ein Missverhältnis von O_2-Angebot und O_2-Bedarf des Myokards resultiert. Je nach Ausmaß kommt es zu einer **Angina pectoris (Brustenge)** mit weiteren Symptomen.

- **Stabile Angina pectoris:** (Syn. Belastungsangina) retrosternale Schmerzen, die bei Belastung, Kälte etc. auftreten und durch die Benutzung von Nitrospray beendet werden.
- **Instabile Angina pectoris:** jede erstmalig aufgetretene Angina pectoris sowie Ruheangina.

3. Risikostratifizierung

Um die Belastung des Patienten durch die AP-Beschwerden quantifizieren zu können, hat sich die **Einteilung der Canadian Cardiologists Society** (CCS) als die praktikabelste erwiesen:

- Grad I: AP bei schwerer oder lang dauernder körperlicher Belastung
- Grad II: AP beim Treppensteigen > 1 Stockwerk
- Grad III: AP beim Treppensteigen < 1 Stockwerk
- Grad IV: AP bei geringer Belastung, Ruheangina

Das Risiko eines Patienten für ein kardiales Ereignis wird mit dem **Revised Cardiac Risk Index** (RCRI) (➤ Tab. 70.1) erfasst. Je nachdem, wie viel Risikofaktoren ein Patient auf sich vereint, wird er einer Risikoklasse mit einem bestimmten relativen Risiko zugeordnet. Zu den Risikofaktoren gehören:

- Hochrisiko-OP geplant
- Positive KHK-Anamnese
- Herzinsuffizienz
- Insulinpflichtiger Diabetes mellitus
- Zerebrovaskuläre Vorerkrankung mit und ohne Schlaganfall oder TIA
- Kompensierte Niereninsuffizienz mit einem Serumkreatinin > 2 mg/dl

Die Patientin in unserem Fall hat also eine KHK Grad IV nach CCS, nach alter Einteilung gelegentlich eine instabile AP. Demzufolge hat sie möglicherweise ein hohes Risiko für ein intraoperatives kardiales Ereignis (Myokardischämie, Herztod). Da eine Knie-Endoprothese ein rein elektiver Eingriff ist, gelten hier strenge Vorsichtsmaßnahmen. Der Eingriff sollte bis nach der weiteren kardiologischen Abklärung verschoben werden.

4. Weitere Diagnostik

Die weitere Diagnostik einer KHK umfasst:

- Ein weiteres **Ruhe-EKG,** um den Befund zu verifizieren und ein **Belastungs-EKG** (wenn wegen der Arthrose möglich), um die retrosternalen Beschwerden einer Myokardischämie zuzuordnen. Alternativ ist auch eine **Stress-Echokardiografie** (z. B. Gabe von Dobutamin i. v.) aussagekräftig. Bei einem akuten Myokardinfarkt jedoch kontraindiziert.
- Eine **transthorakale Echokardiografie,** um eine Herzinsuffizienz, Klappenfunktionsstörungen und regionale Wandbewegungsstörungen festzustellen.

Tab. 70.1 Revised Cardiac Risk Index (RCRI) [F783-008]

Anzahl der Risikofaktoren	Risikoklasse	Risiko für kardiale Zwischenfälle [%]
0	I	0,05–1,5
1	II	0,3–2,1
2	III	3,9–10,3
3 und mehr	IV	5,8–18,4

- Weiterhin kommen funktionelle Verfahren wie das **Myokard-Perfusions-SPECT, Stress-Perfusions-MRT oder Dobutamin-Stress-MRT** infrage, die nach derzeitigem Stand jedoch nicht von den gesetzlichen Krankenkassen erstattet werden; zudem werden die dabei eingesetzten Medikamente teilweise im Off-Label-Use verwendet.
- Zusätzlich eine Bestimmung von **CK, CKMB und Troponin im Serum,** um eine akute Myokardischämie auszuschließen.
- Da bei dieser Patientin noch keine KHK diagnostiziert wurde, sie aber kardial deutlich eingeschränkt ist, sollte vor der Operation auch eine **Herzkatheteruntersuchung** durchgeführt werden. Bei einer hochgradigen Engstelle kann die Stenose eines Koronargefäßes aufgedehnt und mit einem **Stent** versorgt werden. Dieser Stent dehnt das verengte Gefäß und drängt den für die Stenose verantwortlichen Endothelplaque an den Rand des Gefäßes. Dieser Eingriff wäre eine ursächliche Therapie und könnte perioperative Myokardinfarkte verhindern. Bei der höhergradigen Stenose mehrerer Gefäße müsste evtl. sogar zunächst eine **aortokoronare Bypassversorgung** (ACB) erfolgen.

MERKE

- Grundsätzlich ist die präoperative kardiologische Diagnostik nicht dafür gedacht, jeden möglichen Patienten mit einem KHK-Risiko zu identifizieren, sondern nur, um Hochrisikopatienten optimal auf eine Operation vorzubereiten.
- Patienten mit bekannter KHK, die keine instabile AP-Symptomatik haben, müssen sich auch nach kardiologischer Intervention keiner zusätzlichen Diagnostik unterziehen.

5. Perioperatives Vorgehen bei KHK-Patienten

Ein operativer Eingriff stellt für alle Patienten eine Stresssituation dar, KHK-Patienten sind durch den dadurch ausgelösten höheren O_2-Verbrauch besonders gefährdet. Das perioperative Vorgehen ist also auf größtmögliche Reduktion des Stresses ausgelegt.

Präoperatives Vorgehen:

- Zur Vermeidung von Angst sollten die Patienten eine großzügige **medikamentöse Prämedikation** mit einem Benzodiazepin erhalten.
- Am OP-Tag sollte eine bestehende antianginöse, antiarrhythmische und antihypertensive Therapie unbedingt weitergeführt werden. Bei ausgedehnten Operationen mit großem Volumenverschiebungen und/oder einer Sympathikolyse, z. B. durch einen Periduralkatheter, wird das Pausieren von ACE-Hemmern und Angiotensin-II-Antagonisten empfohlen, um eine intraoperative hypotensive Entgleisung zu vermeiden.

Intraoperatives Vorgehen

- Erweitertes Monitoring mittels **5-Kanal-EKG** (zusätzliche Ableitungen II und V_5), da diese Ableitungen besonders sensibel für Myokardischämien sind (sog. **Poor-Man's-EKG**). ST-Strecken-Hebungen treten allerdings erst spät nach einer stattgehabten Myokardischämie auf.
- **Direkte arterielle Blutdruckmessung,** um Kreislaufschwankungen rechtzeitig zu detektieren.
- Bei Hochrisikopatienten kann intraoperativ eine **transösophageale Echokardiografie** durchgeführt werden. Mit diesem Verfahren kann eine myokardiale Minderversorgung frühzeitig durch neu auftretende regionale Wandbewegungsstörungen im TEE detektiert werden.
- Die **Narkoseführung** erfordert höchste Aufmerksamkeit und zielt auf Vermeidung von Tachykardie und Hypertonie (durch Schmerzen, zu flache Narkose) und Hypotonie (Volumenmangel, zu tiefe Narkose).

Postoperatives Vorgehen: Zur Schmerztherapie empfiehlt sich noch die präoperative Anlage eines Regionalanästhesiekatheters, wenn für die Operation sinnvoll. Zumindest sollte ein suffizientes Schmerztherapieregime erarbeitet werden, da auch postoperative Schmerzen ein Risikofaktor für eine Myokardischämie sind.

6. Thrombozytenaggregationshemmung

Besonderes Augenmerk ist auf Patienten zu richten, bei denen in der jüngeren Vergangenheit eine perkutane koronare Intervention (PCI) durchgeführt und ggf. Stents implantiert wurden, denn sie nehmen meist ein oder mehrere **Thrombozytenaggregationshemmer ein.** Das längerfristige Pausieren dieser Medikamente ist mit einem hohen Risiko eines Stentverschlusses vergesellschaftet. Da aber Thrombozytenaggregationshemmer die Funktion der Thrombozyten irreversibel für ca. 5 Tage blockieren (Neubildung von Thrombozyten), ist ihre Anwendung mit einem erhöhten Risiko für peri- und postoperative Blutungen verbunden. Nach der Empfehlung der **European Society of Cardiology** (ESC) gilt folgendes Vorgehen bei **elektiven** operativen Eingriffen:

- **PCI ohne Stenteinlage:** Eingriff frühestens nach 2–4 Wo. unter Fortführung der ASS-Therapie.
- **PCI mit Drug-Eluting-Stent (DES):** Eingriff frühestens nach 3–12 Mon. unter Fortführung der ASS-Therapie. Die Zeit ist abhängig vom Stent-Typ.

ZUSAMMENFASSUNG

Die KHK ist mit einem erhöhten perioperativen Mortalitätsrisiko vergesellschaftet. Bekannte KHK-Patienten ohne progrediente Symptomatik können ohne zusätzliche Untersuchungen operiert werden. Je nach **Stentimplantation** ist die Therapie mit Thrombozytenaggregationshemmern in unterschiedlichen Zeitintervallen notwendig, sodass geplante Operationen verschoben werden sollten. **Kardiale Risikopatienten** benötigen eine gute medikamentöse Prämedikation, um den präoperativen Stress zu minimieren. **Perioperativ** werden standardmäßig die EKG-Ableitungen II und V_5 überwacht. Die **postoperative Schmerztherapie** muss auf größtmögliche Schmerzfreiheit ausgelegt sein.

71

Zahnschmerzen

Jens Vater

Anamnese

Zu Ihnen kommt eine 67-jährige Frau in die Notaufnahme. Sie gibt an, von ihrem Zahnarzt geschickt worden zu sein, der sie nicht mehr behandeln wolle.

Auf Nachfrage, um was es denn gehe, berichtet die Patientin: „Ich habe vor einem halben Jahr eine Wurzelbehandlung am rechten Oberkiefer, ein Backenzahn, gehabt. Es war auch alles gut, bis vor 3 Wochen. Seitdem habe ich immer wieder Schmerzen beim Kauen, beim Reden oder auch aus dem Nichts heraus. Immer im Bereich der rechten Backe. Zuerst hat der Doktor sich das ja angeschaut und sogar geröntgt. Und er hat gesagt, es sei alles in bester Ordnung. Aber ich habe diese Schmerzen und Schmerzmittel helfen überhaupt nicht. Die Attacken sind manchmal so schlimm, ich könnte von der Brücke springen!"

Untersuchungsbefund

Die rechte untere Gesichtshälfte ist gerötet, das ipsilaterale Auge tränt etwas. Beim Sprechen zuckt die Patientin immer wieder zusammen. Die Sensibilität im Gesicht ist erhalten, Berührung wird rechts jedoch als unangenehm empfunden. Nervenaustrittspunkte rechts druckdolent, links frei. Sonst keine neurologischen Auffälligkeiten.

1. **Welche Verdachtsdiagnose stellen Sie?**

2. **Welche Ursache hat die Erkrankung?**

3. **Welche medikamentösen Therapiemöglichkeiten gibt es?**

4. **Welche interventionellen und operativen Verfahren gibt es?**

5. **Welche anderen „Nervenschmerzsyndrome" kennen Sie noch?**

1. Verdachtsdiagnose

Die Beschreibung der Beschwerden und der klinische Befund sprechen für eine Trigeminusneuralgie (TN) (➤ Abb. 71.1, ➤ Tab. 71.1).

Diese Form des Gesichtsschmerzes tritt meist idiopathisch bei älteren Menschen auf, wobei Frauen häufiger betroffen sind. Als Symptom einer anderen Grunderkrankung kann die Trigeminusneuralgie aber auch im Rahmen einer multiplen Sklerose – dann auch bei jungen Patienten –, bei Hirnstammtumoren oder Syringobulbie auftreten.

Die Schmerzattacken können täglich bis zu 100-mal auftreten und sowohl spontan entstehen als auch durch bestimmte Ereignisse „getriggert" werden. Als Auslöser kommen unter anderem Sprechen, Kälte- oder Wärmereize sowie Berührungen infrage.

In den meisten Fällen ist nur eine Gesichtsseite betroffen. Die Schmerzen dauern meist nur Sekunden an. Es sind jedoch auch Episoden von mehreren Minuten möglich. Die Schmerzstärke wird von den Betroffenen auf der NRS von 0–10 meist im Bereich 9–10 angegeben. Häufig neigen die Betroffenen zu Zuckungen, daher auch die Bezeichnung als Tic douloureux.

2. Pathogenese

Vollständig geklärt ist das Auftreten der idiopathischen Trigeminusneuralgie noch nicht. Die Irritation der Nervenwurzel des 5. Hirnnervs im Bereich des Kleinhirnbrückenwinkels gilt jedoch als eine relativ gesicherte Ursache.

Bei fast drei Viertel der Patienten kann der sog. Janetta-Mechanismus, ein Gefäß-Nerven-Kontakt zwischen dem N. trigeminus und der A. cerebelli superior, nachgewiesen werden (➤ Abb. 71.2). Durch einen aberranten Gefäßverlauf kommt es zur Kompression des Nervs. Eine lokale Demyelinisierung generiert ektope Impulse an den Nervenfasern, diese führen zu einer Hyperexzitation und Signalübertragung zwischen demyelinisierten sensiblen und nozizeptiven Fasern. Nicht jede enge Lagebeziehung zwischen N. trigeminus und Gefäßen führt jedoch zwangsläufig auch zu einer

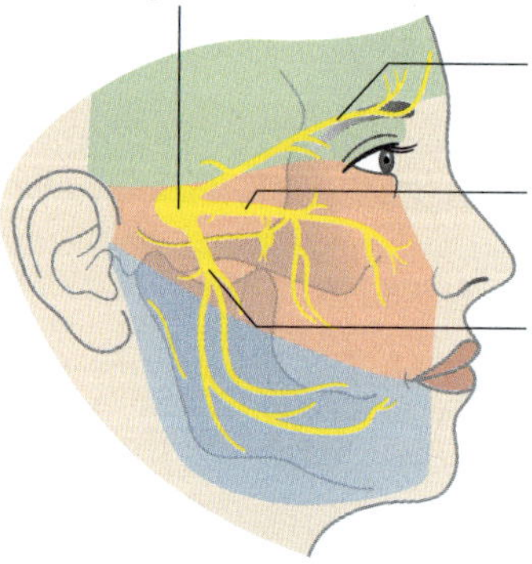

Abb. 71.1 Versorgungsgebiet N. trigeminus (V1–V3) [L231]

Tab. 71.1 Diagnostische Kriterien der Trigeminusneuralgie nach ICHD-3

A	▪ Wiederkehrende paroxysmale unilaterale Gesichtsschmerzattacken im Versorgungsbereich eines Astes oder mehrerer Äste des N. trigeminus ▪ Keine Ausstrahlung darüber hinaus, die die Kriterien B und C erfüllen
B	Der Schmerz weist alle der folgenden Charakteristika auf: ▪ Dauer zwischen einem Sekundenbruchteil bis zu 2 Minuten ▪ Starke Intensität ▪ Stromstoßartige, einschießende, stechende oder scharfe Qualität
C	Schmerzen im betroffenen Versorgungsbereich des N. trigeminus, ausgelöst durch normalerweise nicht schmerzhafte Reize
D	Nicht besser erklärt durch eine andere ICHD-3-Diagnose

Nach: S1-Leitlinie Trigeminusneuralgie der DGN (AWMF 030/016) Stand 10/2023

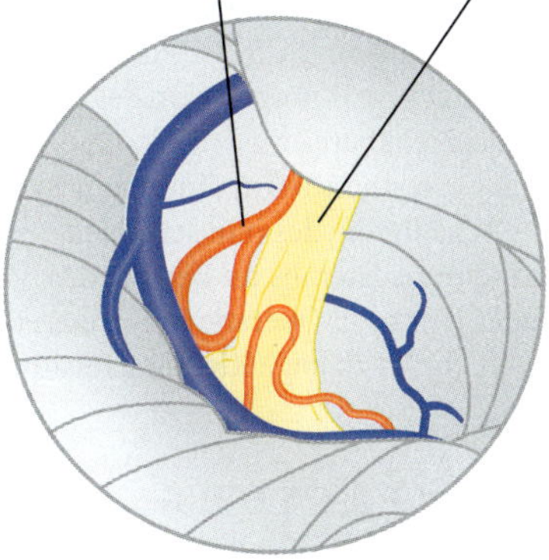

Abb. 71.2 Pathogenese der Trigeminusneuralgie [L231]

Trigeminusneuralgie. Diagnostisch relevant scheint vor allem eine Verdrängung oder Atrophie des N. trigeminus auf der betroffenen Seite zu sein. Jede TN muss einer neurologischen und radiologischen Diagnostik unterzogen werden. Differenzialdiagnostisch zur TN sind schmerzhafte Trigeminusneuropathien (TNP) zu berücksichtigen, diese treten nicht selten nach zahnärztlichen Eingriffen auf. Eine MRT ist als obligate Zusatzdiagnostik etabliert.

3. Medikamentöse Therapie

Als Mittel der ersten Wahl gilt Carbamazepin in einschleichend steigenden Dosierungen von 800–1600 mg/d, wenn dies gut vertragen wird. Zusammen mit Phenytoin ist es der einzige zugelassene Wirkstoff bei TN. Wichtige Medikamente der zweiten Wahl sind u. a. Gabapentin/Pregabalin, Lamotrigin, Onabotulinumtoxin A und Baclofen, Lidocain intranasal/intraoral sowie Topiramat. Der Einsatz erfolgt jedoch off-label.

4. Interventionelle und operative Therapie

Eine interventionelle oder operative Behandlung ist nach nicht ausreichendem Ansprechen auf 3 Behandlungsversuche mit Medikamenten oder intolerablen Nebenwirkungen der medikamentösen Therapie indiziert. Es stehen grundsätzlich drei Methoden zur Auswahl:

- Perkutane Verfahren im oder am Ganglion Gasseri
- Mikrovaskuläre Dekompression des N. trigeminus im Kleinhirnbrückenwinkel
- Radiochirurgische Behandlung (Gamma-Knife, Cyber-Knife, Linearbeschleuniger)

Bei der **ganglionären lokalen Opioidanalgesie** (GLOA) wird eine kleine Menge eines Opioids (meist: 0,03–0,045 mg Buprenorphin) an das Ganglion cervicale superius appliziert. Es handelt sich um ein wenig invasives, vom Patienten gut toleriertes und relativ risikoarmes Verfahren. Auch bei einer versehentlichen intravasalen Injektion sind aufgrund der geringen Dosen keine lebensbedrohlichen Folgen zu erwarten.

Die in der Leitlinie noch erwähnte **Neurochemolyse** durch Injektion von **Glyzerin** in die Zisterne des Ganglion cervicale superius verspricht, wie andere interventionelle Verfahren, eine Erfolgsrate nach der ersten Anwendung von bis zu 90 %. Allerdings kommt es in der Folge häufig zu einer sog. Anaesthesia dolorosa.

Bei der **Operation nach Janetta** wird über eine subokzipitale Kraniektomie die Eintrittszone des N. trigeminus in den Hirnstamm aufgesucht und ein kleines Stück alloplastischen Materials (z B. Teflon, Goretex) zwischen Arterie und Nerv eingebracht (➤ Abb. 71.3). Die Erfolgsrate ist mit insgesamt 98 % (82 % schmerzfrei, 16 % schmerzgelindert) hoch. Mögliche Komplikationen sind eine Hypästhesie im Trigeminusgebiet und Taubheit auf dem ipsilateralen Ohr. Die Auftretenswahrscheinlichkeit beträgt unter 1 %.

Sowohl bei der klassischen als auch bei der symptomatischen Trigeminusneuralgie kann eine radiochirurgische Behandlung mittels Gamma-Knife (oder Linearbeschleuniger oder Cyber-Knife) eingesetzt werden. Der N. trigeminus wird hier hirnstammnah einmalig stereotaktisch mit Dosen von 70–90 Gy bestrahlt. Im Gegensatz zu den anderen operativen Verfahren muss hier mit einem verzögerten Wirkeintritt (Tage bis Monate) gerechnet werden (nicht zur Akutintervention geeignet). Eine Anaesthesia dolorosa ist nach radiochirurgischen Operationen bis dato nicht beschrieben,

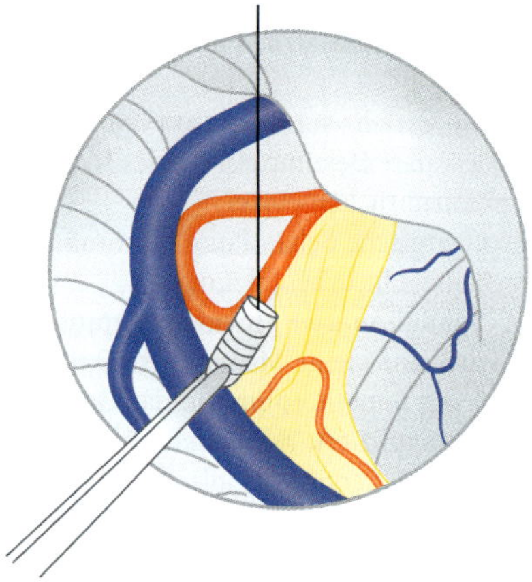

Abb. 71.3 Operation nach Janetta [L231]

Dysästhesien und Deafferenzierungsschmerz wurde in Einzelfällen berichtet.

5. Weitere Nervenschmerzsyndrome/Kompressionssyndrome

An den peripheren Nerven sind Kompressionssyndrome keine Seltenheit. Die bekanntesten sind (➤ Tab. 71.2):

- Das Karpaltunnelsyndrom (Brachialgia paraesthetica nocturna) mit Einklemmung des N. medianus unter dem Retinaculum flexourm.
- Das zweithäufigste Kompressionssyndrom ist das Sulcus-ulnaris-Syndrom (SUS, Kubitaltunnelsyndrom) mit Läsion bzw. Kompression des N. ulnaris im Ellenbogengelenkbereich.
- Die Meralgia paraesthetica (Inguinaltunnelsyndrom): Eine Schädigung des rein sensiblen N. cutaneus femoris lateralis im Bereich des Leistenbandes tritt nach Operationen in dem Gebiet oder auch z. B. durch zu enge Kleidung (Seatbelt-Syndrom) auf.

ZUSAMMENFASSUNG

Eine Trigeminusneuralgie kann sowohl idiopathisch (klassische Form) als auch symptomatisch auftreten. Ein häufiger Auslöser ist die Nervenreizung/-schädigung durch die A. cerebelli superior (Janetta-Mechanismus). Als Mittel der 1. Wahl zur medikamentösen Therapie werden Antiepileptika (z. B. Carbamazepin) eingesetzt. Es gibt verschiedene interventionelle und operative Therapieoptionen, die jedoch auch Komplikationen wie Dysästhesien, Deafferenzierungsschmerzen oder die Anaesthesia dolorosa zur Folge haben können.
An den peripheren Nerven gibt es eine Reihe von Kompressionssyndromen. Die Top 3 sind: Karpaltunnelsyndrom, Sulcus-ulnaris-Syndrom und Meralgia paraesthetica.

Tab. 71.2 Formen der Kompressionssyndrome

Typische Kompressionssyndrome	Seltene Kompressionssyndrome	Kombinationsformen	Atypische Syndrome
Karpaltunnelsyndrom	Thoracic-outlet-Syndrom	Sulcus-ulnaris-/Kubitaltunnelsyndrom	Komparmentsyndrome
Supinatortunnelsyndrom	Pudendus-Neuralgie	Loge-de-Guyon-Syndrom	Intraneurale Ganglien
Morton-Metatarsalgie	Suprascapularis-Kompressionssyndrom	N.-peroneus-Kompressionssyndrom	
Meralgia paraesthetica			

Nach: Assmus H, Antoniadis G, Bischoff C: Carpal and cubital tunnel and other rare nerve compression syndromes. Dtsch Arztebl Int 2015; 112: 14–26.

72

Operation im Sitzen

Patrick Keppeler, Jens Vater

Anamnese

Sie sollen um 19 Uhr als letzten OP-Punkt einen 45-jährigen Patienten narkotisieren, der an einem zervikalen Bandscheibenvorfall operiert werden soll. Die Operation soll in sitzender Position von dorsal durchgeführt werden und ist vom geplanten Vormittagstermin nach hinten verschoben worden. Der Patient ist als ASA I klassifiziert, hat keine Allergien und nimmt nur gelegentlich NSAID ein. Pulmonale und kardiale Vorerkrankungen werden verneint.

Untersuchungsbefund

Mallampati 2, Zähne fest. EKG-Befund: normaler Sinusrhythmus. Laborwerte: Blutbild, Gerinnungswerte, Leber- und Nierenwerte unauffällig.

1. Erläutern Sie Indikationen, Kontraindikationen, Vor- und Nachteile der sitzenden und halbsitzenden Position.

2. Mit welchen „Überraschungen“ müssen Sie zu Beginn der chirurgischen Maßnahmen rechnen?

3. Beschreiben Sie den Pathomechanismus der schlimmsten dieser Komplikationen.

4. Welche Überwachungsmaßnahmen sind bei einer OP im Sitzen erforderlich und warum?

5. Wie behandeln Sie diese Komplikation?

1. Sitzende Position

Indikationen sind Eingriffe im Bereich der Pinealisregion, der hinteren Schädelgrube, des kraniozervikalen Übergangs, der Halswirbelsäule und des zervikalen Rückenmarks.

Vorteile sind der direktere Zugangsweg mit geringerem Gewebetrauma, das geringere Blutungsrisiko und ein besseres neurologisches Outcome (geringere Hirnnervenschädigung, geringer Hirndruck), da das OP-Gebiet oberhalb des Herzniveaus liegt.

Nachteil ist die veränderte intrazerebrale und systemische Hämodynamik.

Kontraindikation ist ein **ventiloffenes Foramen ovale.** Bei Anstieg des Drucks im rechten Vorhof (z.B. durch Pressen, mechanische Ventilation, hoher Überdruck wie beim Tauchen) kann sich das Vorhofseptum öffnen und Blut oder Gasbläschen vom rechten in den linken Vorhof gelangen. Sollte es zu einer venösen Luftembolie kommen, können größere Luftmengen durch das ventiloffene Foramen ovale vom rechten in den linken Vorhof gelangen und damit in den arteriellen Kreislauf geschwemmt werden (sog. **paradoxe Embolie**). Erreichen die Luftbläschen das Gehirn, wäre die Folge eine zerebrale Ischämie bis hin zum Schlaganfall.

Normalerweise verschließt sich das Foramen ovale als Überbleibsel des embryonalen Kreislaufs innerhalb des ersten Lebensjahres. Dennoch weisen etwa 25 % der Bevölkerung ein PFO auf.

MERKE

Soll eine Operation in sitzender Position des Patienten erfolgen, muss präoperativ mittels Echokardiografie ein offenes Foramen ovale ausgeschlossen werden.

2. Komplikationen

Zu Beginn der chirurgischen Maßnahmen wird der Patient aus der flachen Rückenlage in eine halbsitzende bzw. sitzende Lage angehoben. Dabei kommt es durch „Versacken" des Blutes in die abhängigen Körperteile zum **Blutdruckabfall** und infolgedessen auch zum **Abfall des zerebralen Perfusionsdrucks** (CPP). In diesem Fall könnte der Blutdruckabfall besonders schwerwiegend sein, da der Patient schon seit dem Vorabend nüchtern ist. Bereits vor Narkoseeinleitung sollten hier 1000 ml kristalloide Infusionslösung verabreicht werden. Die ausreichende Volumentherapie, bei der auch die vorangegangene Nüchternzeit mitberücksichtigt wird, gilt als wichtigste Maßnahme zum Schutz vor Blutdruckabfällen. Als ein möglicher Zielparameter wird von der DGAI ein **zentralvenöser Druck von 8–10 cmH_2O** empfohlen. Während der OP soll der ZVD kontinuierlich gemessen werden.

Als weiterer kritischer Moment gilt das Anlegen der Kopffixation, der **„Mayfield-Klammer"** (➤ Abb. 72.1), die den Kopf in der OP-Position fixiert. Diese Maßnahme ist so schmerzhaft, dass es bei „normal" fortgeführter Anästhesie zu einem **kritischen Blutdruckanstieg** kommt. Vor dem Anlegen dieser Klammer muss also ein großzügiger Opiatbolus injiziert werden. Während der gesamten Zeit, in der die Mayfield-Klammer anliegt, sind hohe Opiatdosen nötig, der Bedarf sinkt nach

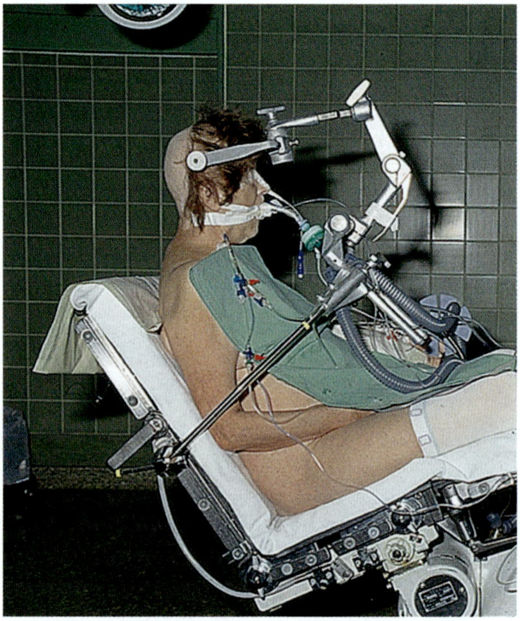

Abb. 72.1 Fixierung des Kopfes in der Mayfield-Klammer [M582]

deren Entfernung rapide. Um eine unnötige Nachbeatmung wegen eines Opiatüberhangs zu verhindern, sollte bis zur Extubation mit kurz wirksamen Substanzen, z. B. Remifentanil (Ultiva®) gearbeitet werden.

3. Venöse Luftembolie

Bei Operationen in sitzender Position ist das OP-Gebiet einige Zentimeter oberhalb des rechten Vorhofs (Druckgradienten bis 65 cmH_2O möglich), was zu einem Unterdruck in den Venen des OP-Gebiets führt. Bei Eröffnung venöser Gefäße in diesem Gebiet besteht also die Gefahr des Eindringens von Luft mit der Folge einer venösen Luftembolie (Inzidenz 30–100 %). Es gibt keine definitiv letale Menge Luft, entscheidend ist eher die Geschwindigkeit, mit der die Luft in den Kreislauf eingeschwemmt wird:

Langsam aufgenommene (auch größere) Luftmengen bewirken nach Eintritt in den Pulmonalkreislauf eine passagere Rechtsherzbelastung (PAP steigt), werden dann aber ohne weitere Folgen über die Lunge resorbiert.

Große, schnell aufgenommene Luftmengen führen zu Schaumbildung im rechten Herzen. Dies stellt eine mechanische Abflussbehinderung dar und führt akut zu einer Schlagvolumenverminderung, auskultatorisch erkennbar an einem Mühlradgeräusch. Zusätzlich steigt akut der pulmonalarterielle Druck durch den Verschluss vieler Lungenkapillaren durch die Luftbläschen, was zu einer zusätzlichen Rechtsherzbelastung führt. Verschließen die Luftblasen einen zu großen Anteil der Lungenstrombahn, kann es zum **akuten Rechtsherzversagen** kommen. In der Folge kommt es zum **Abfall der linksventrikulären Vorlast** (es kommt zu wenig Blut aus dem kleinen Kreislauf im linken Ventrikel an) und konsekutiver Linksherzinsuffizienz mit verminderter Koronarperfusion. In der Lunge kommt es zu einem **gestörten Ventilations-Perfusions-Verhältnis,** noch aggraviert durch die **hypoxisch pulmonale Vasokonstriktion.** Dieser Mechanismus (auch **Euler-Liljestrand-Reflex** genannt) soll dafür sorgen, dass im Fall einer Atelektasenbildung in der Lunge die nicht ventilierten Lungenbezirke durch Konstriktion der Gefäße in dem Gebiet nicht durchblutet werden. Damit wird verhindert, dass sich ein Rechts-Links-Shunt bildet und desoxygeniertes Blut in den Körperkreislauf gelangt. In diesem Fall erhöht die Vasokonstriktion noch die rechtsventrikuläre Nachlast. Diese **zunehmende arterielle Hypoxämie** führt zur Tachykardie und somit weiterem Sauerstoffmangel am Myokard durch erhöhten Sauerstoffverbrauch. Daraus können weitere Arrhythmien und ein möglicher HZV-Abfall bis hin zum **Kreislaufstillstand** resultieren.

4. Monitoring

- **Basismonitoring:** 3-Kanal-EKG, nichtinvasive Blutdruckmessung, Pulsoxymeter, venöser Zugang.
- **Direkte RR-Messung** durch Kanülierung der A. radialis. Die Eichung des Nullpunkts findet auf Höhe des OP-Gebiets (Meatus acusticus) statt.
- **Zentraler Venenkatheter,** der in den rechten Vorhof vorgeschoben wird.
- Präkordiales Stethoskop, präkordialer Doppler oder transösophageale Echokardiografiesonde.
- Eventuell somatosensorisch evozierte Potenziale.

Je nach Verfahren können die einzelnen Arten des Monitorings eingedrungene Luftbläschen unterschiedlich früh erkennen. ➤ Abb. 72.2 zeigt die Sensitivität der einzelnen Monitoringverfahren. Die **TEE** ist der Goldstandard, da hiermit bereits kleine Luftmengen

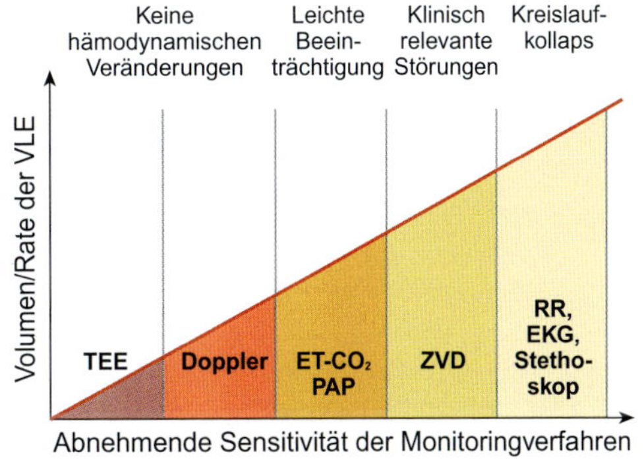

Abb. 72.2 Sensitivität für die Detektion einer venösen Luftembolie [L141]

erkannt werden können, die noch keine Beeinträchtigung für den Patienten darstellen. Auch ein **präkordialer Doppler** kann durch die Veränderung des Strömungsgeräusches des Blutes Luftblasen erkennbar machen, ohne dass schwere Komplikationen zu erwarten wären. Wenn der pulmonalarterielle Druck ansteigt, sind bereits einige Gefäße durch Luftblasen verschlossen. Bleibt die Menge der Blasen gering, werden diese über die Lunge resorbiert, was am ansteigenden endtidalen CO_2 zu erkennen ist. Verlässt man sich allerdings nur auf EKG, präkordiales Stethoskop oder die RR-Überwachung, können bereits schwerwiegende Schäden eingetreten sein, ehe sich die massive venöse Luftembolie in diesen Verfahren bemerkbar macht.

5. Therapie der venösen Lungenembolie

Der Operateur muss sofort über das Auftreten einer venösen Lungenembolie informiert werden, damit er die Emboliequelle identifiziert und verschließt. Dies ist die **einzige kausale Therapie.**

Weitere Therapie (nach Empfehlung der DGAI):

- Kompression der Jugularvenen, um weiteres Einschwemmen von Luft zu verhindern.
- Aspiration der eingedrungenen Luft durch den zentralen Venenkatheter aus dem rechten Vorhof.
- Beatmung des Patienten mit einem F_IO_2 von 1,0, um die Hypoxie durch den Verschluss von Pulmonalgefäßen zu verringern.
- Bei Narkosen mit Lachgas (N_2O) Zufuhr sofort stoppen, da das Volumen von N_2O in der embolisierten Luft um das 3- bis 4-Fache zunimmt.
- Behandlung eines Blutdruckabfalls zunächst durch Volumengabe, bei Kreislaufinsuffizienz ist die Gabe von Vasopressoren (Noradrenalin) indiziert.
- Gegebenenfalls Aufhebung der sitzenden Lagerung zur Reanimation.

ZUSAMMENFASSUNG

Indikationen der sitzenden Position sind neurochirurgische Operationen an der HWS und der hinteren Schädelgrube. Trotz vieler **Vorteile** wie geringem Blutverlust und besserem neurologischem Outcome hat das Verfahren einige Risiken, v.a. die **venöse Luftembolie.** Ein **erweitertes hämodynamisches Monitoring** mit ZVK, arterieller Blutdruckmessung, TEE oder präkordialem Doppler ist aus Sicherheitsgründen erforderlich. **Prophylaktisch** soll der Patient großzügig Volumen erhalten. Die **Therapie** der venösen Luftembolie ist rein symptomatisch und umfasst v.a. eine Kreislaufstabilisierung.

73

Raucher mit Atemnot

Lars Töpfer

Anamnese

Sie werden als Notarzt um 4 Uhr in der Nacht mit dem Stichwort „akute Atemnot" in die Wohnung eines 66-jährigen Mannes gerufen. Die Ehefrau begrüßt Sie an der Tür mit den Worten: „Bei meinem Mann hat sein Asthma wieder zugeschlagen." Sie betreten die Wohnung, in der es stark nach abgestandenem Zigarettenrauch riecht.

Im Schlafzimmer sehen Sie den Patienten sitzend mit aufgestützten Armen. Er berichtet, dass er seit 2 Tagen zunehmende Atemnot und für den heutigen Tag einen Termin bei seinem Hausarzt vereinbart habe. Er muss das Sprechen nach wenigen Worten unterbrechen, um Luft zu holen und nickt zwischendurch vor Erschöpfung ein. Die Ehefrau deutet auf einen Ordner mit Arztbriefen. Während das Rettungsdienstpersonal das Basismonitoring anlegt, blättern Sie den Ordner kurz durch und finden Arztbriefe mehrerer Klinikaufenthalte, die aufgrund von Exazerbationen einer COPD erforderlich waren, zuletzt vor 2 Monaten.

Untersuchungsbefund

Vitalparameter: HF 113/min., Blutdruck 140/85 mmHg, SpO_2 ohne Sauerstoff 85 %, Atemfrequenz 26/min, Körpertemperatur 37,6 °C.

Adipöser Patient (175 cm, ca. 100 kg) mit **Lippenzyanose** und starkem Einsatz der **Atemhilfsmuskulatur.** Auskultatorisch deutlich **verlängertes Exspirium,** in- und exspiratorisch hören Sie lautes **Brummen und Pfeifen,** die Perkussion ergibt einen hypersonoren Klopfschall. Ihnen fallen ebenfalls Uhrglasnägel und Trommelschlägelfinger auf.

1. **An welcher Form des „Asthmas" leidet der Patient?**

2. **Bei der COPD gibt es zwei typische klinische Phänotypen. Kennen Sie diese?**

3. **Was versteht man unter dem Begriff Exazerbation?**

4. **Manchmal hört man noch, dass man Patienten mit einer COPD keinen Sauerstoff geben solle. Woher kommt dies und wie beurteilen Sie diese Empfehlung?**

5. **Wie behandeln Sie diesen Patienten?**

6. **Wie würden Sie den Patienten als Notarzt den Kollegen in der Notaufnahme übergeben? Strukturieren Sie Ihre Übergabe anhand des SBAR-Konzepts. Welches Übergabekonzept kennen Sie noch?**

1. Differenzialdiagnosen obstruktiver Ventilationsstörungen

Bei dem Patienten deutet vieles darauf hin, dass kein Asthma bronchiale vorliegt, sondern eine chronisch obstruktive Lungenerkrankung (COPD). Obwohl dies **unterschiedliche Erkrankungen** sind, werden sie im allgemeinen Sprachgebrauch nicht immer differenziert.

Ein **Asthma bronchiale** kann zwar in jedem Lebensalter auftreten, ist aber häufig bei Kindern oder Jugendlichen anzutreffen. Auf dem Boden einer bronchialen Hyperreagibilität kommt es typischerweise durch bestimmte Auslöser wie Allergene zu einer Atemwegsobstruktion. Diese ist aber i. d. R. vollständig reversibel.

Die **COPD** tritt meist im späteren Lebensalter auf und wird häufig durch Tabakrauch ausgelöst. Die Obstruktion ist nicht vollständig reversibel und schreitet üblicherweise auch unter Therapie progredient fort. Anfangs tritt eine Dyspnoe v. a. bei Belastung auf, später auch in Ruhe. Die Patienten leiden in unterschiedlichem Ausmaß an einem Lungenemphysem und einer chronischen Bronchitis.

2. Phänotypen der COPD

Die klinischen Formen sind **Blue Bloater** und **Pink Puffer** (➤ Abb. 73.1). Allerdings handelt es sich dabei um Extremformen, die nicht genau so vorkommen müssen. Zudem gibt es Mischformen. Einen Überblick über die Charakteristika dieser Patienten gibt ➤ Tab. 73.1.

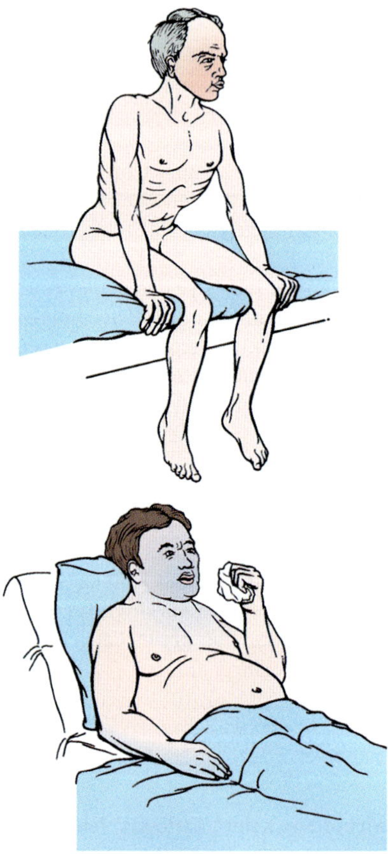

Abb. 73.1 Oben: Pink Puffer. Unten: Blue Bloater [E437]

Tab. 73.1 Charakteristika der Phänotypen Blue Bloater und Pink Puffer

	Blue Bloater	Pink Puffer
Konstitution	Adipös	Normal bis kachektisch
Hautfarbe	Zyanose, typisch sind blaue Lippen und blaue Hände	Kaum Zyanose, eher rosig („pink“)
Gasaustausch	Respiratorische Globalinsuffizienz (Hypoxämie und Hyperkapnie)	Respiratorische Partialinsuffizienz (Hypoxämie)
Dominierende COPD-Komponente	Obstruktion	Emphysem
Dyspnoe	Keine oder nur mäßig	Stark
Husten	Produktiver Husten	Trockener Husten

Der Patient im Fallbeispiel ist eher ein Blue Bloater, wobei die Dyspnoe hier aufgrund einer Exazerbation deutlich symptomatisch ist.

3. Exazerbation

Übersetzen könnte man den Begriff mit Krankheitsschub. Gemäß Leitlinie ist eine Exazerbation definiert als akute, über mind. 2 Tage anhaltende **Verschlechterung der respiratorischen Symptome** mit der Notwendigkeit einer Intensivierung der Therapie. Typisch sind eine Zunahme von Dyspnoe, Husten und/oder Auswurf. **Ursachen** sind häufig bakterielle oder virale Infekte, oft bleibt der Auslöser aber auch unklar. Die Verdachtsdiagnose wird mit AECOPD für akute Exazerbation einer bekannten COPD abgekürzt.

4. O_2-Gabe bei COPD

Üblicherweise wird der Atemantrieb beim Menschen am stärksten durch einen Anstieg des $paCO_2$ stimuliert. Patienten mit einer länger bestehenden respiratorischen Globalinsuffizienz sind an eine Hyperkapnie gewöhnt. Bei ihnen wird die Atmung stärker über den paO_2 reguliert. Erhalten diese Patienten Sauerstoff, wird dem Gehirn eine ausreichende Atmung vorgetäuscht.

Die Befürchtung ist, dass der Patient durch die Erhöhung des Sauerstoffanteils im Blut hypoventilieren und durch die zunehmende Hyperkapnie bewusstlos werden könnte.

In der Notfallsituation und v. a. unter Monitoring gilt, dass ein Patient mit **Hypoxie** (SpO_2 < 90 %) **oder Atemnot** Sauerstoff erhalten soll, wenn sich die Symptomatik hierdurch verbessern lässt. Dabei sollten **keine Normalwerte** angestrebt werden. Eine SpO_2 zwischen 90 und 92 % ist i. d. R. ausreichend.

5. Therapie

Grundsätzliches Ziel der Therapie ist eine Verbesserung der Oxygenierung. Dies wird erreicht durch:

- **Basismaßnahmen:** z. B. atemerleichternde (halb-) sitzende Position bzw. die Position, in der der Patient am besten atmen kann
- Medikamentöse Bronchodilatation:
  - Zunächst jeweils 2 Hübe eines kurz wirksamen **β_2-Sympathomimetikums** (z. B. Salbutamol) und eines **Anticholinergikums** (z. B. Ipratropiumbromid), bei unzureichender Besserung wiederholen
    Wenn kein Erfolg:
  - Kurz wirksames β_2-Sympathomimetikum und Anticholinergikum über Verneblermaske
    Wenn kein Erfolg oder Inhalation nicht möglich:
  - Intravenöse Gabe von Reproterol oder subkutane Gabe von Terbutalin
- **Kortikoidgabe:** z. B. 50–100 mg Prednisolon-Äquivalent i. v.
- **Sauerstoffgabe** über Gesichtsmaske (s. o.)

Bei Zeichen der respiratorischen Erschöpfung oder abnehmender Vigilanz

- **Beatmung:**
  - Zunächst Versuch der **nichtinvasiven Beatmung** (NIV), die mit den meisten modernen Notfallrespiratoren über festsitzende Mund-Nasen-Maske möglich ist.
  - Einstellung z. B. assistierte Spontanatmung, PEEP 5 mbar, Druckunterstützung 5 mbar; wenn der Patient dies toleriert, PEEP schrittweise auf 10 mbar erhöhen, ggf. Druckunterstützung erhöhen.
  - Gabe von 1–2 mg Morphin kann dem Patienten oft die Angst nehmen und das Gefühl der Dyspnoe verringern.
  - Ist unter NIV keine ausreichende Oxygenierung zu erreichen und zeigt der Patient weiter Zeichen einer respiratorischen Erschöpfung oder eine weiter abnehmende Vigilanz, ist eine **endotracheale Intubation** erforderlich. Bei einer Narkoseeinleitung mit Ketamin kann dessen bronchodilatatorische Wirkung ausgenutzt werden.

Der Patient ist vital bedroht und muss stationär behandelt werden. Im Krankenhaus wird entschieden, ob eine **Antibiotikatherapie** erforderlich ist.

MERKE

Bei fehlender Spontanatmung oder Schnappatmung darf **keine** nichtinvasive Beatmung durchgeführt werden. In diesen Situationen ist eine endotracheale Intubation erforderlich.

6. Strukturierte Patientenübergabe
Situation:
Herr Müller ist ein 66-jähriger männlicher Patient mit akuter Atemnot. Alarmierung in die Wohnung des Patienten aufgrund von zunehmender Dyspnoe.
Background:
Bekannte COPD mit mehreren Krankenhausaufenthalten aufgrund von Exazerbationen. Beginn der aktuellen Episode vor 2 Tagen. Langjähriger Nikotinabusus. Vitalparameter bei Ankunft: HF 113/min, RR 140/85 mmHg, SpO_2 85 % ohne Sauerstoff, AF 26/min.
Assessment:
- **A**irway: kein A-Problem.
- **B**reathing: Sprechdyspnoe, Zyanose, initiale SpO_2 85 % ohne Sauerstoff, Tachypnoe 26/min, Einsatz der Atemhilfsmuskulatur, Giemen. Auskultatorisch verlängertes Exspirium mit lautem Brummen und Pfeifen, in der Perkussion hypersonorer Klopfschall. Wir haben eine antiobstruktive Therapie mit jeweils 2 Hüben Salbutamol und Ipratropiumbromid inhalativ sowie 40 mg Prednisolon i. v. verabreicht und eine nichtinvasive Beatmung mit einer FiO_2 von 0,4 begonnen. Darunter Stabilisierung der SpO_2 auf 92 % bei nur gering verbesserter subjektiver Dyspnoe.
- **C**irculation: Herzfrequenz tachykard bei 113/min, RR 140/85 mmHg.
- **D**isability: zwischenzeitlich somnolent aufgrund respiratorischer Erschöpfung, sonst unauffälliger Befund.
- **E**xposure: kein Fieber.

Recommendation:
- Verdachtsdiagnose einer AECOPD mit respiratorischer Globalinsuffizienz
- Aufnahme auf die Intensivstation empfohlen

Neben dem SBAR-Konzept, das eine Übergabe für zahlreiche Situationen darstellt, gibt es im deutschsprachigen Raum noch das Konzept „SINNHAFT" (➤ Tab. 73.2), das speziell für die Übergabe zwischen Rettungsdienst und Notaufnahme entwickelt wurde.

Tab. 73.2 Strukturierte Patientenübergabe mit dem SINNHAFT-Schema

S	Start: Vollständigkeit des Teams, Ruhe, 5-Second-Round (Ist der Patient stabil? Wenn ja → keine Manipulation am Patienten während der Übergabe), Beginn Übergabe
I	Identifikation: Geschlecht, Nachname, Alter (nicht Geburtsdatum!)
N	Notfallereignis: Leitsymptom/Verdachtsdiagnose, Ursache, Zeitpunkt des Ereignisses, ggf. Ort/Auffindesituation
N	Notfallpriorität: akute Probleme mit pathologischen Befunden/pathologischen Vitalparametern nach dem ABCDE-Schema
H	Handlungen: durchgeführte Therapien/Interventionen, inkl. bewusst unterlassener Maßnahmen
A	Anamnese: z. B. nach dem SAMPLER-Schema (Symptome, Allergien, Medikation, „past medical history" = Krankheitsanamnese, letzte Nahrungsaufnahme, Ereignisse, Risikofaktoren)
F	Fazit: Wiederholung durch übernehmendes Team (Identifikation, Notfallereignis, Notfallpriorität ohne Vitalparameter, Handlung ohne Wirkung) zum Schließen der Kommunikationsschleife (Closed-loop-Kommunikation)
T	Teamfragen: (wesentliche) Fragen durch das übernehmende Team

WAS WÄRE, WENN ...

- ... Sie einen Patienten mit Asthma bronchiale vor sich gehabt hätten, bei dem Sie bei der Auskultation der Lunge nicht das typische Giemen, sondern keine Atemgeräusche gehört hätten **(Silent Lung)?**
  - Dann müssten Sie auf alles vorbereitet sein. Bei dieser Symptomatik sind die Bronchien fast vollständig verschlossen, es findet keine Ventilation mehr statt. Es besteht **absolute Lebensgefahr** und es muss mit einem Herz-Kreislauf-Stillstand gerechnet werden.

ZUSAMMENFASSUNG

Asthma bronchiale und COPD sind zwar beides **obstruktive Lungenerkrankungen,** sie unterscheiden sich aber in grundsätzlichen Punkten. Beide Erkrankungen sind in der Notfallmedizin häufig anzutreffen. Das Leitsymptom ist die **akute Atemnot.** Bei Patienten mit einer bekannten COPD ist diese meist durch eine Exazerbation bedingt. Therapeutisches Ziel ist es, die Hypoxämie durch **medikamentöse Bronchodilatation** und Kortikoide zu verbessern. Die Patienten erhalten **Sauerstoff** per Maske. Je nach Schweregrad können auch eine **nichtinvasive Beatmung** oder eine **Intubation** erforderlich sein.

74

So eine Sauerei

Jens Vater

Szenario

Sie werden als Notarzt zu einem Betriebsunfall auf dem Gelände einer Gesenkschmiede nachgefordert. Beim Verlassen des NEF kommt Ihnen ein Betriebssanitäter mit blutverschmierter Arbeitskleidung und etwas angeekeltem Gesichtsausdruck entgegen, der nur noch stammelt: „So a Sauerei hau i no net gsäha!“ (hochdeutsch: „So eine Schweinerei habe ich noch nicht gesehen!“)

Sie nehmen sich vorsorglich das Trauma-Bag aus Ihrem NEF mit und bitten Ihren Fahrer, sich um den Helfer zu kümmern.

In der Fertigungshalle finden Sie einen männlichen Endfünfziger am Boden in einer Blutlache liegend vor. Ein Notfallsanitäter komprimiert die rechte Leiste des Patienten und macht Ihnen folgende Übergabe: „Herr S., 58 Jahre, ist mit dem rechten Unterschenkel unter einem Rohling einer Antriebswelle für einen Schiffsdiesel eingeklemmt worden, bereits durch Kollegen befreit. Bei unserem Eintreffen kritische und teils spritzende Blutung aus dem rechten Unterschenkel, kein A- oder B-Problem, C: fahle Haut, Radialispuls fadenförmig, Rekap 3 s, in der Anamnese Vorhofflimmern und deswegen Pradaxa. Erster Gefäßzugang 16 G am linken Unterarm liegt sicher.“

Untersuchungsbefund

Das rechte Hosenbein ist zerrissen, Sie finden einen offen frakturierten, gequetschten Unterschenkel, mit einer großen und unter Abdrücken durch den Rettungsdienstkollegen noch mäßig sickernd blutenden Risswunde.

1. **Was wissen Sie über die Physiologie der Gerinnung und das zellbasierte Gerinnungsmodell?**
2. **Mit welchen Veränderungen im Gerinnungssystem müssen Sie durch ein schweres Trauma rechnen?**
3. **Welche Maßnahmen zur Blutstillung können Sie präklinisch ergreifen?**
4. **Welche diagnostischen Maßnahmen sollen in der Klinik durchgeführt werden?**
5. **Welche Maßnahmen zur Stabilisierung der Gerinnungsfähigkeit können in der Klinik durchgeführt werden?**

1. Zellbasiertes Gerinnungsmodell

Das zellbasierte Gerinnungsmodell beschreibt die physiologischen Prozesse besser als die alten Kaskadensysteme (➤ Abb. 74.1). Das gesamte Hämostasesystem gliedert sich in drei Bereiche. Thrombozyten bilden die zelluläre Komponente und repräsentieren die **primäre Hämostase.** Die Gerinnungsfaktoren und -inhibitoren im Plasma sind für die **sekundäre Hämostase** verantwortlich. Als Gegenspieler für die Gerinnung dienen die Faktoren des **Fibrinolysesystems.** Auf subendothelialen Zellen der Gefäßwände befinden sich physiologische **Gerinnungsaktivatoren** (Tissue Factors), welche die in drei Phasen ablaufende Hämostase einleiten:

- **Initiationsphase:** Nach einer Verletzung wird der Blutverlust durch **Vasokonstriktion** verringert. Das freiliegende Subendothel und Botenstoffe wie Thrombin, Adrenalin, ADP, Thromboxan A_2 und Serotonin, die aus bereits aktiven Thrombozyten freigesetzt werden, induzieren die **Plättchenaktivierung.**
- **Propagationsphase:** Parallel wird eine kurze Kaskade von plasmatischen Gerinnungsfaktoren aktiviert, die zur Bildung von **Thrombin** führt. Durch mehrere Verstärker- und Rückkopplungsschleifen wird die Bildung und Aktivierung von Thrombin gesteigert.
- **Amplifikationsphase:** Thrombin spaltet aus dem löslichen Fibrinogen **Fibrin** ab. Mehrere Fibrinmoleküle polymerisieren und bilden ein lockeres Netz. Die Stabilisierung des Gerinnsels erfolgt durch **Faktor XIII.**

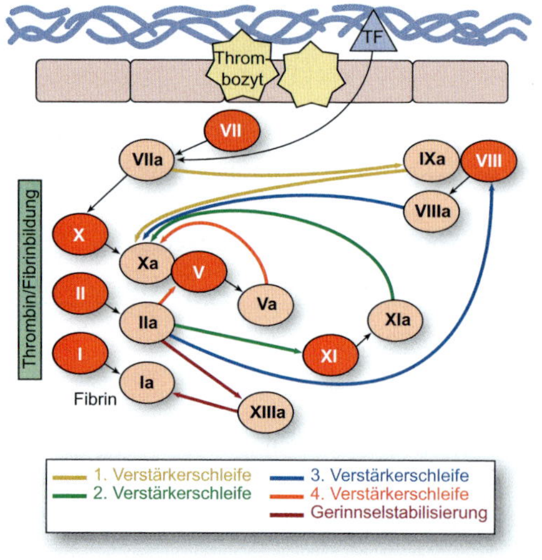

Abb. 74.1 Zellbasiertes Gerinnungssystem [O646/L141]

2. Traumaassoziierte Gerinnungsstörung

Der Traumapatient bietet neben der eigentlichen Gewebsverletzung mit Eröffnung von Blutgefäßen mehrere Ausgangspunkte für eine Gerinnungsstörung:

- Durch die Blutung und Aktivierung des Gerinnungssystems gehen Thrombozyten und plasmatische Gerinnungsfaktoren – hier v. a. Fibrinogen – verloren bzw. werden diese verbraucht.
- Durch Zufuhr von kristalloiden (und ggf. auch kolloidalen) Infusionslösungen wird eine Dilutionskoagulopathie erzeugt.
- Unter normalen Bedingungen halten sich im Organismus Hämostase- und Fibrinolysesystem die Waage. Bei einer traumainduzierten maximalen Aktivierung der Gerinnung kann es rasch zum Verbrauch des Plasminoigenaktivatorinhibitors-1 (PAI-1) kommen, der eine Fibrinolyse im Traumaareal verhindern soll. Ist dieser verbraucht, kann dies zu einer Hyperfibrinolyse führen. Ein Phänomen, welches u. a. auch im Rahmen einer Fruchtwasserembolie oder bei Operationen an plasminreichen Organen auftreten kann (➤ Abb. 74.2).
- Eine Hypoperfusion im Gewebe triggert die vermehrte Aktivierung von Protein C und S (aus dem körpereigenen Gerinnungshemmsystem) und kann so eine Hyperfibrinolyse begünstigen/befeuern (➤ Abb. 74.2).
- Bei den meisten plasmatischen Gerinnungsfaktoren handelt es sich um Enzyme mit einem Reaktionsoptimum um 37 °C. Eine Hypothermie, wie sie häufig im Rahmen des Traumas auftritt, führt zu einer Dysfunktion sowohl der Gerinnungsfaktoren als auch der Thrombozyten. Diese unterliegen zusätzlich einem Pooling in der Milz.

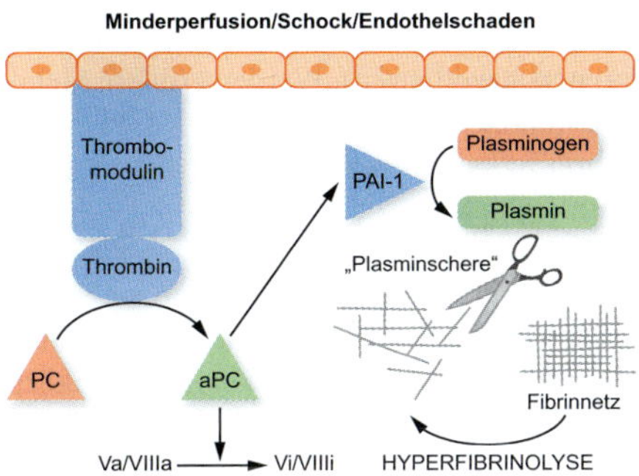

Abb. 74.2 Traumainduzierte Koagulopathie (TIC) [O646/L231]

3. Präklinische Maßnahmen zur Blutstillung

Als vorübergehende Maßnahme können bei Extremitätenblutungen die großen zuführenden **arteriellen Gefäße stammnah abgedrückt** werden. Am gesamten Körper ist das Aufpressen von sterilem Verbandmaterial möglich.

Aufgrund von weitreichenden positiven Erfahrungen aus dem militärischen Bereich erlebt die lange verpönte Abbindung einer Extremität in Form des **Tourniquets** (➤ Abb. 74.3) eine Renaissance. Letztlich wurde diese Technik aber im operativen Bereich auch in den letzten Jahrzenten kontinuierlich bei Eingriffen unter Blutsperre/-leere mittels technischer Geräte angewendet. Tourniquets sollen proximal der Verletzung, nicht im Bereich einer Fraktur und immer so fest angelegt werden, dass der arterielle Zustrom sicher unterbunden wird. Ein nicht fachgerecht angelegtes Device kann durch venöse Stauung die Blutung sogar verstärken.

Spezielle Verbandstoffe, teils benetzt mit **Hämostyptika** (➤ Abb. 74.3), können als (Druck-)Verband direkt an der Wunde zur Blutstillung eingesetzt werden.

Die Anwendung von **Antifibrinolytika** wie Tranexamsäure (TXA) ist ebenfalls bereits in der Präklinik möglich und sinnvoll. TXA kann eine Hyperfibrinolyse unterbrechen/verhindern, indem es das Fibringerinnsels vor dem „Andauen" durch Plasmin schützt. Nach derzeitiger Studienlage soll die Therapie mit TXA innerhalb von 3 h nach dem Trauma begonnen werden, um einen Benefit zu haben.

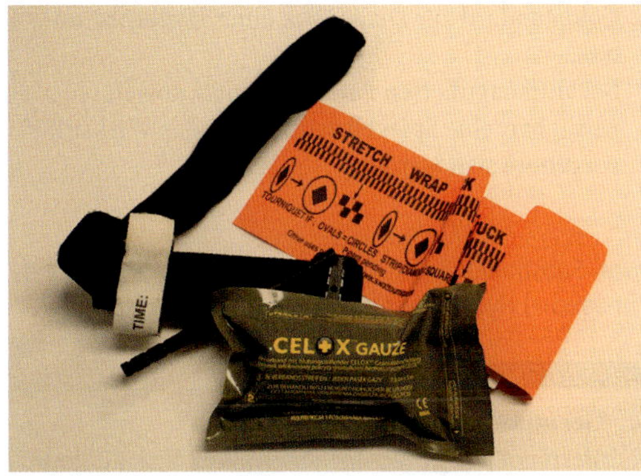

Abb. 74.3 Combat Application Tourniquet™-Abbindesystem (schwarz) mit TIME-Band-SWAT-T-Tourniquet (elastisches Gummiband, kann auch als Druckverband oder elastische Bandage verwendet werden, orange) und Celox™ Haemostatic Gauze, eine mit Chitosan benetzte Binde (wirkt lokal hämostyptisch, auch in der Hypothermie und unter Antikoagulanzien). [O646]

4. Diagnostik in der Klinik

Es wird die übliche Schockraumdiagnostik, z. B. nach dem ATLS-Konzept durchgeführt.

Bei traumatischen Blutungen ist hier ein besonderes Augenmerk auf mögliche okkulte Blutverluste in große Körperhöhlen zu legen. Hier gilt die eFAST-Untersuchung als Standard.

In Bezug auf die Koagulopathie des Patienten muss ein erweitertes Laborprogramm zur Anwendung kommen:

- Blutbild wegen der Thrombozytenzahl.
- Quick/INR und aPTT.
- Fibrinogenspiegel, idealerweise gemessen nach Clauss und nicht aus der Quick-Bestimmung berechnet.
- TPZ als Marker für eine funktionierende Endstrecke der plasmatischen Gerinnung
- Dynamische viskoelastische Messverfahren wie die Thrombelastometrie können nicht nur in wenigen Minuten eine Aussage über die Gerinnungsfähigkeit des Patienten treffen, sondern sind der

Goldstandard zur Diagnostik einer Hyperfibrinolyse.
- Bei antikoagulierten Patienten muss, soweit verfügbar, eine Spiegelbestimmung des Wirkstoffs vorgenommen werden.

MERKE

Vor Substitution von Gerinnungsfaktoren muss eine (mögliche) Hyperfibrinolyse behandelt werden!

5. Gerinnungstherapie in der Klinik

- Sofern noch nicht geschehen und bei V. a. auf bzw. bei bestätigter Hyperfibrinolyse: 1–2 g TXA als Bolus/30 min und anschließend 1–2 g/8 h als Erhaltungsdosis (Kochrezept!).
- Substitution vom Fibrinogen: Der Spiegel sollte in der Blutungssituation nicht < 200 mg/dl fallen.
- Bei deutlich eingeschränkter plasmatischer Gerinnung und/oder Marcumar-Therapie: Substitution von PPSB-Konzentrat: 1 IE PPSB/kg KG hebt den Quick-Wert um ca. 1 % an.
- Einsatz von FFP: Für einen positiven Effekt müssen 30 ml/kg KG transfundiert werden. Dies kann zu einer Flüssigkeitsüberladung führen. Alternativ kann lyophilisiertes Humanplasma (z. B. LyoPlas®) eingesetzt werden. Das Lyophilisat kann off-label auch mit weniger als 200 ml Wasser für Injektionszwecke aufgelöst werden um Infusionsvolumen zu „sparen“. Dies ist im Bereich der Neonatologie und bei ausgeprägter Herzinsuffizienz von Vorteil.
- Transfusion von Erythrozytenkonzentraten: Durch eine Anämie verändern sich die Strömungsverhältnisse in den Gefäßen. Bei Hb-Werten > 10 g/dl werden die Thrombozyten in den Randstrom gedrängt und können so besser an Endothelläsionen adhärieren.
- Transfusion von Thrombozytenkonzentraten: Sofern kurzfristig verfügbar und indiziert, kommt auch die Transfusion von Blutplättchen in Betracht.
- Kalziumsubstitution: Plasmahaltige Blutprodukte enthalten eine zitrathaltige Additivlösung. Zitrat bindet Kalzium (Gerinnungsfaktor IV!) und hemmt die Hämostase (vgl. Zitrat-Antikoagulanzien bei Nierenersatzverfahren). Werden größere Mengen an plasmareichen Blutprodukten (v. a. FFP) verabreicht kann dies zu einer Hypokalzämie führen.
- Antidot-Therapie bei antikoagulierten Patienten: Im Vorliegenden Fall nimmt der Patient Dabigatran, einen direkten Thrombinhemmer, ein. Gegen diesen Wirkstoff ist ein monoklonaler Antikörper in Deutschland verfügbar. Idaruzizumab (Praxbind®) ist als Antidot für die notfallmäßige Reversierung der Dabigatran-Wirkung zugelassen und soll u. a. in der hier beschriebenen Situation zum Einsatz kommen. Für die Faktor-Xa-Hemmer Rivaroxaban, Apixaban und Edoxaban steht Andexanet alfa (Ondexxya®) in Europa unter einer auflagengebundenen Zulassung seit September2019 zu Verfügung.

ZUSAMMENFASSUNG

Potenziell lebensbedrohliche Blutungen müssen gemäß dem cABCDE-Schema mit erster Priorität versorgt werden. Als präklinische Hilfsmittel stehen spezielle Wundverbände, Hämostyptika und Tourniquets zur Verfügung. Eine Hyperfibrinolyse muss noch vor einer speziellen Gerinnungstherapie durch Gabe von Tranexamsäure unterbrochen werden. Zur Behandlung von Hämostasestörungen werden Blutprodukte und Plasmaderivate eingesetzt.

WAS WÄRE, WENN …

- … Sie aufgrund des schlechten Venenstatus keinen Gefäßzugang etablieren können?
  - Dann wird ein intraossärer Zugang etabliert. Punktionsstelle der 1. Wahl ist die Tuberositas tibiae, alternativ kann auch am Tuberculum majus humeri punktiert werden. Voraussetzung ist, dass am zu punktierenden Knochen keine Fraktur vorliegt.

75

Palliativpatient mit Atemnot

Ann-Kristin Reinhold, Ute Fetzner

Anamnese

Sie werden von der Kollegin einer peripheren Station gebeten, sich einen älteren Patienten mit zunehmender Atemnot anzuschauen. Seine „Sprays" hat er schon mehrfach benutzt, jedoch zeigt sich keine Besserung. Herr K. ist 69 Jahre alt, als Vorerkrankungen sind ein Hypertonus, eine benigne Prostatahyperplasie und eine COPD GOLD IV bekannt. Er hat über ca. 50 Jahre 1–2 Päckchen Zigaretten am Tag geraucht und ist 24 Stunden am Tag sauerstoffpflichtig (2–3 l/min). Zum Rauchen geht er jedoch weiterhin auf den Balkon, aber ohne Sauerstoff aufgrund der Brandgefahr. Die pulmonalen Infekte häufen sich und aufgrund des progredienten Verlaufs seiner Erkrankung ist die Anbindung an eine „Spezialisierte ambulante Palliativversorgung" (SAPV) geplant.

Untersuchungsbefund

Sie finden Herrn K. in einem engen Patientenzimmer vor. Es ist Winter und das Fenster ist geschlossen, die Luft leicht stickig. Er sitzt aufrecht an der Kante seines Bettes, das in ein Dreibettzimmer an die Wand gestellt wurde. Der Fernseher läuft auf Zimmerlautstärke und ein schwerhöriger Mitpatient telefoniert lautstark mit seinen Angehörigen. Neben Herrn K. steht eine transportable große Sauerstofflasche, und er hält sich eine Maske eng vor das Gesicht, hustet mehrfach. Sie hören das exspiratorische Giemen bereits beim Betreten des Zimmers. Seine Lippen sind leicht zyanotisch verfärbt, er schwitzt und schaut Sie gestresst und Hilfe suchend an. Auskultatorisch sind beidseits basal leichte Rasselgeräusche zu hören und Sie stellen eine Tachypnoe bis 28 Atemzüge/min fest. Die Herzfrequenz beträgt 86 Schläge/min und der Blutdruck ist mit 155/89 mmHg leicht erhöht.

1. Was verursacht häufig Atemnot bei Palliativpatienten?

2. Welche Therapieoptionen sind sinnvoll?

3. Was kann Atmung und Atemnot noch beeinflussen?

4. Was versteht man unter Rasselatmung und wann tritt sie auf?

1. Ursachen für Atemnot bei Palliativpatienten
Bei erschwertem Atmen, Dyspnoe, Atemnot oder „Lufthunger" haben Patienten subjektiv das Gefühl, mehr Atemarbeit leisten zu müssen, um ausreichend Luft zu bekommen, können dies aber nicht. Dabei korrelieren das Symptom Atemnot und die Vorstellung eines Sauerstoffmangels nicht immer mit der peripheren Sauerstoffsättigung oder der Blutgasanalyse. Man sieht einerseits häufig noch eine ausreichende Oxygenierung, andererseits aber eine **Hyperkapnie.** Diese wiederum steigert den Atemantrieb und triggert dadurch die Atemnot weiter. Die daraus resultierende **höhere Atemfrequenz** führt aber zu keiner gesteigerten alveolären Ventilation, sondern zu einer größeren **Totraumventilation.** Die bereits geschwächten Patienten haben so einen noch höheren Energieverbrauch, aber keinen gesteigerten Gasaustausch, sodass ein **Circulus vitiosus** entsteht.
Typische Ursachen für Dyspnoe oder Atemnot bei Palliativpatienten sind:
- **Pneumonien** oder **Lungenödeme**
- **Anämien**
- **Fortgeschrittene Tumorerkrankung** mit **Aszites** und **Pleuraergüssen** oder **stenosierenden Tumoren**
- **Internistische Erkrankungen** mit chronisch-progredienten Verläufen (z. B. Herzinsuffizienz und COPD)
- **Neurologische Erkrankungen** wie z. B. progrediente amyotrophe Lateralsklerose und Multiple Sklerose
- **Aspirationen**
- **Lungenembolien**
- **Psychosoziale Aspekte** (Ungelöste Konflikte und Angst können Atemnot triggern.)

Um den **Belastungsgrad der Dyspnoe oder Atemnot** eines Patienten besser einschätzen zu können, hat sich, ähnlich wie in der Schmerztherapie (numerische Ratingskala, NRS), die Anwendung der **Borg-Skala** bewährt. Der Patient kann seine Atemnot subjektiv auf einer Skala von 0 bis 10 bewerten.

MERKE
Die akute Atemnot ist eine der häufigsten Einweisungsdiagnosen am Lebensende, nicht nur bei Palliativpatienten.

2. Therapie der Atemnot bei Palliativpatienten
Für die Therapie der Atemnot eines Palliativpatienten ist es wichtig zu erkennen, ob es sich einerseits um eine reversible oder nicht reversible Ursache handelt und ob diese andererseits noch therapierbar bzw. optimierbar ist. Ausschlaggebend ist dabei der aktuelle klinische Zustand (wie weit ist der Patient beeinträchtigt?) und der Wille bzw. Wunsch des Patienten.

Nichtmedikamentöse Therapie:
- **Ruhe bewahren und Ruhe ausstrahlen**
- Patienten **nicht allein** lassen
- Lagerung optimieren zur Unterstützung der Atemhilfsmuskulatur
- Einengende Kleidung öffnen
- Fenster öffnen oder kleinen Ventilator benutzen
- Atemtherapie (möglichst durch Atemtherapeuten)
- Entspannungstechniken
- Stressfaktoren minimieren (auch „nervige" Angehörige!)

Primäre symptomorientierte medikamentöse Therapie:
- **Opioide:** Morphin ist der Goldstandard bei Palliativpatienten. Es dämpft den Atemantrieb und reduziert somit die Tachypnoe und die Atemarbeit. Eine Atemdepression ist bei zu hoher Dosierung möglich.
- **Sauerstoffgabe: nur bei Hypoxie als Ursache** (z. B. COPD), da es meist nicht die Dyspnoe bessert.
- **Benzodiazepine:** sinnvoll bei ausgeprägter Angstkomponente.

Erweiterte medikamentöse Therapie:
- **Bronchodilatatoren** werden bei obstruktiven Lungenerkrankungen eingesetzt.
- **Schleifendiuretika** reduzieren die pulmonale Stauung bei Linksherzinsuffizienz.

- **Antibiotika** wirken kausal bei Pneumonien oder Infekten der oberen Atemwege.
- **Antikoagulanzien** sind indiziert zur Vermeidung von Lungenembolien.

Therapeutische Optionen (nur bei sehr strenger Indikationsstellung!):

- Pleura- oder auch Aszitespunktion
- Pleurodese (z. B. mit Talkum)
- Bestrahlung zur Tumorreduktion
- Endobronchiale Lasertherapie
- Stentimplantation in das Bronchialsystem

Ihre erste Aufgabe in diesem konkreten Fall besteht darin, selbst Ruhe zu bewahren und Herrn K. mitzuteilen, dass er zeitnah auf eine andere Station und in ein ruhigeres Zimmer verlegt wird. Als „Sofortmaßnahme" können Sie das Fenster öffnen, seine Mitpatienten auffordern, den Geräuschpegel zu senken (Fernseher aus!) und ihm ggf. vor Verlegung Morphin verabreichen. Falls Sie zwischenzeitlich das Zimmer verlassen müssen, bitten Sie den Kollegen oder eine Pflegekraft, bei Ihrem Patienten zu bleiben, damit er nicht allein gelassen wird. Im weiteren klinischen Verlauf ist zu klären, ob die Hausmedikation optimiert werden kann und ob eine antibiotische Therapie notwendig ist. Das Rauchen einzustellen wäre sinnvoll, wird aber schwierig umzusetzen sein.

MERKE

Nicht jede mögliche Therapie ist in der Palliativmedizin auch sinnvoll, da sie eine zusätzliche Belastung für den Patienten darstellen kann.

3. Beeinflussende Faktoren der Atmung

Neben der Erkrankung selbst oder deren Nebenwirkungen können auch Faktoren wie

- Schmerzen,
- Fieber,
- Anämie,
- Azidose,
- psychische Faktoren wie Angst und Panik mit Hyperventilation

die Atmung negativ beeinflussen und die Atemnot des Patienten weiter verstärken. Auch hier steht die Symptomkontrolle im Vordergrund. Die Schmerztherapie muss angeglichen und das Fieber sollte gesenkt werden. Dies ist medikamentös möglich. Psychische Faktoren wie Angst oder Panik sind dagegen nicht so leicht zu lindern. Hier stehen Gespräche zur Beruhigung und Unterstützung im Vordergrund und die medikamentöse Therapie erst an zweiter Stelle.

4. Rasselatmung in der Sterbephase

Rasselatmung wird durch Sekret in der Trachea oder im Hypopharynx hervorgerufen. Sterbende Patienten können das Sekret nicht mehr adäquat abhusten oder schlucken. Dieses Symptom tritt bei 60–90 % der Patienten während der Sterbephase auf und ist für Angehörige meist sehr belastend. Wichtig ist hier die Aufklärung über die Ursache, und dass der Sterbende sich nicht quält. Die Symptomatik kann reduziert werden durch

- Beendigung der Infusions- und Ernährungstherapie,
- Optimierung der Lagerung, sodass das Sekret besser abfließen kann (Seitenlagerung),
- Reduktion der Sekretproduktion durch Medikamente (z. B. Scopolamin).

Absaugen ist keine sinnvolle Maßnahme, solange die Atemwege nicht relevant verlegt sind. Das Absaugen fördert die Sekretbildung, reizt die Schleimhäute und führt häufig zu Würgereizen.

ZUSAMMENFASSUNG

Dyspnoe oder **Atemnot** sind häufig auftretende **Symptome bei Palliativpatienten,** die deren tägliches Leben und **Lebensqualität** massiv **einschränken** können. Im Vordergrund stehen deren **Symptomkontrolle** und die **Optimierung der Lebensqualität** des Patienten und nicht die Lebensverlängerung. Krankheitsspezifische Therapien bzw. therapeutische Maßnahmen können symptomlindernd wirken. **Rasselatmung** ist ein Atemgeräusch, das in der Trachea oder im Hypopharynx durch Sekret hervorgerufen wird. Sie tritt oft während der Sterbephase auf.

76

Oberbauchschmerz und Übelkeit

Lars Töpfer

Anamnese

Sie haben Dienst in der Rettungsstelle. Die Pflegekräfte berichten von einem 55-jährigen Patienten mit starken, bohrenden Oberbauchschmerzen und starker Übelkeit, begleitet von Erbrechen. Vitalparameter: Herzfrequenz 112/min., Blutdruck 95/45 mmHg, Atemfrequenz 23/min., SpO_2 96 %, Körpertemperatur 38,5 °C, Schmerzen (NRS) 8 von 10. Die Ersteinschätzung zeigt, dass dieser Patient sehr dringend versorgt werden muss.

Nach bedarfsgerechter Analgesie ist der Patient deutlich weniger schmerzgeplagt, sodass Sie eine Anamnese erheben können. Der leicht übergewichtige Patient (175 cm, 88 kg) berichtet von plötzlich aufgetretenen gürtelförmigen Schmerzen im Oberbauch, die seit gestern zunehmend stärker werden würden. Er habe zudem eine zunehmende Gelbfärbung seiner Haut bemerkt. Abgesehen von einer arteriellen Hypertonie seien keine wesentlichen Vorerkrankungen bekannt.

Untersuchungsbefund

Ikterisches Hautkolorit, deutlicher Druckschmerz im Oberbauch, pralles Abdomen mit federndem Widerstand und kaum auskultierbarer Peristaltik. Es gibt keinen Hinweis auf eine Leisten- oder Nabelhernie.

Laborbefunde: Hb 17,6 g/dl, Hkt 52 %, Leuko 17,1/nl, Thrombo 265/nl, Na^+ 138 mmol/l, K^+ 3,9 mmol/l, Ca^{2+} 1,95 mmol/l, Kreatinin 1,6 mg/dl, AST 239 U/l, Gesamtbilirubin 6,3 mg/dl, γ-GT 822 U/l, Lipase 1776 U/l, CRP 53 mg/l, Glukose 163 mg/dl, Quick 63 %, PTT 34 s.

Verdachtsdiagnose: Aufgrund der klinischen Symptomatik und der Laboruntersuchungen stellen Sie die Verdachtsdiagnose einer akuten biliären Pankreatitis.

1. **Welche klinischen Zeichen sind für die Erkrankung typisch?**
2. **Welche Laborparameter helfen Ihnen weiter?**
3. **Welche weiteren Untersuchungen veranlassen Sie?**
4. **Welche Therapie ist jetzt indiziert?**
5. **Wie hat sich das Therapiekonzept bei der akuten nekrotisierenden Pankreatitis in den letzten Jahren verändert?**
6. **Eine akute Pankreatitis kann mit zahlreichen lebensbedrohlichen Komplikationen einhergehen. Eine davon ist das abdominelle Kompartmentsyndrom. Was wissen Sie darüber?**

1. Klinik

Leitsymptom ist ein akuter Beginn mit heftigen **Oberbauchschmerzen,** die oft gürtelförmig ausstrahlen (➤ Abb. 76.1). **Übelkeit und Erbrechen** sind typisch. Der abdominale Palpationsbefund wird oft mit dem Wort **„Gummibauch"** beschrieben. Häufig findet sich ein **Aszites** oder ein **paralytischer Ileus.** Bei biliärer Genese ist ein Ikterus häufig. **Hypotonie und eine Schocksymptomatik** sprechen für einen schweren Verlauf.

Selten treten charakteristische **Hautzeichen** wie das Cullen- (periumbilikale Einblutungen, ➤ Abb. 76.2) und das Grey-Turner-Zeichen (Einblutungen im Flankenbereich, ➤ Abb. 76.2) auf. Sie zeigen eine ungünstige Prognose an.

2. Laborparameter

Wegweisender Parameter ist eine Erhöhung der **Lipase,** wobei die Höhe unabhängig vom Schweregrad ist. Informationen über den Schweregrad liefern das CRP und v. a. ein erniedrigtes Ca^{2+}. Als prognostisch ungünstig gilt ebenfalls ein erhöhter Hämatokrit. Zur Erfassung der Ätiologie werden Leberenzyme, γ-GT, Bilirubin bestimmt. Da schwere Verlaufsformen rasch zu einem Multiorganversagen führen können, werden Kreatinin und Gerinnungswerte bestimmt. Eine venöse Blutgasanalyse zeigt das Ausmaß der metabolischen Störung.

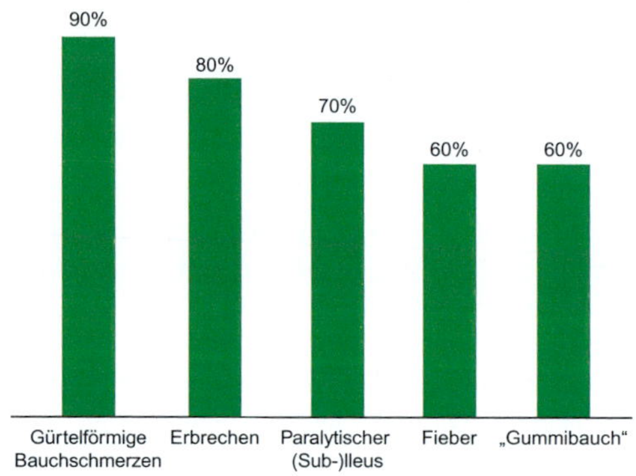

Abb. 76.1 Häufigkeit der Symptome bei akuter Pankreatitis [F201-015]

MERKE

Um die Diagnose akute Pankreatitis zu stellen, müssen 2 der folgenden 3 Kriterien vorliegen:
- Typische abdominelle Schmerzen (s. o.)
- Serum-Lipase ↑ (> 3-Faches der oberen Norm)
- Charakteristische Befunde in der Bildgebung

Die Liste der Differenzialdiagnosen einer akuten Pankreatitis ist lang. Keinesfalls dürfen Sie aber einen Myokardinfarkt übersehen! Bestimmen Sie daher bei Oberbauchschmerzen immer auch das Troponin.

3. Apparative Diagnostik

Zur weiteren diagnostischen Abklärung (Ursachen für eine Pankreatitis ➤ Tab. 76.1) können folgende apparative Untersuchungen sinnvoll sein:

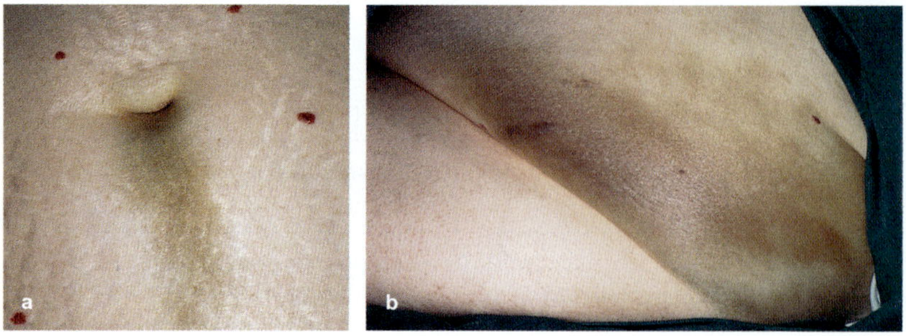

Abb. 76.2 Hautzeichen bei akuter Pankreatitis: a) Cullen-Zeichen, b) Grey-Turner-Zeichen. [M186]

Tab. 76.1 Ursachen einer Pankreatitis

Häufig (insgesamt ca. 90 % der Fälle)
- Choledocholithiasis (= Gallensteine, sog. biliäre Pankreatitis; ca. 40 % der Fälle) - Alkoholabusus (meist chronischer Alkoholabusus, ca. 35 % der Fälle) - Idiopathische Pankreatitis (ca. 15 % der Fälle)
Weniger häufig (insgesamt ca. 10 % der Fälle)
- Nach ERCP (in Folge von ca. 5 % aller Untersuchungen) - Endokrine Störungen (Hyperkalzämie, Hyperparathyreoidismus, schwere Hypertriglyzeridämien) - Infektionen (z. B. durch Tuberkulose, HIV, Mumps, Coxsackie-Viren) - Pankreaskarzinom - Autoimmunerkrankungen (z. B. systemischer Lupus erythematodes) - Traumata - Nebenwirkung von Medikamenten (z. B. Furosemid, Simvastatin, Valproat)

- **Sonografie:** gilt als Basisdiagnostik bei einer Pankreatitis und kann Hinweise auf die Genese der Pankreatitis liefern (z. B. Nachweis einer intra- oder extrahepatischen Cholestase). Eine **Endosonografie** erlaubt eine bessere Beurteilung als die transabdominale Sonografie hinsichtlich einer biliären Genese oder dem Nachweis einer Raumforderung.
- **EKG:** Bis zum Vorliegen der Herzenzyme sollten Sie die Verdachtsdiagnose Hinterwandinfarkt nicht aus den Augen verlieren.
- **Röntgen-Thorax:** Nachweis von begleitenden Pleuraergüssen, Begleitpneumonien oder Atelektasen.
- **ERCP:** Bei dem Patienten im Fallbeispiel besteht der hochgradige V. a. eine biliäre Ursache der Pankreatitis, sodass die ERCP nach der Sonografie Diagnostik und Therapie der Wahl ist. Die ERCP liefert nicht nur eine genaue Lokalisation der Pathologie, sondern auch unmittelbar die Möglichkeit zur Intervention.
- **Abdomen-CT:** kommt eher bei einem nicht eindeutigen Befund oder im Verlauf zum Nachweis von Nekrosen oder Pseudozysten zum Einsatz.

4. Therapie

Neben der kausalen Therapie muss der Patient **intensivmedizinisch** betreut werden. Hypovolämie und Hypotonie sollten zügig durch Infusion kristalloider Flüssigkeit therapiert werden. Bei einer akuten Pankreatitis besteht oft ein großer **Volumenbedarf.** Bessert sich die hämodynamische Situation trotz Flüssigkeitssubstitution nicht, sollten Katecholamine verabreicht werden. Die Indikation zur Anlage eines ZVK und einer arteriellen Kanüle sollte entsprechend großzügig gestellt werden. Eine Flüssigkeitsbilanzierung und eine Überwachung der **Nierenfunktion** sind bei diesem Patienten mit dem laborchemischen Hinweis auf eine akute Nierenschädigung unbedingt erforderlich.

Entscheidend ist auch eine gute **analgetische Behandlung.** Um die Nebenwirkungen der Opioide auf den Sphinktertonus und die Darmmotilität zu vermeiden, wird in einigen Kliniken ein thorakaler PDK gelegt. Sind aufgrund starker Schmerzen zusätzlich zu Nichtopioiden auch Opioide erforderlich, sollte Buprenorphin oder Pethidin der Vorzug gegeben werden (weniger Papillenspasmus). Die Wirksamkeit einer zusätzlichen i. v. Infusion mit dem Lokalanästhetikum Procain ist umstritten.

Wann und ob bei einer Pankreatitis eine **Antibiotikatherapie** indiziert ist, wird kontrovers diskutiert. Anfänglich zeigen sich bei einer schweren Pankreatitis häufig sterile Nekrosen und es kommt erst im Verlauf zu einer sekundären Infektion der Nekroseareale. Diese Infektion zeigt sich beispielsweise durch Lufteinschlüsse in den Nekrosen in der CT. In diesen Fällen würde man eine Therapie mit einem pankreasgängigen Antibiotikum (z. B. Imipenem/Cilastatin) beginnen.

Vollständige Nahrungskarenz und routinemäßige Anlage einer Magensonde werden nicht mehr empfohlen. Die Patienten haben ein hohes Risiko für tiefe Venenthrombosen und Stressulzera. Daher sind entsprechende **Prophylaxen** erforderlich.

5. Therapiekonzept bei der akuten nekrotisierenden Pankreatitis – Veränderungen

Während vor einigen Jahren frühzeitig eine operative Nekrosektomie durchgeführt wurde, wird heute zunächst abgewartet. Kommt es im Verlauf zu einer Infektion der **Pankreasnekrosen** (ca. 30 % der Patienten), werden diese i. d. R. auch nicht mehr offen chirurgisch angegangen, sondern durch transkutane, transgastrale oder transduodenale Punktionen bzw. Drainagen abgeleitet.

6. Abdominelles Kompartmentsyndrom

Ein abdominelles Kompartmentsyndrom entsteht durch einen erhöhten Druck in der Bauchhöhle. Dieser beträgt normalerweise < 5 mmHg. Durch intraabdominale Blutungen, große Infusionsmengen bei gestörter Kapillarpermeabilität oder schwere Erkrankungen, z. B. eine nekrotisierende Pankreatitis oder einen Mesenterialinfarkt, kann es zu einem **Anstieg des intraabdominalen Drucks** kommen. Der intraabdominale Druck kann nicht direkt gemessen werden. Als Surrogat wird der Druck in der Harnblase bestimmt. Ab einem Blasendruck ≥ 12 mmHg spricht man von einer intraabdominalen Hypertonie. Ein abdominelles Kompartmentsyndrom liegt ab Druckwerten > 20 mmHg und neu aufgetretener Organdysfunktion vor.

Es kommt zu einer zunehmenden und oft katecholaminrefraktären hämodynamischen Instabilität, u. a. durch eine verringerte kardiale Vorlast, sowie zu einer respiratorischen Insuffizienz. Beim beatmeten Patienten macht sich dies durch einen Anstieg der Beatmungsdrücke bemerkbar, teilweise bis hin zur Unmöglichkeit der Beatmung. Ebenso verschlechtert sich die Nierenfunktion zunehmend und es kommt zu einer viszeralen Ischämie mit Störung der Darmbarriere, Peritonitis und bald auch zum **Multiorganversagen.** Die grundlegende Therapie der intraabdominellen Hypertonie ist in ➤ Tab. 76.2 dargestellt. Bei einem manifesten abdominellen Kompartmentsyndrom ist die sofortige **Dekompressionslaparotomie** Therapie der Wahl.

MERKE

Eine Erhöhung des intraabdominalen Drucks kann nur durch eine Blasendruckmessung sicher ausgeschlossen oder bestätigt werden. Die Palpation des Abdomens ist nicht zuverlässig.

ZUSAMMENFASSUNG

Eine akute Pankreatitis ist ein potenziell lebensbedrohliches Krankheitsbild. Sie äußert sich typischerweise durch gürtelförmige Oberbauchschmerzen sowie Übelkeit und Erbrechen. Die **Diagnose** wird anhand der typischen klinischen Symptomatik, einer erhöhten Serumlipase und der Sonografie gestellt. Ist die Pankreatitis **biliärer Genese,** stellt die ERCP eine therapeutische Option dar. In der Regel besteht in der Akutphase ein hoher Volumenbedarf. Dies sowie die zahlreichen Komplikationen, die im Verlauf auftreten können, machen eine **intensivmedizinische Behandlung** erforderlich. Eine der möglichen Komplikationen ist das abdominelle Kompartmentsyndrom. Da der intraabdominale Druck nicht direkt bestimmbar ist, wird der Blasendruck gemessen.

Tab. 76.2 Maßnahmen bei einer intraabdominellen Hypertonie und beim abdominellen Kompartmentsyndrom

Zielstellung	Maßnahmen
Entleerung intraluminaler Inhalte	Magensonde, Darmrohr, Prokinetika, Reduktion der enteralen Ernährung, Einläufe und ggf. intrakolonische Dekompressionssonde
Entleerung intraabdomineller raumfordernder Läsionen	Punktion, Drainage oder operatives Vorgehen
Verbesserung der Bauchwand-Compliance	Sedierung, Analgesie, ggf. Relaxierung, Vermeidung von einschnürenden Bauchverbänden, umgekehrte Trendelenburg-Position
Optimierte Flüssigkeitszufuhr	Vermeidung und ggf. Korrektur einer zu positiven Bilanzierung
Optimierte systemische und regionale Perfusion	Erweitertes hämodynamisches Monitoring und zielgerichtete Flüssigkeitstherapie

Modifiziert nach: Beyer, Georg et al. „S3-Leitlinie Pankreatitis – Leitlinie der Deutschen Gesellschaft für Gastroenterologie, Verdauungs- und Stoffwechselkrankheiten (DGVS) – September 2021 – AWMF-Registernummer 021-003." Zeitschrift für Gastroenterologie Vol. 60,3 (2022): 419–521.

77

Periduralanästhesie im Kreißsaal

Ann-Kristin Reinhold, Jens Vater

Anamnese

Sie werden morgens um 5 Uhr zu einer 29-jährigen Frau in den Kreißsaal gerufen. Wegen eines entgleisten Gestationsdiabetes ist sie seit einer Woche stationär in der Klinik. Zudem besteht eine familiäre Häufung von Thrombosen, weswegen die Patientin in den letzten Tagen 1 × täglich niedermolekulares Heparin (NMH, 40 mg Enoxaparin s. c.) zur Thromboseprophylaxe erhalten hat. Die letzte Dosis wurde ihr am Vorabend um 19 Uhr verabreicht. Nun ist sie seit 8 Stunden im Kreißsaal und durch die prolongierte Eröffnungsperiode völlig erschöpft. Bei starken Schmerzen unter Wehen soll nun eine Periduralanästhesie angelegt werden.

Untersuchungsbefund

Die Patientin befindet sich in der 39. + 4. SSW, ist 165 cm groß und wiegt 92 kg. **Laborwerte:** Hb 11,3 g/dl, Thrombozyten 245/nl, Quick-Wert 109 %, PTT 24 s, Fibrinogen 4,5 g/l.

1. **Welche Informationen und ggf. Laborparameter sind zur Katheteranlage für Sie von Belang? Begründen Sie.**
2. **Wann dürfen Sie aufgrund der Heparingabe mit der Katheteranlage beginnen? Gilt das für alle Antikoagulanzien?**
3. **Welche alternativen peripartalen Analgesieverfahren kennen Sie?**
4. **Was versteht man unter der Loss-of-Resistance-Methode? Gibt es Alternativen?**
5. **Welches Lokalanästhetikum eignet sich für die Verwendung bei der Periduralanästhesie? Wie viel verabreichen Sie?**
6. **Kann die Periduralanästhesie auch bei einer Sectio caesarea verwendet werden? Gibt es Besonderheiten?**

1. Labor zur Katheteranlage

Vor Durchführung einer Regionalanästhesie ist es zwingend erforderlich, sich über den Gerinnungsstatus des Patienten zu informieren. Die **periduralen Venenplexus** sind **physiologische Umgehungskreisläufe** und können bei intraabdominaler Stauung (z. B. gravidem Uterus) extrem dilatieren. Die versehentliche Punktion einer solchen Vene kann bei nicht adäquaten Gerinnungsbedingungen zu ausgeprägten **epiduralen Hämatomen** und sekundären **neurologischen Schäden** führen. Bei unauffälliger hämostaseologischer Eigen- und Familienanamnese und normalem Schwangerschaftsverlauf (**cave:** HELLP-Syndrom) kann auf die Labordiagnostik inzwischen verzichtet werden. Aus medicolegaler Sicht kann es jedoch sinnvoll sein, Thrombozytenzahl, Quick und PTT zu bestimmen.

Aufgrund der physiologischen Veränderungen am Ende der Schwangerschaft ist eher mit einer gesteigerten Hämostase zu rechnen, sofern keine Komplikationen vorliegen, die zu einer hämorrhagischen Diathese führen.

2. Sicherheitsintervalle bei gerinnungshemmenden Medikamenten

Für die Anlage einer rückenmarknahen Regionalanästhesie (Spinal- oder Epiduralanästhesie) sind unter gerinnungshemmenden Medikamenten Mindestzeitintervalle einzuhalten. Da die Patientin erst vor 10 h die letzte prophylaktische Dosis eines niedermolekularen Heparins erhalten hat, muss mit der Katheteranlage noch mind. 2 h gewartet werden (➤ Tab. 77.1).

3. Alternative Analgesiestrategien

Wenngleich die PDA das effektivste Analgesieverfahren ist, stehen Alternativen zur Verfügung, z. B. bei Kontraindikationen oder technischer Unmöglichkeit.

- **Systemische Opioide, z. B.** Fentanyl, Pethidin, Meptazinol: Hier ist die atemdepressive Wirkung (bei Mutter und Kind!) dosislimitierend.
- **Remifentanil:** Die Applikation dieses kurzwirksamen Opioids als patientenkontrollierte intravenöse Analgesie (PCIA) ist effektiver und besser steuerbar als o. g. Möglichkeiten. So können Boli immer mit Wehenbeginn appliziert werden und dämpfen dann die Schmerzspitze ab. Unerlässlich ist ein kontinuierliches Monitoring.
- **Lachgasinhalation:** Dies ist ein beliebtes, aber nur mäßig wirksames Verfahren. Häufige Nebenwirkungen umfassen Übelkeit, Sedierung und Halluzination. Als Nachteile sind zudem die Umgebungsexposition und die schlechte Umweltbilanz zu nennen.
- **Lokale Nervenblockaden:** Eine Blockade des N. pudendus kann zu einer Schmerzlinderung v. a. in der Austreibungsphase beitragen. Lokale Infiltrationen kommen v. a. bei der Versorgung kleinerer Dammrisse nach Geburt zum Einsatz.
- **Nichtmedikamentöse Verfahren** umfassen Akupunktur, Wasserbäder, Wärmetherapie oder Hypnose und haben einen hohen Stellenwert als Komplementärstrategien.

4. Punktionsmethode

Die **Loss-of-Resistance-Methode** ist der Goldstandard zum Aufsuchen des Periduralraums. Nach Infiltrationsanästhesie von Haut und Stichkanal wird eine (atraumatische, z. B. Tuohy-) Kanüle (➤ Abb. 77.1) zunächst in das subkutane Fett vorgeschoben und anschließend der Mandrin entfernt. Nun setzt man eine mit Kochsalz gefüllte, leichtgängige Spritze auf den Konus der Kanüle auf und schiebt diese unter leichtem Stempeldruck weiter in die Tiefe vor. Da die Wirbelsäulenbänder, insbesondere das Lig. flavum, einen deutlichen höheren Widerstand darstellen als das lockere Fettgewebe von Subkutis und Periduralraum, lässt sich hier kaum Kochsalzlösung injizieren. Das „Gefühl" im gelben Band entspricht in etwa einem Radiergummi. Tritt die Nadel mit dem Auge aus dem Bandapparat in das epidurale Fett aus, verringert sich der Widerstand schlagartig (Loss of Resistance) und Kochsalz kann in das Gewebe appliziert werden (➤ Abb. 77.1).

Als alternative Methode kann der **hängende Tropfen** angewandt werden, um den Periduralraum zu identifizieren: Durch den Unterdruck im Periduralraum zieht

Tab. 77.1 Mindestabstände von Regionalanästhesie und Antikoagulanziengabe

Wirkstoff	Letzte Gabe vor Punktion oder Katheterentfernung[1]	Erneute Gabe nach Punktion oder Katheterentfernung[1]	Laborkontrolle
Heparine und Heparinoide			
Unfraktionierte Heparine (Prophylaxe, ≤ 15.000 IE/d)	4 h	1 h	aPTT, ACT
Unfraktionierte Heparine (Therapie)	i. v. 4–6 h	i. v. 8–12 h	aPTT, ACT
Niedermolekulare Heparine (Prophylaxe s. c.)	12 h	4 h	Anti-Xa-Aktivität
Niedermolekulare Heparine (Therapie s. c.)	24 h	4 h	Anti-Xa-Aktivität
Fondaparinux (Prophylaxe, ≤ 2,5 mg/d)	36–42 h	6–12 h	Anti-Xa-Aktivität
Thrombozytenaggregationshemmer			
Acetylsalicylsäure (100 mg)[2]	Keine	Keine	
Clopidogrel, Ticlopidin,	7–10 d	Direkt nach Katheterentfernung	
Prasugrel	7–10 d	6 h nach Katheterentfernung	
Ticagrelor	5 d	6 h nach Katheterentfernung	
NSAID	Keine	Keine	
Orale Antikoagulanzien			
Vitamin-K-Antagonisten	INR < 1,4	Nach Entfernung	INR
Apixaban	2 × 2,5 mg: 20–30 h 2 × 5 mg: 48–75 h	5 h	(kalibrierte) Anti-Xa-Aktivität
Edoxaban	60 mg: 48–70 h	6 h	(kalibrierte) Anti-Xa-Aktivität
Dabigatran	1 × 150/220 mg: 24–26 h 2 × 150 mg: 48–90 h	7–8 h	ECT, TT[++]
Rivaroxaban	1 × 10 mg: 22–26 h 2 × 15 o. 1 × 20 mg: 48–65 h	4–6 h	(kalibrierte) Anti-Xa-Aktivität
Sonstige			
Argatroban[3]	2 h	5–7 h	aPTT, ECT, ACT
Hirudine (Lepirudin, Desirudin)	8–10 h	2–4 h	aPTT, ECT

[1] alle Zeitangaben beziehen sich auf Patienten mit einer normalen Nierenfunktion
[2] bei Kombination: andere Antikoagulanzien 4–5 HZW pausieren, ASS weiter
[3] verlängertes Zeitintervall bei Leberinsuffizienz
[++] normale TT schließt Dabigatran-Effekt aus

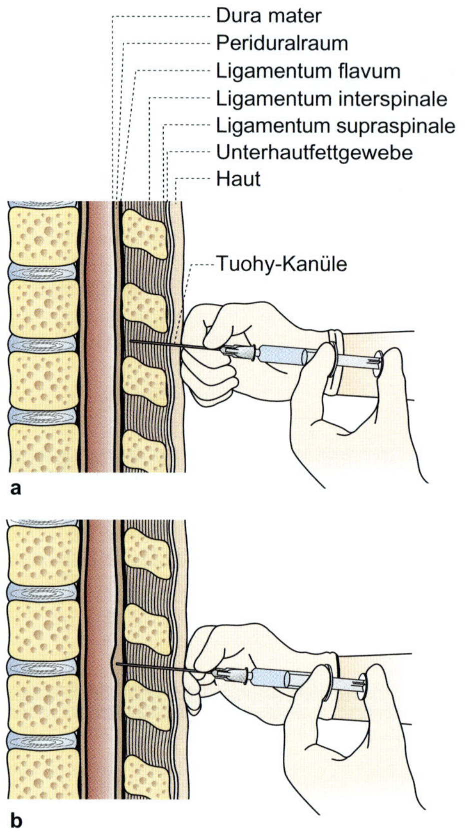

Abb. 77.1 Loss-of-Resistance-Methode. **a** Punktion bei der Periduralanästhesie **b** Aufsuchen des Periduralraums mittels Widerstandsverlust a [L106]

sich ein am Konus der Kanüle hängender Tropfen in die Nadel zurück, sobald die Nadelspitze in den Epiduralraum eintritt.

5. Lokalanästhetikum

Ziel der geburtshilflichen PDA ist eine gute Analgesie bei erhaltener Motorik, die sog. **walking epidural.** Für diesen Zweck eignen sich insbesondere **lang wirksame Lokalanästhetika.** Sie werden in geringen Konzentrationen eingesetzt, um lediglich eine Blockade der sensorischen Fasern zu erzielen, wie Ropivacain 0,2 %. Während der **Eröffnungsperiode** reicht eine Betäubung von Th10 bis L1 i. d. R. aus. Obwohl hier nur vier Rückenmarksegmente ausgeschaltet werden sollen, müssen i. d. R. dennoch 10–12 ml Lokalanästhetikum (mit Opioid) verabreicht werden, da die Verteilung häufig eher nach kaudal erfolgt. Durch den **Zusatz von Sufentanil** kann die **Wirkung** zusätzlich **verstärkt** werden. Der dumpfe Eingeweideschmerz wird durch den Opioidzusatz auf spinaler Ebene zusätzlich blockiert.

6. Anästhesie bei Kaiserschnitt

Auch die Sectio caesarea ist in Periduralanästhesie möglich. Hierfür werden allerdings **höhere Konzentrationen und Dosen** (15–20 ml) **des Lokalanästhetikums** benötigt, da für eine vollständige Empfindungslosigkeit der Patientin auch höhere thorakale Rückenmarksegmente (Th4–6) betäubt sein sollen und die tiefen sakralen Segmente (S3–5) weiterhin eingeschlossen sein müssen. Zum Einsatz kommen z. B. Ropivacain 0,75 % oder Chloroprocain 3 %. Die Anschlagzeit ist bei bereits liegender PDA mit 10–15 min ausreichend kurz, sodass die Wirkung bei dringlicher Indikation zum Kaiserschnitt rechtzeitig eintritt.

MERKE

Bei vitaler Bedrohung für Mutter oder Kind wird die Notfallsectio in Intubationsnarkose (als Rapid Sequence Induction) durchgeführt.

ZUSAMMENFASSUNG

Vor Anlage einer Periduralanästhesie müssen das Vorliegen einer relevanten Gerinnungsstörung ausgeschlossen und die Sicherheitsintervalle im Fall einer gerinnungshemmenden Therapie eingehalten werden. **Alternative Strategien** wie Opioide oder Lachgas sind weniger effektiv. Goldstandard zum Aufsuchen des Epiduralraums ist die **Loss-of-Resistance-Methode.** Durch Verwendung von höher konzentrierten Lokalanästhetika kann die PDA auch im Rahmen einer **Sectio caesarea** zum Einsatz kommen.

78

Shuntrevision bei terminaler Niereninsuffizienz

Ann-Kristin Reinhold, Jens Vater

Anamnese

Sie werden am Samstag vom diensthabenden Chirurgen angefordert, um eine 54-jährige Patientin zu prämedizieren. Geplant ist die Revision eines Cimino-Shunts bei V. a. einen Verschluss. Von der Patientin erfahren Sie, dass beidseitige Zystennieren Ursache der terminalen Niereninsuffizienz sind. An Begleiterkrankungen gibt sie einen Diabetes mellitus und einen arteriellen Hypertonus an (➤ Tab. 78.1).

Tab. 78.1 Medikationsplan der Patientin

Medikament	Einnahme
Bisoprolol 5 mg	1–0–0
Simvastatin 20 mg	0–0–1
Insulin glargin (Lantus®)	0–0–18 IE
Humaninsulin (Actrapid®)	Nach BZ-Wert zu den Mahlzeiten
Dreisavit	1–0–0
Kalziumazetat-Nefro 500 mg	3–3–3

Untersuchungsbefund

54-jährige Patientin. Herztöne auskultatorisch unauffällig. Lunge: Vesikuläratmen beidseits, keine Rasselgeräusche. Abdomen: weich, kein Druckschmerz, keine Resistenzen, rege Darmgeräusche. Extremitäten: warm, rosig, keine Ödeme, Dialyseshunt linker Unterarm. RR 163/78 mmHg, Herzfrequenz: 65/min (➤ Tab. 78.2).

Tab. 78.2 Laborbefunde der Patientin

Parameter	Wert	Referenzbereich
Hb	9,8 g/dl	12–16 g/dl
HCT	31 %	37–47 %
LEUK	13.000/µl	4000–10.000/µl
THROMB	147.000/µl	150.000–400.000/µl
Na	132 mmol/l	135–145 mmol/l
K	6,3 mmol/l	3,8–5,2 mmol/l
KREA	4,3 mg/dl	0,66–1,09 mg/dl
HST	198 mg/dl	21–43 mg/d
GLUC	164 mg/dl	70–99 mg/dl
TPZ	71 %	70–120 %
INR	1,5	
PTT	40 s	20–38 s

1. **Mit welchen Begleiterkrankungen rechnen Sie bei Dialysepatienten?**

2. **Welche Befunde interessieren Sie präoperativ?**

3. **Was müssen Sie perioperativ beachten?**

4. **Welche Narkosemedikamente können Sie problemlos verwenden, welche nicht?**

5. **Wie können Sie hier eine akute Hyperkaliämie therapieren?**

1. Begleiterkrankungen

Im Rahmen der dialysepflichtigen Niereninsuffizienz können nahezu alle Organsysteme – durch die Erkrankung, aber auch durch die Dialyse – mehr oder weniger ausgeprägt betroffen sein:

- **Säure-Basen- und Elektrolythaushalt:** Durch die Unfähigkeit der Nieren, ausscheidungspflichtige Stoffe zu eliminieren, verändert sich die Zusammensetzung des Blutes. Insbesondere Kalium wird nicht mehr ausreichend ausgeschieden. Es kommt zur Hyperkaliämie, reaktiv sinkt im Blut die Natriumkonzentration ebenso wie die Kalziumkonzentration. Auch Phosphat kann nicht mehr adäquat eliminiert werden, sammelt sich im Blut an und fällt mit Kalzium als schwer lösliches Kalziumphosphat aus (Folge: Juckreiz). Diese Veränderungen sind auch im **EKG** sichtbar: Die T-Wellen sind bei Hyperkaliämie überhöht und Extrasystolen treten vermehrt auf. Betrachtet man den Säure-Basen-Haushalt, kommt es durch die verminderte Exkretion von sauren Valenzen zu einer metabolischen Azidose.
- **Kardiovaskuläres System:** Eine Minderdurchblutung der Niere führt über die Stimulierung des Renin-Angiotensin-Aldosteron-Systems zum **renalen Hypertonus.** Dieser wirkt sich negativ auf das Gefäßsystem aus. Die Folge sind Aortensklerose und Arteriosklerose, z. B. als koronare Herzkrankheit. Zudem kann die hohe Konzentration an Toxinen zu einer urämischen Herzinsuffizienz führen. Die Anämie und der Dialyseshunt bewirken eine Zunahme des Herzzeitvolumens **(hyperdynamer Kreislauf).**
- **Lunge:** Durch die Retention von Wasser und Natrium steigt das extrazelluläre Volumen an und es kann zu peripheren Ödemen und zum Lungenödem kommen.
- **Blut:** Durch die verminderte renale Produktion von Erythropoetin kommt es zur renalen Anämie, häufig finden sich Hämoglobinwerte zwischen 7 und 11 g/dl. Auch die Zellen der Immunabwehr sind beeinträchtigt, die Phagozytose ist eingeschränkt. Der Albumingehalt im Blut ist vermindert. Die Dialyse stellt Stress für den Körper dar, u. a. wird die Thrombozytenfunktion beeinträchtigt. Blutgerinnungsstörungen sind somit keine Seltenheit.
- **Nervensystem:** Die Niereninsuffizienz wirkt sich auch auf das Nervensystem aus. Durch die Urämie kommt es zur Polyneuropathie, u. a. mit einer erhöhten Gefahr von stummen Myokardischämien. Die **autonome Polyneuropathie** verzögert die Magenentleerung, peptische Ulzera treten vermehrt auf.
- **Stoffwechsel:** Die Hypokalzämie bewirkt über die Ausschüttung von Parathormon eine Demineralisierung der Knochen **(renale Osteopathie).** Viele Patienten leiden zusätzlich unter einem Diabetes mellitus.

2. Präoperative Befunde

Vor der Operation sollte eine **ausführliche Anamnese** erhoben werden, da regelmäßig anästhesierelevante Begleiterkrankungen vorkommen. Zudem sind das Dialyseintervall, das Datum der letzten Dialyse, die täglich erlaubte Trinkmenge, Gewichtsschwankungen und die Restausscheidung zu erfragen. Hat die Patientin noch eine Restausscheidung, ist das Ansprechen auf Diuretika interessant, da durch eine Steigerung der Diuretikazufuhr eventuell eine akute Hyperkaliämie oder Hypervolämie zumindest notfallmäßig therapiert werden können. Außerdem ist die **körperliche Belastbarkeit** zu erfragen und ob die Patientin eine Angina pectoris hat.

Die körperliche Untersuchung des kardiovaskulären und pulmonalen Systems ist obligat.

An technischen Untersuchungsbefunden ist das **EKG** interessant: Durch die Elektrolytentgleisungen können EKG-Veränderungen auftreten (je höher der Kaliumspiegel, desto ausgeprägter: hohe T-Wellen, verbreiterter Kammerkomplex, QT-Verlängerung, Übergang des P-QRS-T-Komplexes in eine Art Sinuswelle, ventrikuläre Arrhythmien). Intraoperativ neu aufgetretene EKG-Veränderungen können auf therapiebedürftige Kaliumwerte hinweisen. Außerdem sollte auf Ischämiezeichen geachtet werden.

Bei auffälligem Auskultationsbefund kann eine **Röntgenaufnahme des Thorax** indiziert sein. Hier ist auf Zeichen der kardialen Stauung und der Herzinsuffizienz zu achten.
Bei den **Laborwerten** beurteilt man die Elektrolyte, das Blutbild und die Retentionswerte.

3. Perioperativ zu beachten

- Perioperativ ist der **Shuntarm zu schonen:** Weder ein i. v. Zugang noch eine Blutdruckmessung sollte an dieser Extremität angelegt werden, da es zu Thrombosen kommen kann. Der Shuntarm sollte gepolstert und vorsichtig gelagert werden.
- Die **Volumengabe muss vorsichtig erfolgen,** um die Patientin nicht zu überwässern. Statt einer zügig frei laufenden Infusion bietet sich das Einspülen von Medikamenten mittels eines Flüssigkeitsbolus an.
- Sowohl bei rückenmarknahen Regionalverfahren als auch unter Vollnarkose kommt es bei Patienten mit Niereninsuffizienz sowie bei Nierengesunden zu einer **Verminderung des renalen Blutflusses** und auch die glomeruläre Filtrationsrate nimmt ab.

HINTERGRUND

Die Gabe von **kaliumfreien Infusionslösungen** wie NaCl, um eine Hyperkaliämie zu vermeiden, ist obsolet: Die Infusion von 1.000 ml einer Vollelektrolytlösung liefert einen Kaliumgehalt von ca. 150–160 mg. Der empfohlene Tagesbedarf an Kalium für einen Dialysepatienten beträgt 2 g. Um den Blutkaliumspiegel im Serum um 1 mmol anzuheben, müsste man ca. 3,9 g = 100 mmol Kalium zuführen (98 % unseres Körperkaliums liegen intrazellulär vor). Das entspräche dann ca. 26 l an Infusionslösung. Die Angst vor balancierten Vollelektrolyten ist somit unbegründet.
Umgekehrt führt die Infusion von NaCl zur hyperchlorämischen Azidose mit kompensatorischer Verschiebung von Protonen nach intrazellulär und Kalium nach extrazellulär. Verschiebt sich der Blut-pH von 7,4 nach 7,1, zieht das beim Gesunden einen Kaliumanstieg um 2 Punkte (4 mmol/l → 6 mmol/l) nach sich.

4. Narkosemedikamente

Bei überwiegend an Eiweiß gebundenen Medikamenten ist die **freie Plasmakonzentration** erhöht, da Dialysepatienten unter einer Hypalbuminämie leiden. Durch die Niereninsuffizienz ist außerdem die renale Elimination deutlich vermindert und die Wirkdauer verlängert. Dies gilt auch für renal eliminierte aktive Metaboliten.

- **Opioide:** Die Gabe von **Sufentanil** und **Fentanyl** als Bolusgabe ist problemlos möglich, die Wirkdauer wird kaum beeinträchtigt, eine Dosisanpassung ist nicht notwendig. Dies gilt auch für **Remifentanil,** da der Metabolit pharmakologisch nicht aktiv ist. Dagegen besteht bei Morphin die Gefahr der Akkumulation: Der aktive Metabolit Morphin 6 Glucuronid wird überwiegend renal eliminiert.
- Als **Induktionshypnotikum** wird idealerweise **Propofol** verwendet: Die Wirkdauer wird nicht beeinträchtigt, auch die Verwendung im Rahmen einer TIVA ist möglich. Bei den **Barbituraten** und **Etomidat** ist die freie Plasmakonzentration erhöht und eine Dosisanpassung notwendig.
- Die Aufrechterhaltung der Narkose mit **Narkosegas** ist problemlos möglich. Eine eindeutige Nephrotoxizität konnte bisher nicht nachgewiesen werden.
- Da einige **Muskelrelaxanzien** überwiegend renal eliminiert werden, muss mit einer deutlich verlängerten Wirkung gerechnet werden. Als ideale Relaxanzien bei Patienten mit Niereninsuffizienz galten lange **Atracurium** und **Cisatracurium.** Der Abbau erfolgt organunabhängig durch spontanen Zerfall (Atracurium und Cisatracurium) und Esterhydrolyse (Atracurium). Durch die Entwicklung von Sugammadex als Antidot ist mittlerweile auch die Gabe von **Rocuronium** unbedenklich. Daher ist dieses Medikament auch zu Rapid Sequence Induction vorzuziehen: Die Gabe von **Succinylcholin** erhöht den Plasmakaliumspiegel um etwa 0,5 mmol/l und sollte nur mangels Alternativen gegeben werden. Der Abbau von **Mivacurium** kann durch eine eventuell verminderte Plasmacholinesterase beeinträchtigt sein, die Wirkdauer verlängert sich dann leicht.

5. Therapie der akuten Hyperkaliämie
Vorübergehende Maßnahmen

- **Glukose-Insulin-Infusion** (z. B. 400 ml Glukose 10 % [= 40 g] + 20 IE Altinsulin als Kurzinfusion über 30 min): Durch die Insulinzufuhr kommt es zu einer raschen Verschiebung von Kalium nach intrazellulär, der Gesamtkaliumbestand bleibt aber gleich. Damit kann die Hyperkaliämie also nur vorübergehend therapiert werden. Die Glukose wird nur zur Vermeidung einer Hypoglykämie mit verabreicht.
- **Alkalisierung des Blutes:** Durch Pufferung mit Natriumbikarbonat steigt der pH-Wert im Blut an; zum Ausgleich der Alkalose werden Protonen von intrazellulär nach extrazellulär verschoben. Dies geschieht im Austausch mit Kaliumionen, die in die Zelle transportiert werden. Damit kann die Hyperkaliämie also nur vorübergehend therapiert werden.
- **Kalziumglukonat:** 10–20 ml 10-prozentige Lösung kann bei durch die Hyperkaliämie ausgelösten Herzrhythmusstörungen eingesetzt werden. Durch Kalzium wird das Membranpotenzial an der Herzmuskelzelle stabilisiert, die Kaliumkonzentration im Serum bleibt jedoch unverändert.
- **β2-Mimetika:** Salbutamol inhalativ fördert die Aufnahme von Kalium in die Zelle, stellt also nur eine vorübergehende Maßnahme dar.

Strategien zur Kaliumeliminierung

- **Schleifendiuretika:** Furosemid oder Torasemid können bei vorhandener Restausscheidung die Diurese sowie Kaliumexkretion steigern (Volumensubstitution bedenken).
- **Hämodialyse oder Hämofiltration:** Sie stellt die effektivste Methode zur Elimination von Kalium dar, ist aber nicht in allen Krankenhäusern rund um die Uhr möglich. Deshalb sind die vorgenannten Methoden wichtig, um die Zeit bis zur nächsten Dialyse ggf. zu überbrücken.

ZUSAMMENFASSUNG

Patienten mit dialysepflichtiger Niereninsuffizienz haben oft eine ganze Reihe von **Begleiterkrankungen.** Im Rahmen der Prämedikation sollte der **Flüssigkeitshaushalt** genau eruiert werden. Ein **EKG** sollte bei allen Dialysepatienten durchgeführt werden und aktuelle **Laborwerte** vorliegen. Die **Dosis einiger Narkosemedikamente** muss wegen erhöhter freier Plasmakonzentration reduziert werden. Die Wirkdauer überwiegend renal eliminierter Medikamente verlängert sich. **Relativ problemlos** können Sufentanil, Fentanyl, Remifentanil, Propofol, Narkosegase, Atracurium und Cisatracurium sowie Rocuronium bei Verfügbarkeit von Sugammadex verwendet werden. Zur **Akuttherapie der Hyperkaliämie** stehen verschiedene Therapieansätze zur Verfügung. Ziele sind Kardioprotektion, Shift nach intrazellulär und Elimination. Die effektivste, aber auch aufwändigste Methode ist eine Hämodialyse oder Hämofiltration.

79

Einsetzende Wehentätigkeit

Jens Vater, Ute Fetzner

Anamnese

Sie werden als Notarzt zu einer 29-jährigen Schwangeren mit seit einigen Stunden einsetzenden Wehen gerufen. Dies sei ihre zweite Schwangerschaft, die erste Geburt sei problemlos gewesen, habe aber lange gedauert. Die Fruchtblase sei vor etwa 2 h geplatzt, es sei klares Fruchtwasser abgegangen. Jetzt habe sie im Abstand von etwa 5 min Wehen, die etwa 30 s anhalten und „nach unten ziehen" würden. Sie möchte gerne in das etwa 30 km entfernte Krankenhaus der Maximalversorgung gebracht werden, da ihre Hebamme dort arbeitet. Den bisherigen Schwangerschaftsverlauf beschreibt die Patientin als unkompliziert, was der Mutterpass bestätigt (normale Gewichtszunahme, regelrechte kindliche Entwicklung, Blutuntersuchungen unauffällig).

Untersuchungsbefund

Die Patientin in der 38. SSW ist kreislaufstabil (RR 125/70 mmHg, HF 95/min). Bei der orientierenden vaginalen Inspektion sind keine kindlichen Körperteile sichtbar.

1. **Beschreiben Sie die Phasen des Geburtsverlaufs und die Bewegungen des Kindes.**
2. **Welche Komplikationen können während und nach der Geburt mütterlicherseits und beim Neugeborenen auftreten?**
3. **Welche Möglichkeiten haben Sie außerklinisch, um das Einsetzen der Geburt hinauszuzögern?**
4. **Wie gehen Sie bei der Erstversorgung von Neugeborenen vor? Beschreiben Sie APGAR-Schema und Neugeborenen-Reanimation.**
5. **Bringen Sie die Patientin in das 30 km entfernte Krankenhaus oder in ein 10 km entferntes Haus mit Geburtshilfe? Begründen Sie.**

1. Geburtsverlauf

Die drei Phasen des Geburtsverlaufs:

- **Einleitungsphase.** Diese Phase beginnt mit den Geburtswehen und endet mit der vollständigen Muttermundöffnung Dauer: 9–12 h bei Erstgebärenden, 2–6 h bei Mehrgebärenden. Begleitet von regelmäßigen, etwa alle 5–10 min wiederkehrenden Wehen. In dieser Periode tritt der Kopf des Kindes in den Beckeneingang ein. Es kommt zur Rotation und Flexion des kindlichen Kopfes, sodass dieser 90° gedreht zur mütterlichen Längsachse steht und mit dem Scheitel voran geht, da der mütterliche Beckeneingang quer oval ist. Am Ende der Einleitungsphase steht der Blasensprung mit Fruchtwasserabgang.
- **Austreibungsphase.** die Phase von der vollständigen Öffnung des Muttermunds bis zur Geburt des Kindes. Dauer 2–3 h bei Erstgebärenden, ca. 1 h bei Mehrgebärenden. Begleitet von Presswehen mind. alle 3 min, **Pressdrang.** Der kindliche Kopf tritt durch die Weichteile, er „schneidet ein". Während der Wehen sind Teile des Kopfes in der Scheide sichtbar. Die Passage des Weichteilausgangs mit dem Kopf nennt man „durchschneiden".
- **Nachgeburtsphase.** Beginnt mit der Geburt des Kindes bis zur vollständigen Ausstoßung der Plazenta und der Eihäute. Dauer bis etwa 2 h postpartal, begleitet von Nachwehen. Die Ausstoßung der Plazenta sollte nicht später als 30 min nach Geburt erfolgen. Begleitet von einem Blutverlust bis ca. 500 ml.

Bei hier 5-minütig auftretenden Wehen muss man von der Übergangszeit zwischen Einleitungs- und Austreibungsphase ausgehen. Da die Frau bereits zweitgebärend ist, kann die Geburt deutlich rascher ablaufen als die erste. Primär sollte die Geburt möglichst unter Begleitung einer Hebamme erfolgen. Ein Kliniktransport muss ggf. unverzüglich erfolgen.

MERKE

Jeder Flüssigkeitsabgang bei einer Schwangeren muss als Fruchtwasser gewertet werden!

2. Komplikationen

Mütterliche Komplikationen während der Geburt:

- **Uterusruptur** mit akuter Blutungsgefahr durch zu starke Wehen bei nicht geöffnetem Muttermund. Das Risiko steigt durch Narben nach vorangegangenen Operationen am Uterus (z. B. Sectio) → Anamneseerhebung!
- **Geburtsstillstand:** Erschöpfung der Mutter mit Blutdruckabfall.
- **Vorzeitige Plazentalösung:** Gefahr der lebensbedrohlichen Blutung mit Schock und Lebensgefahr für Mutter und Kind. Gefahr des Übertritts von Fruchtwasser in den mütterlichen Kreislauf → Fruchtwasser ist eine hochthrombogene Substanz, die zu einer tödlichen Fruchtwasserembolie führen kann.

Mütterliche Komplikationen nach der Geburt:

- **Atone Nachblutung:** Durch mangelnde Kontraktion des Uterus werden die mütterlichen Gefäße nicht ausreichend verschlossen, es kommt zur Massenblutung.
- **Ausbleibende oder partielle Plazentalösung:** Bei Inspektion der Plazenta fehlen post partum Teile der Plazenta an der maternalen Seite. Ein Ausbleiben der Plazentalösung 30 min postpartal erfordert eine manuelle Plazentalösung durch einen erfahrenen Geburtshelfer (in der Klinik!).

Kindliche Komplikationen während der Geburt:

- **Hypoxie** durch mütterlichen Blutdruckabfall, durch erhöhten Stress bei extrem lang dauernder oder schwieriger Geburt.
- **Nabelschnurvorfall** nach dem Blasensprung durch Absinken der Nabelschnur über den Kindskopf hinaus → Gefahr der lebensbedrohlichen Hypoxie.
- **Strangulation durch die Nabelschnur:** Umwicklung des Halses durch die Nabelschnur mit Hypoxiegefahr.
- **Vorfall von Extremitäten, Schulterdystokie:** Vorgefallene Extremitäten sind während der massiven Kräfte der Geburt von Verletzung bedroht. Bei vorgefallenem Arm besteht die Gefahr der Zerrung des Plexus brachialis unter der Geburt (Schulterdystokie) → dauerhafte Parese des Armes.

- **Mekoniumaspiration:** Unter Stress führt das Kind bereits im Mutterleib das zähe schwarz-grünliche Mekonium („Kindspech“) ab → Gefahr der Aspiration und Atemwegsverlegung unter der Geburt.

MERKE
Bei ausbleibender Plazentalösung niemals an der Nabelschnur ziehen.

3. Medikamentöse Wehenhemmung (Tokolyse)

Zur Hemmung der Wehentätigkeit eignen sich folgende Medikamente:

- **β-Sympathomimetika** Fenoterol (z. B. Partusisten® intrapartal) 0,8–4 µg/min über Perfusor, ggf. 25 µg i. v. über 2–3 min als Bolus. Diese führen zur Relaxation der glatten Uterusmuskulatur. **Cave:** hat die höchste Nebenwirkungsrate wie z. B. Reflextachykardie, Gefahr eines Lungenödems.
  Vorsicht bei Fenoterol (z. B. Berotec®) p. i. Ein Sprühstoß enthält 100 µg. Durch die verzögerte Resorption ist kaum eine relevante Wehenhemmung garantiert, die Nebenwirkungen sind aber umso stärker. (Das Aerosol ist zur Wehenhemmung nicht zugelassen!)
- **Atosiban** (Tractocile®) ist ein Oxytocinrezeptor-Antagonist der eine drohende Frühgeburt bei erwachsenen Schwangeren zwischen der 24. und 33. SSW hinauszögern soll. **Cave:** sehr eingeschränkter Anwendungsbereich aufgrund vieler Kontraindikationen.
- **Kalziumantagonisten** (Nifedipin®) haben eine geringere Nebenwirkungsrate bei Mutter und Kind als die β-Sympathomimetika und dürfen p. o. verabreicht werden. **Cave:** Gabe darf nicht zusammen mit Magnesium erfolgen.
- **Magnesiumsulfat:** 2–4 g als Bolus über 15 min. Geeignet bei Patienten mit Eklampsie, kann jedoch zu RR-Abfällen führen und es fehlt der wissenschaftliche Wirknachweis. **Cave:** nicht zusammen mit Kalziumantagonisten verabreichen.
- **NO-Donatoren** (ISDN, ISMN) setzen Stickstoffmonoxid in der glatten Muskulatur frei und wirken muskelentspannend am Uterus. **Cave:** Als Nebenwirkung sind starke Kopfschmerzen beschrieben, sie sind somit für Schwangere mit häufigen Kopfschmerzen kontraindiziert.

MERKE
Da jede Tokolyse eine lebensbedrohliche Uterusatonie hervorrufen kann, muss eine sorgfältige Nutzen-Risiko-Abwägung erfolgen und es ist ratsam sich im notärztlichen Einsatz telefonischen Rat bei einem geburtshilflich tätigen Gynäkologen zu holen.

4. Neugeborenen-Erstversorgung

Das Neugeborene wird trockengerieben, die Käseschmiere sollte jedoch nicht abgerubbelt werden, anschließend wird das Kind in Tücher oder eine Rettungsfolie gewickelt, besonders der Kopf (mit Ausnahme des Gesichts) muss vor Auskühlung geschützt werden.

Normalerweise beginnt das Kind nach der Geburt sofort zu schreien. Dadurch wird die Lunge gebläht. Bleibt das Schreien aus, kann durch Reiben ein Stimulus gesetzt werden. Führt das zu keinem Erfolg, versucht man, durch vorsichtiges Absaugen von Sekret aus Nasen- und Rachenraum die Atemwege freizumachen.

Der APGAR-Wert wird 1, 5 und 10 min nach der Geburt bestimmt und zeigt die Lebensfrische des Neugeborenen an (➤ Tab. 79.1). APGAR-Werte zwischen 8 und 10 sind normal, Erstwerte (direkt nach Geburt) von 7 sind oft tolerabel. Bei Werten < 7 muss man Maßnahmen ergreifen: Eine Hypoxie führt schnell zu schwerer Bradykardie, O_2-Gabe über vorgelegte Sonde ist daher bei Kindern mit Zyanose und unregelmäßiger Atmung obligat.

Führen Stimulation und Absaugen zu keiner suffizienten Spontanatmung, sollte das Kind zweimal mit dem Beatmungsbeutel vorsichtig „gebläht“ werden. Wenn sich Herzfrequenz oder Spontanatmung nach den vorgenannten Maßnahmen nicht bessern, müssen eine endotracheale Intubation und eine externe Herzdruckmassage erwogen werden (sofort bei Herzfrequenz < 60/min). Das Vorgehen bei kardiopulmonaler Wiederbelebung beim Neugeborenen ist in ➤ Abb. 13.1 dargestellt.

Tab. 79.1 APGAR-Schema

Parameter	2 Punkte	1 Punkt	0 Punkte
Aussehen	Rosiger Körper	Stamm rosig	Blass/blau
Puls	> 100/min	< 100/min	Kein Herzschlag
Grundtonus	Aktive Bewegung	Leichte Bewegung	Schlaff
Atmung	Kind schreit	Ruhig/gleichmäßig	Keine/unregelmäßig
Reflexstatus	Schreit kräftig	Grimassieren	Keine Reaktion

MERKE

Die wichtigste Maßnahme nach der Geburt ist der Wärmeerhalt!

5. Transport

Grundsätzlich ist der Patientenwunsch vorrangig, sofern keine schwerwiegenden Gründe dagegensprechen. Da diese Patientin bereits zweitgebärend ist, kann die Austreibungsphase recht kurz sein. Um die größtmögliche Sicherheit für Mutter und Kind zu gewährleisten, sollte die Patientin in das nächstgelegene geeignete Klinikum gebracht werden, in diesem Fall in das nähere, kleinere Krankenhaus, das jedoch über eine Geburtshilfe verfügt. Der Transport muss zügig (ggf. Fahrt mit Sondersignal), aber ruhig erfolgen, um die kindliche Sauerstoffversorgung nicht durch mütterlichen Stress noch mehr zu reduzieren.

Ist eine Spontangeburt nicht mehr aufzuhalten (Wehen < 3 min, sichtbarer Kindskopf in der Scheide), ist ein Transport nicht mehr sinnvoll, evtl. sollte eine Hebamme nachgefordert werden. Dann muss unverzüglich mit den Vorbereitungen für eine Geburt begonnen werden.

ZUSAMMENFASSUNG

Der **Geburtsverlauf** unterteilt sich grob in die Einleitungsphase, die Austreibungsphase und die Nachgeburtsphase. Jede Geburt sollte möglichst im Beisein einer Hebamme und möglichst in einer Klinik erfolgen, wobei der Patientinnenwunsch bindend ist, sofern es keine medizinischen Einwände gibt. Während der Geburt kann es bei Mutter und Kind zu zahlreichen **Komplikationen** kommen, z.B. Uterusruptur, vorzeitige, ausbleibende oder partielle Plazentalösung, Hypoxie des Neugeborenen, Nabelschnurvorfall und Mekoniumaspiration. Zur **Wehenhemmung** sind derzeit nur Fenoterol (Partusisten®) und Atosiban (Tractocile®) zugelassen. Alle anderen Medikamente werden off-label verwendet. Nach der Entbindung wird das Neugeborene untersucht und der **APGAR-Score** erhoben, der seine Vitalfunktionen erfasst. Eine etwaige Reanimation erfolgt nach den **ILCOR-Richtlinien.**

80

Spinalanästhesie

Jens Vater, Philipp von Freyberg

Anamnese

In Ihrer OP-Einleitung liegt ein 30-jähriger Patient zur ambulanten Knie-Arthroskopie in Spinalanästhesie. Laut Akte hat er keine nennenswerten Vorerkrankungen (ASA I), eine unauffällige Blutungsanamnese und nimmt keine Medikamente ein.

1. **Was ist eine Spinalanästhesie und welche Strukturen durchstechen Sie dabei?**

2. **Wie wird eine Spinalanästhesie praktisch durchgeführt?**

3. **Welche Spinalanästhesienadel würden Sie wählen?**

4. **Welche Lokalanästhetika gibt es und wodurch unterscheiden sie sich? Welches Lokalanästhetikum würden Sie für diese Operation einspritzen?**

5. **Wie beurteilen Sie vor Beginn der Operation, ob die Spinalanästhesie eine ausreichende Wirkung entfaltet hat?**

1. Spinalanästhesie

Unter einer Spinalanästhesie versteht man die **Injektion eines Lokalanästhetikums und/oder Opiats in den Liquor cerebrospinalis** mit dem Ziel eine sensorische (ggf. auch motorische) Nervenblockade in einem bestimmten Bereich zu erzielen. Um im Rahmen der Spinalanästhesie Zugang zum Intrathekalraum zu erhalten, müssen folgende Strukturen von außen nach innen durchstochen werden (➤ Abb. 80.1):

- Haut
- Subkutanes Fettgewebe
- Ligamentum supraspinale
- Ligamentum interspinale
- Ligamentum flavum
- Epiduralraum
- Dura mater
- Arachnoideae
- Subarachnoidalraum

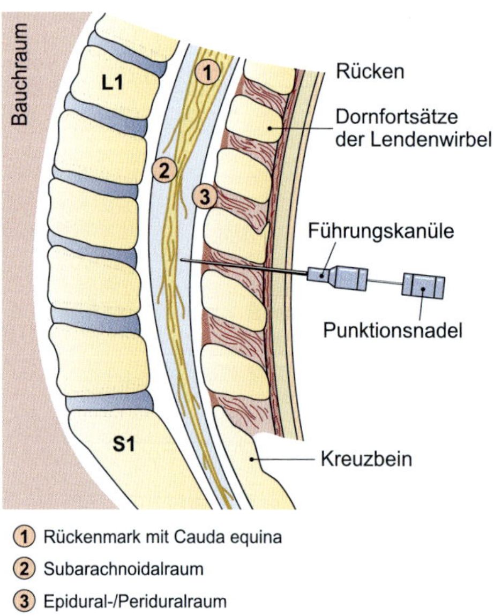

Abb. 80.1 Bei der Spinalanästhesie durchstochene Strukturen [L141]

2. Durchführung

Die richtige **Lagerung** des Patienten ist für eine erfolgreiche Spinalanästhesie essenziell. Die Punktion kann in sitzender Position oder Seitenlage erfolgen. In beiden Positionen ist es wichtig, dass die Wirbelsäule gerade und nicht verdreht gelagert wird (gerade Schulter- und Beckenverbindungslinie, z. B. Kopfkissen in Seitenlage). Außerdem soll durch Inklination des Kopfes, Anziehen der Beine und Herausdrücken eines Rundrückens der Raum zwischen den Wirbelkörpern für die Punktion erweitert werden.

Anschließend erfolgt das Aufsuchen und Markieren der **Punktionsstelle.** Als Landmarken dienen hierbei die Oberkanten der Beckenschaufeln, auf deren Verbindungslinie der 4. Lendenwirbelkörper bzw. der Wirbelkörperzwischenraum **LWK3/4** liegt. Primäre Punktionsstelle ist der Wirbelkörperzwischenraum LWK3/4 in der Medianlinie. Bei Punktionsschwierigkeiten auf dieser Ebene kann alternativ auch auf Höhe LWK4/5 punktiert werden. Da das Rückenmark bei 3 % der Patienten bis auf Höhe LWK 2/3 herunterreicht, sollte nur in absoluten Ausnahmefällen auf dieser Höhe punktiert werden.

Die Punktionsstelle wird gemäß den Richtlinien des RKI desinfiziert. Der durchführende Anästhesist hat eine hygienische Händedesinfektion durchzuführen und muss bei einer Single-Shot-Spinalanästhesie einen Mund-Nase-Schutz und sterile Handschuhe tragen. Auch die Anästhesieassistenz hat einen Mund-Nase-Schutz zu tragen. Nach sterilem Vorbereiten des Equipments und sterilem Abdecken erfolgt nach erneutem Tasten eine Lokalanästhesie der Punktionsstelle und des Stichkanals. Hierdurch kann bereits eine erste Beurteilung der Stichrichtung erfolgen. Anschließend wird die Führungskanüle auf der Punktionshöhe in der Medianlinie horizontal eingeführt. Insbesondere bei sehr dünnen Patienten ist es sinnvoll die **Führungsnadel** nach 1,5 cm Einführtiefe mit einem hängenden Tropfen zu versehen. Sollte bereits der Epiduralraum mit der Führungsnadel erreicht werden, wird der Tropfen in die Nadel eingesaugt und eine Punktion der Dura mater kann verhindert werden. Ist die Führungsnadel positioniert wird hierüber die **Spinalanästhesienadel** eingeführt. Nach Perforation der Dura mater, häufig als zarter Klick empfunden, wird der **Mandrin** der Spinalanästhesienadel **entfernt.** Nun muss am Konus der Nadel **klarer Liquor** austreten. Austritt von Blut spricht für eine intravasale Lage, anfänglich blutig tingierte Liquortropfen, die im Verlauf dann klar werden, sind kein Problem. Bei trübem Liquor liegt eine Infektion vor, sodass die Spinalanästhesie nicht durchgeführt werden darf. Bei korrekter Lage der Nadelspitze wird die Nadel mit einer Hand fixiert, die sich selbst am Rücken des Patienten abstützt und so stabilisiert. Zu Beginn und kurz vor Ende der Medikamentenapplikation sollte ein kleiner Aspirationstest durchgeführt werden. Dies wird als **Barbotage** bezeichnet (Vermischung von Liquor mit dem Medikament). Ist dies nicht möglich sollte keine Applikation erfolgen bzw. die Applikation abgebrochen werden. Nach vollständiger langsamer Applikation werden die beiden Nadeln mit aufgesetzter Spritze zusammen in einem Zug herausgezogen und ein steriler Verband auf die Punktionsstelle geklebt.

MERKE

Bei Schwangeren kann der Widerstand beim Durchstechen der Dura mater durch Wassereinlagerung ganz entfallen, bei sehr sportlichen oder älteren Patienten mit kalzifizierten Bändern kann der Durchtritt zum Liquorraum schwierig, wenn nicht sogar unmöglich sein.

3. Spinalanästhesienadeln

Prinzipiell wird zwischen traumatischen und nichttraumatischen Nadeln unterschieden.

Die traumatischen Nadeln (z. B. **Quincke-Kanüle**) sind an der Spitze geschliffen und schneiden sich durch das Gewebe. Diese Nadeln sollten so eingeführt werden, dass der Schliff der Nadel die longitudinal verlaufenden Durafasern nicht durchtrennt, sondern „nur" auseinanderdrängt. Hierdurch wird das iatrogen erzeugte Duraloch nicht so groß und das Risiko eines postspinalen Kopfschmerzes geringer.

Die atraumatischen Nadeln (z. B. **Whitacre-Kanüle, Sprotte-Kanüle**) haben dagegen eine konische Spitze, sodass sie „stumpf" die Dura durchbohren und ein relativ kleines Loch zurücklassen. Das Medikament wird über eine seitliche Öffnung freigesetzt. Deshalb ist es sinnvoll, die Kanüle mit dem Loch nach oben einzuführen, damit der Liquor durch die hydrostatische Säule in die Kanülenöffnung gedrückt und eine schnelle Identifizierung der spinalen Lage möglich ist.

Auch durch die Wahl einer dünnen Kanüle (z. B. 25 G) kann das Duraloch und damit das Risiko eines postspinalen Kopfschmerzes reduziert werden. Da allerdings damit auch die Stabilität der Nadeln abnimmt, ist bei diesen Größen der Einsatz von Führungskanülen erforderlich.

Aufgrund der Vorteile und des jungen Alters des Patienten würde sich eine 80 mm lange 25-G-Sprotte-Kanüle empfehlen.

4. Lokalanästhetika

Chemisch unterscheidet man Lokalanästhetika in ältere Substanzen vom **Ester-Typ** (z. B. Kokain, Procain) und neuere vom **Amid-Typ** (z. B. Bupivacain, Ropivacain). Heute verwendet man hauptsächlich Lokalanästhetika vom Amid-Typ, da Ester-Lokalanästhetika zu p-Aminobenzoesäure abgebaut werden, die schwere allergische Reaktionen auslösen können. Die heute verwendeten Substanzen unterscheiden sich v. a. durch die Geschwindigkeit des Wirkbeginns und die Wirkdauer. Die kürzer wirksamen Lokalanästhetika Lidocain, Mepivacain und Prilocain weisen dabei eine schnelle Anschlagzeit auf, die lang wirksamen Lokalanästhetika Bupivacain und Ropivacain dagegen eine langsame Anschlagzeit.

Außerdem gibt es noch die Unterscheidung der **Barizität.** Durch Zusatz von Glukose zum Lokalanästhetikum wird es **hyperbar,** d. h. es sinkt der Schwerkraft folgend im Liquor ab. Hierdurch kann die kraniokaudale Ausbreitung relativ gut gesteuert werden. Lässt man den Patienten nach Einspritzen z. B. ca. 10 min sitzen, dann bleibt das Lokalanästhetikum kaudal und erzeugt einen sog. **Sattelblock.** Durch Hinlegen des Patienten bzw. vorsichtiger Kopftieflage kann mittels Schwerkraft eine kraniale Ausbreitung relativ genau gesteuert werden. Lässt man den Patienten nach Injektion 10 min auf einer Seite liegen, kann man z. B. auch nur ein Bein betäuben **(Halbseitenspinalanästhesie).** Wichtig ist, dass die Zeit, bis das hyperbare Lokalanästhetikum endgültig fixiert ist, deutlich variieren und es durch intraoperative Lagerungsmanöver zu einer sekundären Ausbreitung kommen kann. Lokalanästhetika ohne Zusätze bezeichnet man als **isobar.** Sie verbleiben nach Injektion im Subarachnoidalraum an Ort und Stelle und haben eine schnellere Fixierungszeit als die Hyperbaren.

Da es sich bei der Kniespiegelung um einen ambulanten Eingriff handelt, sollte ein kurz wirksames Lokalanästhetikum verwendet werden, z. B. Prilocain hyperbar.

5. Beurteilung der Anästhesiehöhe

Jedes Rückenmarksegment hat ein zugeordnetes Hautareal (Dermatom), das es sensibel versorgt (➤ Abb. 80.2). Aus dieser fixen Zuordnung lässt sich aus dem Areal auf die Ausbreitungshöhe des Lokalanästhetikums schließen. Man testet die Ausbreitung aus, indem man einen Kältereiz (Alkoholspray) setzt. Fühlt der Patient z. B. auf Höhe des Nabels die Kälte des Desinfektionssprays nicht, ist die Blockade bis mindestens Th10 angestiegen. Steigt das Lokalanästhetikum höher als Th5 (Mamillen sind nicht mehr sensibel), ist mit einem Blutdruckabfall zu rechnen.

MERKE

Für eine Operation an den unteren Extremitäten reicht eine Blockade bis Th12 aus, für eine Sectio caesarea muss die Anästhesiehöhe von Th6 erreicht werden.

ZUSAMMENFASSUNG

Bei der **Spinalanästhesie** wird ein Lokalanästhetikum/Opiat in den Subarachnoidalraum injiziert. Durch die Wahl einer atraumatischen dünnen Spinalanästhesiekanüle kann das Risiko eines postspinalen Kopfschmerzes reduziert werden. Durch die Wahl des richtigen **Lokalanästhetikums** können die Wirkungsdauer und die Ausdehnung beeinflusst werden. Die **Analgesiehöhe** wird durch Austesten der Dermatome festgestellt.

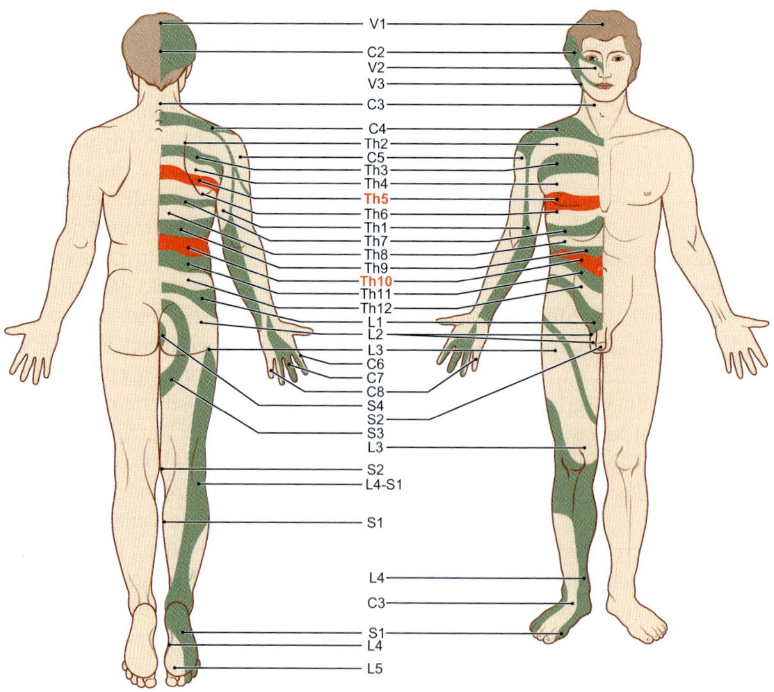

Abb. 80.2 Dermatomkarte [L126]

Register